国家卫生健康委员会公益性行业专项（2015SQ00096）
国家卫生健康委员会口腔黏膜病国家重点专科项目   资助

案析口腔黏膜病学

CASE-BASED ORAL MEDICINE

第3版

主　编　陈谦明　曾　昕

编　者（以姓氏音序为序）

陈谦明	四川大学华西口腔医院	李晓英	四川大学华西口腔医院
	浙江大学医学院附属口腔医院	刘天楠	四川大学华西口腔医院
但红霞	四川大学华西口腔医院	罗小波	四川大学华西口腔医院
杜玉琦	浙江大学医学院附属口腔医院	孙思露	四川大学华西口腔医院
郝一龙	浙江大学医学院附属口腔医院	王同珂	四川大学华西口腔医院
侯菲菲	四川大学华西口腔医院	吴兰雁	四川大学华西口腔医院
江　潞	四川大学华西口腔医院	曾　昕	四川大学华西口腔医院
金　鑫	重庆医科大学附属口腔医院	张雪峰	四川大学华西口腔医院
李　薇	四川大学华西医院	周　瑜	四川大学华西口腔医院

主编助理　王同珂

人民卫生出版社

·北　京·

图书在版编目（CIP）数据

案析口腔黏膜病学 / 陈谦明，曾昕主编． -- 3 版．
北京：人民卫生出版社，2024.10． -- ISBN 978-7-117-
36888-9

Ⅰ．R781.5

中国国家版本馆 CIP 数据核字第 2024AE1867 号

人卫智网	www.ipmph.com	医学教育、学术、考试、健康， 购书智慧智能综合服务平台
人卫官网	www.pmph.com	人卫官方资讯发布平台

案析口腔黏膜病学

Anxi Kouqiang Nianmobingxue

第 3 版

主　　编：陈谦明　　曾　昕
出版发行：人民卫生出版社（中继线 010-59780011）
地　　址：北京市朝阳区潘家园南里 19 号
邮　　编：100021
E - mail：pmph @ pmph.com
购书热线：010-59787592　010-59787584　010-65264830
印　　刷：北京盛通印刷股份有限公司
经　　销：新华书店
开　　本：889×1194　1/16　　印张：42
字　　数：998 千字
版　　次：2014 年 10 月第 1 版　　2024 年 10 月第 3 版
印　　次：2024 年 11 月第 1 次印刷
标准书号：ISBN 978-7-117-36888-9
定　　价：356.00 元
打击盗版举报电话：010-59787491　E-mail：WQ @ pmph.com
质量问题联系电话：010-59787234　E-mail：zhiliang @ pmph.com
数字融合服务电话：4001118166　　E-mail：zengzhi @ pmph.com

主 编 简 介

陈谦明，浙江大学求是特聘教授、主任医师、博士研究生导师，四川大学华西口腔医(学)院二级教授、主任医师、博士研究生导师。分别于 1985 年、1992 年获得华西医科大学学士、博士学位，于 1994 年在该校完成基础医学博士后训练。曾受聘于香港大学牙医学院，任研究员 (Research Fellow)，后于美国加利福尼亚大学旧金山分校(UCSF)任研究学者、美国国立卫生研究院口腔颅颌面研究所(NIH/NIDCR)及美国加利福尼亚大学圣迭戈分校(UCSD)任高级访问学者。

历任中华口腔医学会第六届理事会副会长，中华口腔医学会口腔黏膜病学专业委员会第五届主任委员、口腔医学科研管理分会第二届主任委员、口腔医学设备器材分会第五届主任委员，国务院学位委员会第六届学科评议组成员，全国专业学位研究生教育指导委员会委员，四川省口腔医学会口腔黏膜病学专业委员会第一届、第二届、第三届主任委员，浙江省口腔医学会口腔黏膜病(中西医结合、罕见病)专业委会创会主任委员，国际牙医师学院(ICD)院士及中国区秘书长，国际牙科研究会(IADR)会员，国家临床医学研究中心负责人，口腔疾病研究国家重点实验室常务副主任，浙江省口腔疾病临床医学研究中心主任等职。

曾获教育部长江学者特聘教授、国家级教学名师奖、国家"万人计划"领军人才、卫生部有突出贡献中青年专家等荣誉称号，获国家杰出青年科学基金资助，入选人事部"百千万人才工程"国家级人选和教育部"新世纪优秀人才支持计划"，是国家自然科学基金委员会创新研究群体、科技部创新人才推进计划重点领域创新团队、教育部"长江学者和创新团队发展计划"创新团队带头人，中国医学科学院院外创新单元负责人。

主编国家规划教材《口腔黏膜病学》[第 3 版(2008 年)、第 4 版(2014 年)、第 5 版(2020 年)和第 6 版(拟 2025 年出版)，人民卫生出版社]，口腔专科医师规范化培训教材《口腔黏膜病专科分册》[第 1 版(拟 2025 年出版),人民卫生出版社]、《案析口腔黏膜病学》[第 1 版(2014 年)、第 2 版(2019 年),人民卫生出版社]、*Case-based Oral Mucosal Diseases*(Springer 出版集团与人民卫生出版社联合出版,2019 年)。担任《中华口腔科学》(第 2 版,2009 年,人民卫生出版社)"口腔黏膜病学"分篇主编,我国第一部《口腔分子生物学》(2000 年)主编,《李秉琦实用口腔黏膜病学》(2011 年)常务副主编,《Burket 口腔医学》(2018 年,人民卫生出版社)主译。担任 SCI 收录期刊 *International Journal of Oral Science* 执行主编,《中华口腔医学杂志》第七届和第八届编辑委员会委员、第九届编辑委员会副主编,口腔医学领域权威期刊 *Oral Diseases* 副主编,*Journal of Oral Pathology & Medicine*、*Oral Surgery* 等期刊编委。培养的博士研究生获全国百篇优秀博士学位论文奖、中华口腔医学会优秀青年口腔基础研究论文一等奖,9 人次分别入选国家"四青人才"或国家杰青计划。

主要研究方向是口腔黏膜疾病的病因与防治,领导了 2 个卫生健康委员会"口腔黏膜病学国家临床重点专科"的建设,推动了"口腔白斑病光动力治疗术""口腔黏膜病椅旁数字化图像诊断""口腔白斑病的 *p53* 基因治疗"等微创诊疗临床新业务的开展。分别主持并完成"氨来呫诺贴膜""氨来呫诺贴片""氨来呫诺糊剂"3 个独立的治疗复发性阿弗他溃疡的多中心、随机、双盲临床观察试验,促进氨来呫诺制剂成功引进中国市场,使其成为中国复发性阿弗他溃疡患者的常用备选治疗药物和制剂。牵头制定《口腔白斑病新的定义与分级标准(试行)》《口腔白斑病诊疗指南(试行草案)》《口腔白斑病临床诊疗循证指南》《灼口综合征临床实践循证指南》《口腔扁平苔藓诊疗指南(修订版)》《口腔红斑病临床诊疗专家共识》《口腔扁平苔藓活检指征和时机的专家共识》《5- 氨基酮戊酸光动力疗法治疗口腔潜在恶性疾患的专家共识》等团体标准指南 8 项。将口腔黏膜疑难病例的诊断工作与研究工作结合、疑难病例的治疗工作与人才培养相结合、疑难病例的诊治过程与团队建设相结合,及时总结相关的经验,发表于 *Oral Surgery*、*Oral Diseases*、*Journal of Oral Pathology & Medicine*、*Journal of the American Academy of Dermatology* 等具有国际影响力的学术期刊,并首次将中国口腔黏膜病领域的团体标准指南(口腔白斑病的诊疗指南、灼口综合征的管理、光动力治疗口腔白斑病指南)分别在具有国际影响力的学术期刊 *Oral Surgery, Oral Medicine, Oral Pathology and Oral Radiology*(2021 年)、*Journal of Oral Pathology & Medicine*(2020 年)和 *International Journal of Oral Science*(2019 年)发表,在国际行业领域内发出了中国声音。由于研究工作的创新性和突出的学术贡献,获 30 余项国家级纵向资助,包括国家自然科学基金重大项目(本领域唯一)、重点项目(3 项),国际合作重点项目,国家重点研发计划项目,科技部国际合作项目,"973 计划"前期研究专项项目,教育部"111 计划"学科创新引智基地(本领域唯一并滚动)等项目。已在 *Cell Metabolism*、*Cancer Cell*(封面论文)、*Advanced Materials*、*Molecular Cell*、*Nature Communications*、*Journal of the National Cancer Institute*、*ACS Nano*、*Journal of Dental Research*、*Cancer Research*、*Biomaterials*、*Cancer Letters* 等具有高影响力的国际期刊发表 430 篇论文。入选爱思唯尔 2021 年、2022 年"中国高被引学者",位居"领域高价值论文 TOP100"榜首(口腔医学),获教育部科学技术进步奖一等奖、四川省自然科学奖一等奖等 8 项科技奖项。

主编简介

曾昕，四川大学华西口腔医（学）院教授、主任医师、博士研究生导师。1993 年获得华西医科大学学士学位并留校工作，2000 年于香港大学牙医学院口腔生物部研修，2001 年获得四川大学博士学位。现任中华口腔医学会口腔黏膜病学专业委员会副主任委员。四川省杰出青年基金获得者、四川省卫生健康委员会学术技术带头人。主要研究方向为口腔黏膜疾病的病因与防治。四川大学华西口腔医院一级专家，长期从事口腔黏膜病学的临床医疗工作，对常见和疑难口腔黏膜病积累了丰富的诊治经验，特别是在全身性疾病口腔表征的诊断方面具有较高的水平。迄今已有近 30 篇口腔黏膜疑难病例的诊治体会总结成文发表于具有影响力的临床型 SCI 源期刊，包括著名内科学期刊 *American Journal of Medicine*，皮肤科学期刊 *British Journal of Dermatology*、*Journal of the American Academy of Dermatology* 以及口腔科学期刊 *Oral Disease* 和 *Oral Surgery*，*Oral Medicine*，*Oral Pathology and Oral Radiology* 等。主持包括国家自然科学基金、教育部博士点基金、四川省杰出青年基金在内的多项科研项目。在国内外学术期刊发表学术论文百余篇。主编《案析口腔黏膜病学》[第 1 版（2014 年）、第 2 版（2019 年），人民卫生出版社]、*Case-based Oral Mucosal Diseases*（Springer 出版集团与人民卫生出版社联合出版，2019 年），担任国家规划教材《口腔黏膜病学》[第 5 版（2020 年）和第 6 版（拟 2025 年出版），人民卫生出版社]副主编，人民卫生出版社中国医学教育题库（口腔医学题库）之口腔黏膜病学（人民卫生出版社，2018 年）主编，参编、参译 20 余部教材和学术著作，参与多部口腔黏膜病领域团体标准指南的制定。

第 1 版序

在口腔医学中，口腔黏膜病学当属与全身性疾病联系最紧密的学科之一。因此，在培养研究生时，我很注重口腔黏膜病与大医学的联系，希望学生们能多多了解内科学、口腔颌面外科学、病理学、皮肤病学、中医学等与口腔黏膜病研究相关学科的知识。而且，在平常的学术交流之外，我觉得每次研究生毕业答辩和评审时所邀请的包括口腔内科在内的有关科目的校内外诸多专家的到来，不仅是我们的荣誉，也是口腔黏膜病学专业组师生一次难得的学习机会。

1987 年，我组织华西医科大学口腔黏膜病学组的诸位同仁编写了《实用口腔黏膜病学》。该书叙述简洁明了，多是针对临床实际问题且有所创新和发展，受到读者的好评。2000 年，我主编的《口腔黏膜病学》（第 1 版）作为第一部独立的卫生部规划教材面世，嗣后荣获国家级教材二等奖（第 3 版、第 4 版由陈谦明主编）。但教科书只能介绍最基本的概念，所以自 20 世纪 80 年代以来，国内专家学者编写了一批口腔黏膜病学的专著、论文集、图谱等。这些著作从不同的切入点和方向来表述口腔黏膜病，丰富了学科的内涵和临床运用。遗憾的是，涉及口腔黏膜的少见病、罕见病、疑难病的形象性的介绍太少。

当陈谦明、曾昕把他们的新书稿《案析口腔黏膜病学》呈放在我面前时，我眼前一亮。这不正是可以将我多年以来梦想弥补的遗憾和缺陷加以完善的有力载体吗？他们从临床出发，重点对临床上累积的少见病、罕见病、疑难病（当然也包括常见病）以案例的形式，形象性地加以描述与介绍，继承了我过去一再向他们强调的编书需临床实用的观点，而病案分析更是古今中外临床医学发展的基石。书中记载的每一例病案，都记载了他们对这些患者的诊疗付出的心血，体现了他们对每个患者细致入微的态度、面临困难时的创造性思考和不懈努力，以及对隐藏在每例病案背后故事的感悟。而且，他们经过认真的思考和酝酿，以这种基于临床真实病案的图谱型口腔黏膜病学的形式展示出来，与广大同仁及学生分享、交流和讨论，值得赞许和推荐！因为它正好可以满足目前临床上，过去的罕见病，现在不再"罕见"的现实需求。这种实践，在我国是第一次，在世界范围内，类同的书籍也极少。作为老师的我，为有这样的学业上的传人骄傲、欣慰和自豪！当然，也在此，郑重地向广大读者和同仁推荐。

李秉琦

于华西坝

2013 年 11 月 26 日

第 3 版前言

临床诊治新技术和医学网络大数据的不断发展,国际交流与合作的日益频繁,临床诊疗循证指南和行业标准的推陈出新,无疑为我们临床遇到的常见以及疑难罕见病例的诊治提供了便利。《案析口腔黏膜病学》(第 2 版) 及其英文版 *Case Based Oral Mucosal Diseases* 于 2019 年出版后,陆续收到了很多国内外同行、专家、前辈和学生们的褒奖和赞扬。这些声音不仅仅来自口腔黏膜病学的同行们,还来自包括口腔颌面外科、皮肤病科,乃至内科的医师们。我们深深感受到了大家希望继续填补第 2 版留白的心愿,这些原因促使我们不断丰富和完善本书。

《案析口腔黏膜病学》(第 3 版)在上一版的基础上,新增典型或特色病案 24 例,新增病种 14 个,新增述评 12 篇,重点修改述评 14 篇,新增图片 236 幅,新增视频 2 个,并对部分疾病的归类进行了修正,使口腔黏膜病的临床病例总数达到 149 例,总图片数达到 740 幅,进一步拓展和完善了口腔黏膜病谱。

借第 3 版成书之际,我们再次衷心感谢成长路上一直予以我们关爱、支持和启示的恩师李秉琦教授,感谢在第 1 版编写过程中付出极大心血的金鑫副教授。感谢书中临床图片的拍摄者四川大学华西口腔医院李晓英副主任护师,何静、吕凌、孙婉昕主管护师,吴园、胡明佳、肖宁、李佳护师。感谢参与此版部分章节修改的段姝敏、王非、田国莉、张琦玥、时玉洁、旷文静、薛宁宁、蔡璐遥、雷尚雪、刘佳佳、王颖医师。感谢四川大学华西口腔医院口腔黏膜病科的全体同仁。

每一次对本书的修订都是对我们临床诊疗过程的回顾和感悟,也是凝练临床思维不断提高我们自身诊疗水平的过程。欢迎广大同仁、专家和读者交流讨论,一起探索和感知口腔黏膜病学的魅力。

2024 年 9 月

第 2 版前言

在口腔黏膜病的诊断中,医师对病损的视觉印象占有举足轻重的地位。一名经验丰富的高水平口腔黏膜病医师的养成需要接触大量病案和历经长期的临床实践。一些病种虽然疑难且罕见,但在见过一例典型病案之后,再次遇到类似病例时问题便会迎刃而解。只是这样的经验积累常常仅对医师个人的养成有益,并不能助力群体诊断水平的提高。而且,每当经验积累到一定程度时,医师又面临着精力不济和退休的问题,如果不能以图文形式将这些经验记录和传播,那每一位年轻医师的成长又得从头开始再次经历漫长的病案积累和知识积累阶段。因此,我们希望尽量将我们在临床上遇到的有特色的,曾经让我们迷惑过、思考过的病案和问题记录下来,以图文形式将诊治流程传播,以述评形式将我们的思考展示,以成书形式将我们的感悟和心血实体化。期望以此助力更多年轻医师能够在原本漫长的临床经验累积过程中,前行得更快速和更轻松,尽快超越,才能更高更强。

口腔黏膜病学复杂精妙。一种口腔黏膜病损可能预示着多种全身性疾病,口腔和其他部位的表现可能指示一种综合征,预后可能有天壤之别。是局限性病损还是系统性疾病的口腔表征?哪些线索可能指向哪种系统性疾病?常常作为首诊医师的我们又应当如何帮助患者规划排查路径?我们认为,一名优秀的临床医师,不仅仅在于“一眼就认得”,更应该懂得“如何去寻找”。因此,我们希望尽量将诊治流程展示真切,并以述评形式拓展思路。在学术生涯中不断求真、不断推进口腔黏膜病临床诊治水平的提高和口腔黏膜病学的发展,这是我们永远不变的初衷和坚持。而规范的诊断路径、清晰的诊治思路,才是求真路上最短的距离。

《案析口腔黏膜病学》于 2014 年出版后,陆续收到很多同行、老师和学生的反馈。在这些反馈中,虽有指正和建议,但更多的是赞誉和褒扬,尤其是希望增加篇幅。这些反馈进一步促使我们对该书进行修正和完善。这部再版的《案析口腔黏膜病学》,新增病例 20 例(使病例总数达到 125 例),且更换了部分病例,新增述评 14 篇,重点修改述评 7 篇,新增图片 180 余幅,还对部分疾病的病名进行了规范和修正。力图呈现一本创新而独特、内容更为翔实的原创图谱型专著。

借此成书之际,我们再次衷心感谢成长路上一直予以我们关爱、支持和启示的恩师李秉琦教授,感谢参与整个撰写过程并付出极大心血的主编助理金鑫副主任医师(现于重庆医科大学口腔医学院工作)。感谢书中临床图片的拍摄者四川大学华西口腔医院口腔黏膜病科李晓英副主任护师及吴园、吕凌、孙婉昕、胡明佳护师。感谢参与此版部分章节修改的研究生刘东娟、何明靖、赵奎、刘佳佳、杨华梅、张雪峰、王囿珂、辛川、邱敏、马辉、刘锦丽、姚懿桓、肖妍狄、陈方曼、时玉洁、唐抒雅、王非。感谢四川大学华西口腔医院口腔黏膜病科的全体同仁。

如果说口腔黏膜病学是一部大书，那么我们这本图谱型专著只能算是写在眉批处的寥寥几笔，大量留白，既希望与广大同仁及学生交流和讨论，也期盼由未来的我们和同仁们一起填补。

2019 年 7 月

第1版前言

口腔黏膜病是发生在口腔黏膜及软组织上的类型各异、种类众多的疾病总称。除部分单独由于局部因素所致的口腔黏膜病损之外，多为局部和全身因素等综合作用所致。近年来，生物-心理-社会医学模式在口腔黏膜疾病病因机制和防治研究中的意义尤为显著。

由于口腔黏膜病愈发呈现出发病率增高、疑难病例增多的态势，口腔黏膜病科现已成为各专业口腔医院诊治任务最为繁重的科室之一。我们的临床工作亦不例外，除接诊大量常见病病案，也越来越多地遇到一些奇怪而罕见的病案，常不能第一时间作出明确诊断。为了确诊，亦出于好奇，我们主动查阅图谱、著作和文献等，并与相关学科专家进行交流讨论。然后，按照这些资料提供的线索和交流获取的信息对患者行进一步的检查，最终作出正确的诊断和治疗。想着终于能凭借自己的专业知识为这些辗转求医渴望得到诊治的患者提供帮助，一种欣慰和成就感油然而生。这样的经历，使我们更加折服于口腔黏膜病学的博大精深和复杂奥妙，并由此催生了对这门学科的浓厚兴趣。

"A picture is worth a thousand words."每当我们翻看收集整理的临床病案图片时，常常想起这句话——的确，千言不如一画。回看病历，忆起在诊治过程中了解到的患者本身与疾病有关或无关的个人情况，诊治过程中的种种迷惑、困顿不解、交流思考与峰回路转，以及在诊治过程中发生的相关或无关的事，诊断明确后对疾病本身的体会和与疾病无关但与诊断过程有关的体会……让我们意识到，每一幅图片背后都有着或简单或丰富的关于疾病、关于人生、关于社会等的故事。因此，我们也更深刻地领悟一个真正的好医师需要达到的两个标准：一是医术精湛，二是对患者的仁爱之心。正如美国特鲁多医师的墓志铭所书，"有时是治愈；常常是帮助；总是去安慰。（To Cure Sometimes, To Relieve Often, To Comfort Always.）"对于口腔黏膜病学这样一门存在太多未知的医学学科的从业医师而言，更能体会这句话的含义。

因为这些，我们热爱这个专业。我们享受着每一个病案的诊治过程带来的思考和发现，也享受着对自己所从事的事业的肯定，以及对隐藏在病案背后故事的感悟。

基于上述原因，我们萌生了编写一部基于临床常见病及罕见病的口腔黏膜病学参考书的念头。我们共同的学生金鑫在整理临床病例照片的过程中，也多次提及不应将我们收集的这些丰富多彩的病案图片资源闲置。经过认真的思考和酝酿，在四川大学华西口腔医院口腔黏膜病科金鑫医师（现重庆医科大学附属口腔医院口腔黏膜病科）、江潞副教授、周瑜副教授、但红霞副教授，口腔病理科吴兰雁教授、耿宁副教授和四川大学华西医院皮肤科李薇副教授的共同帮助和参与下，我们开始编写这部基于临床真实病案的图谱型口腔黏膜病学，期待寻求一个适当的方式将这些病例的临床表现和诊治过程展示出来，与广大同仁及学生分享、交流和讨论，也为初入行者提供一本案头参考书。

借此成书之际，我们衷心感谢成长路上一直予以我们关爱、支持和启示的恩师李秉琦教授，感谢参与整个撰写过程并付出极大心血的金鑫医师，感谢书中所有临床图片的拍摄者四川大学华西口腔医院口腔黏膜病科李晓英副主任护师和吴园护师，感谢四川大学华西口腔医院口腔黏膜病科的全体同仁。

2013 年 12 月 26 日

目　录

视频目录

口腔黏膜感染性疾病

病案 1　原发性疱疹性龈口炎（幼儿）

图 1-1-1　病案 1 患儿的口腔黏膜病损

A. 上颌牙牙龈黏膜广泛红肿

1

图 1-1-1（续） B. 下颌牙牙龈广泛红肿，牙龈、舌背前份和下唇内侧黏膜见成簇糜烂，有黄白色假膜覆盖

患儿，男性，1岁11月龄。

主诉 发热7天，口腔长疱3天。

病史 7天前开始"发热"，最高体温40℃，于当地医院输液（具体药物不详）后体温降低，尚未完全退热。3天前口腔开始起疱，牙龈红肿，口腔疼痛，拒食。否认系统性疾病史及药物过敏史。

检查 全口牙龈黏膜红肿，上下颌牙唇颊侧及腭舌侧牙龈、上下唇内侧黏膜、舌背前份黏膜均见成簇糜烂，有黄白色假膜覆盖（图 1-1-1）。体温38.1℃。

诊断 原发性疱疹性龈口炎。

诊断依据

1. 发热史。

2. 牙龈红肿糜烂，口腔黏膜糜烂具有成簇的特点。

疾病管理

1. 药物治疗

口炎颗粒 3g×10 包 Sig. 1.5g t.i.d. p.o.

维生素 C 0.1g×100 片 Sig. 0.05g t.i.d. p.o.

复方氯己定含漱液 300mL×1 支 Sig. 1∶1 稀释后局部清洗 t.i.d.

口腔炎喷雾剂 20mL×1 支 Sig. 局部挤喷 t.i.d.

2. 嘱多饮水，注意休息。

病案2　**原发性疱疹性龈口炎（成人）**

图 1-1-2　病案 2 患者口腔黏膜病损

A. 上颌牙牙龈黏膜广泛红肿　B. 上颌牙腭侧牙龈广泛红肿，牙龈和硬腭黏膜见成簇水疱和糜烂，糜烂表面有黄白色假膜覆盖

患者，男性，22 岁。

主诉　口腔疼痛 4 天。

病史　4 天前开始牙龈红肿溃烂、疼痛，之前有"感冒史"并口服"头孢"治疗。否认系统性疾病史及药物过敏史。

　　检查　全口牙龈红肿,腭侧牙龈及硬腭黏膜见成簇分布的水疱和糜烂,糜烂表面有黄白色假膜覆盖(图 1-1-2)。

　　诊断　原发性疱疹性龈口炎。

　　诊断依据

　　1. 感冒样症状史。

　　2. 牙龈红肿,牙龈和硬腭黏膜的水疱、糜烂病损均具有成簇的特点。

　　疾病管理

　　1. 雾化治疗　布地奈德混悬液和注射用水各 1 支行雾化治疗,1～2 次 /d,连续 3 天。

　　2. 药物治疗

　　口炎颗粒 3g×10 包 Sig. 6g t.i.d. p.o.

　　维生素 C 0.1g×100 片 Sig. 0.2g t.i.d. p.o.

　　复方氯己定含漱液 300mL×1 支 Sig. 含漱 t.i.d.

　　地塞米松针剂 1mL×5 支 Sig. 1:50 稀释后含漱 t.i.d.

　　复方甘菊利多卡因凝胶 20g×1 支 Sig. 局部涂敷 q.d.

　　3. 嘱多饮水、注意休息。

病案 3　复发性单纯疱疹(复发性唇疱疹)

图 1-1-3　病案 3 患者的口腔黏膜病损:下唇左份近口角处唇红黏膜及其邻近皮肤见成簇小水疱,邻近水疱可见糜烂,有黄痂覆盖

患者，女性，29岁。

主诉 下唇起疱1天。

病史 2天前"感冒"，后觉下唇左侧烧灼感及紧张感，1天前该处起疱。近6年间，"感冒"或进食辛辣刺激食物后易出现唇周反复起疱，1周左右会自行好转。否认系统性疾病史及药物过敏史。

检查 下唇左份近口角处唇红及邻近皮肤见成簇小水疱，邻近水疱可见糜烂，有黄痂覆盖，周围皮肤黏膜发红（图1-1-3）。

诊断 复发性单纯疱疹（复发性唇疱疹）。

诊断依据

1. 唇部黏膜或口周皮肤反复起疱史。

2. 水疱分布具有成簇的特点。

疾病管理

1. 药物治疗

阿昔洛韦滴眼液 8mL×1支 Sig. 局部涂敷 t.i.d.

醋酸泼尼松龙注射液 125mg×1支 Sig. 局部涂敷 t.i.d.（勿涂于口周皮肤）

2. 嘱少食辛辣、注意保暖以减少复发。

病案4 复发性单纯疱疹（硬腭）

图1-1-4 病案4患者的口腔黏膜病损：硬腭右份黏膜见成簇点状糜烂

患者,女性,53 岁

主诉 唇部反复起疱 2 年,口内起疱 2 天。

病史 2 年来唇部或口角反复起疱,疱破溃后可自行愈合,每 4~5 个月发作 1 次,每次一般持续 1 周。2 天前无明显诱因口内出现起疱、破溃和疼痛。否认系统性疾病史及药物过敏史。

检查 硬腭右份黏膜见成簇分布点状糜烂,部分糜烂有黄色假膜覆盖,伴充血(图 1-1-4)。

诊断 复发性单纯疱疹。

诊断依据

1. 唇部或口周反复起疱史。

2. 病损部位为硬腭黏膜。

3. 糜烂分布具有成簇的特点。

疾病管理

1. 药物治疗

复方氯己定含漱液 300mL×1 支 Sig. 含漱 t.i.d.

醋酸泼尼松龙注射液 125mg×1 支 Sig. 局部涂敷 t.i.d.

2. 注意排查复发诱因,并加以避免。

【述评】口腔单纯疱疹

口腔单纯疱疹(herpes simplex)是 1 型单纯疱疹病毒(type 1 herpes simplex virus,HSV-1)感染所致。HSV 是有包膜的 DNA 病毒,根据血清型的不同,分为 HSV1 和 HSV2 两型。HSV1 主要引起腰部以上皮肤黏膜,包括口腔黏膜、口周和面部皮肤的感染。HSV2 主要引起腰部以下皮肤黏膜及生殖器的感染[1]。近年来,HSV2 引起的口面部感染逐渐增多,两型的部位特异性逐渐发生变化,可能是由于性行为方式的多样化所引起[2-4]。

该病具有传染性,患者和无症状带病毒者为传染源,主要经飞沫、唾液或疱液直接接触传播,在托儿所等儿童密集封闭场所易传播,且不同性别和季节间的感染率无差别[5]。流行病学资料表明,50 岁以下人群中有 90% 的人血清中有抗 HSV1 抗体,说明曾发生或正在发生单纯疱疹病毒感染[6]。HSV 的传播主要发生在原发感染的前驱期,免疫功能不全或经口腔手术者更易感染。

HSV1 感染黏膜表面并进入细胞,经复制产生病毒颗粒,引起核仁肿胀破碎,最终导致细胞死亡,造成原发感染症状[1]。随后,HSV1 进入感觉神经末梢,沿神经轴突逆行至神经元。由于机体免疫系统抑制感染,限制病毒播散,病毒在免疫豁免部位(immunoprivileged site)维持复制周期,但不破坏神经元,进入潜伏期,潜伏的部位在口面部多为三叉神经节。复发性单纯疱疹一般发生在 30%~40% 的血清 HSV1 阳性者,诱发因素包括日晒、压力、劳累、感冒、进食辛辣食物、经期和颌面部创伤等[2]。复发时,病毒颗粒从感染神经元顺轴突前行到皮肤黏膜,并释放到唾液中,一般仅引起轻微皮肤黏膜病损。

单纯疱疹病毒引起的原发感染称为原发性疱疹性龈口炎(primary herpetic gingivostomatitis),又称为急性疱疹性龈口炎，通常以 6 月龄～3 岁的儿童较多见，尤以 9～28 月龄儿童高发[7,8]。但在年轻成人也不少见。潜伏期一般 2～12 天（平均 4 天），期间可有感冒、发热或咳嗽等症状。1～3 天后，皮肤黏膜水疱产生，常发生于舌、唇、牙龈、软硬腭和颊黏膜。口腔黏膜病损表现为直径 1～2mm 的水疱，多成簇分布，不久后破裂融合形成浅表而不规则的糜烂，上覆黄色假膜，周缘充血发红。10～14 天逐渐愈合，不留瘢痕。全口大部分牙龈红肿也是其特征性损害之一，有时会被误诊为因菌斑和牙石所致的牙龈炎。口周皮肤病损见于 2/3 的感染儿童。一般会伴随发热，大部分会持续 4 天体温高于 38℃，唾液分泌增多、脱水、颈淋巴结肿大、舌苔厚腻、口臭、皮疹等。症状的严重程度与宿主免疫反应相关[1]。仅有极少数会出现病毒在体内广泛播散或继发细菌感染[7]。

复发性单纯疱疹的累及部位多为唇红部、口角及口周，称为复发性唇疱疹（recurrent herpes labialis，RHL）[9]。复发性唇疱疹的前驱症状包括病损区烧灼感、麻刺感、张力增加[2]。约 6 小时内，唇周出现红斑，随即变为水疱，后破溃变为溃疡或形成脓疱。从前驱期到愈合约 10 天，病损愈合不留瘢痕[1,2]。复发性单纯疱疹若发生在口内，通常累及的部位是硬腭（如本单元病案 4）和牙龈，表现为小面积成簇点状糜烂。

口腔单纯疱疹一般根据典型的临床表现即可诊断[7]，实验室检查如病毒的分离培养、病毒 DNA 检测等均属非常规诊断方法。本单元病案均为根据典型的病史及临床表现作出的诊断。

原发性疱疹性龈口炎的治疗包括全身治疗和局部治疗。复发性单纯疱疹的治疗以局部治疗为主。

口服药物包括抗病毒药物阿昔洛韦或伐昔洛韦、口炎颗粒和维生素 C。若就诊时病程已超过 5 天，不建议使用抗病毒药物。阿昔洛韦的用法为：患儿 <2 岁，口服，每次 100mg，5 次 /d，5 天一个疗程；患儿≥2 岁，口服，每次 200mg，5 次 /d，5 天一个疗程[10]。因该病具有自限性且病程不长，若患儿病情轻微，不建议服用阿昔洛韦。成人剂量为口服，每次 200mg，5 次 /d，服用 5～7 天。成人亦可口服伐昔洛韦，每次 300mg，饭前空腹服用，服用 7 天。口炎颗粒的用法为：每次 3～6g，3 次 /d，3～5 天一个疗程，儿童患者根据体重和年龄酌减。

局部用药包括含漱（清洗）液、涂敷制剂和喷剂。含漱液可选用复方氯己定含漱液（儿童 1:1 稀释），3 次 /d。涂敷制剂可选用复方甘菊利多卡因凝胶或重组人表皮生长因子凝胶，1～2 次 /d；或糖皮质激素制剂如曲安奈德口腔软膏、0.1% 地塞米松软膏、醋酸泼尼松龙注射液、曲安奈德注射液（1:5 稀释），涂敷患处，3 次 /d。喷剂可选用口腔炎喷雾剂，3 次 /d。唇疱疹还可用阿昔洛韦滴眼液涂敷患处，3 次 /d。因糖皮质激素可造成儿童生长发育迟缓及骨质流失，6 岁以下儿童慎用，即使是局部应用也不宜长期大面积使用。糖皮质激素制剂在应用于唇疱疹时，勿涂于口周皮肤上，以免引起面部皮肤色素沉着。

对于口腔病损严重者，可配合超声雾化治疗，药物可使用布地奈德混悬液和注射用水各 1 支，1～2 次 /d，连续 3 天。

口腔单纯疱疹预后良好。

参 考 文 献

[1] ARDUINO P G, PORTER S R. Herpes simplex virus type 1 infection: overview on relevant clinico-pathological features. J Oral Pathol Med, 2008, 37（2）: 107-121.

[2] SIEGEL M A. Diagnosis and management of recurrent herpes simplex infections. J Am Dent Assoc, 2002, 133（9）: 1245-1249.

[3] GILMOUR T K, MEYER P A, RYTINA E, et al. Antiepiligrin（laminin 5）cicatricial pemphigoid complicated and exacerbated by herpes simplex virus type 2 infection. Australas J Dermatol, 2001, 42（4）: 271-274.

[4] ELKADA L, OUANOUNOU A. Management of Oral Manifestations of Herpes Simplex Virus, Varicella Zoster Virus, and Human Papillomavirus. Compend Contin Educ Dent, 2024, 45（4）: 192-198.

[5] KHALIFA C, SLIM A, MAROUA G, et al. Herpes simplex virus infection: Management of primary oral lesions in children. Clin Case Rep, 2022; 10（8）: 10.1002/ccr3.6127.

[6] WUTZLER P, DOERR H W, FÄRBER I, et al. Seroprevalence of herpes simplex virus type 1 and type 2 in selected German populations-relevance for the incidence of genital herpes. J Med Virol, 2000, 61（2）: 201-207.

[7] AMIR J. Clinical aspects and antiviral therapy in primary herpetic gingivostomatitis. Paediatr Drugs, 2001, 3（8）: 593-597.

[8] KIDERMAN A, FURST A L, MILLER T, et al. How successfully do general practitioners diagnose herpetic gingivo-stomatitis clinically? Br J Gen Pract, 2002, 52（479）: 481-482.

[9] ARDUINO P G, PORTER S R. Oral and perioral herpes simplex virus type 1（HSV-1）infection: review of its management. Oral Dis, 2006, 12（3）: 254-270.

[10] WORLD HEALTH ORGANIZATION. WHO Model Formulary for Children 2010. Geneva World Health Organization, 2010, 47（3）: 232-271.

第 2 单元　三叉神经带状疱疹和水痘

病案 5　三叉神经带状疱疹（唇、颊、舌、皮肤）

图 1-2-5　病案 5 患者的口腔黏膜病损和皮肤病损
A. 下唇左份黏膜及邻近皮肤见水疱　B. 左颊黏膜见串珠状水疱

图 1-2-5(续) C. 左舌腹黏膜见糜烂,黄白色假膜覆盖,病损未越过中线 D. 左侧耳前区皮肤见水疱

患者,男性,46 岁。

主诉 口腔溃烂 1 周。

病史 1 周前"感冒"后出现口腔溃烂,疼痛难忍。3 天前左侧耳前区皮肤长疱,疼痛明显。否认系统性疾病史及药物过敏史。

检查 口腔左侧舌背、舌腹、舌缘,左颊、左下颌牙舌侧牙龈散在多个水疱和糜烂面,部分融合,舌腹糜烂被覆较厚假膜。左侧下唇黏膜及唇周皮肤、左耳前区皮肤散在较多水疱(图 1-2-5)。

诊断　三叉神经带状疱疹。

诊断依据

1. 口腔黏膜和皮肤病损均局限于单侧，未累及对侧。

2. 病损表现为多处水疱和糜烂。

疾病管理

1. 雾化治疗　布地奈德混悬液和注射用水各 1 支行雾化治疗，1～2 次 /d，连续 3 天。

2. 药物治疗

阿昔洛韦 100mg×48 片 Sig. 200mg 5 次 /d p.o.

甲钴胺 0.5mg×40 片 Sig. 0.5mg t.i.d. p.o.

维生素 B$_1$ 10mg×100 片 Sig. 10mg t.i.d. p.o.

复方氯己定含漱液 300mL×1 支 Sig. 含漱 t.i.d.

醋酸泼尼松龙注射液 125mg×1 支 Sig. 局部涂敷 t.i.d.

3. 建议皮肤病科局部治疗皮肤病损。

病案 6　三叉神经带状疱疹（唇、腭）

图 1-2-6　病案 6 患者的口腔黏膜病损和皮肤病损

A. 上下唇唇红、右份黏膜及邻近皮肤见多个水疱，病损未越过中线

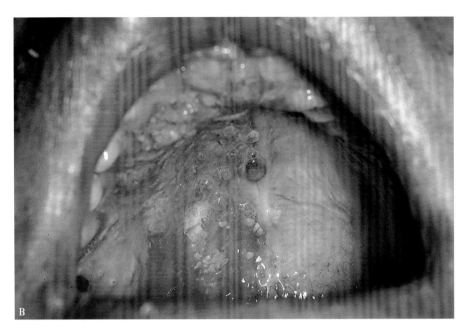

图 1-2-6(续) B. 硬腭右份黏膜见较多水疱和糜烂,病损未越过中线

患者,男性,23 岁

主诉 口腔及面部起疱 2～3 天。

病史 2～3 天前口内及面部出现水疱,疼痛明显。1 周前"感冒"。于当地医院检查人类免疫缺陷病毒(HIV)抗体阴性。否认系统性疾病史及药物过敏史。

检查 右侧鼻翼、唇周皮肤、唇红黏膜见簇集状透明水疱,硬腭右份也见较多水疱,病损均位于右侧,未超越中线(图 1-2-6)。右颊黏膜见成簇糜烂,黄白假膜覆盖。

诊断 三叉神经带状疱疹。

诊断依据

1. 口腔黏膜和皮肤病损均局限于单侧,未越过中线累及对侧。

2. 病损表现为多处黏膜皮肤水疱和糜烂。

疾病管理 同本单元病案 5。

病案 7 水痘(成人)

患者,女性,20 岁

主诉 口腔广泛溃烂 3 天

病史 3 天前"感冒发热"后出现口腔大面积溃烂,疼痛明显,伴面部、胸部及手掌皮肤发红和出现水疱。否认发病前用药史。否认系统性疾病史及药物过敏史。

检查 面部及唇周皮肤、唇红、舌背、舌腹、双颊、腭部黏膜广泛分布直径 1～8mm 水疱,部分破溃形成糜烂，掌心和面部皮肤遍布红色斑疹和粟粒样小疱（图 1-2-7）。

诊断　水痘。

诊断依据

1. 初起有发热史。

2. 发热 1～2 天，面部和全身其他部位出现斑丘疹或疱疹，皮肤损害呈向心性分布。

疾病管理

1. 雾化治疗　布地奈德混悬液和注射用水各 1 支行雾化治疗，1～2 次 /d，连续 3 天。

图 1-2-7　病案 7 患者的口腔黏膜病损和皮肤病损

A. 唇红黏膜遍布大小不等的水疱　B. 舌腹黏膜见多处小糜烂面融合成片状，假膜覆盖

图 1-2-7（续） C. 手掌皮肤遍布红斑和小水疱　D. 面部皮肤见多处红斑、丘疹和水疱

2. 药物治疗

复方氯己定含漱液 300mL×1 支 Sig. 含漱 t.i.d.

地塞米松针剂 1mL×5 支 Sig. 1∶50 稀释后含漱 t.i.d.

醋酸泼尼松龙注射液 125mg×1 支 Sig. 局部涂敷 t.i.d.

3. 因患者病情较严重，建议皮肤病科住院治疗。

4. 注意隔离。

病案 8　水痘（儿童）

图 1-2-8　病案 8 患儿的口腔黏膜病损和皮肤病损
A. 舌尖数个小糜烂面，白色假膜覆盖；上唇唇红黏膜和下唇唇周皮肤见水疱和血痂
B. 胸腹部皮肤见水疱

患儿，女性，5 岁

主诉　口腔溃烂 3 天。

病史　3 天前"发热"，即开始出现口内多处糜烂，进食疼痛，背、胸、腹部皮肤也出现多个水疱。否认系统性疾病史及药物过敏史。

检查 右侧翼下颌皱襞、舌尖黏膜各有数处水疱及白色假膜覆盖的糜烂面。上唇唇红黏膜和下唇唇周皮肤见粟粒大小糜烂、血痂。背部及胸腹部皮肤散在分布多个直径 3mm 的水疱（图 1-2-8）。手足皮肤未见明显异常。

诊断 水痘。

诊断依据

1. 有发热史。

2. 皮肤水疱呈向心性分布。

疾病管理

1. 药物治疗

口炎颗粒 3g×10 包 Sig. 3g t.i.d. p.o.

维生素 C 0.1g×100 片 Sig. 0.1g t.i.d. p.o.

复方氯己定含漱液 300mL×1 支 Sig. 1∶1 稀释后含漱 t.i.d.

复方甘菊利多卡因凝胶 20g×1 支 Sig. 局部涂敷 q.d.

2. 建议于皮肤病科就诊。

3. 嘱患儿隔离，应隔离至全部水疱病损变干结痂为止。痊愈前勿上幼儿园。

【述评】带状疱疹和水痘

带状疱疹（herpes zoster）是由水痘-带状疱疹病毒（varicella-zoster virus，VZV）引起的，该病毒在幼儿引起水痘（varicella），之后患儿终身不再发作水痘，但成年后还可发作带状疱疹，之后获得终身免疫，不再复发。但免疫缺陷者（如白血病、器官移植、HIV 感染、肿瘤患者）可以在同一部位发生两次感染，极少数病例可发生多次。带状疱疹常伴有明显的神经痛[1]，常发生于曾患水痘的人群，随年龄增加，发病率升高[2]。某些患者在幼年时未曾患水痘，成年后感染 VZV，也可表现为水痘。

VZV 所致的原发感染即水痘。原发性 VZV 感染会产生特异性抗体和 T 细胞介导的免疫应答。T 细胞介导的免疫应答细胞在皮疹出现后 1～2 周出现，包括 CD4 和 CD8 效应 T 细胞和记忆 T 细胞，可促进病损愈合。这种保护性免疫应答能够保护机体再次暴露于 VZV 时不受感染[3]。VZV 可随神经进入脊神经背根神经节或脑神经的神经元中长期潜伏而不引起症状，形成潜伏感染[4]。亚临床潜伏病毒的激活终身都可能发生，但特异性 T 细胞介导的免疫反应能够阻止临床症状的出现。某些诱发因素，如年龄（40 岁之后）、免疫抑制疾病或治疗等，可减弱 T 细胞介导的免疫反应，不能维持 VZV 的潜伏状态，使 VZV 活化引起神经炎，并在相应神经节分布部位皮肤上形成水疱，引起神经痛，导致带状疱疹[3]。若青年人发生带状疱疹应警惕 HIV 感染。

水痘潜伏期一般为 14～16 天，初期皮肤病损常表现为头皮、面部或者躯干的瘙痒、红斑，伴发热、疲劳、厌食等全身症状。然后，在已有或新发的红斑区内出现小水疱，即由斑丘疹期发展为水疱期。水疱常多发，常见 100～300 处。皮肤病损发生 24～48 小时后开始进入结痂期，愈后可见色素减少，瘢痕少见。

皮肤病损系统呈向心性分布，先自面部开始，后见于躯干、四肢。溃疡和疼痛常发生在黏膜病损，包括口咽、结膜等[5]。相比幼儿，一般成人水痘皮疹范围更加广泛，症状更加严重，需警惕伴发肺炎、神经疾病、细菌感染等，应当给予口腔对症局部用药后尽快转入皮肤病科进一步治疗。

带状疱疹皮疹出现在侵犯神经所分布的皮肤，水疱沿神经走向呈带状分布，发生于单侧而不越过中线。最常见的为胸部带状疱疹，其次是头面部三叉神经带状疱疹。在病损出现前 1～5 天，局部感觉微痒及麻刺感，后变为剧烈神经痛。皮肤疱疹能合为大疱，后成痂壳，逐渐吸收并消退。口腔黏膜一般为仅限于单侧的较多水疱，破溃后形成较大面积溃疡面，常覆盖较厚的假膜。病程持续 2～4 周。伴发症状包括乏力不适、头痛、畏光，发热少见[1]。

在发生三叉神经带状疱疹时，若 VZV 同时入侵面神经膝状神经节可出现外耳道或鼓膜疱疹，同时侵犯面神经的运动和感觉神经纤维时，表现为面瘫、耳痛及外耳道疱疹三联症，称为 Ramsay-Hunt 综合征[6]（图 1）。

带状疱疹病毒感染一般根据典型的临床表现作出诊断，不依赖实验室检查。本单元病案就是根据典型的临床表现作出的诊断。

水痘因以皮肤病损为主，故建议由皮肤病科行全身药物治疗。带状疱疹的全身治疗药物主要为抗病毒药物、免疫调节药物、止痛药物和神经营养药物。抗病毒药物如阿昔洛韦口服，每次 200mg，5 次 /d，5～10 天一个疗程，或每次 400mg，3 次 /d，5 天一个疗程；伐昔洛韦每次 300mg，2 次 /d，7 天一个疗程；泛昔洛韦每次 250mg，3 次 /d，7 天一个疗程。肾功能减退者需要减量。免疫调节药物如匹多莫德片，0.4g/ 次，2 次 /d；转移因子胶囊口服，每次 6mg，3 次 /d；胸腺肽肠溶片口服，每次 20mg，1～3 次 /d。止痛药物如布洛芬缓释胶囊或布洛芬缓释片，0.3g/ 次，2 次 /d（早晚各 1 次）；双氯芬酸钠缓释片，0.1g/ 次，1 次 /d。神经营养药物如维生素 B$_1$ 每次 10mg，3 次 /d，口服；维生素 B$_{12}$ 注射液每次 0.025～0.2mg，肌内注射，隔日 1 次，或口服甲钴胺，每次 0.5mg，3 次 /d。

水痘和带状疱疹的口腔局部治疗药物包括含漱（清洗）液、涂敷制剂和喷剂。含漱液可选用复方氯己定含漱液（儿童 1∶1 稀释），3 次 /d。涂敷制剂可选用重组人表皮生长因子凝胶或重组牛碱性成纤维细胞生长因子凝胶，1 次 /d；或糖皮质激素制剂如醋酸泼尼松龙注射液、曲安奈德注射液（1∶5 稀释）、曲安奈德口腔软膏、0.1% 地塞米松软膏，涂敷患处，3 次 /d。喷剂可选用口腔炎喷雾剂，3 次 /d。此外，还可选用止痛制剂如复方甘菊利多卡因凝胶或复方苯佐卡因凝胶，涂敷患处，3 次 /d。6 岁以下儿童慎用糖皮质激素制剂。

Ramsay-Hunt 综合征的治疗一般还应采用糖皮质激素。

Zostavax 是被美国食品药品管理局（FDA）批准的用于 ≥60 岁的成年人、能有效防止带状疱疹及其并发症的疫苗。其可通过增强细胞介导的免疫反应，抑制潜伏病毒再活化，从而阻止发病[7]。研究者对 ≥60 岁有水痘病史的 38 546 个成人进行随机对照试验，经过中位期 3.1 年后，发现用疫苗组带状疱疹及疹后神经痛的发病率均显著下降，且未发现明显副作用[8]。接种水痘疫苗是预防水痘唯一有效的手段，尤其是在控制水痘暴发流行方面起到了非常重要的作用。建议所有儿童和对该病毒抗体血清反应阴性的成人接

图 1　Ramsay-Hunt 综合征患者的临床表现

A. 三叉神经带状疱疹的腭部右份黏膜损害　B. 右侧外耳道和耳郭皮肤疱疹　C. 右侧面瘫

种 [1]。其免疫持久性较好,接种 7 年后,仍有 95% 的接种者具有良好的免疫保护作用。即使感染出现病损,一般皮疹数量较少且不伴发热 [9]。但其能否影响带状疱疹的发病率和严重程度,目前尚不清楚。

水痘预后一般良好,结痂脱落后大多无瘢痕。重症或并发脑炎者,预后差,甚至可导致死亡。带状疱疹预后一般亦良好,但 50 岁以上带状疱疹患者易发生疱疹后神经痛,可持续数月。重型带状疱疹常见于免疫功能缺陷者或恶性肿瘤患者。此外,还可发生播散性带状疱疹,伴有高热和毒血症,甚至发生带状疱疹肺炎和脑膜脑炎,病死率高。

参 考 文 献

[1] WILSON J F. In the clinic. herpes zoster. Ann Intern Med，2011，154（5）：ITC31-15.

[2] SCHMADER K E，DWORKIN R H. Natural history and treatment of herpes zoster. J Pain，2008，9（1 Suppl 1）：S3-S9.

[3] WEINBERG A，LEVIN M J. VZV T cell-mediated immunity. Curr Top Microbiol Immunol，2010，342：341-357.

[4] LEVY O，ORANGE J S，HIBBERD P，et al. Disseminated varicella infection due to the vaccine strain of varicella-zoster virus，in a patient with a novel deficiency in natural killer T cells. J Infect Dis，2003，188（7）：948-953.

[5] ELKADA L，OUANOUNOU A. Management of Oral Manifestations of Herpes Simplex Virus，Varicella Zoster Virus，and Human Papillomavirus. Compend Contin Educ Dent. 2024，45（4）：192-198.

[6] PEREIRA F P，GUSKUMA M H，LUVIZUTO E R，et al. Unilateral facial paralysis caused by ramsay hunt syndrome. J Craniofac Surg，2011，22（5）：1961-1963.

[7] HARPAZ R，ORTEGA-SANCHEZ I R，SEWARD J F. Prevention of herpes zoster：recommendations of the Advisory Committee on Immunization Practices（ACIP）. MMWR Recomm Rep，2008，57（RR-5）：1-30.

[8] OXMAN M N，LEVIN M J，JOHNSON G R，et al. A vaccine to prevent herpes zoster and postherpetic neuralgia in older adults. N Engl J Med，2005，352（22）：2271-2284.

[9] LOSA L，ANTONAZZO I C，DI MARTINO G，et al. Immunogenicity of Recombinant Zoster Vaccine：A Systematic Review，Meta-Analysis，and Meta-Regression. Vaccines（Basel），2024；12（5）：527.

第3单元 手-足-口病

病案9 手-足-口病

【述评】手-足-口病

病案9 手-足-口病

图 1-3-9 病案9患儿的口腔黏膜病损和皮肤病损

A. 右颊黏膜散在小糜烂和溃疡　B. 手掌掌心和手指指腹皮肤均见小水疱

图 1-3-9（续） C. 足底和足趾皮肤见散在小水疱

患儿,女性,7 岁。

主诉 发现口腔溃疡和手上长红点 1 天。

病史 1 天前家长发现患儿口腔出现溃疡,微痛,并发现手上有较多红点。之前有"感冒"史。否认系统性疾病史及药物过敏史。

检查 右颊、舌尖、双侧舌腹黏膜散在分布多处溃疡和糜烂,直径 2mm 左右,手、足掌心及指(趾)皮肤见多个直径 1～3mm 水疱(图 1-3-9)。

诊断 手 - 足 - 口病。

诊断依据

1. 口腔黏膜上散在小糜烂和溃疡。

2. 伴有手、足皮肤出现水疱。

疾病管理

1. 药物治疗

口炎颗粒 3g×10 包 Sig. 3g t.i.d. p.o.

维生素 C 0.1g×100 片 Sig. 0.1g t.i.d. p.o.

复方甘菊利多卡因凝胶 20g×1 支 Sig. 局部涂敷 q.d.

2. 嘱注意隔离,痊愈前勿上幼儿园。

【述评】手 - 足 - 口病

手 - 足 - 口病(hand-foot-mouth disease,HFMD)是婴幼儿中常见的病毒感染性疾病。主要临床特点为口腔黏膜和肢体远端皮肤出现水疱或破溃后形成溃疡,5 岁以下儿童多发。发病率以夏季和初秋为高[1]。通常由柯萨奇病毒(coxsackie virus,CV)A 组 16 型(A16)引起,常见的病原微生物还包括肠道病毒 71 型(EV-71)[2]。一项国内研究表明,HFMD 发病率逐年增高,CV-A16 型和 EV-71 型均为主要致病微生物,且患儿年龄越小，危重程度和致死率越高[3]。EV-71 型常与世界范围内手 - 足 - 口病大面积暴发相关，并可能引起严重并发症，如脑膜炎和心肌炎[4-7]。泰国一项研究对导致手 - 足 - 口病大规模流行的 CV-A16 和 EV-71 型病毒株进行序列分析发现，病毒中 5′ 非翻译区（5′-untranslated region，5′-UTR）的内部核糖体进入位点（internal ribosome entry site，IRES）中多数核苷酸集中发生突变，说明病毒的暴发具有其分子基础[8]。HFMD 传染源为患者或病毒携带者，一般通过直接接触和飞沫传播。需要注意的是，此病与动物口蹄疫无关[9]。

HFMD 潜伏期多为 2～10 天，平均 3～5 天。前驱症状为发热、咽喉痛和厌食。1～2 天后，双颊、牙龈、舌缘舌腹出现散在红斑及水疱，常易破溃成糜烂面。水疱期传染性强，待其破溃消失后传染性大大降低。约 75% 患者会出现水疱和丘疹样皮疹，与口腔病损同时或稍后出现，主要发生在手掌、手指、足底、足趾和臀部，不伴痒感。病程持续 7～10 天。感染后会对特定病毒免疫，但其他型别病毒可引起再次感染[9]。多数患者仅有口腔、手、足病损，若有持续高热、精神萎靡、神情淡漠、头痛、呕吐、易惊、肢体抖动、呼吸异常、发绀、心率异常等症状，应当警惕严重并发症如脑膜炎或心肌炎的发生。

成人也可罹患手 - 足 - 口病。如果感染发生在孕妇怀孕后期，肠道病毒会感染胎儿。随后，新生儿可能患有脑膜炎、血小板减少症、弥散性血管内凝血、心肌炎、肝炎等，且比后天感染症状更为严重[10]。

HFMD 的临床诊断主要是根据流行病学史和典型的临床表现作出。本单元病案即通过同时发生于手、足、口的典型病损作出临床诊断。在临床诊断的基础上，具有下列证据之一者即可确诊：①肠道病毒（CV-A16、EV-A71 等）特异性核酸检查阳性；②分离出肠道病毒，并鉴定为 CV-A16、EV-A71 或其他可引起手 - 足 - 口病的肠道病毒；③急性期血清相关病毒 IgM 抗体阳性；④恢复期血清相关肠道病毒的中和抗体比急性期有 4 倍及以上升高。

该病应根据患者的病情程度采取不同治疗。病情轻微者可口服口炎颗粒，每次 1.5～3g，连续 3～5 天；维生素 C 片，口服，每次 0.05～0.1g，3 次 /d。此外，还可同时口服复合维生素 B 片，1/2 片 /d 或 1 片 /d。局部用药包括含漱（清洗）液、涂敷制剂和喷剂。含漱液可选用复方氯己定含漱液（儿童 1:1 稀释），3 次 /d。涂敷制剂可选用复方甘菊利多卡因凝胶，2～3 次 /d；或重组人表皮生长因子凝胶，1 次 /d。喷剂可选用口腔炎喷雾剂，3 次 /d。同时，应提醒家长注意观察患儿的全身情况，对于病情较重或有严重并发症者，应及时转入儿科住院观察治疗。此外，应嘱患者注意隔离，避免传染给他人。

大多数手 - 足 - 口病患儿预后良好，一般在 1 周内痊愈，无后遗症。少数患儿发病后迅速累及神经系统，表现为脑干脑炎、脑脊髓炎、脑脊髓膜炎等，发展为循环衰竭、神经源性肺水肿的患儿病死率高。

手 - 足 - 口病的一般预防措施包括：保持良好的个人卫生习惯如勤洗手、不喝生水、不吃生冷食物，避免与手 - 足 - 口病患者接触。EV-A71 型灭活疫苗可用于 6 月龄～5 岁儿童，以预防该型病毒感染所致的手 - 足 - 口病。

参 考 文 献

[1] MUPPA R, BHUPATIRAJU P, DUDDU M, et al. Hand, foot and mouth disease. J Indian Soc Pedod Prev Dent, 2011, 29（2）: 165-167.

[2] LAI J, LI Z, PAN L, et al. Research progress on pathogenic and therapeutic mechanisms of Enterovirus A71. Arch Virol. 2023, 168(10): 260.

[3] CHANG Z R, ZHANG J, SUN J L, et al. Epidemiological features of hand, foot and mouth disease in China, 2008 - 2009. Zhong hua Liu Xing Bing Xue Za Zhi, 2011, 32(7): 676-680.

[4] MCMINN P, STRATOV I, NAGARAJAN L, et al. Neurological manifestations of enterovirus 71 infection in children during an outbreak of hand, foot, and mouth disease in Western Australia. Clin Infect Dis, 2001, 32(2): 236-242.

[5] CHAN K P, GOH K T, CHONG C Y, et al. Epidemic hand, foot and mouth disease caused by human enterovirus 71, Singapore. Emerg Infect Dis, 2003, 9(1): 78-85.

[6] LIN T Y, TWU S J, HO M S, et al. Enterovirus 71 outbreaks, Taiwan: occurrence and recognition. Emerg Infect Dis, 2003, 9(3): 291-293.

[7] CHAN L G, PARASHAR U D, LYE M S, et al. Deaths of children during an outbreak of hand, foot, and mouth disease in sarawak, malaysia: clinical and pathological characteristics of the disease. For the outbreak study group. Clin Infect Dis, 2000, 31(3): 678-683.

[8] PUENPA J, THEAMBOONLERS A, KORKONG S, et al. Molecular characterization and complete genome analysis of human enterovirus 71 and coxsackievirus A16 from children with hand, foot and mouth disease in Thailand during 2008-2011. Arch Virol, 2011, 156(11): 2007-2013.

[9] FRYDENBERG A, STARR M. Hand, foot and mouth disease. Aust Fam Physician, 2003, 32(8): 594-595.

[10] BRYANT P A, TINGAY D, DARGAVILLE P A, et al. Neonatal coxsackie B virus infection-a treatable disease? Eur J Pediatr, 2004, 163(4/5): 223-228.

第4单元　疱疹性咽峡炎

病案 10　疱疹性咽峡炎

【述评】疱疹性咽峡炎

病案 10　疱疹性咽峡炎

图 1-4-10　病案 10 患儿的口腔黏膜病损：软腭后份黏膜见数个小糜烂

患儿，男性，2 岁 8 月龄。

主诉　口腔疼痛 1 天。

病史　1 天前患儿的老师发现患儿咽喉部长溃疡，患儿自诉有疼痛感，之前 5 天有"感冒发热"史。否认系统性疾病史及药物过敏史。

检查　软腭后份黏膜见数处直径 1~2mm 的糜烂，伴轻度充血（图 1-4-10）。牙龈未见红肿。手足皮肤未见明显异常。

诊断　疱疹性咽峡炎。

诊断依据

1. 感冒史。

2. 多个浅表圆形小糜烂均位于口腔后份。

疾病管理

1. **雾化治疗**　布地奈德混悬液和注射用水各 1 支行雾化治疗，1~2 次/d，连续 3 天。

2. 药物治疗

口炎颗粒 3g×10 包 Sig. 3g t.i.d. p.o.

维生素 C 0.1g×100 片 Sig. 0.1g t.i.d. p.o.

复方氯己定含漱液 300mL×1 支 Sig. 含漱 t.i.d.

口腔炎喷雾剂 20mL×1 支 Sig. 局部挤喷 t.i.d.

【述评】疱疹性咽峡炎

疱疹性咽峡炎（herpetic angina）是主要由 A 组柯萨奇病毒（Coxsackie virus，CV）感染所引起的口腔黏膜损害。随暴发年份和地区的不同，病毒型别多种多样，主要有 CV-A2、CV-A4、CV-A5、CV-A6、CV-A8、CV-A9、CV-A10、CV-A16、CV-A22 型等[1-3]。感染性较强，传播快，主要侵袭儿童，夏秋季为高发季节。一般急性发病，前驱期症状和全身反应都较轻，常见发热和咽喉疼痛[4]。临床表现多为口腔后份黏膜表面出现直径 1～2mm 的小水疱，很快溃破后形成糜烂或溃疡。病损的分布只限于口腔后份，如软腭、悬雍垂、扁桃体处，很少发生于口腔前部。病程持续大约 7 天。其诊断主要依据病史和仅累及口腔后份黏膜的典型损害。

该病的全身治疗可口服口炎颗粒，每次 1.5～3g，连续 3～5 天；口服维生素 C 片，每次 0.05～0.1g，3 次/d；还可同时口服复合维生素 B 片，1/2 片/d 或 1 片/d。局部治疗药物包括含漱（清洗）液、涂敷制剂和喷剂。含漱液可选用复方氯己定含漱液（儿童 1∶1 稀释），3 次/d。涂敷制剂可选用复方甘菊利多卡因凝胶，2～3 次/d；或重组人表皮生长因子凝胶或溶液，1 次/d；或糖皮质激素制剂如曲安奈德口腔软膏或 0.1% 地塞米松软膏涂敷患处，3 次/d；或醋酸泼尼松龙注射液，或曲安奈德注射液（1∶5 稀释），涂敷患处，3 次/d。喷剂除重组人表皮生长因子喷剂外，还可选用口腔炎喷雾剂，3 次/d。因糖皮质激素可造成儿童生长发育的迟缓及骨质的流失，6 岁以下儿童慎用，即使是局部应用也不宜长期大面积使用。

参 考 文 献

[1] HUANG Y C，CHU Y H，YEN T Y，et al. Clinical features and phylogenetic analysis of Coxsackievirus A9 in Northern Taiwan in 2011. BMC Infect Dis，2013，13：33.

[2] CHEN Y J，CHANG S C，TSAO K C，et al. Comparative genomic analysis of coxsackievirus A6 strains of different clinical disease entities. PLoS One，2012，7（12）：e52432.

[3] PARK K，LEE B，BAEK K，et al. Enteroviruses isolated from herpangina and hand-foot-and-mouth disease in Korean children. Virol J，2012，9：205.

[4] YAMASHITA T，ITO M，TANIGUCHI A，et al. Prevalence of coxsackievirus A5，A6，and A10 in patients with herpangina in Aichi Prefecture，2005. Jpn J Infect Dis，2005，58（6）：390-391.

第5单元 传染性软疣

病案11 传染性软疣

【述评】传染性软疣

病案11 传染性软疣

图 1-5-11 病案 11 患者的口腔黏膜病损：下唇唇红黏膜中份偏左处见直径 3mm 白色
丘疹，其表面见密集针尖大小白色颗粒；右侧口角处见直接 1mm 白色丘疹（箭头示）

患者，女性，20 岁。

主诉 发现下唇增生物 8 个月。

病史 8 个月前发现下唇唇红有增生物，大小无明显变化。否认伴有痒痛等不适。体质佳，否认反复感冒史。否认系统疾病史及药物过敏史。否认冶游史。

检查 下唇唇红黏膜中份偏左处见一直径 3mm 大小的白色丘疹，其表面见密集针尖大小白色颗粒，质软，无触痛。右侧口角处见直径 1mm 的白色丘疹（图 1-5-11）。口内黏膜、皮肤未见明显异常。

临床印象 下唇唇红和右侧口角黏膜增生物待诊。

进一步检查

1. 血常规、血糖、肝肾功、凝血功能未见明显异常。

2. HIV 抗体检测（−）、梅毒血清学检测（−）。

3．切除下唇唇红黏膜病损活检，常规 HE 染色检查显示上皮内大量嗜酸性细胞质包涵体和压缩核，符合传染性软疣。

诊断 传染性软疣。

诊断依据

1．唇红黏膜及口角黏膜表面丘疹。

2．组织病理学检查证实。

疾病管理

1．嘱勿搔抓患处。

2．建议观察或于皮肤病科处理右侧口角处丘疹样损害。

【述评】传染性软疣

传染性软疣（molluscum contagiosum）是由传染性软疣病毒（molluscum contagiosum virus，MCV）感染引起的，多累及儿童、性活跃人群和免疫功能低下者[1]。

传染性软疣病毒是一种 DNA 痘病毒，人类是其唯一宿主。此病主要通过直接接触感染，亦可通过间接接触带有病毒的物体，如毛巾、玩具、公共设施（如游泳池）感染。潜伏期 1 周～半年，大多 2 周～3 个月。

目前，发生于口腔黏膜的传染性软疣报道病案较少。近 30 年来，PubMed 数据库中仅能查及 6 例，其中男性 3 例，女性 3 例，年龄 13～70 岁。病损位于唇红（4 例）、硬腭（1 例）及磨牙后垫（1 例）[2-7]。这 6 例患者的临床表现不尽相同，病损直径 1～25mm 不等，单发或多发，肉色或白色，但均呈丘疹或结节样表现。

传染性软疣皮肤损害可发生于任何部位，躯干、手臂、腹股沟和下肢最为常见。免疫功能低下或经性接触传播者，病损多位于下腹部和生殖器。典型皮肤损害为直径 3～5mm 大小的半球形丘疹，灰色或珍珠色，表面有蜡样光泽，中央有脐凹，内含乳白色干酪样物质即软疣小体。多数情况下，皮损于 6～9 个月后可自行消退，一般不留瘢痕[8]。

传染性软疣皮损的诊断通常根据典型临床表现进行，必要时结合组织病理学检查。口腔黏膜传染性软疣的临床表现不典型，需通过组织病理学检查确诊。组织病理学特点是上皮内富含嗜酸性细胞质包涵体和压缩细胞核的软疣小体。对发生于口腔黏膜（尤其是唇红）的丘疹样病变，排除了其他可定义的疾病后，应考虑传染性软疣的可能性，及时行活检。本单元病案即通过临床表现和组织病理学检查作出诊断。

治疗本病的方法主要为物理治疗及局部药物治疗。物理治疗主要包括局部刮除、人工挤压、冷冻等治疗。冷冻疗法比较安全，在面部和生殖器可使用。也可在无菌条件下用齿镊或弯曲血管钳将软疣夹破，挤出其内容物，然后外用碘酊等以防细菌感染。局部药物治疗包括免疫调节剂及抗病毒药物。咪喹莫特是一种常用的免疫调节剂，但其对传染性软疣的疗效尚有争议[9]。西多福韦是一种病毒 DNA 聚合酶抑制剂，作为抗病毒治疗的代表性药物应用于局部，已被成功用于治疗重症和难治性感染人体免疫缺陷病毒的儿童传染性软疣患者[10]。

传染性软疣的预防主要包括避免搔抓，以防扩散。集体生活者勿共用衣物和浴巾[9]。

参 考 文 献

[1] DE CARVALHO C H，DE ANDRADE A L，DE OLIVEIRA D H，et al. Intraoral molluscum contagiosum in a young immunocompetent patient. Oral Surg Oral Med Oral Pathol Oral Radiol，2012，114（1）：e57-e60.

[2] VANHOOTEGHEM O，HENRIJEAN A，DE LA BRASSINNE M. Epidemiology，clinical picture and treatment of molluscum contagiosum：literature review. Ann Dermatol Venereol，2008，135（4）：326-332.

[3] SCHERER P，FRIES J，MISCHKOWSKI A，et al. Intraoral molluscum contagiosum imitating a squamous-cell carcinoma in an immunocompetent person—case report and review of the literature. Int J Oral Maxillofac Surg，2009，38（7）：802-805.

[4] FORNATORA M L，REICH R F，GRAY R G，et al. Intraoral molluscum contagiosum：a report of a case and a review of the literature. Oral Surg Oral Med Oral Pathol Oral Radiol Endod，2001，92（3）：318-320.

[5] SVIRSKY J A，SAWYER D R，PAGE D G. Molluscum contagiosum of the lower lip. Int J Dermatol，1985，24（10）：668-669.

[6] MATSUURA E，TSUNEMI Y，KAWASHIMA M. Molluscum contagiosum on the lip. J Dermatol，2013，40（2）：137.

[7] MA H，YANG H M，ZHOU Y，JIANG L. Molluscum contagiosum on the lip. J Craniofac Surg，2015，26（7）：e681-e682.

[8] CHEN X Y，ANSTEY A V，BUGERT J J. Molluscum contagiosum virus infection. Lancet Infect Dis，2013，13（10）：877-888.

[9] HEBERT AA，BHATIA N，DEL ROSSO JQ. Molluscum Contagiosum：Epidemiology，Considerations，Treatment Options，and Therapeutic Gaps. J Clin Aesthet Dermatol，2023；16（8 Suppl 1）：S4-S11.

[10] TORBECK R，PAN M，DEMOLL E，et al. Cantharidin：a comprehensive review of the clinical literature. Dermatol Online J，2014，20（6）：13030.

第6单元　口腔念珠菌病

病案 12　急性假膜型念珠菌病

患儿,男性,3 月龄。

主诉　发现口腔内白色"斑片"4 天。

病史　4 天前发现口腔内较多白色"斑片",未发现患儿有明显不适感。3 天前曾"发热",经治疗(具体不详)后已退热。否认系统性疾病史及药物过敏史。

检查　上下唇内侧、舌背、双颊、腭部黏膜均见广泛凝乳状和片状白色假膜,用力可拭去(图 1-6-12),拭去后黏膜见轻微充血。

诊断　急性假膜型念珠菌病。

诊断依据

1. 患者为婴儿。

2. 口腔黏膜上用力可拭去的片状白色假膜。

疾病管理

1. 药物治疗

2% 碳酸氢钠(小苏打)溶液 250mL×4 瓶 Sig. 局部清洗 t.i.d. 并浸泡奶瓶等餐具

制霉素片 50 万单位×100 片 Sig. 1 片碾细与 15mL 纯净水混匀,局部涂敷 t.i.d.

2. 嘱奶瓶、勺子等餐具需高温煮沸消毒并用 2% 碳酸氢钠液浸泡;病损消退后坚持用药 10～14 天避免复发。

图 1-6-12 病案 12 患儿的口腔黏膜病损

A～C. 上唇内侧、右颊、腭黏膜较多白色凝乳状假膜，用棉签擦拭时用力可拭去

病案 13　急性红斑型念珠菌病

患者，女性，51 岁。

主诉　口腔发红疼痛 3 天。

图 1-6-13　病案 13 患者的口腔黏膜病损

A. 舌乳头略显萎缩，舌背黏膜散在充血　B. 左颊黏膜散在充血发红

病史 3天前口腔多部位发红,伴进食疼痛。之前因"感冒"口服"头孢"1周。1天前于外院查血常规和血糖均正常。否认系统性疾病史及药物过敏史。

检查 全口黏膜散在充血性红斑,外形弥散不规则,以舌部和双颊为甚(图1-6-13)。双颊、舌背、腭部病损区取样真菌涂片查及真菌。

诊断 急性红斑型念珠菌病。

诊断依据

1. 有抗生素应用史,并排除贫血。

2. 口腔黏膜上外形弥散的红斑。

3. 涂片检查查及真菌。

疾病管理

1. 药物治疗

匹多莫德 0.4g×18片 Sig. 0.4g b.i.d. p.o.

复合维生素B 100片 Sig. 2片 t.i.d. p.o.

4%碳酸氢钠(小苏打)溶液 250mL×2瓶 Sig. 含漱 t.i.d.

制霉素片 50万单位×100片 Sig. 1片碾细与15mL纯净水混匀,局部涂敷 t.i.d.

2. 嘱勿滥用抗生素。

病案14 慢性红斑型念珠菌病

图1-6-14 病案14患者的口腔黏膜病损

A. 双侧口角发红皲裂

图 1-6-14（续） B. 舌背丝状乳头略萎缩　C. 腭黏膜广泛发红，牙槽嵴和硬腭中份黏膜光亮水肿，硬腭黏膜可见颗粒状和乳头状增生

患者，女性，79 岁。

主诉　口腔发红疼痛 4 年，口角裂口 1 年。

病史　4 年前发现口腔发红，伴舌背苔少，进食疼痛，1 年前开始口角裂口疼痛。患"高血压"。否认药物过敏史。近期查血常规、血糖均正常。

检查　全口义齿修复，颌间距较低。腭部黏膜广泛充血发红，牙槽嵴及硬腭中份黏膜光亮水肿，可见黏膜呈颗粒状和乳头状增生。舌背丝状乳头略萎缩，双侧口角湿润，皲裂发红（图 1-6-14）。腭部、舌部、口角部病损区取样真菌涂片查及真菌。

诊断 ①慢性红斑型念珠菌病；②念珠菌性口角炎。

诊断依据

1. 患者为老年全口义齿配戴者。

2. 上颌义齿承托区黏膜发红光亮水肿、颗粒状和乳头状增生。

3. 涂片检查查及真菌。

疾病管理

1. 药物治疗

匹多莫德片 0.4g×18 片 Sig. 0.4g q.d. p.o.

复合维生素 B 100 片 Sig. 2 片 t.i.d. p.o.

4% 碳酸氢钠（小苏打）溶液 250mL×4 瓶 Sig. 含漱 t.i.d.

制霉素片 50 万单位×100 片 Sig. 1 片碾细与 15mL 纯净水混匀，局部涂敷 t.i.d.

2. 嘱注意清洁义齿，并用 4% 碳酸氢钠（小苏打）溶液浸泡义齿。

病案 15 **慢性增殖型念珠菌病**

患者，女性，50 岁。

主诉 发现舌背白色突起物 10 天。

图 1-6-15　病案 15 患者就诊各阶段口腔黏膜病损

A. 舌背中后份见白色病损，突出于黏膜表面

图 1-6-15（续） B. 舌背中后份白色病损表面呈颗粒状, 粗糙, 突出于黏膜表面

病史　10 天前无意发现舌背中后份有白色突起物, 异物感, 无明显疼痛等其他不适, 也未觉面积增大。否认系统性疾病史及药物过敏史。

检查　舌背中后份见 14mm × 11mm 突起, 表面呈白色颗粒状, 未见充血糜烂, 不能用棉签拭去（图 1-6-15）。舌背病损区取样真菌涂片未查及真菌。

初步诊断　慢性增殖型念珠菌病?

疾病管理

1. 药物治疗

匹多莫德片 0.4g×18 片 Sig. 0.4g b.i.d. p.o.

复合维生素 B 100 片 Sig. 2 片 t.i.d. p.o.

4% 碳酸氢钠（小苏打）溶液 250mL×4 瓶 Sig. 含漱 t.i.d.

制霉素片 50 万单位×100 片 Sig. 1 片碾细与 15mL 纯净水混匀, 局部涂敷 t.i.d.

氟康唑 50mg×6 片 Sig. 50mg b.i.d. 含化

2. 1 周后复诊, 若病情无缓解, 酌情切除或切取活检。

3. 后续

患者 1 周后复诊, 白色病损基本消退（图 1-6-15C）。2 周后复诊, 病损完全消失。

图 1-6-15(续) C. 1周后复诊见舌背白色病损基本消退

诊断 慢性增殖型念珠菌病。

诊断依据

1. 舌背为慢性增殖型念珠菌病好发部位。

2. 斑块表面呈白色颗粒样增生。

3. 确诊虽尚需组织活检，但此病案经抗真菌治疗后基本痊愈。

病案16 慢性黏膜皮肤念珠菌病

患儿，女性，4岁。

主诉 口腔黏膜反复溃烂和出现白膜3年。

病史 3年前开始反复出现口腔溃烂和白膜，疼痛不适，影响进食，感冒时加重，同时伴皮肤红斑病损。当地医院诊断为"鹅口疮"，药物治疗（抗真菌药物，具体不详）可稍减轻症状，停药后病情易反复。患儿平素体质不佳，睡眠好，偏食，不吃蔬果，大便干，小便正常。既往患"贫血"和"小儿肺炎"（均已愈）。家族史无特殊。否认过敏史。

检查 双颊、舌背、舌缘、腭黏膜表面广泛白色凝乳状假膜，用力可拭去；双唇略显红肿，口角见少量痂壳（图 1-6-16A～C）。面、颈、肩、背部见大面积红斑、增殖性病损（图 1-6-16D、E）。指甲、趾甲未见明显异常。

初步诊断 慢性黏膜皮肤念珠菌病。

图 1-6-16　病案 16 患儿就诊各阶
段口腔黏膜病损和皮肤病损
A ~ C. 初诊时舌背、腭部、右颊黏
膜见广泛凝乳状白色假膜

图 1-6-16(续) D、E. 初诊时面部、肩部皮肤见大面积红斑、增殖性病损

进一步检查

1. 血常规、肝功能、肾功能、糖化血红蛋白、凝血功能、血沉、HIV 抗体、梅毒血清学检测未见明显异常。

2. 口腔黏膜及皮肤损害真菌涂片检查均见大量假菌丝和孢子，真菌培养鉴定为白色念珠菌。

3. 于四川大学华西医院皮肤科行皮肤病损活检，组织病理学表现为表皮角化明显，角质层中见大量假菌丝。

4. 体液免疫、自身免疫抗体无明显异常。细胞免疫示 CD3 59.8↓（62%～74%）、CD4 28.7↓（36%～55%）。

5. 进行内分泌疾病排查，甲状腺功能检测示促甲状腺激素（TSH）> 100↑（正常值 0.27～4.2mU/L），游离三碘甲状腺原氨酸（FT₃）2.92↓（正常值 3.6～7.5pmol/L），甲状腺素（T₄）32.81↓（正常值 62～164nmol/L），游离甲状腺素（FT₄）4.26↓（正常值 12～22pmol/L）。内分泌科诊断为甲状腺功能减退症。

6. 由于慢性黏膜皮肤念珠菌病多与遗传相关，故取患儿和父母三人的静脉外周血 DNA 行加深全外显子检测，报告示患儿 *STAT1* 基因存在杂合突变（Exon11，c.972C > G）；表型正常的父母并不携带此突变，提示该突变为患儿新发突变。

诊断 慢性黏膜皮肤念珠菌病伴甲状腺功能减退症（*STAT1* 基因突变相关）。

诊断依据

1. 患儿的口腔、皮肤病损符合念珠菌感染的临床表现。

2. 真菌涂片、真菌培养和组织病理结果证实有真菌感染。

3. 甲状腺功能检查结果异常，确诊为甲状腺功能减退症。

4. 加深全外显子检测分析示患儿 *STAT1* 基因存在新发杂合突变。

疾病管理

1. 药物治疗

氟康唑分散片 50mg×6 片 Sig. 25mg 含化 b.i.d.

2% 碳酸氢钠（小苏打）溶液 250mL×2 瓶 Sig. 含漱 t.i.d.

制霉素片 50 万单位×100 片 Sig. 1 片碾细与 15mL 纯净水混匀，局部涂敷 t.i.d.

酮康唑乳膏 15g×1 支 Sig. 局部涂敷皮肤病损 t.i.d.

2. 内分泌科积极治疗甲状腺功能减退症，口服左甲状腺素钠片。

3. 后续 患儿 6 年后复诊，诉未规律用药，口内黏膜感染时常复发。检查见口腔黏膜有白色凝乳状假膜，皮肤遗留色素沉着，患儿身高体重及颌面部发育与同龄人无差异，未发现其他并发症（图 1-6-16F～J）。

图 1-6-16(续) F～H. 6 年后复诊时舌背、腭、右颊黏膜见白色凝乳状假膜

图 1-6-16（续） I、J. 6 年后复诊时面部、颈部皮肤病损基本消退，遗留色素沉着

【述评】口腔念珠菌病

口腔念珠菌病（oral candidosis）是由念珠菌感染引起的口腔黏膜疾病。近年来，随着艾滋病患者、器官和骨髓移植患者的增加，以及免疫抑制剂、广谱抗生素的广泛应用，其发病率日益增加[1]。

念珠菌是口腔常驻菌群，一般并不致病。当由于某些局部或全身刺激因素使宿主防御功能降低时，念珠菌即转化为致病菌，故称其为条件致病菌，引起的感染称为机会性感染（opportunistic infection）[2]，亦称为"有病者之病（a disease of a diseased）"。引起人类念珠菌病的主要是白念珠菌（*Candida albicans*），又称为白假丝酵母菌，口腔念珠菌病中分离的致病菌 80% 为白念珠菌[3]。但值得注意的是，非白念珠菌的

念珠菌感染发生率越来越高，一方面是由于检测技术的提高；另一方面是由于其耐药性更强，对常用抗真菌药物不敏感[4]。大多数念珠菌感染发生于身体浅表部位，潮湿的黏膜如阴道和口腔黏膜尤其易感。全身播散性念珠菌感染罕见，但很严重，病死率近 60%[5]。近年来，念珠菌败血症人数增长迅速，多见于白血病和造血干细胞移植者。越来越多的口腔疾病被认为与念珠菌相关，如口腔鳞状细胞癌、灼口综合征、味觉异常、牙髓病等，但机制不清[6-9]。

白念珠菌不耐热，喜酸恶碱。有芽生孢子（blastospore）和假菌丝（pseudohypha）两种存在形式，一般认为假菌丝形式与其黏附并侵入组织产生致病性关系密切。白念珠菌致病的毒力因素包括：通过细胞表面疏水性（hydrophobicity）和特异性黏附分子的作用黏附于宿主表面；通过高频表型转换（high-frequency phenotypic switching）、生成假菌丝、分泌天冬氨酸蛋白酶、与补体结合等方式削弱吞噬作用、破坏 IgA、逃避宿主抵御；通过分泌天冬氨酸蛋白酶、磷脂酶、生成菌丝来侵袭和破坏宿主细胞[2]。

白念珠菌从非致病共生状态（harmless commensal existence）变为致病状态，与口腔受到某些刺激因素有关。局部因素有配戴义齿、吸入糖皮质激素、唾液分泌过少、高糖饮食和吸烟等，全身因素包括高龄、糖尿病、滥用抗生素和免疫抑制剂的应用等[10]。

免疫正常的人群极少发生念珠菌感染。近年来发病率大幅升高，与免疫缺陷患者增多有关。免疫缺陷包括获得性免疫缺陷和原发性免疫缺陷。获得性免疫缺陷常见于器官或骨髓移植、艾滋病、肿瘤患者及使用免疫抑制剂和高龄人群。原发性免疫缺陷是一类遗传性疾病，涉及免疫系统的一个或多个组成部分，常会导致反复或严重的细菌、真菌、病毒感染。一般于年少时即发病，80% 的患者都在 20 岁前被诊断患该疾病[11]。这类疾病的临床表现类型和严重性不尽相同，需要早期诊断治疗。与口腔念珠菌感染相关的原发性免疫缺陷疾病主要有：家族性/弥漫性慢性黏膜皮肤念珠菌病（familial/diffuse chronic mucocutaneous candidosis）、念珠菌病-内分泌病综合征（candidiasis-endocrinopathy syndrome）、念珠菌病胸腺瘤综合征（candidiasis thymoma syndrome）、迪格奥尔格综合征（DiGeorge's syndrome）、慢性肉芽肿疾病（chronic granulomatous disease）等。病变累及口腔、皮肤、指甲等，多数表现为慢性口腔念珠菌感染和其他全身病损[12]。

根据病损累及部位，口腔念珠菌病可分别表现为口炎、口角炎、唇炎和慢性黏膜皮肤念珠菌病。念珠菌性口炎临床主要分为 4 型：两种急性型，即假膜型和红斑型；两种慢性型，即红斑型和增殖型。

急性假膜型念珠菌口炎即急性假膜型念珠菌病（acute pseudomembranous candidosis），又称为雪口病（oral thrush），在婴幼儿和年老体弱者中发病率为 5%～10%。病损特点为口腔黏膜表面融合的白色或黄白色的、柔软的凝乳状无痛性假膜，用力可拭去。拭去后呈现发红面，易出血。假膜常由坏死脱落上皮、食物残渣、白细胞、细菌、念珠菌孢子和假菌丝组成[13]。"可拭去"的现象可与其他白色斑纹类疾病进行鉴别。邻近黏膜的颜色和质地正常。纠正易感因素后，少有复发。对于免疫缺陷患者，假膜范围更广、质地更厚实，且停药易复发。

急性红斑型念珠菌口炎即急性红斑型念珠菌病（acute erythematous candidosis），又称为抗生素口炎，常发生于广谱抗生素使用后。抗生素的使用使常驻细菌减少，对念珠菌的竞争力减弱，造成菌群失调，从而引起念珠菌性口炎[2]。病损为疼痛性弥散性红斑，舌背最常见，其次是腭部和双颊。停用抗生素可自行恢复。此外，糖皮质激素吸入治疗也是常见的易感因素。

慢性红斑型念珠菌口炎即慢性红斑型念珠菌病（chronic erythematous candidosis），又称为义齿性口炎。几乎只发生于上颌义齿腭侧面接触的腭部黏膜，主要表现为红斑样病损，有时可伴有腭部黏膜的乳头样增生。口腔卫生不良、不摘义齿、不良修复体等均为刺激因素。75%的义齿配戴者出现该病的临床体征[14]。

慢性增殖型念珠菌病（chronic hyperplastic candidosis）多见于舌背。表现为增厚的白色斑块，且不易拭去。病变有癌变潜能，念珠菌在癌变过程中的作用不明。此型常通过组织病理学检查诊断。病因学上仍待明确的是，念珠菌感染是此病的始发因素还是继发于上皮改变。抗真菌治疗可能使白色斑块病损从非均质性变为均质性。有研究者证明，抗真菌治疗会使病变完全消失，从而认为真菌感染是其始发因素[15]。

念珠菌性口角炎（candidal angular cheilitis）常为单侧或双侧口角罹患。除念珠菌外，病损区还常检出金黄色葡萄球菌、链球菌属等，说明念珠菌可能不是单独致病因素。念珠菌口角炎常可作为口腔念珠菌病特别是慢性红斑型念珠菌病的"预示者"[2]。

念珠菌性唇炎在临床表现上缺乏特异性，可表现为唇红部的糜烂、鳞屑或小颗粒状病损。

慢性黏膜皮肤念珠菌病（chronic mucocutaneus candidiasis，CMC）是一种以口腔黏膜、皮肤及甲板反复念珠菌感染为特征的慢性进行性综合征。临床表现为口腔黏膜长期不愈或反复发作的广泛白色假膜，皮肤病损初期为红斑、疣状增殖、表面结痂，后形成结节或肥厚增殖性病损。部分患者皮肤损害轻微或无。研究认为，该病的发生与遗传、免疫功能异常（如T淋巴细胞功能缺陷）或内分泌疾病（如甲状旁腺、肾上腺或甲状腺功能减退等）密切相关。根据病因可将CMC分为继发性和原发性。继发性CMC与获得性免疫缺陷相关，发病年龄较晚。原发性CMC与单基因孟德尔性状遗传引起的罕见原发性T淋巴细胞功能缺陷相关，这种遗传形式的CMC通常被称为CMC disease（CMCD），它很少见，每50 000人中约有一人罹患[16]。常见的致病基因包括 STAT1、STAT3、AIRE、DOCK8、ZNF341、RORγt，临床可表现为伴有其他感染和严重免疫性疾病的综合征型CMC，如高IgE综合征（hyper-IgE syndrome，HIES）（STAT3 突变）、自身免疫性多内分泌病-念珠菌病-外胚层营养不良症（autoimmune polyendocrinopathy-candidiasis-ectodermal dystrophy，APECED），也称为自身免疫性多内分泌腺综合征-1型综合征（autoimmune polyendocrine syndrome type 1，APS-1）（AIRE 突变）等；也可表现为由白介素-17受体A（interleukin-17 receptor A，IL-17RA）的常染色体隐性缺陷和白介素-17F（interleukin-17F，IL-17F）的常染色体显性缺陷所致的疾病（以CMC作为主要或唯一的临床表现，部分患者表现为皮肤葡萄球菌感染的孤立型[17]）。信号转导和转录激活因子1（STAT1）是一种细胞质转录因子，可介导细胞信号转导以响应多种刺激，包括Ⅰ型、Ⅱ型、Ⅲ型干扰素和白介素-27（interleukin-27，IL-27）等信号分子，以及多种其他细胞因子和生长因子。STAT1参与对真菌、病毒和细菌的先天性和适应性免疫反应。2011年，STAT1 基因突变首次被确定为甲状腺功能减退症患者CMC的遗传病因[18]。后续研究表明，STAT1 突变约占遗传性CMC的53%，提示其为CMC最常见的遗传病因[19]。除CMC外，STAT1 突变还显示出比预期更广泛的感染性和非感染性表型，37%的病例患有自身免疫性疾病，其中甲状腺功能异常占大多数[17]。本单元病案16患儿即携带

STAT1 基因上新发杂合突变,临床表现为 CMC 典型特征(1 岁起皮肤和黏膜的慢性念珠菌感染)并伴有原发性甲状腺功能减退症。

明确诊断口腔念珠菌病,除依靠病史和临床表现,通常还需要实验室检查的证实[11,18]。检测方法常用涂片法、分离培养和组织病理学检查。一般假膜型和红斑型念珠菌病无须活检证实。慢性增殖型念珠菌病的病理特点为增厚的不全角化上皮,上皮表层大量炎细胞聚集,形成微脓肿,固有层大量淋巴细胞或浆细胞浸润,上皮内常见轻到中度异常增生。PAS 染色可见假菌丝深入角化层。本单元病案 12 因患儿具有雪口病的典型假膜性损害,故直接作出诊断。病案 13、14 是根据典型病史、临床表现和真菌涂片检查进行的诊断。病案 15 虽真菌涂片检查未查及真菌,且未行活检,但根据其临床损害特点及对抗真菌治疗的良好反应进行了诊断。CMC 的诊断也需要结合临床表现、组织病理检查和实验室检查,在诊断为 CMC 之后,因其多数属于与遗传相关的原发免疫缺陷,常伴随意想不到的广泛其他临床特征,不仅包括各种感染性和自身免疫性疾病(如甲状腺功能减退),还包括预后不良的侵袭性真菌感染、脑动脉瘤和癌,如果误诊或治疗不当,有致命风险[20],故还需进一步排查病因,及时实施有针对性的筛查、预防和治疗,以期改善结局并最大限度地减少长期后遗症。首先,需要排查患者的家族病史、遗传病史,必要时进行全外显子基因测序;其次,进行全身免疫功能检查,包括细胞免疫、体液免疫、自身免疫抗体检查;最后,排查内分泌系统疾病,需进行肾上腺皮质激素、促肾上腺皮质激素、甲状旁腺素、甲状腺激素等检查。本单元病案 16 是在初步诊断 CMC 之后,进一步查及该患儿伴发甲状腺功能减退症,且在 *STAT1* 基因上存在新发杂合突变位点。及时治疗该病,将有助于患儿的生长发育。

口腔念珠菌病的治疗首先要去除易感因素,如停止滥用抗生素和糖皮质激素、清洗义齿、保持口腔卫生等。

一般局部治疗即可获取良好疗效。通常采用的局部药物为 2%～4% 碳酸氢钠(小苏打)溶液和制霉菌素涂剂。制霉菌素属四烯类抗生素,1mg 相当于 2 000U,局部可用 50 000～100 000U/mL 的水混悬液涂布,每 2～3 小时一次,涂布后可咽下。对于婴幼儿雪口病患者,应用上述药物后病损会很快消退,但易复发,所以要注意除坚持对接触用品(如奶瓶、勺、杯、碗及玩具等)高温煮沸消毒并用 2% 碳酸氢钠水浸泡外,还需在病损消退后坚持用药 10～14 天。此外,患儿若仍处于母乳喂养阶段,其母亲的乳头也应用 2% 碳酸氢钠溶液清洁,并可涂搽制霉菌素涂剂或水混悬液。

对病情顽固的患者,可配合口服药物包括抗真菌药物、免疫增强剂及维生素类。口服抗真菌药物如氟康唑片,首日 200mg,之后每次 50mg,2 次/d,连续 7～14 天;或伊曲康唑胶囊,每次 100～200mg,1 次/d。免疫增强剂包括:匹多莫德片,每次 0.4～0.8g,2 次/d,连续 7～14 天;或胸腺肽肠溶片,每次 20mg,2～3 次/d,连续 15～30 天;或转移因子胶囊,每次 6mg,2～3 次/d,连续 15～30 天。维生素类药物包括复合维生素 B、甲钴胺、叶酸、维生素 C 等。

CMC 的治疗方案推荐全身与局部相结合的抗真菌治疗,同时积极治疗与发病相关的全身性疾病。研究显示,在接受长期抗真菌治疗的 202 例患者中,有 39% 的 CMC 仍持续存在,且对至少一种抗真菌药物表现出临床耐药性[17,21]。除了常规抗真菌药物的使用,目前越来越多的免疫疗法给 CMC 患者带来了更多的治疗选择，如 Janus 激酶（Janus kinase，JAK）抑制剂、粒细胞集落刺激因子（granulocyte-colony stimulating factor，G-CSF）和粒细胞巨噬细胞集落刺激因子（granulocyte-macrophage colony-stimulating factor，GM-CSF）等，然而关于其适应证、剂量、治疗持续时间和监测，以及有效性仍存在争议[22]。对患有严重感染和/或自身免疫性疾病且对常规治疗不敏感的患者，造血干细胞移植（hematopoietic stem cell transplantation，HSCT）可能为其可治愈疗法，但继发感染、排斥反应等显著增加了移植失败的风险，该情况在原始移植成功的患者中发生的比例达 50%，并且与移植相关的死亡率也明显增加。据报道，*STAT1* 突变患者经 HSCT 治疗后 3 年的存活率仅为 40%[21]。

参 考 文 献

[1] REICHART P A，SAMARANAYAKE L P，PHILIPSEN H P. Pathology and clinical correlates in oral candidiasis and its variants: a review. Oral Dis，2000，6（2）: 85-91.

[2] WILLIAMS D W，KURIYAMA T，SILVA S，et al. Candida biofilms and oral candidosis: treatment and prevention. Periodontol 2000，2011，55（1）: 250-265.

[3] PFALLER M A，DIEKEMA D J. Epidemiology of invasive candidiasis: a persistent public health problem. Clin Microbiol Rev，2007，20（1）: 133-163.

[4] GONZÁLEZ G M，ELIZONDO M，AYALA J. Trends in species distribution and susceptibility of bloodstream isolates of Candida collected in Monterrey，Mexico，to seven antifungal agents: results of a 3-year（2004 to 2007）surveillance study. J Clin Microbiol，2008，46（9）: 2902-2905.

[5] LEROY O，GANGNEUX J P，MONTRAVERS P，et al. Epidemiology，management，and risk factors for death of invasive Candida infections in critical care: a multicenter，prospective，observational study in France（2005-2006）. Crit Care Med，2009，37（5）: 1612-1618.

[6] SITHEEQUE M A，SAMARANAYAKE L P. Chronic hyperplastic candidosis/candidiasis（candidal leukoplakia）. Crit Rev Oral Biol Med，2003，14（4）: 253-267.

[7] SAMARANAYAKE L P，LAMB A B，LAMEY P J，et al. Oral carriage of Candida species and coliforms in patients with burning mouth syndrome. J Oral Pathol Med，1989，18（4）: 233-235.

[8] SAKASHITA S，TAKAYAMA K，NISHIOKA K，et al. Taste disorders in healthy "carriers" and "non-carriers" of Candida albicans and in patients with candidosis of the tongue. J Dermatol，2004，31（11）: 890-897.

[9] NAIR P N，SJÖGREN U，KREY G，et al. Intraradicular bacteria and fungi in root-filled，asymptomatic human teeth with therapy-resistant periapical lesions: a long-term light and electron microscopic follow-up study. J Endod，1990，16（12）: 580-588.

[10] WILLIAMS D，LEWIS M. Pathogenesis and treatment of oral candidosis. J Oral Microbiol，2011，3: 10.

[11] ANTACHOPOULOS C，WALSH T J，ROILIDES E. Fungal infections in primary immunodeficiencies. Eur J Pediatr，2007，166（11）: 1099-1117.

[12] ORGANIZATION W H，Primary immunodeficiency diseases. Report of a WHO Scientific Group. Clin Exp Immunol，1995，99（Suppl 1）: 1-24.

[13] KENNEDY M J，ROGERS A L，HANSELMEN L R，et al. Variation in adhesion and cell surface hydrophobicity in Candida albicans white and opaque phenotypes. Mycopathologia，1988，102（3）: 149-156.

[14] BARBEAU J，SÉGUIN J，GOULET J P，et al. Reassessing the presence of Candida albicans in denture-related stomatitis. Oral Surg Oral Med Oral Pathol Oral Radiol Endod，2003，95（1）: 51-59.

[15] WILLIAMS D W，POTTS A J，WILSON M J，et al. Characterisation of the inflammatory cell infiltrate in chronic hyperplastic candidosis of the oral mucosa. J Oral Pathol Med，1997，26（2）：83-89.

[16] PUEL A. Human inborn errors of immunity underlying superficial or invasive candidiasis. Hum Genet. 2020，139（6/7）：1011-1022.

[17] OKADA S，ASANO T，MORIYA K，et al. Human *STAT1* gain-of-function heterozygous mutations：chronic mucocutaneous candidiasis and type Ⅰ interferonopathy. J Clin Immunol，2020，40（8）：1065-1081.

[18] VAN DE VEERDONK FL，PLANTINGA TS，HOISCHEN A，et al. STAT1 mutations in autosomal dominant chronic mucocutaneous candidiasis. N Engl J Med，2011，365（1）：54-61.

[19] LIU L，OKADA S，KONG XF，et al. Gain-of-function human STAT1 mutations impair IL-17 immunity and underlie chronic mucocutaneous candidiasis. J Exp Med，2011，208（8）：1635-1648.

[20] TOUBIANA J，OKADA S，HILLER J，et al. Heterozygous STAT1 gain-of-function mutations underlie an unexpectedly broad clinical phenotype. Blood，2016，127（25）：3154-3164.

[21] LEIDING JW，OKADA S，HAGIN D，et al. Hematopoietic stem cell transplantation in patients with gain-of-function signal transducer and activator of transcription 1 mutations. J Allergy Clin Immunol，2018，141（2）：704-717.

[22] DEYÀ-MARTÍNEZ A，RIVIÈRE JG，ROXO-JUNIOR P，et al. Impact of JAK inhibitors in pediatric patients with *STAT1* gain of function（GOF）mutations-10 children and review of the literature. J Clin Immunol，2022，42（5）：1071-1082.

第 7 单元　深部真菌病

病案 17　深部真菌感染性溃疡（糖尿病相关）

【述评】深部真菌病

图 1-7-17　病案 17 患者就诊各阶段口腔黏膜病损

A. 舌背中后份深大溃疡，覆黄白色厚假膜，假膜可部分拭去，溃疡周围组织略增生

病案17　深部真菌感染性溃疡（糖尿病相关）

患者，男性，65 岁。

主诉　舌背溃疡 3 个月。

病史　3 个月前无明显诱因舌背后份出现黄豆大小"疱"，无疼痛不适，后自行破溃，于当地医院行舌部溃疡活检两次，病理报告示慢性肉芽肿性炎症。消炎治疗（具体不详）无效。否认系统性疾病史和药物过敏史。

检查　舌背中后份 20mm × 12mm 深大溃疡，覆黄白色厚假膜，假膜可部分拭去，溃疡周围组织略增生（图 1-7-17A），扪质韧，无触痛。舌背前份丝状乳头稍萎缩。

初步诊断　舌背溃疡待诊。

进一步检查

1. 血常规、肝功能、肾功能均未见明显异常，空腹血糖 6.03mmol/L。小便常规示葡萄糖 8.3mmol/L。

2. 四川大学华西医院病理科会诊病理蜡块及切片。会诊结果示舌背倾向炎性病变，见部分黏膜上皮炎性坏死溃疡形成，许多混合型炎症细胞浸润，其中可见较多单核细胞和多核组织细胞。抗酸染色（−），结核杆菌 qPCR 检测未查见确切结核杆菌 DNA 片段。过碘酸雪夫染色和六胺银染色查见少许真菌孢子，考虑为真菌感染。

3. 糖耐量试验：空腹血糖 4.96（正常值 3.9～5.9）mmol/L，餐后半小时血糖 9.63↑（正常值 5.2～8.6）mmol/L，餐后 1 小时血糖 16.45↑（正常值 6.1～10）mmol/L，餐后 2 小时血糖 12.98↑（正常值 3.3～7.8）mmol/L；血清胰岛素水平：餐后半小时胰岛素 11.55↓（正常值 20～120）uU/ml，糖化血红蛋白 6.2%↑（正常值 4.5%～6.1%）。内分泌科确诊为糖尿病。

4. G 试验（血 1，3-β-D 葡聚糖）检测示 111.2pg/mL，判定为阳性。

5. 结核抗体示弱阳性；结核菌素试验（PPD）检查示阴性。

6. 胸部 X 线片示双肺纹理增多。心影未见增大，主动脉结钙化。腹部 B 超示肝脏囊肿。

诊断 深部真菌感染性溃疡（糖尿病相关）。

诊断依据

1. 舌背深大溃疡经久未愈。

2. 发现患者患有糖尿病，且未经控制。

3. 组织病理学检查查及真菌孢子，考虑为真菌感染。

4. 深部真菌感染早期诊断检测指标血 1，3-β-D 葡聚糖的检测结果为阳性。

疾病管理

1. 药物治疗

氟康唑分散片 50mg×12 片 Sig. 25mg 含化 b.i.d.

4% 碳酸氢钠（小苏打）溶液 250mL×1 瓶 Sig. 含漱 t.i.d.

制霉素片 50 万单位×100 片 Sig. 1 片碾细与 15ml 纯净水混匀，局部涂敷 t.i.d.

2. 于四川大学华西医院内分泌科积极控制血糖。

3. 后续 积极控制血糖和抗真菌治疗后，电话随访，溃疡愈合（图 1-7-17B）。嘱患者继续密切监测和控制血糖。

图 1-7-17（续） B. 舌背中线后份溃疡愈合（此图为患者亲属用手机拍摄）

【述评】深部真菌病

深部真菌病指由深部真菌感染导致的疾病。深部真菌感染用于描述系统性的、广泛的、深层的、波及内脏并可能危及生命的真菌感染，区别于浅层的、局限性的、温和且具自限性的真菌性疾病[1]。由于深部真菌感染危害大，国外学者将这一类疾病统称为侵袭性真菌感染（invasive fungal infection，IFI）或侵袭性真菌病（invasivie fungal disease，IFD）。但近来有研究者对该名称的使用提出质疑，建议恢复对真菌感染分类定义的使用，即真菌感染分为浅部、皮下组织和系统性真菌感染（系统性真菌感染又包括脏器感染和播散性真菌感染）3 种形式，后两者也称为深部真菌病[2]。常见深部真菌病的致病真菌包括念珠菌、隐球菌、曲霉菌、毛霉菌、孢子丝菌、马内菲青霉菌、组织胞浆菌、副球孢子菌和皮炎芽生菌等[3]。深部真菌感染一旦发生，往往病情重、疗程长、治疗费用高、预后差[4]。

鉴于真菌机会性感染这一特点，患者一般具有诱发真菌感染的宿主因素和危险因素（易感因素），对此口腔医师在询问病史及进一步检查中应仔细寻找与排查。宿主因素并非危险因素的同义词，是指能够帮助我们识别侵袭性真菌病易感个体的特征，例如中性粒细胞减少症、异体造血干细胞移植术后、长期使用糖皮质激素、90 天内使用 T 细胞免疫抑制剂（如环孢素 A）、先天性严重免疫缺陷等。危险因素除上述宿主因素外，还包括其他全身或局部因素（表1）[5-7]。虽然不同致病菌引起的深部真菌病的危险因素不尽相同，亦不如宿主因素具有较强的深部真菌病特征性，但也应当纳入考虑。

表1　常见深部真菌病的危险因素

全身因素（除宿主因素外）	局部因素
长期使用广谱抗生素	口干症（药物相关性、干燥综合征、脱水、放射相关性）
高糖饮食	配戴义齿
营养不良	吸烟
未经控制的糖尿病	头颈部放疗
血液系统疾病、肿瘤或其他肿瘤	口腔卫生不良
化疗	根管过度充填进入上颌窦
艾滋病	牙种植术后感染
烧伤	拔牙术后感染

深部真菌病的口腔黏膜病损无特异性，可表现为：口腔黏膜溃疡、假膜、骨质破坏甚至骨穿孔（见第十三章第15单元病案147和病案148）、黑毛舌等。口腔黏膜病损可引起口臭、疼痛并影响进食[8]。

全身表现也无特异性，可出现精神状态改变，如昏睡、淡漠或谵语、一过性意识障碍；体温呈稽留热或不规则热，有的高达40℃；呼吸道感染者表现为胶冻样痰，黏稠，晚期呼吸浅快、困难，肺曲菌病咯血常见；尿浑浊，呈"啤酒样"，多泡沫，存放后尿表面有膜状物；腹泻等。此外，还可出现恶心、食欲减退等。

目前针对真菌感染的检查手段包括直接检测和间接检测，前者包括细胞或组织的显微镜观察和无菌操作获取样本的真菌培养，后者指检测血液、支气管肺泡灌洗液或脑脊液中的真菌抗原或细胞壁成分[9,10]。

组织病理学检查用于确定致病真菌的存在，同时有助于了解宿主反应。除常规HE染色，鉴定或鉴别感染性病原体需通过过碘酸雪夫（periodic acid-Schiff, PAS）染色、六胺银（Gomori's methenamine silver, GMS）染色、黏蛋白卡红（mucicarmine, MCS）染色等特殊染色方法[11]。其他特殊染色如印度墨水（India ink）染色可负性显示隐球菌[12]。

微生物培养指用无菌组织样本或无菌体液标本（血、胸水、腹水、纤维支气管镜防污染痰标本等）进行真菌培养。病原菌的种属区分可通过识别特殊的病原体形态及利用鉴别培养基来鉴定。

间接检测较直接检测具有微创、迅速等优势，但存在特异性低等缺陷。间接法包括真菌血清学检查法、分子生物学检查法等。真菌血清学检查法包括真菌抗原检查和抗体检测。临床常用为抗原检测，包括GM试验、G试验等。GM试验检测的是曲霉菌细胞壁的半乳甘露聚糖抗原，适用于侵袭性曲霉菌感染的早期诊断[13]。G试验检测真菌的细胞壁成分1,3-β-D-葡聚糖，适用于除隐球菌和接合菌（毛霉菌）外的所有深部真菌感染的早期诊断，尤其是念珠菌和曲霉菌，但不能确定菌种[14]。隐球菌乳胶凝集试验用于检测隐球菌荚膜多糖抗原。毛霉菌感染只有通过真菌病原学和组织病理学才能明确诊断。

目前，深部真菌感染的诊断依据主要由宿主因素、临床特征、真菌学依据和组织病理学证据4部分组成，也有研究者将易感因素（危险因素）纳入诊断依据。真菌学依据指无菌术下取得的组织或体液标本（血、胸水、腹水、纤维支气管镜防污染痰标本等）培养有真菌生长或血液学检测到真菌组成物质。

综上所述，口腔深部真菌病的诊断要点主要为：①患者具有诱发真菌感染的宿主因素或危险因素（易感因素）；②口腔黏膜出现溃疡、假膜、骨质破坏甚至骨穿孔；③病损组织病理特殊染色检测查见真菌；④患者血液中检测到真菌组成物质。本单元病案 17 患者患有未经控制的糖尿病，舌背出现经久不愈的溃疡伴假膜，活检组织查及真菌孢子，血液检查 1,3-β-D 葡聚糖的检测结果为阳性，故符合上述诊断要点。

深部真菌感染患者的全身治疗策略根据不同情况可分为：①预防性治疗，指对尚未发生真菌感染的高危患者给予抗真菌药，可减少侵袭性真菌感染并减少抗真菌药的全身应用，降低与真菌感染相关的病死率。用于预防性应用的药物有氟康唑、伊曲康唑、两性霉素 B、泊沙康唑。②经验治疗，指中性粒细胞减少症发热患者经恰当抗菌药物治疗 4～6 天后仍持续发热，原因不明者可予以经验性抗真菌治疗。经验治疗可选用两性霉素 B（C-AmB）、脂质体两性霉素 B（L-AmB）、氟康唑、伊曲康唑、伏立康唑和卡泊芬净。③先发治疗，是对高危患者已有真菌感染迹象但尚无临床表现的患者进行抗真菌治疗。④目标治疗，指对已明确病原真菌的深部真菌感染患者，采用针对病原真菌的抗真菌药治疗。

口腔深部真菌病的治疗包括抗真菌药物治疗、外科手术清创及骨缺损的整形修复。抗真菌药物治疗通常在综合医院感染科指导下进行。常用的抗真菌药物为：①多烯类，如传统两性霉素 B、脂质体两性霉素 B 等；②唑类，如氟康唑、伊曲康唑、伏立康唑、泊沙康唑等；③棘球白素类，如卡泊芬净、阿尼芬净、米卡芬净等。口腔病损的局部治疗包括：2%～4% 碳酸氢钠液含漱、制霉菌素水混悬液局部涂布。全身病情控制后，对骨质破坏病损可进行手术清创，但患有中性粒细胞缺乏症或血小板计数较低的患者须谨慎考虑外科手术清创。

合理使用抗生素及糖皮质激素、免疫抑制剂，加强对基础疾病的治疗，提高机体的免疫功能，有助于预防深部真菌感染。

参 考 文 献

[1] DE PAUW B, WALSH TJ, DONNELLY J P, et al. Revised definitions of invasive fungal disease from the European Organization for Research and Treatment of Cancer/Invasive Fungal Infections Cooperative Group and the National Institute of Allergy and Infectious Diseases Mycoses Study Group（EORTC/MSG）Consensus Group. Clin Infect Dis, 2008, 46（12）: 1813-1821.

[2] 郝飞. 对深部真菌病使用"侵袭性真菌感染"诊断名称的质疑. 中国真菌学杂志, 2012, 7（3）: 129-131.

[3] BROWN G D, BALLOU E R, BATES S, et al. The pathobiology of human fungal infections. Nat Rev Microbiol. Published online June 25, 2024. doi: 10.1038/s41579-024-01062-w.

[4] TELLES D R, KARKI N, MARSHALL M W. Oral fungal infections: diagnosis and management. Dent Clin North Am, 2017, 61（2）: 319-349.

[5] KHONGKHUNTHIAN P, REICHART P A. Aspergillosis of the maxillary sinus as a complication of overfilling root canal material into the sinus: report of two cases. J Endod, 2001, 27（7）: 476-478.

[6] YAMAGUCHI K, MATSUNAGA T, HAYASHI Y. Gross extrusion of endodontic obturation materials into the maxillary sinus: a case report. Oral Surg Oral Med Oral Pathol Oral Radiol Endod, 2007, 104（1）: 131-134.

[7] ORHAN K，KOCYIGIT D，TURKOGLU K，et al. Illosis of maxillary sinus in immunocompromised patient. Case report. N Y State Dent J，2012，78（1）：46-49.

[8] 陈谦明. 口腔黏膜病学. 北京：人民卫生出版社，2012.

[9] LASS-FLÖRL C. Current challenges in the diagnosis of fungal infections. Methods Mol Biol，2017，1508：3-15.

[10] SANTOSH A B，REDDY B V. Oral mucosal infections：insights into specimen collection and medication management. Dent Clin North Am，2017，61（2）：283-304.

[11] SANGOI A R，ROGERS W M，LONGACRE T A，et al. Challenges and pitfalls of morphologic identification of fungal infections in histologic and cytologic specimens：a ten-year retrospective review at a single institution. Am J Clin Pathol，2009，131（3）：364-375.

[12] EKENG B E，DAVIES A A，OSAIGBOVO I I，et al. Pulmonary and Extrapulmonary Manifestations of Fungal Infections Misdiagnosed as Tuberculosis：The Need for Prompt Diagnosis and Management. J Fungi（Basel），2022；8（5）：460.

[13] GHOSH I，RAINA V，KUMAR L，et al. Serum galactomannan assay for diagnosis of probable invasive Aspergillosis in acute leukemia and hematopoietic stem cell transplantation. Indian J Med Paediatr Oncol，2013，34（2）：74-79.

[14] HACHEM R Y，KONTOYIANNIS D P，CHEMALY R F，et al. Utility of galactomannan enzyme immunoassay and（1，3）beta-D-glucan in diagnosis of invasive fungal infections：low sensitivity for Aspergillus fumigatus infection in hematologic malignancy patients. J Clin Microbiol，2009，47（1）：129-133.

第8单元　球菌性口炎(膜性口炎)

病案 18　球菌性口炎(膜性口炎)

【述评】球菌性口炎(膜性口炎)

图 1-8-18　病案 18 患者的口腔黏膜病损

A. 舌背黏膜大面积光滑、致密的黄白色厚假膜　B. 腭黏膜大面积光滑、致密的黄白色厚假膜

病案 18 **球菌性口炎（膜性口炎）**

患者，女性，72岁。

主诉 舌背烂 3 天。

病史 1 周前因"支气管炎"于外院输消炎药（具体不详），3 天前发现口腔溃烂疼痛，影响进食及言语。患"支气管炎"和"高血压"，否认其他系统性疾病史及药物过敏史。

检查 舌背、腭部黏膜大面积光滑、致密、黄白色厚假膜（图 1-8-18），可拭去。口底及双舌腹也见黄白假膜。血常规检查示白细胞总数正常，中性粒细胞比例 75.84%↑（正常值 50%～70%），淋巴细胞比例 11.74%↓（正常值 20%～40%）。

诊断 球菌性口炎（膜性口炎）。

诊断依据 口腔黏膜表面出现大面积致密而光滑的厚假膜。

疾病管理

1. 药物治疗

匹多莫德片 0.4g×12 片 Sig. 0.4g b.i.d. p.o.

复合维生素 B 100 片 Sig. 2 片 t.i.d. p.o.

复方氯己定含漱液 300mL×1 支 Sig. 含漱 t.i.d.

地喹氯铵含片 0.25mg×18 片 Sig. 0.25mg 4～6 次 /d 含化

4% 碳酸氢钠（小苏打）溶液 250mL×2 瓶 Sig. 局部清洗 t.i.d.

制霉素片 50 万单位×100 片 Sig. 1 片碾细与 15ml 纯净水混匀，局部涂敷 t.i.d.

2. 1 周后复诊。

3. 后续处理 1 周后复诊，厚假膜基本消退，遗留浅表糜烂面。故调整药物为 4% 碳酸氢钠（小苏打）溶液含漱，制霉菌素涂剂局部涂搽，且糜烂面表面局部涂搽醋酸泼尼松龙注射液以促进愈合。

【述评】球菌性口炎（膜性口炎）

口腔内常驻上百种微生物，在机体免疫功能正常时不致病而处于平衡状态，故称正常菌群。口腔正常菌群主要包括金黄色葡萄球菌、链球菌和肺炎双球菌等，当其与宿主之间的平衡受到某种刺激如感冒发热、急性传染病、恶性肿瘤长期放化疗、长期服用免疫抑制剂等，使机体免疫功能降低时，这些细菌异常增殖、毒力增强而引发口腔黏膜病损，称为球菌性口炎（coccigenic stomatitis），又称为膜性口炎。高龄、已患其他口腔黏膜病、义齿和正畸材料等也可能成为诱发因素[1,2]。

原发性球菌性口炎并不常见，多发生于体弱和抵抗力低下的患者。临床上多见的是发生于其他口腔黏膜损害之后的继发性球菌性口炎，如单纯疱疹、过敏性口炎或糜烂型口腔扁平苔藓的基础上继发细菌感染所致，应注意在治疗原发性病损的同时进行抗感染治疗。本单元病案 18 中患者出现糜烂前有用药史，故考虑最初患者为药物过敏性口炎，之后继发细菌感染导致球菌性口炎。

　　球菌性口炎可发生于口腔黏膜的任何部位，口腔黏膜充血，局部形成糜烂或溃疡。在糜烂或溃疡的表面有灰白色或黄褐色假膜覆盖，致密光滑、较厚且微凸出黏膜表面，不易擦去。若除去假膜，可见糜烂或溃疡面，故球菌性口炎又被称为膜性口炎（membranous stomatitis）。周围黏膜充血水肿，可见明显的炎症反应。患者疼痛明显，唾液增多，有炎性口臭，区域淋巴结肿大压痛。有些患者可伴有发热等全身症状。口腔黏膜的球菌感染可能是几种球菌同时存在的混合感染。必要时，可进行涂片检查或细菌培养，以确定主要的病原菌。

　　球菌性口炎患者由于口腔黏膜炎症会导致黏膜屏障通透性增加，链球菌和葡萄球菌可能入血形成菌血症。对器官移植或肿瘤化疗等免疫缺陷人群具有致命危险，可导致系统感染，临床上应予以注意[3]。

　　该病的治疗应首先通过血常规、C反应蛋白等检测评估患者是否伴有全身感染。若伴有全身感染，应根据细菌培养和药敏试验的结果针对性选择抗菌药物，包括青霉素类、头孢菌素类及大环内酯类。若不伴有明显全身感染，可仅以下药物治疗：口服免疫增强剂匹多莫德，每次0.4g，2次/d，连续服用1～2周；复合维生素B，2片/次，3次/d。1%聚维酮碘溶液或复方氯己定溶液含漱，3次/d；此外，还可选用含片，如西地碘片1.5mg含化，4～6次/d；溶菌酶片20mg含化，4～6次/d；地喹氯铵含片0.5mg含化，4～6次/d。治疗过程中应注意，为避免合并真菌感染，可用2%～4%碳酸氢钠（小苏打）溶液含漱和制霉菌素涂剂涂敷。

参 考 文 献

[1] DAHLÉN G. Bacterial infections of the oral mucosa. Periodontol 2000，2009，49：13-38.

[2] AAS J A，PASTER B J，STOKES L N，et al. Defining the normal bacterial flora of the oral cavity. J Clin Microbiol，2005，43（11）：5721-5732.

[3] OLCZAK-KOWALCZYK D，DASZKIEWICZ M，KRASUSKA-SLAWIŃSKA，et al. Bacteria and Candida yeasts in inflammations of the oral mucosa in children with secondary immunodeficiency. J Oral Pathol Med，2012，41（7）：568-576.

第9单元 口腔结核

病案19 口腔结核性溃疡（单发于前庭沟黏膜）

病案20 口腔结核（多发性溃疡伴牙龈、腭部穿孔）

【述评】口腔结核

病案19 口腔结核性溃疡（单发于前庭沟黏膜）

图1-9-19 病案19患者的口腔黏膜病损：右下颌后牙前庭沟处见不规则大溃疡，边缘微隆呈鼠噬状、潜掘状，溃疡基底有颗粒状突起

患者，男性，46岁。

主诉 右下后牙牙龈肿烂6个月。

病史 6个月前右下颌后牙牙龈肿烂，无痛。近期自觉体重减轻。否认潮热盗汗，否认肺结核史。否认其他系统病史及药物过敏史。

检查 44、45、46颊侧牙龈至前庭沟和颊黏膜可见一处20mm×10mm溃疡，边缘微隆不规则，呈鼠噬状和潜掘状，溃疡基底表面有颗粒状突起（图1-9-19）。边缘质较硬。

初步诊断 口腔结核性溃疡？

进一步检查

1. 血常规、血糖、HIV抗体及梅毒血清学检查未见异常。

2. 切取溃疡组织活检，常规 HE 染色见黏膜下慢性肉芽肿性炎，有干酪样坏死，抗酸染色查见分枝杆菌，结核分枝杆菌 DNA-qPCR 见结核分枝杆菌 DNA。病理学诊断为结核。

3. 胸部 X 线片示双肺病变，多系感染性病变。

诊断 口腔结核性溃疡。

诊断依据

1. 溃疡边缘微隆不规则，呈鼠噬状和潜掘状，溃疡基底表面有颗粒样突起。

2. 活检后常规 HE 染色示肉芽肿性炎，抗酸染色查及分枝杆菌，且结核杆菌 DNA qPCR 检测查及结核分枝杆菌 DNA 片段。此为最重要的诊断依据。

疾病管理

1. 药物治疗

复方氯己定含漱液 300mL×1 支 Sig. 含漱 t.i.d.

2. 建议患者于感染科或呼吸内科结核门诊行全身抗结核治疗。

病案20 口腔结核（多发性溃疡伴牙龈、腭部穿孔）

患者，男性，52 岁。

主诉 右上颌牙龈红肿化脓 8 个月，逐渐加重且波及其他部位 3 个月余。

病史 8 个月前右上牙龈红肿化脓，伴疼痛，于当地医院就诊输注"头孢"，挤出脓液后好转。3 个月前无明显诱因再次出现右上牙龈糜烂，后病损逐渐扩展至口内多处黏膜，疼痛明显。否认皮肤及外生殖器病损。再次于当地医院就诊，怀疑"放射性颌骨骨髓炎"，抗生素治疗（具体不详）后无明显缓解。1 年前体质变差，反复感冒发热，近 1 年体重减轻 10 余斤，否认反复腹泻史。10 年前曾因鼻咽癌行放化疗。8 年前曾患皮肤结核，抗结核治疗后已愈。否认药物过敏史。

检查 15、16、17 颊侧牙龈及前庭沟见 25mm×10mm 大溃疡，部分区域边缘略呈鼠噬状。16 牙槽骨吸收，颊侧牙根暴露，可探及骨面。17 残根。22 唇侧牙龈、26 腭侧黏膜各见直径分别为 2mm 和 5mm 的洞形软组织缺损，缺损基底处可探及骨面。硬腭中份黏膜见一直径 13mm 浅溃疡，充血明显。46、47、48 颊侧牙龈见外形不规则浅溃疡（图 1-9-20A～E）。

初步诊断 口腔溃疡及穿孔待诊（口腔结核？）。

进一步检查

1. 血常规、血糖、肝功能、肾功能、HIV 抗体和梅毒血清学检查未见明显异常。

2. 颌骨 CT 示右上颌部分牙槽骨质破坏吸收，周围软组织稍肿胀。

3. 胸部 X 线片示双肺弥漫分布点状、细小结节影，考虑双肺广泛慢性感染，结核或职业病待排。胸部增强 CT 示双肺感染病变可能性大，继发性结核伴血行播散待定。

图1-9-20 病案19患者就诊各阶段口腔黏膜病损
A. 15、16、17颊侧牙龈及前庭沟见不规则溃疡,部分区域边缘略呈鼠噬状,16牙槽骨吸收,颊侧牙根暴露 B. 46、47、48颊侧牙龈见外形不规则浅溃疡 C. 硬腭中份黏膜见浅溃疡,充血明显

图 1-9-20（续） D、E. 22 唇侧牙龈、26 腭侧黏膜见洞形软组织缺损

4. 结核抗体检测阳性；结核感染 T 细胞 γ- 干扰素释放试验示 TB-IGRA（T-N）125.47pg/mL ↑（正常值 0～14）；结核菌素试验（PPD）阴性。

5. 切取 15、16、17 颊侧牙龈黏膜溃疡组织行活检，HE 染色示肉芽肿性炎症，多系结核。抗酸染色查见分枝杆菌。结核分枝杆菌 DNA qPCR 检测查及结核分枝杆菌 DNA 片段。

诊断 口腔结核。

诊断依据

1. 结核病史。

2. 溃疡边缘略呈鼠噬状。

3. 结核感染 T 细胞 γ- 干扰素释放试验、结核抗体检测均为阳性。

4. 活检后常规 HE 染色示肉芽肿性炎症,抗酸染色查及分枝杆菌,且结核分枝杆菌 DNA qPCR 检测查及结核分枝杆菌 DNA 片段。此为最重要的诊断依据。

疾病管理

1. 药物治疗

复方硼砂含漱液 250mL×1 瓶 Sig. 1∶5 稀释后漱口 t.i.d.

复发苯佐卡因凝胶 10g×1 支 Sig. 局部涂敷 t.i.d.

2. 建议患者于感染科或呼吸内科结核门诊行抗结核治疗。

后续 经规范化抗结核治疗 3 个月后,口腔病损愈合(图 1-9-20 F～J)。

图 1-9-20(续) F、G. 病案 19 患者抗结核治疗后,口腔黏膜溃疡和洞形软组织缺损均愈合

图 1-9-20（续） H～J. 病案 19 患者抗结核治疗后，口腔黏膜溃疡和洞形软组织缺损均愈合

【述评】口腔结核

口腔结核（oral tuberculosis）是由结核分枝杆菌（mycobacterium tuberculosis，MTB）感染所致的口腔黏膜感染性疾病，分为原发型和继发型两种。一项针对口腔结核感染的病案回顾分析显示，约58%为继发型结核病损（继发于肺结核占54%，继发于肺外结核占4%），多见于老年患者；原发型口腔结核感染少见，常发生于年轻人；约50%的患者是由于口腔结核的诊断，进而诊断出系统性结核感染，从而得到及时和有效的治疗[1]。另有研究显示，口腔结核不常见，仅有0.05%～5%的结核病患者可发生口腔结核病损，但由于耐药结核及艾滋病的出现，遇特殊口腔溃疡性病损时应该排除结核。1 345位HIV感染患者的队列研究表明，口腔结核占HIV相关机会感染的1.33%[2]。

结核分枝杆菌可以长期在人体组织内生存。目前的研究表明，由于结核分枝杆菌可以长期生存于人体脂肪细胞内，而抗结核的药物很难直接到达脂肪细胞内，故结核的根治有时比较困难。口腔结核分枝杆菌感染机制不清，但是一般认为口腔黏膜对结核分枝杆菌具有较强的抵抗力。口腔上皮的完整性及厚度、唾液的机械清除作用、唾液酶和组织抗体的抵抗力等都可能阻止结核分枝杆菌在黏膜上直接接种或肺结核患者带菌唾液的继发性接种。任何破坏天然屏障的因素，如创伤、炎症、拔牙、口腔卫生差，已存在的病损如口腔白斑病、根尖周肉芽肿、牙周炎等都可能造成结核分枝杆菌入侵。免疫抑制和营养缺乏等全身因素也可能是重要的诱发因素[3,4]。

结核分枝杆菌可感染口腔所有部位，口腔黏膜的结核病损包括口腔黏膜结核初疮、口腔黏膜结核性溃疡、口腔寻常狼疮，其中以结核性溃疡最为常见。也有因口腔结核致腭部穿孔的病案报道。

结核初疮（原发性综合征）临床少见，多见于儿童和少年[5]。发生于口腔的典型损害，舌背最常见，其次是颊黏膜和唇部。对于结核菌素试验阴性者，口腔黏膜可能成为结核分枝杆菌首先入侵的部位。经2～3周的潜伏期后，在入侵处可出现一小结，并可发展成顽固性溃疡，周围有硬结，称为结核性初疮，一般无痛感。原发感染常见增大的颈淋巴结。

结核性溃疡是口腔中常见的继发性结核损害[6]。常发生于中老年，好发部位为舌和硬腭，牙龈、口底、唇部和颊黏膜等也可发生。典型的溃疡边界清楚但不整齐，浅表而微凹，除去脓性渗出物后，基底可见暗红色的桑葚样肉芽肿。溃疡边缘微隆，呈鼠噬状，并向中央卷曲，形成潜掘状边缘。溃疡边缘处可看到黄褐色粟粒状小结节，小结节破溃后成为暗红色的桑葚样肉芽肿，溃疡亦随之扩大（图2）。由于小结节在溃疡边缘的发生位置不固定，故造成不规则的结核性溃疡的外形。患者疼痛程度不等，但舌部溃疡疼痛明显。口腔结核性溃疡可多发，同时累及口内多处黏膜，并伴皮肤和其他部位黏膜病损（图3），还可表现为大面积的溃疡（图4）。此外，若肺结核患者抵抗力极差，可在口唇黏膜与皮肤交界处发生病变，早期是浅表的肉芽性溃疡，并可发展为大面积组织破坏并有产生畸形的倾向，称为皮肤口腔结核，预后差。

图2 下唇内侧黏膜结核性溃疡，基底可见暗红色的桑葚样肉芽肿

寻常狼疮（lupus vulgaris）临床少见，好发于无结核病灶且免疫功能较好的青少年或儿童。皮肤损害为一个或数个绿豆大小的结节，质稍软而略高于皮肤表面，边界清楚，常无明显自觉症状。若以透明玻璃片作压诊检查，可见结节中央呈圆形苹果酱色，周围的正常皮肤为苍白色，结节可发生溃疡和坏死，造成组织缺损，形似狼噬，故名狼疮。口腔寻常狼疮早期为黏膜上出现粉红和透明的结节，逐渐变成灰色且硬实，结节可融合，在黏膜上形成大面积肿块，偶伴溃疡，一般无疼痛。

口腔结核性溃疡的鉴别诊断包括复发性阿弗他溃疡、创伤性溃疡、鳞状细胞癌、淋巴瘤、转移性肿瘤等[7]。

口腔结核的确诊主要依靠组织病理学检查。病理学检查可见多含有朗汉斯（Langhans）巨细胞、上皮样细胞、淋巴细胞浸润的肉芽肿性炎[8]。在此基础上，若抗酸染色检测出分枝杆菌，则基本可确诊为结核[9]。但组织样本的抗酸染色检查效能较低，有研究指出仅7.8%的结核患者组织样本中能查见结核分枝杆菌[10]。因此，临床上还需结合结核分枝杆菌DNA的PCR扩增、胸部X线片或CT、结核菌素皮肤试验、γ-干扰素释放试验等检查方法来辅助诊断。

结核菌素皮肤试验（tuberculin skin test，TST）被认为是结核感染的标准诊断技术[11]，即注射纯化蛋白衍生物（purified protein derivative，PPD）利用迟发型变态反应来体现结核病状态，以判断其是否曾出现过结核感染。当注射部位72小时后出现硬结的直径小于5mm时为阴性反应，但仍不能排除感染结核可能；当大于5mm时为阳性，考虑存在结核感染，但不一定患病；若大于15mm以上，为强阳性反应，表明可能有活动性感染。应当注意有多种因素可导致该试验出现假阳性或假阴性。如接种过卡介苗的个体可出现假阳性，HIV感染者、新生儿、高龄者、患有多种疾病者、某些药物使用者等可出现假阴性。

图3 同一患者同时发生多部位结核性溃疡

A～C. 舌背前份黏膜、双侧舌腹后份近舌根处黏膜见溃疡，被覆黄白色假膜

图 3（续） D. 鼻部皮肤见溃疡，覆盖褐色痂壳　E. 足趾皮肤见溃疡，基底有桑葚样凸起　F. 肛周黏膜见溃疡，被覆黄白色假膜

图4 软腭大面积结核性溃疡

γ- 干扰素释放试验（interferon-γ release assay，IGRA）是检测结核分枝杆菌特异性抗原刺激 T 细胞产生的 γ- 干扰素，以判断是否存在结核分枝杆菌感染。其适应证主要包括结核潜伏感染的诊断和活动性结核的辅助诊断，即能很好地检测活动期及静止期结核病，但不能用于区别两者。其阳性结果说明现在或将来有很大可能出现结核病活动期。阴性结果代表未发生结核感染[6]。此种检查手段能快速地检测出潜在的结核感染[12]，且其结果并不会因是否注射卡介苗而改变。IGRA 灵敏度为 70% 左右，虽然尚欠理想，但特异度大多在 95% 以上[13]。通过 IGRA 测定判断结核的发生有更高的特异度，能更好地减少结果的假阳性率。此外，艾滋病患者中结核是最主要的交叉感染原，IGRA 能以更高的敏感度确定 HIV 感染患者的结核患病状况[14]。

对任何类型的结核病损，抗结核抗体检查的效率及精确性均不佳[12]。

口腔结核的治疗应当首先建议患者于传染科、感染科或呼吸内科结核门诊行进一步全面检查和抗结核治疗。在规范化抗结核治疗之后，口腔结核性溃疡多能随之逐渐愈合，故一般仅需局部对症治疗，用复方氯己定含漱液或复方硼砂液含漱，3～4 次 /d，疼痛明显者可辅以局部止痛制剂。口腔病损愈合后，仍需坚持完成抗结核疗程。口腔结核性溃疡也可同时行局部封闭治疗，采用链霉素 0.5g/ 次，或异烟肼 0.1g/ 次局部封闭，每日或隔日一次，可增强疗效，缩短疗程，10 次为一个疗程。

参 考 文 献

[1] KAKISI O K, KECHAGIA A S, KAKISIS I K, et al. Tuberculosis of the oral cavity: a systematic review. Eur J Oral Sci, 2010, 118（2）: 103-109.

[2] MIZIARA I D. Tuberculosis affecting the oral cavity in Brazilian HIV-infected patients. Oral Surg Oral Med Oral Pathol Oral Radiol Endod, 2005, 100（2）: 179-182.

[3] KUMAR V，SINGH A P，MEHER R，et al. Primary tuberculosis of oral cavity：a rare entity revisited. Indian J Pediatr，2011，78（3）：354-356.

[4] NAIDOO K，PERUMAL R，COX H，et al. The epidemiology，transmission，diagnosis，and management of drug-resistant tuberculosis-lessons from the South African experience. Lancet Infect Dis，2024，22：S1473-3099（24）00144-0.

[5] SEZER B，ZEYTINOGLU M，TUNCAY U，et al. Oral mucosal ulceration：a manifestation of previously undiagnosed pulmonary tuberculosis. J Am Dent Assoc，2004，135（3）：336-340.

[6] SHEEREEN S，MANVA MZ，SHEEREEN S，PATIL NN. Exploring the Oral Manifestations of Tuberculosis: A Comprehensive Analysis of Prevalence and Clinicopathological Characteristics of Oral Lesions. Int J Mycobacteriol，2024，13（1）：53-57.

[7] VON ARX D P，HUSAIN A. Oral tuberculosis. Br Dent J，2001，190（8）：420-422.

[8] KRAWIECKA E，SZPONAR E. Tuberculosis of the oral cavity: an uncommon but still a live issue. Postepy Dermatol Alergol，2015，32（4）：302-306.

[9] EHLERS S，SCHAIBLE U E. The granuloma in tuberculosis: dynamics of a host-pathogen collusion. Front Immunol，2013，3：411.

[10] JAIN P，JAIN I. Oral manifestations of tuberculosis: step towards early diagnosis. J Clin Diagn Res，2014，8（12）：ZE18-21.

[11] ALAWI F. An update on granulomatous diseases of the oral tissues. Dent Clin North Am，2013，57（4）：657-671.

[12] DINNES J，DEEKS J，KUNST H，et al. A systematic review of rapid diagnostic tests for the detection of tuberculosis infection. Health Technol Assess，2007，11（3）：1-196.

[13] 王辰，王建安. 内科学. 3 版. 北京：人民卫生出版社，2015.

[14] ARIAS GUILLÉN M. Advances in the diagnosis of tuberculosis infection. Archivos de bronconeumologia. 2011，47（10）：521-530.

第二章

口腔黏膜变态反应性疾病

病案 21　药物过敏性口炎

患者,男性,46 岁。

主诉　口腔、上腭充血起疱 1 天。

图 2-1-21　病案 21 患者的口腔黏膜病损

A. 硬腭黏膜见多个大小不等的水疱,周围黏膜充血

图 2-1-21（续） B. 上唇内侧黏膜广泛充血红肿，并见水疱 C. 左侧舌腹黏膜充血红肿，可见血疱和点状小糜烂

病史 2 天前自觉舌腹下起溃疡，1 天前自购"蜂胶口腔膜"贴于溃疡处，3 小时后即感觉上下唇、舌麻木肿胀，逐渐出现唇部、上腭发红起疱。否认系统性疾病史。曾对"乙醇"和"碘"过敏。

检查 上下唇内侧黏膜、舌黏膜、硬腭黏膜广泛充血发红水肿，硬腭黏膜见 3 个 1.8cm×1cm 水疱及数个较小水疱和血疱（图 2-1-21）。血常规和血糖检查无异常。

诊断 药物过敏性口炎。

诊断依据

1. 急性起病，发病前有局部用药史。

2. 口腔黏膜广泛充血水肿，其上有大小不等的水疱或血疱。

疾病管理

1. 药物治疗

醋酸泼尼松 5mg×35 片 Sig. 25mg q.d. 晨起顿服

氯雷他定 10mg×6 片 Sig. 10mg q.d. p.o.

维生素 C 0.1g×100 片 Sig. 0.2g t.i.d. p.o.

0.05% 氯己定溶液 200mL×1 瓶 Sig. 湿敷 t.i.d.

地塞米松针剂 1mL×10 支 Sig. 1∶10 稀释后局部涂敷 t.i.d.

2. 布地奈德混悬液和注射用水各 1 支行雾化治疗，1～2 次/d，连续 3 天。

3. 嘱患者勿再使用可疑致敏药物（"蜂胶口腔膜"）。

病案 22　过敏性口炎

患者，男性，53 岁。

主诉　口腔溃烂 5 天。

病史　5 天前无明显诱因出现口腔溃烂，疼痛明显。当地医院予以抗炎及抗病毒治疗（具体不详）无效。2 天前脚趾间也出现水疱。否认系统性疾病史及药物过敏史。

检查　口腔黏膜大面积不规则糜烂，上覆黄白色假膜，周围黏膜充血水肿，触痛明显。左足足趾及趾间皮肤见 4 个直径 3～5mm 水疱（图 2-1-22）。血常规和血糖检查无异常。

诊断　过敏性口炎。

诊断依据

1. 急性发病，病程短。

2. 大面积不规则糜烂面，被覆假膜。

疾病管理

1. 药物治疗

醋酸泼尼松 5mg×35 片 Sig. 25mg q.d. 晨起顿服

氯雷他定 10mg×6 片 Sig. 10mg q.d. p.o.

维生素 C 0.1g×100 片 Sig. 0.2g t.i.d. p.o.

0.05% 氯己定溶液 200mL×1 支 Sig. 湿敷 t.i.d.

地塞米松针剂 1mL×10 支 Sig. 1∶10 稀释后局部涂敷 t.i.d.

2. 布地奈德混悬液和注射用水各 1 支行雾化治疗，1～2 次/d，连续 3 天。

图 2-1-22 病案 22 患者的口腔黏
膜病损和皮肤病损
A、B. 左颊和下唇内侧黏膜广泛糜
烂,黄白色假膜覆盖 C. 上唇内侧
黏膜不规则大面积糜烂,邻近黏膜
充血发红

图 2-1-22（续） D. 左足足趾和趾间皮肤见水疱，部分已破溃（箭头示）

病案 23 固定型药疹

患儿，男性，12 岁。

主诉 唇周发黑 1 年，加重 4 天。

图 2-1-23 病案 23 患者的口腔黏膜和皮肤病损：上下唇发红，双侧口角见糜烂和血痂，唇周皮肤色素沉着

病史 1年前因"感冒"服用药物(具体不详)后出现唇部长"小颗粒"并呈暗红色,之后反复发作3次,每次发作前均有"感冒"及服用该药物史,每次持续10天左右基本恢复正常,但唇部发黑不能完全消退。4天前"感冒"用药后出现唇部发红糜烂,发黑加重。否认系统性疾病史及药物过敏史。

检查 上下唇唇红黏膜发红,双侧口角见糜烂和血痂,唇周皮肤均见色素沉着(图2-1-23)。

诊断 固定型药疹。

诊断依据

1. 唇周皮肤色素沉着。

2. 因相同药物,在相同部位引起相同或类似的损害。

疾病管理

1. 药物治疗

氯雷他定 10mg×6片 Sig. 10mg q.d. p.o.

维生素 C 0.1g×100片 Sig. 0.2g t.i.d. p.o.

0.05%氯己定溶液 200mL×1支 Sig. 湿敷 t.i.d.

地塞米松针剂 1mL×10支 Sig. 1:10稀释后局部涂敷 t.i.d.

2. 嘱记录生活日志,注意排查变应原(可疑致敏药物),明确该抗感冒药物名称,避免再次服用。

【述评】药物过敏性口炎

药物在用于预防、诊断、治疗疾病时可对患者产生有害的、非治疗所需的作用,即出现药物不良反应(adverse drug reactions)。药疹(drug eruption)是一种药物过敏不良反应,可呈现出多种多样的皮肤表现,如麻疹样、荨麻疹样、红斑样、脓疱或大疱,紫癜样、苔藓样损害,或可引起外观正常的皮肤发痒。还可出现口腔黏膜病损如水肿、水疱、糜烂溃疡等,此时可称为药物过敏性口炎(allergic medicamentosa stomatitis)。指甲病变如青紫或色素沉着等也不少见。多数患者症状轻微,停药后可消失。一般根据用药史和临床检查即可诊断,但因其表现多样,临床上容易误诊和延迟诊断[1]。

药物过敏性口炎的定义为药物通过口服、注射、吸入、敷贴或局部涂搽、含漱等不同途径进入过敏体质者机体内引起的黏膜及皮肤的变态反应性疾病。严重者可累及机体其他系统。有时患者否认用药史,变应原(又称致敏原或过敏原)可为药物以外的其他物质如食物、花粉、香料、药酒等,但起病经过和病损表现类似药物过敏性口炎,这时可诊断为过敏性口炎(或变态反应性口炎)。本单元病案22患者否认发病前服药或进食特殊食物等诱因,但依据其急性起病过程和临床病损特征,诊断为过敏性口炎。

引起药物过敏性口炎的药物很多,常见的有解热镇痛药、安眠镇静药、磺胺类药、抗生素类药等。而一些所谓"安全"的药物如维生素类、中草药等也有致敏的可能。糖皮质激素类药物也有可能致敏。药物过敏性口炎多为I型变态反应。

药物过敏性口炎的临床表现为急性发作,病损可见于口腔任何部位,有时在病程初期,可见到黏膜上出现较大的水疱。通常表现为唇、颊、舌、腭黏膜表面大面积、外形不规则的水肿、充血、糜烂,伴大量渗出，口腔内的糜烂表面被覆黄白色假膜，唇部的糜烂表面常形成厚的紫黑色血痂。可引起疼痛不适、进食困难等症状。

药物过敏性口炎可伴有皮肤及其他部位黏膜的病损。皮肤损害多见于手、足，表现为红斑、丘疹、大疱等，最常见的病损为圆形红斑。皮肤主要有瘙痒不适感，疼痛不明显。外生殖器黏膜可出现糜烂，眼结膜可充血。

药物过敏反应所致病损，若在同一部位，以同一形式反复发生，则称为固定型药疹（fixed drug eruption，FDE）。经停用致敏药物及治疗处理后，病损常于 10 天左右消退，但会遗留色素沉着[2,3]。唇部及唇周皮肤是固定型药疹的好发部位。固定型药疹是由 CD8[+] T 细胞介导的典型的迟发型变态反应。上皮内 CD8[+] T 细胞一旦被激活，不仅会杀死周围的角质细胞，还能释放细胞因子如 IFN-γ 和细胞毒性颗粒，并募集 CD4[+] T 细胞、中性粒细胞等到局部病损处，促成了局部组织破坏的发生[4,5]。有文献报道，使用淋巴细胞转化试验（lymphocyte transformation test，LTT）可成功确定药物变应原[5]。

重型药物过敏反应又称莱氏综合征（Lyell syndrome）或中毒性表皮坏死松解症（toxic epidermal necrolysis），可发生全身广泛性大疱，波及全身体腔黏膜如眼、鼻腔、阴道、尿道、肛门等以及内脏。

药物过敏性口炎的治疗首先要尽量找出可疑致敏药物，并立刻停用。尽量少全身用药，以免引起新的过敏反应。常用药物包括糖皮质激素如醋酸泼尼松，每次 15～30mg，晨起顿服，一般在病情较重时应用；抗组胺药如氯雷他定或西替利嗪每次 10mg，1 次 /d；维生素 C 每次 100～200mg，3 次 /d；5～7 天为一疗程。局部用药包括：0.05% 氯己定溶液或 0.01% 地塞米松溶液用作唇部湿敷及含漱，3 次 /d；曲安奈德口腔软膏、0.1% 地塞米松软膏，或醋酸泼尼松龙注射液、曲安奈德注射液（1∶5 稀释），涂敷患处，3 次 /d；止痛制剂可选用复方甘菊利多卡因凝胶或复方苯佐卡因凝胶。此外，可配合超声雾化治疗，超声雾化治疗药物为布地奈德混悬液和注射用水，1～2 次 /d，连续 3 天。

参 考 文 献

[1] KHAN D A. Cutaneous drug reactions. J Allergy Clin Immunol，2012，130（5）：1225-1225.

[2] SHIOHARA T. Fixed drug eruption: pathogenesis and diagnostic tests. Curr Opin Allergy Clin Immunol，2009，9（4）：316-321.

[3] ÖZKAYA E. Oral mucosal fixed drug eruption: characteristics and differential diagnosis. J Am Acad Dermatol，2013，69（2）：e51-e58.

[4] MARYA C M，SHARMA G，PARASHAR V P，et al. Mucosal fixed drug eruption in a patient treated with ornidazole. J Dermatol Case Rep，2012，6（1）：21-24.

[5] KIM M H，SHIM E J，JUNG J W，et al. A case of allopurinol-induced fixed drug eruption confirmed with a lymphocyte transformation test. Allergy Asthma Immunol Res，2012，4（5）：309-310.

第 2 单元　多形红斑

病案 24　多形红斑

【述评】多形红斑

图 2-2-24　病案 24 患者的口腔黏膜病损和皮肤病损

A. 上下唇唇红、口角黏膜均见糜烂和痂,舌背前份黏膜见数处不规则糜烂　B. 掌心皮肤见较多靶形红斑和疱性红斑

图 2-2-24（续） C. 前臂伸侧皮肤见靶形红斑

病案 24 多形红斑

患者，女性，68岁。

主诉 口腔糜烂7天。

病史 7天前无明显诱因突然出现口腔黏膜糜烂疼痛，皮肤出现红斑，发痒。1年前曾发生类似情况。2天前于当地医院查血常规及血糖未见明显异常。否认系统性疾病史及药物过敏史。

检查 上下唇唇红、口角黏膜均见糜烂及血痂，口腔内黏膜多处不规则糜烂，被覆黄白色假膜。双侧前臂和掌心皮肤见较多靶形红斑，部分红斑中心有小水疱（图2-2-24）。

诊断 多形红斑。

诊断依据

1. 急性起病且无明显诱因。

2. 皮肤靶形红斑和疱性红斑。

3. 口腔黏膜不规则糜烂，唇部血痂。

疾病管理

1. 药物治疗

醋酸泼尼松 5mg×35片 Sig. 25mg q.d. 晨起顿服

氯雷他定 10mg×6片 Sig. 10mg q.d. p.o.

维生素 C 0.1g×100片 Sig. 0.2g t.i.d. p.o.

0.05% 氯己定溶液 200mL×1 瓶 Sig. 湿敷 t.i.d.

地塞米松针剂 1mL×10 支 Sig. 1:10 稀释后局部涂敷 t.i.d.

2. 布地奈德混悬液和注射用水各 1 支行雾化治疗,1~2 次/d,连续 3 天。

3. 嘱多饮水。

【述评】多形红斑

多形红斑(erythema multiforme,EM)是一种少见的急性炎症性疾病,通常累及皮肤或黏膜,或同时发病[1]。病损形式多样,表现为皮肤红斑、水疱及黏膜水疱、糜烂。多发生于 20~40 岁的青年人,更好发于女性(男女比例为 1:1.5)。EM 具有自限性。可复发,有文献显示复发率为 37%。有 35%~65% 的患者出现口腔病损[2]。

目前认为 EM 与单纯疱疹病毒(HSV)感染有关。据报道,71% 的 EM 患者存在 HSV 感染,多表现为唇疱疹[3]。且在感染愈合后数周残留色素的皮肤表面还可检测到 HSV-DNA[4]。HSV 被认为是最常见的可单独引起 EM 的诱因,在 HSV 感染出现临床症状 10~14 天后,患者可发生 EM。疱疹相关性 EM 被认为是由于 CD34⁺ 细胞介导 HSV-DNA 片段进入上皮细胞后,T 细胞攻击 HSV 抗原,损坏上皮细胞所致[5,6]。免疫遗传因素在发病机制中也非常重要,人类白细胞抗原 HLA-DQ3 与疱疹相关性 EM 关系密切[7]。其他病毒(如巨细胞病毒和 EB 病毒)、细菌、真菌感染也可能引起 EM。EM 也可能由药物引起,59% 的病案有用药史。由于头孢菌素类药物的使用,其发病率大大增加[8]。由苯妥英钠和头部放疗诱发者亦不少见[9]。

既往曾有研究者将 EM 分为 4 种不同的亚类:轻型 EM(erythema multiforme minor,EMm)、重型 EM(erythema multiforme major,EMM)、斯-约综合征(Stevens-Johnson syndrome,SJS)和中毒性表皮坏死松解症(toxic epidermal necrolysis,TEN)四型。目前按照病情严重程度将 EM 分为轻型多形红斑和重型多形红斑。

轻型 EM 皮肤损害面积低于体表皮肤总面积 10%,影响单部位黏膜(口腔),可有红斑、糜烂、溃疡、唇部痂壳。皮肤损害常表现为靶形红斑(target lesion),即红斑呈同心圆似的环形,状似眼睛的虹膜。有时在红斑的基础上出现水疱,称疱性红斑(图 5)。也可表现为突起的或平伏的非典型红斑,伴或不伴有水疱的斑疹。皮肤损害常对称分布于四肢伸侧。尼氏征阴性。皮肤损害主要有瘙痒不适感,疼痛不明显。持续 1~3 周,愈后不留瘢痕。黏膜表现一般不重,常见于口腔黏膜。口腔黏膜表现为水肿、红斑或水疱,水疱很快破溃变为较大面积糜烂,覆盖假膜。唇部肿胀常形成特征性的厚黑血痂。口腔损害疼痛明显。患者一般无前驱症状,或仅有轻微发热[7]。

重型 EM 皮肤损害面积低于体表皮肤总面积 10%,除口腔黏膜外,至少还有另一部位的黏膜受累,口腔黏膜病损广泛且严重。口腔黏膜损害最常见,气管、支气管、肠道黏膜等也可受累,临床还常见鼻腔黏膜和眼结膜损害。口腔病损范围更大,50% 患者可表现为遍及全口的浅而不规则糜烂,周缘发红,黄白色假膜覆盖。常发于舌、颊、唇,伴张口困难。愈后不留瘢痕。皮肤损害特点同轻型,相对轻型病情更加严重,持续 1~6 周[1,7]。

图5　足趾皮肤表面的靶形红斑和疱性红斑

既往认为重型多形红斑即斯 - 约综合征，但近年来研究者多认为二者为不同疾病。前者大多数病案由感染因素所诱发，少数病案系药物所致，具有自限性。后者主要由药物导致，具有致死的可能性，且可能出现严重后遗症如失明等 [2,10]。

目前已被广泛接受的观点认为斯 - 约综合征和中毒性表皮坏死松解症属于同一疾病谱系 [11]，均主要由药物导致。病情由轻到重的顺序为 SJS、SJS/TEN、TEN，主要区别在于皮肤损害面积大小和严重程度、全身病情严重程度、预后等不同 [2]。

斯 - 约综合征的特点为大部分口腔黏膜、唇、结膜等突发广泛糜烂溃疡和皮肤广泛发疱。其皮肤病损低于体表皮肤总面积的 10%，黏膜病损累及两个或更多部位。除口腔黏膜，病变还涉及鼻腔、咽喉、食管黏膜。黏膜病损会先于皮肤损害数天，皮肤损害主要为不典型的平伏的红斑，而不是靶形红斑。由于病损区域更广泛，可能引起失水和电解质紊乱。尼氏征阳性。1/3 患者有发热、头痛、咽痛、关节痛、肌痛等前驱症状。病变持续 2～6 周，愈后遗留瘢痕，常造成结膜粘连，咽喉或阴道有紧缩感 [7,9]。若皮肤损害累及体表皮肤总面积的 10%～30%，成为 SJS/TEN。

中毒性表皮坏死松解症表现为患者在受可疑诱因刺激后，在发热、咽喉痛等前驱症状 1～16 天后出现皮肤损害。全身出现广泛水疱，至少 30% 的皮肤表皮松解，类似二度烧伤。尼氏征阳性，愈后遗留瘢痕。黏膜病损累及部位更多，包括口、咽、食管、结膜、生殖器等。预后差，病死率30%～40%[12]。

一项对于复发性多形红斑患者的回顾性研究表明，多数患者没有较明确的复发诱因，HSV感染率也不高，不具有统计学意义。而且，对于连续的抗病毒和免疫抑制治疗，效果也不明确[13]。

多形红斑的诊断主要根据发病骤起或反复发作、口腔黏膜病损、特征性皮肤病损等临床表现。目前尚无特异性诊断方法，病理诊断意义多在于与大疱性疾病的鉴别诊断。

多形红斑的治疗应首先停用可疑药物或停止接触可疑变应原。用药应慎重，凡不急需之药均暂时不用，以防接触新的变应原而加重变态反应。轻型多形红斑的治疗同药物过敏性口炎。全身用药包括糖皮质激素，可给予醋酸泼尼松15～30mg/d，晨起顿服，连续5～7天；抗组胺药可选用口服氯雷他定或西替利嗪，每次10mg，1次/d，连续6天；口服维生素C片，每次0.2g，3次/d。局部用药包括：0.05%氯己定或0.01%地塞米松溶液用作唇部湿敷及含漱，3次/d；曲安奈德口腔软膏、0.1%地塞米松软膏、醋酸泼尼松龙注射液、曲安奈德注射液（1：5稀释）敷于患处3次/d；止痛制剂可选用复方甘菊利多卡因凝胶或复方苯佐卡因凝胶。此外，配合超声雾化治疗，超声雾化治疗药物为布地奈德混悬液和注射用水，1～2次/d，连续3天。因患者进食困难，还应注意配合支持治疗。

重型多形红斑、SJS和TEN因病情严重，应及时将患者转入皮肤病科住院治疗。

参 考 文 献

[1] SANCHIS J M，BAGÁN J V，GAVALDÁ C，et al. Erythema multiforme: diagnosis, clinical manifestations and treatment in a retrospective study of 22 patients. J Oral Pathol Med，2010，39（10）：747-752.

[2] SAMIM F，AULUCK A，ZED C，et al. Erythema multiforme: a review of epidemiology, pathogenesis, clinical features, and treatment. Dent Clin North Am，2013，57（4）：583-596.

[3] SCHOFIELD J K，TATNALL F M，LEIGH I M. Recurrent erythema multiforme: clinical features and treatment in a large series of patients. Br J Dermatol，1993，128（5）：542-545.

[4] IMAFUKU S，KOKUBA H，AURELIAN L，et al. Expression of herpes simplex virus DNA fragments located in epidermal keratinocytes and germinative cells is associated with the development of erythema multiforme lesions. J Invest Dermatol，1997，109（4）：550-556.

[5] ONO F，SHARMA B K，SMITH C C，et al. CD34+ cells in the peripheral blood transport herpes simplex virus DNA fragments to the skin of patients with erythema multiforme（HAEM）. J Invest Dermatol，2005，124（6）：1215-1224.

[6] KOKUBA H，IMAFUKU S，HUANG S，et al. Erythema multiforme lesions are associated with expression of a herpes simplex virus（HSV）gene and qualitative alterations in the HSV-specific T-cell response. Br J Dermatol，1998，138（6）：952-964.

[7] Al-Johani K A，Fedele S，Porter S R. Erythema multiforme and related disorders. Oral Surg Oral Med Oral Pathol Oral Radiol Endod，2007，103（5）：642-654.

[8] STEWART M G，DUNCAN N O 3RD，FRANKLIN D J，et al. Head and neck manifestations of erythema multiforme in children. Otolaryngol Head Neck Surg，1994，111（3 Pt 1）：236-242.

[9] SCULLY C，BAGAN J. Oral mucosal diseases: erythema multiforme. Br J Oral Maxillofac Surg，2008，46（2）：90-95.

[10] IWAI S，SUEKI H，WATANABE H，et al. Distinguishing between erythema multiforme major and Stevens-Johnson syndrome/toxic epidermal necrolysis immunopathologically. J Dermatol，2012，39（9）：781-786.

[11] STERN R S，DIVITO S J. Stevens-Johnson syndrome and toxic epidermal necrolysis：associations，outcomes，and pathobiology-thirty years of progress but still much to be done. J Invest Dermatol，2017，137（5）：1004-1008.

[12] SCHWARTZ R A. Toxic epidermal necrolysis. Cutis，1997，59（3）：123-128.

[13] WETTER D A，DAVIS M D P. Recurrent erythema multiforme：clinical characteristics，etiologic associations，and treatment in a series of 48 patients at Mayo Clinic，2000 to 2007. J Am Acad Dermatol，2010，62（1）：45-53.

第 3 单元　复发性口腔多形红斑

病案 25　复发性口腔多形红斑

【述评】复发性口腔多形红斑

图 2-3-25　病案 25 患者的口腔黏膜病损
A. 右舌腹黏膜见不规则糜烂，被覆黄白色假膜　　B. 左舌腹黏膜见数处不规则糜烂，被
覆黄白色假膜

图 2-3-25（续） C. 下唇内侧黏膜见数处不规则糜烂，被覆黄白色假膜 D. 上唇内侧黏膜见数处不规则糜烂，被覆黄白色假膜

病案 25 复发性口腔多形红斑

患者，女性，34 岁。

主诉 反复口腔溃疡 2 年，加重 3 个月。

病史 2 年前开始反复长口腔溃疡，3 个月前开始复发频繁，现每 2 周发作 1 次，大概 3 周愈合，否认眼疾、外生殖器溃疡史、针刺化脓史、皮损。

检查 右侧舌腹可见 1 处 30mm×15mm 不规则糜烂面,左舌腹见 1 处 5mm×3mm 及 1 处 3mm×2mm 不规则糜烂面,上下唇黏膜见数处不规则糜烂面(图 2-3-25)。

初步诊断 口腔糜烂待诊。

进一步检查

1．TORCH:单纯疱疹病毒抗体Ⅰ/Ⅱ型 IgG>30U/mL↑。

2．切取下唇糜烂及周围外观正常的黏膜组织活检,常规 HE 染色检查示黏膜及黏膜下慢性炎症细胞浸润,建议结合临床和其他检查。直接免疫荧光检查(DIF)示 IgG、IgM、IgA、C3 均为(−)。

诊断 复发性口腔多形红斑。

诊断依据

1．口内糜烂反复发作,糜烂不符合"红黄凹"特征,否认皮损。

2．HSV 感染证据。

3．组织病理学检查排除大疱性疾病。

疾病管理

1．药物治疗

醋酸泼尼松 5mg×28 片 Sig. 25mg q.d. 晨起顿服

4% 碳酸氢钠(小苏打)溶液 250mL×1 瓶 Sig. 含漱 t.i.d.

0.05% 氯己定溶液 200mL×1 瓶 Sig. 湿敷 t.i.d.

地塞米松针剂 1mL×10 支 Sig. 1:10 稀释后局部涂敷 t.i.d.

2．布地奈德混悬液和注射用水各 1 支行雾化治疗,1~2 次/d,连续 3 天。

【述评】复发性口腔多形红斑

1866 年,von Hebra 首次将皮肤的渗出性多形红斑(未提及黏膜受累)命名为多形红斑(erythema multiforme,EM),多形红斑被视为一种皮肤病[1]。1943 年,Levey 报道了 EM 患者既有皮肤受累又有口腔黏膜受累的情况,多形红斑开始被视为一种可累及皮肤和口腔黏膜的疾病[2]。1968 年,Kennett 描述了 4 例具有 EM 典型口腔病损却无任何皮肤病损的患者,并指出皮肤受累可能不会发生在初次发作期间,这种情况最终被称为口腔多形红斑(OEM),OEM 被视为 EM 的一个亚类[3]。复发性指的是病损存在复发可能,间歇期规律或者不规律,即 OEM 的发作并非急性。复发性口腔多形红斑(recurrent oral erythema multiforme,ROEM)是指仅限于口腔黏膜的反复发作的多形红斑病损,无典型的靶型红斑等皮肤病损[4]。

ROEM 的发病高峰年龄为 20~40 岁,男性和女性的患病率存在争议,致病因素包括但不限于感染(例如单纯疱疹病毒、支原体肺炎衣原体、丙型肝炎病毒等)、月经期、化妆品、紫外线等[5,6]。其中,单纯疱疹病毒(herpes simplex virus,HSV)是 ROEM 最常见的危险因素,与 HSV 相关的复发性多形红斑也称为单纯疱疹性多形红斑或与疱疹相关的多形红斑[7-9]。

ROEM 的诊断标准存在争议,但是多数文献将典型的口腔病损、HSV 感染证据、组织病理(排除其他具有明确组织病理学表现的口腔黏膜病,如大疱性疾病等)视为诊断 ROEM 的主要标准[10-12]。ROEM 的典型的口腔病损为反复发作、广泛分布、可自愈的不规则糜烂面。HSV 感染的证据主要为临床表现和辅助检查。部分 ROEM 的发作继发于 HSV 感染如口唇疱疹之后发生。然而,大多数 HSV 感染是无症状或未被认识到的。截至目前,聚合酶链反应(polymerase chain reaction,PCR)是确诊 HSV 感染最有前景的技术,可通过其在检测 HSV DNA 方面的优异灵敏度和特异度来确认 HSV 感染,并正在取代病毒培养成为某些样本(如脑脊液)的标准方法[13,14]。然而,目前大多数研究集中于 EM,活检样本通常来自皮肤组织,鲜有文献报道使用 PCR 来检测 ROEM 患者的 HSV DNA。

尽管检测 HSV 的血清抗体主要限于流行病学研究,但是,当无 PCR 结果或培养结果时,血清抗体检测是否具有诊断价值,值得临床医生斟酌。一方面,检测抗体似乎无必要,因为全球 60%~90% 的人群在血清学上呈阳性。另一方面,考虑到阳性血清抗体可能是临床医生在其他检测方法(如 PCR 或病毒培养)未普及且有时为阴性的情况下能够发现的唯一的 HSV 感染证据,而缺乏 HSV 感染的证据可能导致毫无根据的抗病毒治疗。此外,也有研究者认为,在 HSV 感染的实验室检查结果为阴性时,仍然可诊断为 ROEM[15]。

组织病理学检查主要包括 HE 染色和 DIF,可用于排除寻常型天疱疮、黏膜类天疱疮等。ROEM 口腔病损的 HE 染色显示非特异性炎症,与 EM 一致,其特点是血管扩张,伴血管周围单核细胞浸润,上皮发生退行性变化,细胞间或细胞内水肿,棘层增生,偶伴上皮钉突的不规则延长以及固有层以上组织的水肿[16]。ROEM 的 DIF 结果通常为阴性或非特异性。但是,当活检样本邻近或含有水疱时,HE 染色可能显示疱的形成,这意味着大疱性疾病不能完全排除。因此 DIF 对于排除大疱性疾病以确诊 ROEM 至关重要,并应该成为常规检测。

ROEM 还需与多种疾病鉴别。首先,多数患者以口腔"溃疡"为主诉,并有"溃疡"反复发作的病史,很容易与复发性阿弗他溃疡(recurrent aphthous ulcer,RAU)混淆。其鉴别要点在于,RAU 病损大多为规则的圆形和椭圆形,女性患者在妊娠期间溃疡发作频率降低,对沙利度胺治疗敏感,而 ROEM 的病损通常为不规则形,女性患者在妊娠期间溃疡发作频率无明显变化,对沙利度胺治疗不敏感。其次,部分 ROEM 患者可出现水疱病损,此时,还需要与原发性疱疹性龈口炎(primary herpetic gingivostomatitis)进行鉴别。原发性疱疹性龈口炎具有明确的 HSV 感染病因,儿童多见,在水疱形成之前,可能会出现前驱症状。除了多个疼痛的不规则糜烂被黄白色假膜覆盖,原发性疱疹性龈口炎常表现为牙龈肿胀、充血和出血,且可以复发性唇疱疹的形式复发,其特征是唇部和/或口周皮肤上出现多个成簇的水疱和痂壳。最后,ROEM 还需与大疱性疾病鉴别,其主要鉴别要点是,大疱性疾病的 DIF 通常具有指向性(具体可见第四章),而 ROEM 的 DIF 结果通常为阴性或非特异性。

ROEM 的治疗以局部对症治疗为主。口服抗病毒药物可在服药期间减少病损的发作频率,但停药后病损易复发[10,11,17]。口服糖皮质激素可促进病损愈合,但对降低病损发作频率无明显效果[4,17]。此外,硫酸羟氯喹、氨苯砜、沙利度胺等药物也被用于治疗 ROEM,但是这些药物对于降低 ROEM 的发作频率均无确切效果[8,18-23]。

参 考 文 献

[1] SCHOFIELD J K, TATNALL F M, LEIGH I M. Recurrent erythema multiforme: clinical features and treatment in a large series of patients. Br J Dermatol, 1993, 128 (5): 542-545.

[2] SMITH R G. Erythema multiforme exudativum: recurrent oral lesions. Review of the literature and a case history. J Dent, 1973, 1 (5): 223-227.

[3] KENNETT S. Erythema multiforme affecting the oral cavity. Oral Surg Oral Med Oral Pathol, 1968, 25 (3): 366-373.

[4] AYANGCO L, ROGERS R S. Oral manifestations of erythema multiforme. Dermatol Clin, 2003, 21 (1): 195-205.

[5] LOZADA F, SILVERMAN S J R. Erythema multiforme. Clinical characteristics and natural history in fifty patients. Oral Surg Oral Med Oral Pathol, 1978, 46 (5): 628-636.

[6] BEAN S F, QUEZADA R K. Recurrent oral erythema multiforme. clinical experience with 11 patients. JAMA, 1983, 249 (20): 2810-2812.

[7] HASHEMI D A, CARLOS C, ROSENBACH M. Herpes-associated erythema multiforme. JAMA Dermatol, 2019, 155 (1): 108.

[8] BAILLIS B, MAIZE J C S R. Treatment of recurrent erythema multiforme with adalimumab as monotherapy. JAAD Case Rep, 2017, 3 (2): 95-97.

[9] STAIKUNIENE J, STANEVICIUTE J. Long-term valacyclovir treatment and immune modulation for Herpes-associated erythema multiforme. Cent Eur J Immunol, 2015, 40 (3): 387-390.

[10] OSTERNE R L V, MATOS BRITO R G, PACHECO I A, et al. Management of erythema multiforme associated with recurrent herpes infection: a case report. J Can Dent Assoc, 2009, 75 (8): 597-601.

[11] ARUNKUMAR S, SHETTAR S S, MAMATA G P, et al. Herpetic recurrent oral erythema multiforme. J Krishna Inst Med S, 2016, 5 (2): 131-135.

[12] THONGPRASOM K. Treatment of a pregnant patient with herpes associated erythema multiforme (HAEM): a case report. Acta Stomatol Croat, 2016, 50 (3): 265-268.

[13] MULLER W J, ZHENG X T. Laboratory diagnosis of neonatal herpes simplex virus infections. J Clin Microbiol, 2019, 57 (5): e01460-e01518.

[14] LEGOFF J, PÉRÉ H, BÉLEC L. Diagnosis of genital herpes simplex virus infection in the clinical laboratory. Virol J, 2014, 11: 83.

[15] DRAHY F, INGEN-HOUSZ-ORO S, GROOTENBOER-MIGNOT S, et al. Lenalidomide as an alternative to thalidomide for treatment of recurrent erythema multiforme. JAMA Dermatol, 2018, 154 (4): 487-489.

[16] BUCHNER A, LOZADA F, SILVERMAN S J R. Histopathologic spectrum of oral erythema multiforme. Oral Surg Oral Med Oral Pathol, 1980, 49 (3): 221-228.

[17] APARNA SINHA, JYOTSNA CHANDER, DURHAM, et al. Erythema multiforme presenting as chronic, recurrent oral ulceration. Journal of the American Academy of Dermatology, 2005, 52 (3): 115.

[18] FORWARD E, DICKISON P, HARRIS V, et al. Recurrent orogenital erythema multiforme and vulval neutrophilic dermatosis. Australas J Dermatol, 2019, 60 (1): e74-e75.

[19] LIU R F, CHEN C B, HUI R C Y, et al. The effect of levamisole in the treatment of recalcitrant recurrent erythema multiforme major: an observational study. J Dermatol Sci, 2018, 92 (1): 38-44.

[20] CHEN T, LEVITT J, GELLER L. Apremilast for treatment of recurrent erythema multiforme. Dermatol Online J, 2017, 23 (1): 1-4.

[21] BAKIS S，ZAGARELLA S. Intermittent oral cyclosporin for recurrent herpes simplex-associated erythema multiforme. Australas J Dermatol，2005，46（1）：18-20.

[22] DAVIS M D，ROGERS R S，PITTELKOW M R. Recurrent erythema multiforme/Stevens-Johnson syndrome：response to mycophenolate mofetil. Arch Dermatol，2002，138（12）：1547-1550.

[23] DUMAS V，THIEULENT N，SOUILLET A L，et al. Recurrent erythema multiforme and chronic hepatitis C：efficacy of interferon alpha. Br J Dermatol，2000，142（6）：1248-1249.

第4单元　接触性口炎

病案 26　原发性接触性口炎（误饮农药所致）

患者，女性，80 岁。

主诉　口腔溃烂 5 天。

病史　5 天前误喝农药"百草枯"随即吐出，但很快出现口腔黏膜糜烂，疼痛剧烈，无法进食。1 天前于当地医院查血常规、血糖、肝功能、肾功能和血压均正常。否认系统性疾病史及其他药物过敏史。

检查　上下唇内侧黏膜、舌黏膜、双颊黏膜广泛充血，大面积不规则糜烂，被覆白色假膜，炎性渗出多（图 2-4-26）。

诊断　原发性接触性口炎。

图 2-4-26　病案 26 患者的口腔黏膜病损

A. 下唇内侧黏膜广泛充血，大面积不规则糜烂，覆盖白色假膜，炎性渗出物多

图 2-4-26（续） B. 舌背黏膜广泛糜烂，覆盖白色假膜，炎性渗出物多

诊断依据

1. 百草枯为对人体毒性极大的除草剂，接触即可引起黏膜和皮肤损害。

2. 与百草枯接触的口腔黏膜均立即出现充血糜烂。

疾病管理

1. 药物治疗

醋酸泼尼松 5mg×35 片 Sig. 25mg q.d. 晨起顿服

维生素 C 0.1g×100 片 Sig. 0.2g t.i.d. p.o.

4% 碳酸氢钠溶液 500mL×1 支 Sig. 含漱 t.i.d.

地塞米松针剂 1mL×10 支 Sig. 1∶10 稀释后局部涂敷 t.i.d.

2. 布地奈德混悬液和注射用水各 1 支行雾化治疗，1~2 次 /d，连续 3 天。

3. 嘱尽快至综合医院内科就诊，以排除全身中毒可能。

病案 27 原发性接触性口炎（含漱白酒所致）

患者，女性，35 岁。

主诉 牙龈溃烂 3 天。

病史 3 天前舌头出现绿豆大小溃疡伴疼痛，自用白酒含漱治疗，含漱后导致全口发白疼痛，疼痛剧烈，无法进食。否认系统性疾病史及药物过敏史。

图 2-4-27 病案 27 患者的口腔
黏膜病损
A. 全口牙龈颊侧牙龈龈缘充血
糜烂,覆盖白色假膜 B. 左颊
黏膜粗糙发白,伴较多细皱褶

检查 全口牙龈颊舌侧龈缘充血糜烂,覆盖白色假膜,可拭去;双颊黏膜发白,较多细皱褶(图 2-4-27)。

诊断 原发性接触性口炎。

诊断依据

1. 白酒含漱史。

2. 与白酒接触的口腔黏膜出现充血糜烂。

疾病管理

1. 药物治疗

肿痛安 0.28g×48 片 Sig. 0.56g t.i.d. p.o.

地塞米松针剂 1mL×5 支 Sig. 1∶50 稀释后含漱 t.i.d.

复方氯己定含漱液 300mL×1 支 Sig. 含漱 t.i.d.

2．布地奈德混悬液和注射用水各 1 支行雾化治疗，1～2 次 /d，连续 3 天。

病案28 过敏性接触性唇炎（文唇所致）

图 2-4-28　病案 28 患者的口腔黏膜病损：上下唇明显红肿，伴细密糜烂和薄痂

患者，女性，42 岁。

主诉　文唇后唇部肿胀 1 周。

病史　1 周前文唇后出现唇部肿胀，有时流"黄水"，有烧灼感和痒感。近 1 周觉症状加重。曾局部涂敷"阿昔洛韦凝胶"等无好转。否认系统性疾病史及药物过敏史。

检查　上下唇唇红部肿胀发红，伴细密糜烂和薄痂（图 2-4-28）。

诊断　过敏性接触性唇炎（文唇所致）。

诊断依据

1．发病前有文唇史及局部接触致敏原史。

2．接触致敏原的部位出现黏膜红肿糜烂。

疾病管理

1．药物治疗

醋酸泼尼松 5mg×28 片 Sig. 20mg q.d. 晨起顿服

氯雷他定 10mg×6 片 Sig. 10mg q.d. p.o.

维生素 C 0.1g×100 片 Sig. 0.2g t.i.d. p.o.

0.05% 氯己定溶液 200mL×1 瓶 Sig. 湿敷 t.i.d.

地塞米松针剂 1mL×10 支 Sig. 1∶10 稀释后局部涂敷 t.i.d.

2. 布地奈德混悬液和注射用水各 1 支行雾化治疗,1～2 次 /d,连续 3 天。

病案29 过敏性接触性口炎（功效型牙膏所致）

图 2-4-29　病案 29 患者就诊各阶段口腔黏膜病损

A. 初诊时下唇内侧黏膜散在片状充血、点状糜烂、假膜及疑似白纹　B. 初诊时上唇内
侧黏膜散在片状充血、片状糜烂、假膜及疑似白纹

图 2-4-29（续） C. 初诊时右颊黏膜散在片状充血、点状糜烂、假膜及疑似白纹 D. 初诊时左颊黏膜散在片状充血、点状糜烂、假膜及疑似白纹

患者，女性，46 岁。

主诉 双唇不适 20 余天。

病史 20 余天前出现双唇烧灼感、被开水烫过的感觉，进食无缓解，进食刺激食物加重。1 个月前换用某功效型牙膏至今。2 个月前因输卵管积水，行输卵管切除手术，住院查血未见明显异常。否认系统性疾病史及药物过敏史。

检查 上下唇内侧、双颊黏膜散在片状充血、点状糜烂、假膜及疑似白纹（图 2-4-29A～D），余口腔黏膜未见明显异常。

辅助检查 血常规、血糖未见明显异常。

诊断 过敏性接触性口炎（功效型牙膏所致）。

诊断依据

1. 更换功效型牙膏史及其与临床发病时间相关。

2. 上下唇内侧与双颊黏膜广泛的片状充血、点状糜烂及疑似白纹与牙膏接触部位相关。

疾病管理

1. 更换牙膏为普通成分牙膏。

2. 药物治疗

维生素 C 0.1g×100 片 Sig. 0.2g t.i.d. p.o.

盐酸西替利嗪片 10mg×10 片 Sig. 10mg q.d. p.o.

4% 碳酸氢钠溶液 500mL×1 支 Sig. 含漱 t.i.d.

地塞米松针剂 1mL×10 支 Sig. 1：10 稀释后局部涂敷 t.i.d.

3. 嘱 3 周后复诊。

后续 3 周后复诊时口腔黏膜已完全恢复正常（图 2-4-29E～H）。

图 2-4-29（续） E. 停用功效型牙膏联合药物治疗 3 周后复诊，口腔黏膜恢复正常

图 2-4-29(续) F~H. 停用功效型牙膏联合药物治疗 3 周后复诊，口腔黏膜恢复正常

【述评】接触性口炎

接触性口炎分为两类，一类为原发性接触性口炎，因接触物本身具有强烈的刺激作用而引起，且任何人接触后均可发生病变，如强酸、强碱、高温或刺激性食物等；另一类为过敏性接触性口炎（allergic contact stomatitis），是过敏体质者的口腔局部与某些外源性物质接触后，在口腔黏膜接触部位发生的炎性反应，接触物本身并不具刺激性，不是每个接触者都发病，仅过敏体质者发病[1]。常见的致敏物质如银汞合金充填物，义齿修复材料中的甲基丙烯酸甲酯、自凝树脂，食物、香料、糖果、牙膏、唇膏、药膏中的某些成分等。

过敏性接触性口炎多为迟发型变态反应，亦即Ⅳ型变态反应[2]。低分子量抗原物质穿过易感人群的皮肤或黏膜后，与上皮源性蛋白结合形成半抗原。上皮朗格汉斯细胞携带半抗原迁移至局部淋巴结，呈递至 T 淋巴细胞并激活 T 淋巴细胞。在重新暴露于抗原物质后，致敏个体在接触部位即产生炎症反应。接触性过敏反应常见于皮肤，少见于口腔，原因可能是：①唾液的洗刷和消化作用；②口腔黏膜高密度血管的吸收作用，可防止变应原聚集，减少细胞免疫激活；③口腔黏膜角蛋白含量较皮肤少，半抗原形成减少。

过敏性接触性口炎的病损多位于与致敏原接触的黏膜局部，有时也可向邻近部位扩展。临床表现多种多样，常见红斑型、糜烂型、苔藓样损害（苔藓样反应），可有烧灼症状。一般表现为接触致敏原 2～3 天后，在接触部位的口腔局部黏膜充血水肿发红，并可发生水疱、糜烂或溃疡，被覆假膜。

近年来，牙膏引起的过敏性接触性口炎发病率上升，值得口腔科医师关注。牙膏中最常见的过敏原是调味剂，包括薄荷醇、绿薄荷、胡椒薄荷、肉桂等[3,4]。随着大众口腔保健意识的提高和口腔保健需求的多样化，人们在日常口腔保健中更倾向于选择含有更多功效成分的牙膏。然而，这些功效成分包括防龋剂、脱敏剂和抗菌剂，也可诱发过敏性接触性口炎[5]。比如抗过敏牙膏中所含的一种活性成分——亚锡，可缓解牙本质过敏和防止牙釉质受侵蚀，近年来有多篇病案报道由含有该活性成分的牙膏导致的过敏性接触性口炎[5-8]。这类牙膏所致的过敏性接触性口炎常表现为口腔内黏膜片状充血发红、有时伴有点状小糜烂面且被覆黄色或白色假膜，有时仅表现为口腔黏膜发红表面粗糙，牙龈也可充血红肿，表面粗糙。患者常感木涩粗糙和疼痛，且进食和刷牙时疼痛加重。

过敏性接触性口炎的一种较特殊的口腔表现为浆细胞性口腔黏膜炎（参见第十三章第 10 单元）。其中浆细胞性龈炎的主要临床表现为附着龈广泛红斑和水肿（图 6）。组织病理学表现为大片浆细胞替代正常结缔组织。一些病案与牙膏、香口胶、糖果中的变应原相关，另一些病案即使经变应原检测，仍病因不明。

原发性接触性口炎的临床表现类似于过敏性接触性口炎。临床比较常见的为饮农药自杀、不慎饮用农药或烫水，或因口腔不适自行含漱白酒，自行贴敷阿咖酚散（俗称"头痛粉"）、阿司匹林、维生素 C 等药品所致。

接触性口炎通常根据典型的接触史和临床表现进行诊断。

严重广泛的原发性接触性口炎也可口服泼尼松（每次 15～30mg，晨起顿服，5～7 天为一个疗程）以控制炎症，但不需口服抗组胺药。原发性接触性口炎还可口服中成药肿痛安胶囊，每次 0.56g，3 次 /d。

图6 全口附着龈广泛充血发红和水肿，牙龈表面呈细密颗粒样改变

过敏性接触性口炎的全身治疗与药物过敏性口炎的治疗方法类似。首先，要尽量找出可疑致敏药物或致敏原（如功效型牙膏等），并立刻停止接触。其次，尽量少全身用药，以免引起新的过敏反应。常用药物包括：糖皮质激素如泼尼松每次 15～30mg，晨起顿服；抗组胺药如氯雷他定或西替利嗪每次 10mg，1 次 /d；维生素 C 每次 100～200mg，3 次 /d；5～7 天为一疗程。

原发性和过敏性接触性口炎的局部用药包括：0.05% 氯己定（原发性接触性口炎也可用复方氯己定含漱液）或 0.01% 地塞米松溶液唇部湿敷及含漱，百草枯所致原发性接触性口炎者宜用 2%～4% 碳酸氢钠溶液含漱，均 3 次 /d；曲安奈德口腔软膏、0.1% 地塞米松软膏、醋酸泼尼松龙注射液、曲安奈德注射液（1∶5 稀释）涂敷患处，3 次 /d；止痛制剂可选用复方甘菊利多卡因凝胶或复方苯佐卡因凝胶。此外，还可配合超声雾化治疗，超声雾化治疗药物为布地奈德混悬液和注射用水各 1 支行雾化治疗，1～2 次 /d，连续 3 天。

参 考 文 献

[1] 陈谦明. 口腔黏膜病学. 5 版. 北京：人民卫生出版社，2020.

[2] ÖZKAYA E，BABUNA G. Two cases with nickel-induced oral mucosal hyperplasia：a rare clinical form of allergic contact stomatitis? Dermatol Online J，2011，17（3）：12.

[3] ZIRWAS M J，OTTO S. Toothpaste allergy diagnosis and management. J Clin Aesthet Dermatol，2010，3（5）：42-47.

[4] MOREAU J，KAPLAN B. Toothpaste-associated labial allergic contact dermatitis. In：European Academy of Allergy and Clinical Immunology and World Allergy Organization World Allergy and Asthma Congress. Allergy，2013，68（s97）：498-636.

[5] HE W X，HU X S，HUA H，et al. Allergic contact stomatitis due to desensitizing toothpastes. J Dermatol，2022，49（6）：648-651.

[6] ENAMANDRAM M，DAS S，CHANEY K S. Cheilitis and urticaria associated with stannous fluoride in toothpaste. J Am Acad Dermatol，2014，71（3）：e75-e76.

[7] TOMA N，HORST N，DANDELOOY J，et al. Contact allergy caused by stannous fluoride in toothpaste. Contact Dermatitis，2018，78（4）：304-306.

[8] VAN AMERONGEN C C A，DE GROOT A，VOLKERING R J，et al. Cheilitis caused by contact allergy to toothpaste containing stannous（tin）- two cases. Contact Dermatitis，2020，83（2）：126-129.

第5单元　血管性水肿

病案30　血管性水肿

病案31　口腔黏膜变态反应性疾病（非典型性）

【述评】血管性水肿

病案30　血管性水肿

图2-5-30　病案30患者的口腔黏膜病损：上下唇左份唇红黏膜明显肿胀

患者，男性，58岁。

主诉　上下唇肿胀6小时余。

病史　6个多小时前无明显诱因突然出现左下面部及上下唇肿胀，无疼痛。曾有"心肌梗死"病史，否认其他系统性疾病史。否认过敏史。

检查　左下面部及上下唇左份明显肿胀（图2-5-30），触之稍韧，无压痛。

诊断　血管性水肿。

诊断依据

1. 急性起病。

2. 唇黏膜无痛性肿胀、无压痛。

疾病管理

1. 药物治疗

醋酸泼尼松 5mg×15 片 Sig. 15mg q.d. 晨起顿服

氯雷他定 10mg×6 片 Sig. 10mg q.d. p.o.

维生素 C 0.1g×100 片 Sig. 0.2g t.i.d. p.o.

2. 嘱患者多饮水。

3. 注意排查致敏原。

病案 31 口腔黏膜变态反应性疾病(非典型性)

图 2-5-31　病案 31 患者就诊各阶段口腔黏膜病损
A. 初诊时舌背见椭圆形褐色病损,略突出于黏膜表面

患儿,女性,11 岁

主诉　口腔黏膜反复长"疱"伴轻微疼痛 2 个月,复发 1 天。

病史　2 个月前无明显诱因出现口腔黏膜反复"长疱",伴轻微疼痛,每次 1～2 个,位置不固定,持续 2～3 天可自行消退。"疱"初起为鲜红色,随后逐渐消失,无破溃史。1 个月前患儿曾于当地医院行舌背黏膜活检,病理报告示鳞状上皮乳头状瘤样增生。1 天前于舌背复发。患儿家属否认系统性疾病史、药物过敏史以及特殊食物、药物接触史。

检查 舌背可见 2 处面积分别为 5mm×7mm、3mm×8mm 的椭圆形褐色病损（图 2-5-31A），略突出于黏膜，扪诊质软，无明显结节感，按压颜色无消退，不可拭去，无触痛。

初步诊断 舌背脉管畸形？

进一步检查

1. 经口腔颌面外科会诊，排除了脉管畸形可能。

2. 血常规、肝功能、肾功能、凝血功能、血沉、体液免疫、细胞免疫、梅毒血清学检测、HIV 抗体、寄生虫抗体、大便常规检查，均未见明显异常。

3. 过敏原检查 对蛋白、蛋黄、屋尘螨、茎点霉、猫、鹅毛过敏。

4. 12 小时后，当患儿再次就诊时，在原病损前方新出现 1 处 9mm×8mm 大小的圆形鲜红色病损，且原有病损变平伏、颜色变淡（图 2-5-31B）。又经过 2 小时，患儿左颊前份可见一处 15mm×18mm 大小的卵圆形水肿性红斑，病损边缘及中心轻度充血水肿，无触痛（图 2-5-31C）。在随后的 1 周内，患儿舌背、双颊、下唇内侧交替出现 4 次局限性的圆形或卵圆形的水肿性红斑（图 2-5-31D），病损 2～3 天内消退（图 2-5-31E～G）。

5. 切取左颊前份水肿性红斑病损组织活检 常规 HE 染色检查显示上皮增厚，细胞内水肿；直接免疫荧光检查（DIF）未检测出 IgA、IgG、IgM 及补体 C3 等免疫复合物的沉积。

诊断 口腔黏膜变态反应性疾病（非典型性）。

诊断依据

1. 急性起病，可较快自行消退。

2. 口腔黏膜局限性充血水肿，伴轻微疼痛。

3. 活检排除其他可定义的疾病。

疾病管理

1. 药物治疗

西替利嗪 10mg×12 片 Sig. 10mg q.d. p.o.

维生素 C 片 0.1g×100 片 Sig. 0.1g t.i.d. p.o.

2. 嘱患儿多饮水。

3. 嘱患儿密切观察接触可疑致敏原（蛋白、蛋黄、屋尘螨、茎点霉、猫、鹅毛）后是否出现过敏反应，若出现则尽可能避免接触该致敏原。

4. 后续处理 告知患儿若病情控制，药物可逐渐减量，即西替利嗪片由每日 1 片逐渐过渡为隔日 1 片、隔两日 1 片、隔 3 日 1 片，3 个月后停药，未再复发。该抗过敏疗法的良好疗效进一步印证了诊断。

图 2-5-31（续） B. 12 小时后复诊时，在旧有病损前方新出现 1 处圆形鲜红色病损，且原褐色病损变平伏、颜色变淡　C. 又经过 2 小时，左颊前份可见 1 处卵圆形水肿性红斑，病损边缘及中心轻度充血水肿　D. 又经过 2 天，右颊黏膜出现水肿性红斑

图 2-5-31(续） E～G. 随后 2～
3 天内，舌背、左颊和右颊黏膜病损
均逐渐消退

【述评】血管性水肿

血管性水肿（angioedema）是一种以表皮 / 上皮深层和皮下 / 黏膜下组织水肿为主要特点的皮肤黏膜病。

血管性水肿根据病因不同可分为遗传性、获得性、变态反应性[1]。遗传性血管性水肿是常染色体显性遗传疾病，由于先天缺乏补体因子 1 抑制剂（complement factor 1 inhibitor，C1-INH）即 C1 脂酶抑制剂（C1 esterase inhibitor），造成补体经典途径（classic pathway）的无限激活，缓激肽生成增多[2]。获得性血管性水肿是由于过度消耗或失活引起获得性缺乏 C1-INH 所造成，这种分解代谢增高可能与自身免疫性疾病（如系统性红斑狼疮）或恶性肿瘤（如淋巴瘤）相关。获得性血管性水肿的复发与多种疾病状态相关，如不同类型的淋巴组织增生性病变（lymphoproliferative disorders）[3]。

但也有较多文献将血管性水肿分为遗传性和获得性两类，与变态反应相关的属于获得性血管性水肿[4]。

遗传性血管性水肿常见受累部位为面部、四肢、躯干、生殖道、上呼吸道和胃肠道，以急性、反复发作的皮下和 / 或黏膜下组织水肿为特征，具有非凹陷性、自限性、局限性等特点。若怀疑患者为遗传性血管性水肿，应建议患者进行血清 C1-INH、C4 水平检测或相关基因（HAE-FXII、ANGPT1、PLG）检测。

一般意义上的血管性水肿为变态反应性。属 IgE 介导的 I 型变态反应，药物或其代谢物进入机体诱发产生 IgE，附着于肥大细胞表面，引起血管活性物质的产生，如组胺、白三烯、前列腺素、缓激肽等，使血管扩张及通透性增加，大量液体渗出，导致组织肿胀[5]。

现有的血管性水肿相关文献多为病案报道形式，其发病常由药物引起：如用于溶栓的重组组织型纤维蛋白酶原激活剂（recombinant tissue plasminogen activator，rt-PA）[6]、治疗高血压的血管紧张素转换酶抑制剂（angiotensin converting inhibitors，ACEI）[7]、抗精神病药物、胰岛素、阿司匹林、非甾体抗炎药、β 内酰胺抗生素、磺胺类药物等[8]。有报道称发生此病与诱发药物剂量相关，若无替代药物，可采取小剂量治疗[1]。

血管性水肿常急性发病，症状突然出现，持续数小时或数天后消失且不留痕迹，可反复发作。但随复发次数增多而消退变慢或不再完全消退，转为慢性。临床表现为无痛、不痒、非凹陷性、无压痛及波动感、质地较韧而有弹性的局限性肿胀。可累及面部、舌、四肢、生殖器，好发于头面部组织疏松处如唇部（图 7、8），严重时导致喉头水肿，气道阻塞，甚至死亡[9]。

本单元病案 31 的特点为病损迅速发作且在 2～3 天内消失，从这点上来说与血管性水肿相似；而局限性水肿性红斑是过敏性口炎的特点之一。故该病案临床表现虽兼具血管性水肿及过敏性口炎的特点，但又与二者不同。尚不能诊断为其他任何可定义的口腔过敏性疾病。通过 3 个月的抗过敏治疗，患者病情缓解，未再复发。这种不典型的病损尚未在其他的文献中报道，提示我们这可能是一种非典型性口腔黏膜变态反应性疾病。因此，当遇到类似的病损，尤其是病损以迅速发作及消退为特点时，需考虑口腔黏膜变态反应性疾病的可能。

图 7 下唇明显肿胀

图 8 上唇右份明显肿胀

血管性水肿的治疗首先要寻找并尽量排除致敏因素。同时，采用口服药物治疗（同药物过敏性口炎的口服药物治疗），局部一般不须采取治疗，但对于反复发作致肿胀不能完全消退者，可采用曲安奈德注射液 1mL 与等量注射用水（或 2% 利多卡因注射液）混合，小剂量多点注射于肿胀部位局部，1～2 周 1 次。对伴有喉头水肿和呼吸困难的病案应密切观察病情，及时于综合医院急诊科就医。

参 考 文 献

[1] SOUMYA R N，GROVER S，DUTT A，et al. Angioneurotic edema with risperidone：a case report and review of literature. Gen Hosp Psychiatry，2010，32（6）：646.

[2] VELASCO-MEDINA A A，Cortés-Morales G，Barreto-Sosa A，et al. Pathophysiology and advances in the treatment of Hereditary Angioedema. Rev Alerg Mex，2011，58（2）：112-119.

[3] SWANSON T J，PATEL B C. Acquired Angioedema. Treasure Island（FL）：StatPearls Publishing，2017.

[4] CICARDI M，ABERER W，BANERJI A，et al. Classification，diagnosis，and approach to treatment for angioedema：consensus report from the Hereditary Angioedema International Working Group. Allergy，2014，69（5）：602-616.

[5] WARNOCK J K，KNESEVICH J W. Adverse cutaneous reactions to antidepressants. Am J Psychiatry，1988，145（4）：425-430.

[6] EKMEKÇI P，BENGISUN Z K，KAZBEK B K，et al. Oropharyngeal angioneurotic edema due to recombinant tissue plasminogen activator following massive pulmonary thromboembolism. Int Immunopharmacol，2011，11（9）：1384-1385.

[7] WAHBE L，SCHULTZ-COULON H J. Angioneurotic edema of the head and neck in association with ACE inhibitors. HNO，2007，55（9）：709-715.

[8] MISHRA B，SAHOO S，SARKAR S，et al. Clozapine-induced angioneurotic edema. Gen Hosp Psychiatry，2007，29（1）：78-80.

[9] AKKAYA C，SARANDOL A，AYDOGAN K，et al. Urticaria and angio-oedema due to ziprasidone. J Psychopharmacol，2007，21（5）：550-552.

第三章

口腔黏膜溃疡类疾病

第1单元 复发性阿弗他溃疡

病案 32 轻型复发性阿弗他溃疡

患者,男性,46岁。

主诉 口腔反复溃疡6年,加重6个月,复发3天。

图 3-1-32 病案 32 患者的口腔黏膜病损:上唇内侧黏膜见圆形小溃疡,符合"红、黄、凹、痛"特点

病史　6 年前口腔开始反复发生溃疡，一般 1 个月发作 1 次，每次 1 个，持续 5～6 天愈合。近 6 个月平均 2 周发作 1 次，每次 1～2 个，持续 1 周愈合。3 天前上唇内侧出现溃疡 1 个。否认眼炎、生殖器溃疡和皮损史。易"感冒"，否认系统性疾病史及药物过敏史。

检查　上唇内侧可见一处直径 5mm 溃疡，符合"红、黄、凹、痛"特点（图 3-1-32）。

诊断　轻型复发性阿弗他溃疡。

诊断依据

1. 周期性反复发作史。

2. 溃疡具有"红、黄、凹、痛"的特点。

疾病管理

1. 药物治疗

胸腺肽肠溶片 20mg×30 片 Sig. 20mg b.i.d. p.o.

多维元素片 30 片 Sig. 1 片 q.d. p.o.

地塞米松针剂 1mL×10 支 Sig. 1:10 稀释后局部涂敷 t.i.d.

2. 1 个月后复诊。

3. 后续处理　若用药有效，可再连续服用上述药物 1～2 个月。若无明显疗效，可更换免疫调节药物。若仍无效可更换为沙利度胺。

病案 33　疱疹样型复发性阿弗他溃疡

图 3-1-33　病案 33 患者的口腔黏膜病损
A. 下唇内侧黏膜满天星样散在分布数十个圆形小溃疡

图 3-1-33（续） B. 右颊和舌前份黏膜满天星样散在分布数十个圆形小溃疡　C. 左颊黏膜满天星样散在分布数十个圆形小溃疡　D. 软腭后份黏膜满天星样散在分布数十个圆形小溃疡

患者,男性,48岁。

主诉 口腔反复溃疡2年,复发5天。

病史 2年前开始口腔反复溃疡,每次3～6个,间歇期1～2个月。5天前无明显诱因复发,口腔内出现数十个溃疡,疼痛剧烈。否认眼炎、生殖器溃疡和皮损史。否认系统性疾病史及药物过敏史。

检查 上下唇内侧、舌前份、双颊和软腭黏膜散在分布数十个直径2～3mm溃疡,呈满天星样(图3-1-33)。

诊断 疱疹样型复发性阿弗他溃疡。

诊断依据

1. 周期性反复发作史。

2. 数十个小溃疡呈满天星样散在分布。

疾病管理

1. 药物治疗

醋酸泼尼松5mg×25片 Sig. 25mg q.d. 晨起顿服

肿痛安0.28g×48片 Sig. 0.56g q.d. p.o.

复合维生素B 100片 Sig. 2片 t.i.d. p.o.

地塞米松针剂1mL×5支 Sig. 1:50稀释后含漱 t.i.d.

复方氯己定含漱液300mL×1支 Sig. 含漱 t.i.d.

2. 布地奈德混悬液和注射用水各1支行雾化治疗,1～2次/d,连续3天。

3. 5天后复诊。

4. 后续处理 复诊病情控制后,可再按轻型复发性阿弗他溃疡治疗。

病案34 重型复发性阿弗他溃疡

患者,男性,42岁。

主诉 口腔反复溃疡6年,加重1年。

病史 6年来口腔反复溃疡,初起轻微,偶发,每次1个,2～3天愈合。近1年加重,每个月2～3次,间歇期2～3天,每次2～3个,持续10～20天愈合。20天前溃疡复发,疼痛影响进食,至今未愈。否认眼炎、生殖器溃疡和皮损史。否认系统性疾病史及药物过敏史。

检查 右侧软腭区可见两个直径10mm左右深溃疡,符合"红、黄、凹、痛"特点,黄白色假膜覆盖(图3-1-34)。

诊断 重型复发性阿弗他溃疡。

诊断依据

1. 周期性反复发作史。

2. 溃疡均具有"红、黄、凹、痛"的特点。

图 3-1-34　病案 34 患者的口腔黏膜病损：右侧软腭后份和悬雍垂黏膜各见 1 个深大溃疡，符合"红、黄、凹、痛"特点

3．溃疡大且持续时间长。

疾病管理

1．药物治疗

醋酸泼尼松 5mg×20 片 Sig. 20mg q.d. 晨起顿服（第 1～5 天）

沙利度胺 25mg×20 片 Sig. 50mg q.d. 睡前服（第 6 天开始）

肿痛安 0.28g×48 片 Sig. 0.56g q.d. p.o.

复合维生素 B 100 片 Sig. 2 片 t.i.d. p.o.

地塞米松针剂 1mL×5 支 Sig. 1：50 稀释后含漱 t.i.d.

重组人表皮生长因子外用溶液 15mL×1 支 Sig. 局部挤喷 q.d.

2．2 周后复诊。

3．后续处理　复诊病情控制后，可逐渐减量沙利度胺维持 2～3 个月，或可肌内注射卡介菌多糖核酸注射液，每次 1mL，隔日 1 次，18 次为一疗程。若病情控制不佳，可酌情增加沙利度胺剂量至每次 75～100mg，2 周为一疗程，病情控制后逐渐减量；或更换为昆明山海棠，每次 2 片，3 次 /d，1 个月为一疗程；或雷公藤总苷片 1～1.5mg/（kg·d），分 3 次服用，1 个月为一疗程。

病案35　青少年腺周口疮

患儿，男性，8 岁，体重 25kg。

主诉　右颊后份溃疡 1 周。

图 3-1-35　病案 35 患者的口腔黏膜病损：右颊颊脂垫尖处见深大溃疡，周围黏膜发白

病史　1 周前右颊后份出现溃疡，疼痛不适。近 3 个月相同部位出现过类似病损 3 次，10 天左右愈合。易"感冒"，不喜食蔬菜。否认系统性疾病史及药物过敏史。

检查　右颊近颊脂垫尖处见直径为 12mm 明显凹陷的深溃疡，黄白色假膜覆盖，周围黏膜未见明显红肿（图 3-1-35）。

诊断　青少年腺周口疮。

诊断依据

1. 溃疡反复发作史。

2. 发生于青少年的弹坑样深大溃疡。

疾病管理

1. 药物治疗

匹多莫德 0.4g×18 片 Sig. 0.4g q.d. p.o.

小儿多维元素片 30 片 Sig. 1 片 q.d. p.o.

复方氯己定含漱液 300mL×1 支 Sig. 含漱 t.i.d.

重组人表皮生长因子外用溶液 15mL×1 支 Sig. 局部挤喷 q.d.

地塞米松针剂 1mL×5 支 Sig. 1∶40 稀释后局部使用 t.i.d.

复方甘菊利多卡因凝胶 10g×1 支 Sig. 局部使用 t.i.d.

2. 嘱勿咬、戳患处，3～4 周后复诊。

3. 后续处理　复诊若病情无明显缓解，可用曲安奈德注射液与等量注射用水（或 2% 利多卡因注射液）混匀行溃疡基底局部小剂量多点注射。或可建议肌内注射卡介菌多糖核酸注射液，每次 0.5mL，隔日 1 次。必要时可口服泼尼松 15mg，晨起顿服，连续 3～5 天。

【述评】复发性阿弗他溃疡

复发性阿弗他溃疡（recurrent aphthous ulcer，RAU）又称为复发性口腔溃疡（recurrent oral ulcer，ROU），特点为复发性、自限性和灼痛明显。它是最常见的口腔黏膜溃疡类疾病，根据种族或人群的不同，患病率5%～60%[1]。溃疡发作时影响言语、进食和吞咽，使患者的生活质量降低[2]。

目前RAU的病因及发病机制仍不明，存在个体差异。多数学者认为它是免疫、遗传、系统性疾病、感染等多种因素综合作用的结果。

一般认为，免疫机制起重要作用，但是尚无确切有关免疫源性病因的理论。γδT细胞参与抗体依赖性细胞介导的细胞毒性反应（antibody-dependent cell-mediated cytotoxicity），其含量在RAU患者中比正常对照组增多。这类T细胞产生的肿瘤坏死因子-α（TNF-α）在炎症起始中起作用，可黏附血管内皮细胞、趋化中性粒细胞，进一步引起血管闭塞和溶酶体酶激活，最终导致组织坏死形成溃疡[3]。在病损中还发现多种炎症介质，如IL-2在RAU活跃期增多，可激活自然杀伤细胞（NK细胞）；IL-10在愈合期可刺激上皮增殖；唾液中前列腺素E_2和表皮生长因子，在溃疡早期减少，愈合期含量升高，可能有助于黏膜愈合[4]。除细胞免疫外，免疫复合物的形成也与RAU相关，证据包括在病损组织尤其是黏膜上皮棘细胞层中发现免疫沉积物（immune deposits）等。

约1/3的RAU患者有家族史。患者携带人类白细胞抗原（human leucocyte antigen，HLA）A2、A11、B12和DR2基因频率增高[5]。IL-1β等位基因型IL-1β51和IL-6等位基因型IL-6-174与RAU的密切关系，也说明RAU有遗传基础。

多种系统性疾病与RAU有关。但系统性疾病相关的溃疡究竟是真正的RAU，还是只是类似于RAU的口腔溃疡，仍待研究。相关疾病主要包括乳糜泻（celiac disease，CD）、维生素B_{12}缺乏、缺铁性贫血、HIV感染、中性粒细胞减少、叶酸缺乏、缺锌等。该类患者需要积极纠正全身因素。但也有研究称补铁或维生素并不能有效防止溃疡[5,6]。

微生物感染是RAU的发病因素还是继发感染，目前仍有争议。有研究表明，RAU可能是由于T细胞介导的对链球菌抗原的免疫应答，交叉作用（cross-react）于线粒体热休克蛋白，导致黏膜损伤[4]。对于从溃疡表面培养出的各种细菌和病毒，证据都不甚可靠，临床意义不大。

焦虑和压力可能与RAU的首发和复发相关。有报道称RAU患者对食物如巧克力、小麦粉、番茄、草莓、花生等过敏，避免食用上述食物后，临床表现可得到改善。由于尼古丁可促进黏膜角化，戒烟亦可诱发RAU。月经周期激素水平的改变也可能与RAU相关，但目前尚无可靠的临床证据。此外，很多化合物和药物与RAU相关，包括非甾体抗炎药物、尼可地尔、β受体阻断剂和抗心律失常药物，以及牙膏成分十二烷基硫酸钠[5,6]。

RAU的临床表现为复发性的界限清楚、椭圆或圆形的口腔溃疡，有白色或黄色假膜，周缘红晕。有些起初为红斑或丘疹，随后变为典型溃疡。持续时间长的溃疡，黄色假膜会变为灰色。疼痛明显，影响进食和言语。故将其临床特征称为"红、黄、凹、痛"。前驱症状有烧灼和刺痛感。好发于被覆黏膜和特殊黏膜，包括唇内侧、颊、口底、软腭、舌缘、舌腹黏膜，咽部也可发生[7]。一般不发生于咀嚼黏膜，如硬腭和牙龈。

　　根据溃疡大小、持续时间、愈后有无瘢痕，通常分为轻型、重型、疱疹样型三型[8]。轻型 RAU 占 75%～85%，1～5 个／次，直径小于 1cm，持续 10～14 天，可自愈，不留瘢痕。有时可伴局部淋巴结肿痛，这取决于病损的数量和严重程度。复发频率及间歇期等情况多样，部分患者溃疡发作此起彼伏。

　　重型 RAU 占 10%～15%，溃疡直径常大于 1cm，比轻型更深、更痛，愈合需数周或更久。常伴吞咽困难和发热，愈后可见瘢痕（图 9）。常发于口腔后部而影响进食。反复发生于口角区的深大溃疡愈合后可因瘢痕形成导致小口畸形（图 10）。可能继发细菌、真菌感染。发生于青少年者，又称为青少年腺周口疮，其特点为溃疡深大，周围黏膜炎症反应不明显，多反复发生于男孩的颊脂垫尖处或舌缘舌尖黏膜，患者常因痒感而喜咬颊舌。

图 9　右侧软腭发白黏膜为重型 RAU 愈合后遗留的瘢痕

图 10　反复发生于口角区的溃疡愈合后因瘢痕导致小口畸形，并可见舌背右份深大溃疡

疱疹样型 RAU（herpetiform ulcers）占 5%～10%，数十个直径 1～3mm 溃疡面散在分布，10～14 天愈合，不留瘢痕。可发生于除咀嚼黏膜以外的口腔任何部位，女性好发。

根据患者具有复发性、周期性、自限性的病史特点和"红、黄、凹、痛"的临床特征即可诊断 RAU。RAU 的溃疡不是癌性溃疡，也没有癌变潜能。但是，对于大而深、病程长（超过 1 个月溃疡未愈合）或此次与以往特点不同的溃疡，应提高警惕，必要时进行活检以排除癌性溃疡等疾病。癌性溃疡（图 11）一般发生于老年患者，溃疡深浅不一，周围常质硬有浸润，边缘不齐，呈菜花状，无复发性和自限性，这些特点均与 RAU 的"红、黄、凹、痛"特点不同。

图 11　右侧舌根部溃疡边界不清，隆起增生呈菜花状

值得注意的是，RAU 也可为炎症性肠病（inflammatory bowel disease，IBD）的肠外表现（图 12、图 13）。这里的炎症性肠病是指溃疡性结肠炎（ulcerative colitis，UC）和克罗恩病（Crohn's disease，CD）。若 RAU 患者有持续或反复发作的腹泻、黏液脓血便，或伴有不同程度的腹痛、里急后重，或伴有肛周脓肿等，应当行肠镜排查炎症性肠病。

由于 RAU 发病因素多而复杂，往往是多种因素的综合结果，关于治疗方法的研究众多，但目前仍无根治的特效方法[5]。对于 RAU 的治疗目标共识是：减少复发次数、延长间歇期、减轻疼痛、促进愈合。

治疗 RAU 的常用全身药物包括：沙利度胺，糖皮质激素如醋酸泼尼松，具有免疫抑制作用的中成药如雷公藤总苷片、昆明山海棠（火把花根片）等。免疫增强剂如胸腺素、转移因子、匹多莫德、卡介菌多糖核酸等。维生素微量元素类如复合维生素 B、维生素 C、维生素 E、多维元素片和甘草锌等。常用局部用药包括：含漱液如氯己定溶液、地塞米松溶液等；糊剂如氨来呫诺糊剂、曲安奈德口腔软膏、地塞米松软膏等；喷剂如重组人表皮生长因子外用溶液和重组牛碱性成纤维细胞生长因子喷剂等；膜剂如复方氯己定地塞米松膜；口含片包括青霉素 V 钾含片等；粘贴片包括氨来呫诺粘贴片、地塞米松粘贴片等；凝胶剂

图 12　27 腭侧黏膜见 1cm×2cm 深大溃疡，周围见些许小溃疡，该患者患溃疡性结肠炎

图 13　舌背正中见直径约 1cm 溃疡，基底平，周缘隆起，黄色假膜覆盖，该患儿患溃疡性结肠炎

包括复方甘菊利多卡因凝胶、复发苯佐卡因凝胶、重组牛碱性成纤维细胞生长因子凝胶、重组人表皮生长因子凝胶等；局部注射剂包括曲安奈德注射液、复方倍他米松注射液等。

对于溃疡发作的间歇期仅为数天或无明显间歇期的轻型 RAU 患者，以及重型 RAU 患者和疱疹样型 RAU 患者，可口服醋酸泼尼松，每次 15～30mg，晨起顿服，疗程 1～2 周；或口服沙利度胺，每次 50～100mg，睡前服，病情控制后可逐渐减量，服用 2～3 个月，应注意沙利度胺的毒副作用，适当选择使用人

群[9]。此外，再配合口服维生素和微量元素，及选用局部用药。其中，对于重型 RAU 患者的深大且经久不愈的溃疡，在排除癌变的前提下，可应用曲安奈德注射液等行溃疡基底局部小剂量多点注射。

对于体质差或免疫功能检测发现免疫功能降低的轻型 RAU 患者，可选用胸腺肽肠溶片，每次 20mg，1～2 次 /d，疗程 1～2 个月；或转移因子胶囊，每次 6mg，2～3 次 /d，疗程 1～2 个月；或肌内注射卡介菌多糖核酸注射液，每次 1mL，隔日 1 次，18 次为一疗程，均可再配合口服维生素和微量元素，及选用局部用药。

参 考 文 献

[1] AKINTOYE S O, GREENBERG M S. Recurrent aphthous stomatitis. Dent Clin North Am, 2005, 49(1): 31-47.

[2] SAWAIR F A. Recurrent aphthous stomatitis: do we know what patients are using to treat the ulcers? J Altern Complement Med, 2010, 16(6): 651-655.

[3] LEWKOWICZ N, LEWKOWICZ P, BANASIK M, et al. Predominance of Type 1 cytokines and decreased number of CD4$^+$CD25^{+high} T regulatory cells in peripheral blood of patients with recurrent aphthous ulcerations. Immunol Lett, 2005, 99(1): 57-62.

[4] FEMIANO F, LANZA A, BUONAIUTO C, et al. Guidelines for diagnosis and management of aphthous stomatitis. Pediatr Infect Dis J, 2007, 26(8): 728-732.

[5] MESSADI D V, YOUNAI F. Aphthous ulcers. Dermatol Ther, 2010, 23(3): 281-290.

[6] BACCAGLINI L, LALLA R V, BRUCE A J, et al. Urban legends series: recurrent aphthous stomatitis. Oral Dis, 2011, 17(8): 755-770.

[7] CHATTOPADHYAY A, CHATTERJEE S. Risk indicators for recurrent aphthous ulcers among adults in the US. Community Dent Oral Epidemiol, 2007, 35(2): 152-159.

[8] ROGERS R S. Recurrent aphthous stomatitis: clinical characteristics and associated systemic disorders. Semin Cutan Med Surg, 1997, 16(4): 278-283.

[9] 宋韬, 王园珂, 文静, 等. 沙利度胺在口腔黏膜病临床治疗实践中的安全性分析. 国际口腔医学杂志, 2016, 43(3): 366-370.

病案 36 白塞综合征

图 3-2-36 病案 36 患者的口腔黏膜病损和皮肤病损
A. 下唇内侧和舌尖黏膜见数个溃疡,符合"红、黄、凹、痛"特点 B. 口周皮肤见多处痤疮样损害

图 3-2-36（续） C. 手背皮肤输液针刺点红肿　D. 阴茎包皮见圆形小溃疡，符合"红、黄、凹、痛"特点（箭头示）　E. 肛周见圆形小溃疡，符合"红、黄、凹、痛"特点（箭头示）

患者,男性,42 岁。

主诉 口腔反复溃疡 3 年余,伴"下身"反复溃疡 1 年。

病史 3 年多前开始口腔反复溃疡,每次均发作数个,疼痛明显,发作时常伴口周皮肤脓疱,每次自服"地塞米松"2 片,1 天 2 次,2～3 天后即可缓解。间歇期 7～8 天。近 1 年来,除口腔溃疡以外,亦反复发作"下身"溃疡,发作频率似口腔溃疡,但不一定同时发作。4 天前复发,口腔内见多个溃疡,且肛周也出现溃疡,输液治疗(具体不详)无效。否认系统性疾病史及药物过敏史。

检查 口周皮肤见 10 余个红色小丘疹,顶端可见褐色痂壳。下唇内侧、右口角内侧、舌尖、舌腹数个直径 2～8mm 溃疡,符合"红、黄、凹、痛"特点。手背输液针刺点周围皮肤红肿。阴茎包皮见两个圆形直径 1～2mm 溃疡,肛周黏膜见 1 个直径 5mm 溃疡,均符合"红、黄、凹、痛"特点(图 3-2-36)。

诊断 白塞综合征。

诊断依据

1. 复发性口腔溃疡及生殖器溃疡史。

2. 面部皮肤痤疮和皮肤针刺点红肿。

疾病管理

1. 药物治疗

沙利度胺 25mg×40 片 Sig. 75mg q.d. 睡前服

肿痛安 0.28g×48 片 Sig. 0.56g q.d. p.o.

复合维生素 B 100 片 Sig. 2 片 t.i.d. p.o.

地塞米松针剂 1mL×10 支 Sig. 1∶10 稀释后局部涂敷 t.i.d.

2. 2 周后复诊。

3. 后续处理 复诊病情控制后,可逐渐减量沙利度胺维持 2～3 个月,或可肌内注射卡介菌多糖核酸注射液,每次 1mL,隔日 1 次。若病情控制不佳,可酌情增加沙利度胺剂量至每次 100mg,或更换为昆明山海棠,每次 2 片,3 次 /d,或更换为雷公藤总苷。

【述评】白塞综合征

白塞综合征(Behcet's syndrome,BS)又称白塞病(Behcet's disease,BD)是一种不明原因引起的、以血管炎为病理基础的多系统疾病,具有慢性进行性、复发性、系统损害性等特点[1]。

BD 的病因和口腔溃疡的表现与 RAU 相似,但是多数学者仍然认为两者是两种不同的独立的疾病。BD 的具体病因也尚不明确,有学者认为其是不明原因导致的系统性血管炎,可累及动静脉系统的大小血管[2]。BD 具有遗传基础,与 HLA-B51 的关系最为密切,但遗传可能性也只能解释 20% 的疾病[3]。也有人将其归类为自身免疫炎症性疾病[4]。目前认为其是由遗传易感者的免疫系统受到外源性刺激所诱发[5]。外源性刺激物包括病毒、细菌和热休克蛋白等[6]。BD 的地域差别很明显,好发于亚洲和中东,当地患有复发性口腔溃疡的患者很多都会发展为 BD,且常累及多系统,症状较重;但在西欧和北美,RAU 患者很多，BD却极少，且症状轻微、预后良好[7]。

BD的临床表现包括常见体征和少见体征两大类。常见体征包括口腔、生殖器、皮肤、眼等症状；少见体征包括关节、心血管、神经、消化、泌尿等系统性病变。

口腔溃疡是BD患者的必发表现，多为轻型或疱疹样型RAU，亦可出现重型。

生殖器溃疡发生率约占BD患者的75%。亦常反复发作，但发生次数较少，数目亦少。溃疡多见于阴唇、阴茎、龟头、阴囊、肛周等处[8]。

皮肤损害在BD患者的发生率仅次于口腔溃疡，包括：①结节性红斑（erythema nodosum），好发于下肢，表现为多个直径1~2cm红斑（图14），中等硬度，有触痛，一般1个月左右自愈，新的红斑可再次出现。②毛囊炎样皮肤损害，主要分布于头面、胸背、下肢，表现为无菌性脓疱或丘疹，周围红晕较宽。③针刺反应（skin pricked reaction），为末梢血管对非特异性刺激的超敏反应，是具有诊断价值的BD特征性表现，约占65%。它是指患者接受肌内注射后，进针处可出现红疹和小脓点，或静脉注射后出现血栓性静脉炎，3~7天内消退。针刺反应的临床试验方法为：用75%乙醇消毒皮肤后，将无菌注射针头直接刺入或抽取生理盐水0.1mL注入前臂皮内，24~48小时后观察进针点，出现直径2mm以上红色丘疹或脓疱者即为针刺反应阳性。其他皮肤损害还包括痤疮样损害等。

图14　左下肢皮肤可见数个直径1~2cm红色结节，触之质稍韧，有触痛

眼部病损一般出现较晚，主要表现为虹膜睫状体炎、前房积脓、结膜炎和角膜炎（图15）。重者可发生脉络膜炎、视神经乳头炎、视神经萎缩和玻璃体病变，可导致白内障、青光眼和失明[9]。

少见体征包括关节炎、心血管系统、中枢神经系统、消化系统等系统损害[1]。

50% BD患者可出现关节炎或关节痛。膝关节最易受累，其次是踝关节、腕关节和肘关节。很少导致关节畸形，X线检查一般也无异常发现。

图 15　右眼结膜充血

血管损害在男性 BD 患者中更为常见。1/3 的 BD 患者发生深静脉或浅表静脉的血栓性静脉炎，通常是下肢。由于血栓对病变静脉的高附着性，较少发生血栓栓塞。低于 5% 的 BD 患者可出现动脉性病损，严重者可表现为动脉瘤，若破裂可导致死亡。心脏病损如心肌炎、瓣膜损害、心包炎等则更为罕见。

5%～10% 的患者可出现中枢神经系统的病损，因可致死故属于 BD 最为严重的损害之一。80% 有中枢神经系统病损的 BD 患者为脑实质的损害，主要影响脑干，表现为锥体束征、小脑征。非脑实质损害可表现为硬脑膜窦血栓形成致颅内高压，出现头痛、视乳头水肿。

胃肠道病变多见于日本的 BD 患者，可表现为厌食、呕吐、消化不良、腹泻和腹痛。消化道黏膜溃疡常见于回肠，其次是盲肠和结肠的其他部位。回盲肠溃疡易穿孔。在组织学上难以将属于炎症性肠病的溃疡性结肠炎与 BD 区分。

泌尿系统病变多较温和，表现为肾小球性肾炎。肾淀粉样变（AA 型）易发生于血管受累的 BD 患者并影响其预后[5]。

BD 有多套诊断标准，此前使用较广泛的为 1990 年国际白塞病研究组发表的诊断标准，即在患有 RAU 的基础之上，加上以下任意两项即可诊断：复发性生殖器溃疡、皮肤损害、眼部受累及针刺反应阳性。2006 年公布的白塞病国际标准（the international criteria for Behcet's disease，ICBD），在 1990 年标准的基础上，增加了血管病变作为诊断条件之一，但不再强调 RAU 作为必备条件。2013 年，来自 27 个国家的研究者对 2006 年的 ICBD 标准进行了修订，增加了神经系统损害作为诊断条件之一。该标准为 RAU、复发性生殖器溃疡和眼部损害分别赋值为 2 分，皮肤损害、针刺反应阳性、血管病变和神经系统损害分别赋值为 1 分，若总分≥4 分即可诊断为 BD。研究显示，与 1990 年的诊断标准相比较，2013 年的 ICBD 标准显著提高了 BD 诊断的灵敏度，同时保持着合理的特异度[10]。

BD 治疗药物文献报道包括糖皮质激素、秋水仙碱、沙利度胺、硫唑嘌呤、环孢素、肿瘤坏死因子 α 抑制剂（如英利昔单抗、依那西普）、α 干扰素、环磷酰胺等[5]。若患者临床表现仅限于口腔、生殖器溃疡和皮肤损害，其治疗方法类似于重型 RAU 的治疗。但需密切关注患者的全身情况，若伴有眼部、关节等其他系统和器官损害，应转入相应科室及风湿免疫科行进一步检查和治疗。

参 考 文 献

[1] EMMI G, BETTIOL A, HATEMI G, et al. Behçet's syndrome. Lancet. 2024; 403（10431）: 1093-1108.

[2] YURDAKUL S, HAMURYUDAN V, FRESKO I, et al. Behcet's syndrome//HOCHBERG M C, SILMAN A J, SMOLEN Y S, et al. Rheumatology. 4th ed. Philadelphia, PA: Mosby Elsevier, 2008: 1561-1565.

[3] LAVALLE S, CARUSO S, FOTI R, et al. Behçet's Disease, Pathogenesis, Clinical Features, and Treatment Approaches: A Comprehensive Review. Medicina（Kaunas）, 2024, 60（4）: 562.

[4] GÜL A. Behçet's disease as an autoinflammatory disorder. Curr Drug Targets Inflamm Allergy, 2005, 4（1）: 81-83.

[5] DALVI S R, YILDIRIM R, YAZICI Y. Behcet's Syndrome. Drugs, 2012, 72（17）: 2223-2241.

[6] MUHAMMAD JS, ISHAQ M, AHMED K. Genetics and Epigenetics Mechanism in the Pathogenesis of Behçet's Disease. Curr Rheumatol Rev, 2019, 15（1）: 7-13.

[7] BACCAGLINI L, LALLA R V, BRUCE A J, et al. Urban legends series: recurrent aphthous stomatitis. Oral Dis, 2011, 17（8）: 755-770.

[8] MAT M C, GOKSUGUR N, ENGIN B, et al. The frequency of scarring after genital ulcers in Behçet's syndrome: a prospective study. Int J Dermatol, 2006, 45（5）: 554-556.

[9] TUGAL-TUTKUN I, ONAL S, ALTAN-YAYCIOGLU R, et al. Uveitis in Behçet disease: an analysis of 880 patients. Am J Ophthalmol, 2004, 138（3）: 373-380.

[10] INTERNATIONAL TEAM FOR THE REVISION OF THE INTERNATIONAL CRITERIA FOR BEHÇET'S DISEASE （ITR-ICBD）. The International Criteria for Behçet's Disease（ICBD）: a collaborative study of 27 countries on the sensitivity and specificity of the new criteria. J Eur Acad Dermatol Venereol, 2014, 28（3）: 338-347.

第3单元 放射性口炎

病案 37 放射性口炎

【述评】放射性口炎

病案 37 放射性口炎

患者,男性,42 岁。

主诉 口腔溃烂 14 天。

图 3-3-37 病案 37 患者的口
腔黏膜病损
A. 腭部后份黏膜广泛充血糜
烂,覆盖黄白色假膜 B. 下唇
见不规则充血糜烂,覆盖少许
黄白色假膜

病史 20天前开始因"鼻咽癌"行放疗,14天前出现口内溃烂,疼痛明显。患"鼻咽癌、胆囊炎、脂肪肝、胃溃疡",否认其他系统性疾病史及药物过敏史。

检查 双颊后份、舌、腭部及唇黏膜均见广泛不规则充血及糜烂面,覆黄白色假膜(图3-3-37),口腔内炎性分泌物多。

诊断 放射性口炎。

诊断依据

1. 放疗史。

2. 口腔黏膜广泛不规则充血糜烂。

疾病管理

1. 药物治疗

复方氯己定含漱液 300mL×1支 Sig. 含漱 t.i.d.

4%碳酸氢钠(小苏打)溶液 250mL×1支 Sig. 含漱 t.i.d.

地塞米松针剂 1mL×10支 Sig. 1:10稀释后局部涂敷 t.i.d.

重组人表皮生长因子凝胶 20g×1支 Sig. 局部涂敷 q.d.

2. 布地奈德混悬液和注射用水各1支行雾化治疗,1~2次/d,连续3天。

【述评】放射性口炎

放射性口炎(radiation stomatitis)又称放射性口腔黏膜炎(radiation oral mucositis),是放射线辐射引起的口腔黏膜损伤,一般见于接受放疗的头颈部肿瘤患者,是放疗常见的不良反应[1]。

放疗是头颈部肿瘤的常见治疗方式之一。90%~100%的患者放疗区域累及口腔,可能因此产生不同程度的口腔损害。放疗不仅影响口腔黏膜,还可波及唾液腺、骨骼、牙齿和咀嚼肌,导致黏膜炎、口干、细菌或真菌感染、龋齿、味觉异常或丧失以及放射性骨坏死等。放疗所需的射线剂量主要根据肿瘤的位置和类型,以及是否与其他治疗方式联用来确定。而口腔黏膜炎的严重程度与放疗每日所用剂量、总累积剂量、被辐射组织面积、是否使用放射增敏物质有关[2-4]。

放射性口炎病因明确,与射线辐射有关。具体机制尚有不同的观点。放疗射线高能辐射机体,诱导基底角质细胞的损伤和坏死,导致了上皮细胞数量的逐渐减少。虽然在放疗过程中可有活细胞生成加速,黏膜细胞死亡和再生之间会出现暂时平衡。但细胞再生常常赶不上细胞死亡速度,从而导致黏膜上皮细胞丧失,出现各种临床表现[5]。除上述直接的组织损伤,口腔微生物群也发挥了作用。有学者认为,由革兰氏阴性细菌产生的内毒素是强大的炎症介质,微生物驻留在糜烂表面可放大炎症反应,加重局部损伤。而黏膜炎引起的黏膜屏障损害,也促进了口腔微生物的黏附和侵袭[6,7]。

根据病程,放射性口炎可分为急性和慢性。急性放射性口炎出现在放疗早期,持续至放疗后2~3周。慢性放射性口炎可出现在放疗后的任何时期,从数周到数年不等。临床体征为口腔黏膜充血、糜烂和溃疡形成、覆盖假膜、易出血、触痛明显。症状主要是口腔剧烈疼痛、吞咽痛、吞咽困难、厌食、言语困难。这些症状常严重影响患者的生活质量和放疗效果，有时可因难以耐受而被迫改变治疗方案或终止放疗[8,9]。

中华口腔医学会新近发布的《放（化）疗性口腔黏膜炎的预防和治疗专家共识》强推荐使用 WHO 分级标准对放疗性口炎患者的病情严重程度分为 0～4 级以指导治疗，各级别的含义为：0 级为无症状，1 级为红斑和轻微疼痛，2 级为溃疡疼痛加重、半流质饮食，3 级为溃疡疼痛明显、只能进流质饮食，4 级为口腔片状溃疡及疼痛剧烈、不能进食[9]。

放射性口炎的预防首先需对患者进行口腔卫生宣教、口腔专科预防性处理和建议患者进行良好的自我管理，可用于预防的局部用药包括氯己定含漱液、苄达明含漱液、碳酸氢钠含漱液、康复新液、粒细胞 - 巨噬细胞集落刺激因子（granulocyte-macrophage colony-stimulating factor，GM-CSF）含漱液。

对于已发生放射性口炎的患者，若按 WHO 分级判定为 4 级的患者，可直接建议与肿瘤主治医师沟通，停用或降低放疗强度，待口腔黏膜炎缓解后，调整方案完成后续放疗。目前，放射性口炎的临床常用治疗主要是通过局部治疗促进糜烂愈合、减轻疼痛、缓解口干、抗感染。局部治疗包括雾化治疗、含漱液漱口及涂搽或湿敷局部制剂。药物包括：复方氯己定含漱液或 0.05% 氯己定或 0.01% 地塞米松溶液用作唇部湿敷及含漱，3 次 /d；曲安奈德口腔软膏或 0.1% 地塞米松软膏涂敷患处，3 次 /d；重组人表皮生长因子凝胶（或喷剂），或重组牛碱性成纤维细胞生长因子凝胶或重组人酸性成纤维细胞生长因子喷剂，1～2 次 /d（此类药物不建议应用于因口腔癌行放疗的患者）；止痛制剂可选用复方甘菊利多卡因凝胶及复方苯佐卡因凝胶，或 2% 利多卡因兑水稀释后含漱。还可选择保护性凝胶等。此外，配合超声雾化治疗，超声雾化治疗药物为布地奈德混悬液和注射用水，2 次 /d，若持续行 3 天以上雾化治疗，需配合 2%～4% 碳酸氢钠液含漱和制霉菌素涂剂涂搽，以防止继发性真菌感染。

参 考 文 献

[1] FELLER L，ESSOP R，WOOD N H，et al. Chemotherapy- and radiotherapy-induced oral mucositis: pathobiology, epidemiology and management. SADJ，2010，65（8）：372-374.

[2] HERRSTEDT J. Prevention and management of mucositis in patients with cancer. Int J Antimicrob Agents，2000，16（2）：161-163.

[3] RABER-DURLACHER J E，ELAD S，BARASCH A. Oral mucositis. Oral Oncol，2010，46（6）：452-456.

[4] SCARDINA G A，PISANO T，MESSINA P. Oral mucositis. Review of literature. N Y State Dent J，2010，76（1）：34-38.

[5] SCIUBBA J J，GOLDENBERG D. Oral complications of radiotherapy. Lancet Oncol，2006，7（2）：175-183.

[6] SCULLY C，EPSTEIN J，SONIS S. Oral mucositis: a challenging complication of radiotherapy, chemotherapy, and radiochemotherapy: part 1, pathogenesis and prophylaxis of mucositis. Head Neck，2003，25（12）：1057-1070.

[7] NAPENAS J J，SHETTY K V，STRECKFUS C F. Oral mucositis: review of pathogenesis, diagnosis, prevention, and management. Gen Dent，2007，55（4）：335-344.

[8] WONG P C，DODD M J，MIASKOWSKI C，et al. Mucositis pain induced by radiation therapy: prevalence, severity, and use of self-care behaviors. J Pain Symptom Manage，2006，32（1）：27-37.

[9] ELAD S，YAROM N，ZADIK Y，et al. The broadening scope of oral mucositis and oral ulcerative mucosal toxicities of anticancer therapies. CA Cancer J Clin，2022，72（1）：57-77.

第4单元 化疗性口炎

病案38 化疗性口炎

【述评】化疗性口炎

病案 38 化疗性口炎

图 3-4-38 病案 38 患者的口腔黏膜病损

A. 左侧舌腹黏膜充血,伴不规则糜烂和假膜 B. 左颊近口角区黏膜充血,伴不规则糜烂和假膜

图 3-4-38（续） C. 腭部黏膜充血，伴不规则糜烂和假膜

患者，男性，79 岁。

主诉 口腔糜烂 2 天。

病史 1 周前开始因"贲门胃底癌伴不全性梗阻"术后口服化疗药"替吉奥"，2 天前口腔糜烂。其他系统性疾病史包括"慢性支气管炎、肺气肿、中度慢性阻塞性肺疾病、窦性心动过缓、帕金森病、梅尼埃病、右侧三叉神经痛、尿路感染、前列腺增生"。否认药物过敏史。

检查 双颊、口底、牙槽嵴顶、舌腹、腭部黏膜可见多处面积从针尖大小到 20mm×10mm 不等的不规则糜烂面，黄白色假膜覆盖，周围黏膜充血发红（图 3-4-38）。

诊断 化疗性口炎。

诊断依据

1. 化疗史。

2. 化疗后数日即出现口腔黏膜广泛充血糜烂。

疾病管理

1. 药物治疗

2% 碳酸氢钠（小苏打）溶液 250mL×1 支 Sig. 含漱 t.i.d.

地塞米松针剂 1mL×5 支 Sig. 1∶50 稀释后含漱 t.i.d.

2. 布地奈德混悬液和注射用水各 1 支行雾化治疗，1～2 次 /d，连续 3 天。

【述评】化疗性口炎

化疗性口炎（chemotherapy stomatitis）又称化疗性口腔黏膜炎（chemotherapy oral mucositis），是化疗药物引起的口腔黏膜损伤，一般见于因实体瘤或血液系统恶性肿瘤而接受化疗的患者，也见于须进行造

血干细胞移植而接受化疗的患者[1,2]。

化疗是目前治疗癌症最有效的手段之一，但由于化疗药物缺乏选择性，因此也造成了一系列不良反应。其不仅对全身造成骨髓抑制、消化道反应、神经毒性等不良反应，同时也会产生多种口腔损害，例如：黏膜炎、口干、味觉异常、出血倾向、双膦酸盐相关性颌骨骨坏死[3]。化疗性口炎是其中一种较常见的口腔不良反应。

化疗性口炎病因明确，与化疗药物的毒性有关[4]。化疗药物的促细胞凋亡作用及其对 DNA 复制和细胞增殖的直接抑制作用将会导致上皮基底细胞的更新能力降低，继而出现黏膜萎缩、胶原蛋白分解，最终形成糜烂和溃疡。有学者认为，口腔黏膜微循环的改变、促炎细胞因子、口腔菌群的变化在化疗性口炎的发生进展中也起到了一定的作用[5-8]。

影响化疗性口炎发生发展的危险因素分为化疗方案因素和患者因素两大类。前者主要包括化疗药物的种类、剂量、化疗周期长短、给药方式等。后者主要包括年龄、营养状况、肝功能、肾功能、中性粒细胞计数、口腔的急慢性疾病、口腔的卫生状况、肿瘤类型、基因及遗传因素等[9]。

化疗性口炎的病程发展较为迅速，在给药后的第 1～2 周，黏膜出现萎缩、充血，1～2 天后便在非角化黏膜上出现广泛的糜烂溃疡。患者疼痛明显，影响营养及液体摄入，导致营养不良及脱水。黏膜屏障的破坏也促进了细菌、真菌、病毒的黏附和侵袭，且化疗导致的中性粒细胞减少使患者容易发生全身性感染，出现菌血症、败血症等。化疗性口炎是一种自限性疾病，如果没有继发感染，在化疗结束后 2～3 周内病损逐渐痊愈且不会留下瘢痕[10-12]。

2014 年，癌症支持治疗多国协会 / 国际口腔肿瘤学会（MASCC/ISOO）发布的黏膜炎临床实践指南中关于化疗性口炎的部分主要是针对其疼痛控制及预防[13]。含有吗啡的患者自控式镇痛泵、透皮芬太尼贴剂、2% 吗啡漱口水，0.5% 多虑平漱口水可以有效缓解化疗性口炎引起的疼痛。在预防化疗性口炎方面，首先要做到保持基本的口腔卫生；其次，口腔局部冷冻疗法、弱激光疗法及注射角质细胞生长因子 -1（帕利夫明）被黏膜炎临床实践指南推荐用于预防化疗性口炎。此处冷冻疗法是指在化疗药物开始输注后，患者口含冰块或冰条半小时，该法可有效预防化疗性口炎的发生。

中华口腔医学会新近发布的《放（化）疗性口腔黏膜炎的预防和治疗专家共识》推荐使用 WHO 分级标准[14]对化疗性口炎患者的病情严重程度进行分级以指导治疗。该专家共识中关于化疗性口炎的具体分级方式、预防和治疗建议均与前述放射性口炎相关内容均基本一致。

目前化疗性口炎的临床常用治疗方法与放射性口炎类似。

参 考 文 献

[1] LALLA R V, SAUNDERS D P, PETERSON D E. Chemotherapy or radiation-induced oral mucositis. Dent Clin North Am, 2014, 58(2): 341-349.

[2] KWON Y. Mechanism-based management for mucositis: option for treating side effects without compromising the efficacy of cancer therapy. Onco Targets Ther, 2016, 9: 2007-2016.

[3] CHAVELI-LÓPEZ B. Oral toxicity produced by chemotherapy: A systematic review. J Clin Exp Dent, 2014, 6 (1): e81-e90.

[4] HANNUN Y A. Apoptosis and the dilemma of cancer chemotherapy. Blood, 1997, 89 (6): 1845-1853.

[5] MILSTEIN D M, TE BOOME L C, CHEUNG Y W, et al. Use of sidestream dark-field (SDF) imaging for assessing the effects of high-dose melphalan and autologous stem cell transplantation on oral mucosal microcirculation in myeloma patients. Oral Surg Oral Med Oral Pathol Oral Radiol Endod, 2010, 109 (1): 91-97.

[6] SONIS S T. The biologic role for nuclear factor-kappaB in disease and its potential involvement in mucosal injury associated with anti-neoplastic therapy. Crit Rev Oral Biol Med, 2002, 13 (5): 380-389.

[7] LOGAN R M, GIBSON R J, SONIS S T, et al. Nuclear factor-kappaB (NF-kappaB) and cyclooxygenase-2 (COX-2) expression in the oral mucosa following cancer chemotherapy. Oral Oncol, 2007, 43 (4): 395-401.

[8] SOGA Y, MAEDA Y, ISHIMARU F, et al. Bacterial substitution of coagulase-negative staphylococci for streptococci on the oral mucosa after hematopoietic cell transplantation. Support Care Cancer, 2011, 19 (7): 995-1000.

[9] PICO J L, AVILA-GARAVITO A, NACCACHE P. Mucositis: its occurrence, consequences, and treatment in the oncology setting. Oncologist, 1998, 3 (6): 446-451.

[10] PETERSON D E, KEEFE D M, SONIS S T. New frontiers in mucositis. Am Soc Clin Oncol Educ Book, 2012: 545-551.

[11] CHEN Y K, HOU H A, CHOW J M, et al. The impact of oral herpes simplex virus infection and candidiasis on chemotherapy-induced oral mucositis among patients with hematological malignancies. Eur J Clin Microbiol Infect Dis, 2011, 30 (6): 753-759.

[12] MARRON A, CARRATALÀ J, GONZÁLEZ-BARCA E, et al. Serious complications of bacteremia caused by Viridans streptococci in neutropenic patients with cancer. Clin Infect Dis, 2000, 31 (5): 1126-1130.

[13] LALLA R V, BOWEN J, BARASCH A, et al. MASCC/ISOO clinical practice guidelines for the management of mucositis secondary to cancer therapy. Cancer, 2014, 120 (10): 1453-1461.

[14] ELAD S, YAROM N, ZADIK Y, et al. The broadening scope of oral mucositis and oral ulcerative mucosal toxicities of anticancer therapies. CA Cancer J Clin, 2022, 72 (1): 57-77.

第5单元　创伤性血疱和创伤性溃疡

病案 39　创伤性血疱

图 3-5-39　病案 39 患者的口腔黏膜病损：左舌缘舌腹黏膜见血疱

患者，女性，66 岁。

主诉　舌部起血疱 1 天。

病史　1 天前进食时不慎咬伤左舌缘后迅速出现蚕豆大小血疱，疼痛，之后未感觉持续增大。患"甲状腺功能减退症、高血压、高血脂、高胆固醇"，否认其他系统性疾病史及药物过敏史。

检查　左舌缘舌腹见 1 个 3mm×10mm 大小暗紫色血疱（图 3-5-39），35、36、37 舌缘尖锐。血常规和凝血功能正常。

诊断　创伤性血疱。

诊断依据

1. 咬伤史。

2. 咬伤后出现血疱。

3. 对应牙齿的边缘尖锐。

4. 血小板和凝血功能无异常。

疾病管理

1. 调磨 35、36、37 舌缘。

2. 药物治疗

肿痛安 0.28g×48 片 Sig. 0.56g t.i.d. p.o.

复方氯己定含漱液 300mL×1 支 Sig. 含漱 t.i.d.

地塞米松针剂 1mL×10 支 Sig. 疱破后 1：10 稀释后局部涂敷于创面 t.i.d.

病案 40　创伤性溃疡（创伤性血疱破溃后）

患者，男性，64 岁。

主诉　上腭起血疱后溃疡 5 天。

图 3-5-40　病案 40 患者的口腔黏膜病损：软腭右份黏膜见不规则糜烂溃疡，被覆黄白色假膜，周缘见少许白纹

病史 5 天前进食烫食后上腭迅速出现大血疱,后血疱破溃出现溃疡,疼痛剧烈,于当地医院查血常规正常,输液 2 天,后自服消炎药(具体不详)和"甲硝唑"至今,无明显疗效。否认系统性疾病史及药物过敏史。

检查 软腭右份黏膜见大面积不规则糜烂溃疡,黄白色假膜覆盖,周围见少量白纹(图 3-5-40)。

诊断 创伤性溃疡(创伤性血疱破溃后)。

诊断依据

1. 烫伤史。

2. 烫伤后出现血疱,血疱破溃后形成溃疡。

疾病管理

1. 药物治疗

肿痛安 0.28g×48 片 Sig. 0.56g t.i.d. p.o.

复方氯己定含漱液 300mL×1 支 Sig. 含漱 t.i.d.

地塞米松针剂 1mL×10 支 Sig. 1:10 稀释后局部涂敷 t.i.d.

重组人表皮生长因子喷剂 15mL×1 支 Sig. 局部使用 t.i.d.

2. 布地奈德混悬液和注射用水各 1 支行雾化治疗,1～2 次/d,连续 3 天。

病案 41 创伤性溃疡(压疮性溃疡)

图 3-5-41 病案 41 患者就诊各阶段口腔黏膜病损

A. 初诊见 45、46、47 残根,边缘锐利,对应右舌腹黏膜见溃疡,周缘发白患者，男性，68岁。

主诉 舌部溃疡20余天。

病史 20天前舌部右份出现溃疡1个，疼痛明显，自行涂敷多种药物（具体不详）均无好转。否认系统性疾病史及药物过敏史。

检查 右舌腹后份见4mm×5mm大小溃疡，质韧，表面被覆白色假膜。周围黏膜表面发白。45、46、47残根，边缘尖锐（图3-5-41A）。

诊断 创伤性溃疡（压疮性溃疡）。

诊断依据

1. 发生于老年患者。

2. 溃疡部位对应的残根边缘尖锐。

疾病管理

1. 磨除45、46、47残根的尖锐边缘，建议尽快拔除。

2. 药物治疗

复方氯己定含漱液300mL×1支 Sig. 含漱 t.i.d.

地塞米松针剂1mL×10支 Sig. 1:10稀释后局部涂敷 t.i.d.

3. 医嘱1周复诊，若溃疡无好转趋势，酌情切除活检。

后续 1周后复诊，右舌腹溃疡愈合（图3-5-41B）。

图3-5-41（续） B. 磨除45、46、47残根锐缘1周后复诊，对应右舌腹黏膜溃疡已愈合

病案42 创伤性溃疡（Bednar 溃疡）

图 3-5-42 病案42患儿的腭黏膜病损：硬腭中后份黏膜见溃疡，覆盖黄白色假膜

患儿，男性，70天龄。

主诉 上腭溃疡2周余。

病史 1月余前发现患儿上腭出现溃疡，逐渐变大，患儿哭闹。用奶瓶喂养。否认系统性疾病史及药物过敏史。

检查 硬腭中后份黏膜见5mm×10mm溃疡面，表浅，表面覆盖白色假膜（图3-5-42）。

诊断 创伤性溃疡（Bednar 溃疡）。

诊断依据

1. 发生于婴儿腭部。

2. 喂养方式为奶瓶喂养。

疾病管理

1. 药物治疗

0.9%氯化钠溶液 250mL×1支 Sig. 局部清洗 t.i.d.

口腔炎喷剂 15mL×1支 Sig. 挤喷 t.i.d.

2. 嘱更换为软质奶瓶嘴，调整喂养姿势。

病案43　创伤性溃疡（Riga-Fede溃疡）

图 3-5-43　病案 43 患儿舌腹黏膜病损：舌腹舌系带处黏膜见较深溃疡，周缘发白

患儿，男性，8岁。

主诉　舌下溃疡20天。

病史　20天前无明显诱因舌下出现1个溃疡，逐渐加深变大，疼痛。否认系统性疾病史及药物过敏史。

检查　舌腹舌系带处见 7mm×5mm 溃疡，凹陷，表面被覆黄白色假膜，周缘发白，质稍韧（图 3-5-43）。31、41 切嵴较锐，舌系带较短。

诊断　创伤性溃疡（Riga-Fede 溃疡）。

诊断依据

1. 发生于儿童舌腹舌系带处。

2. 舌系带较短，对应的新萌恒切牙较锐。

疾病管理

1. 调磨 31、41 尖锐切缘。

2. 药物治疗

复方氯己定含漱液 300mL×1 支 Sig. 局部清洗 t.i.d.

地塞米松针剂 1mL×10 支 Sig. 1∶30 稀释后局部涂敷 t.i.d.

重组人表皮生长因子凝胶 20g×1 支 Sig. 局部涂敷 q.d.

病案 44 创伤性溃疡（Riga-Fede 溃疡）

图 3-5-44　病案 44 患儿就诊各阶段口腔黏膜病损
A. 患儿初诊时舌部舌尖缺如，舌腹前份可见约 3cm×2cm 不规则溃疡，表面有渗出，可
见黄色假膜，边缘轻度水肿，色泽灰白，溃疡对应 71、81 切嵴较锐

患儿，女性，8 月龄。

主诉　舌下溃疡 1 个月。

病史　1 个月前发现患儿舌下米粒大小溃疡，于外院就诊，予以复方庆大霉素涂剂、干扰素喷雾剂等
药物治疗，效果欠佳。1 个月以来溃疡面积逐渐增大，触之出血，疼痛不适，影响进食，否认系统性疾病史
及药物过敏史。

检查　舌尖缺如，舌腹前份可见约 3cm×2cm 不规则溃疡，表面有渗出，可见黄色假膜，边缘轻度水
肿，色泽灰白；触痛明显，扪之稍韧。溃疡对应 71、81 切嵴较锐（图 3-5-44A）。

诊断　创伤性溃疡（Riga-Fede 溃疡）。

诊断依据

1. 发生于幼儿舌腹处。

2. 舌系带短，下颌新萌乳中切牙较锐利。

疾病管理

1. 调磨 71、81 尖锐切嵴边缘。

2. 药物治疗

醋酸曲安奈德注射液 20mg×1 支 Sig. 1∶40 兑水稀释后局部涂敷 t.i.d.

重组人表皮生长因子凝胶 20g×1 支 Sig. 局部涂敷 q.d.

后续　1个月后复诊，舌腹前份溃疡基本愈合，两侧各遗留直径5mm溃疡，被覆黄白色假膜，周缘发白（图3-5-44B）。

图3-5-44（续）　B. 治疗1个月后，舌腹前份溃疡基本愈合，两侧各遗留直径5mm溃疡，被覆黄白色假膜，周缘发白

病案45　创伤性溃疡（自伤性溃疡）

图3-5-45　病案45患儿的口腔黏膜病损：舌背左后份黏膜见溃疡，邻近黏膜发白

患儿,男性,8岁。

主诉 舌痛20余天。

病史 20余天前患儿因自觉舌头痒而反复用手指刮擦舌背,之后出现疼痛,在外院用药(具体不详),效果不佳。否认系统性疾病史及药物过敏史。

检查 舌背左后份黏膜见1个3mm×5mm溃疡,凹陷,表面被覆黄色假膜,质稍韧,周围黏膜发白(图3-5-45)。

诊断 创伤性溃疡(自伤性溃疡)。

诊断依据

1. 发生于好动的小男孩。

2. 有自伤史,且与溃疡部位契合。

处理

1. 药物治疗

地塞米松针剂1mL×10支 Sig. 1:30稀释后局部涂敷 t.i.d.

重组人表皮生长因子凝胶20g×1支 Sig. 局部涂敷 q.d.

2. 嘱戒除手指刮舌的不良习惯。

【述评】创伤性血疱和创伤性溃疡

创伤性血疱(traumatic mucosal hematoma)指因食用过烫食物、咀嚼大块干硬食物或吞咽过快、咬伤而致口腔黏膜出现的血疱,又称黏膜血疱(mucosal hematoma)。

因急食擦伤引起的血疱多发生于软腭和软硬腭交界处。血疱迅速扩大,疼痛不明显,有异物感。初起疱液鲜红,随即变为紫黑色,疱壁薄,容易破裂,破裂后遗留鲜红色疱底创面,形成糜烂或溃疡,疼痛明显,影响吞咽。因咬伤引起的血疱常位于口角区、双颊咬合线区或舌缘,对应牙齿边缘常尖锐。疱破后形成溃疡和糜烂,愈合较快。

创伤性血疱应与血小板减少性紫癜引起的口腔黏膜血疱鉴别。后者引起的血疱常多发,无明显急食史。血常规检查血小板计数极低,凝血功能异常[1]。此外,还应与血友病等血液系统疾病引起的口腔黏膜血疱鉴别。

在排除血液系统疾病前提下,对较大未破血疱可用消毒针筒抽取疱血,或刺破疱壁放去瘀血;对较小血疱可暂不予处理;对已破血疱可用消毒手术剪刀修整残余疱壁,然后对遗留的溃疡或糜烂进行局部治疗。复方氯己定含漱液或0.05%氯己定或0.01%地塞米松溶液含漱,3次/d;重组人表皮生长因子凝胶或外用溶液涂敷患处,1次/d;曲安奈德口腔软膏或0.1%地塞米松软膏涂敷患处,3次/d;止痛制剂可选用复方甘菊利多卡因凝胶或复方苯佐卡因凝胶。此外,若创伤性血疱破溃后创面较大,可配合超声雾化治疗,超声雾化治疗药物为布地奈德混悬液和注射用水。

创伤性溃疡(traumatic ulceration)是由物理性、机械性或化学性刺激引起的病因明确的黏膜病损。根据创伤性刺激因素的不同,可分为以下类型。

压疮性溃疡(debubitalulcer):多见于老年人,因残根、残冠或不良修复体长期损伤黏膜所致,也可因下颌前牙舌侧堆积大量牙石压迫刺激对应口底黏膜所致。溃疡常深及黏膜下层,边缘轻度隆起,色泽灰白,伴疼痛[2]。

Bednar 溃疡(Bednar ulcer):由婴儿吮吸拇指或因奶瓶嘴过硬所引起。固定发生于硬腭中线处或双侧翼钩处黏膜表面,若双侧发生则常呈对称性分布。溃疡表浅,婴儿哭闹不安,拒食。

Riga-Fede 溃疡(Riga-Fede ulcer):专指发生于幼儿或儿童舌腹的溃疡(图16)。因过短的舌系带和过锐的新萌中切牙长期摩擦引起,舌系带处充血、肿胀、溃疡[3]。经久不愈则易出现化脓性肉芽肿(现已更名为获得性毛细血管瘤),扪诊质常较韧。

图16 幼儿舌腹 Riga-Fede 溃疡

自伤性溃疡(factitial ulcer):与不良习惯和自伤行为有关,如习惯性咬颊、咬舌、咬唇或以手指、异物等刺激口腔软组织,引起相应部位发生溃疡,常发生于性情好动的青少年,好发于下唇、舌缘黏膜及颊脂垫尖处(图17)。除了局部刺激因素,全身因素如铅中毒、缺锌、神经系统器质性病变、癫痫、智力障碍、心理精神异常(如注意缺陷多动障碍、抽动障碍等)都与该病发生相关。溃疡常较深,长期不愈者基底略硬或有肉芽组织,疼痛常不明显,有时有痒感。此种经久不愈的溃疡若对药物治疗不敏感,可采取手术切除治疗[4]。

化学灼伤性溃疡:常因误服强酸强碱等引起,或因口腔治疗操作不当,造成碘酚等腐蚀性药物外溢所致,也见于患者因牙痛而自行贴敷蜂胶、贴敷阿咖酚散(俗称"头痛粉")(图18)、口含阿司匹林或用白酒含漱(图19)等引起。溃疡表面常有易碎的白色薄膜,溃疡表浅,疼痛明显。

热灼伤性溃疡:常见于误饮烫的水或饮料所致,多表现为较大糜烂面或浅表溃疡,疼痛明显。

图 17 患者癫痫发作时咬伤舌背形成的自伤性溃疡

图 18 贴敷阿咖酚散引起的化学灼伤性溃疡

因化学灼伤或热灼伤引起的溃疡，若病损广泛，也可诊断为原发性接触性口炎。

根据明确的病因和病史，且溃疡部位和形态往往与机械性和理化性刺激因子相契合，无复发史，去除刺激因素后，溃疡很快明显好转或愈合，较易诊断创伤性溃疡。

创伤性溃疡的治疗首先应尽快去除刺激因素，包括拔除残根、残冠，磨改或用复合树脂覆盖过锐牙尖和边缘嵴，修改不良修复体，纠正咬唇咬颊不良习惯等。对于 Bednar 溃疡，应改变婴儿喂食方式，可更换为质软奶嘴，不用奶瓶改用小匙喂食，或扩大奶嘴头的出孔孔径。对于 Riga-Fede 溃疡，除改变婴儿喂

图 19　含漱白酒引起的化学灼伤性溃疡

养方式(停止使用奶瓶、改用小匙喂食)外,可调磨牙齿切嵴,或可手术矫正舌系带过短,病变严重且保守治疗无效时可采取拔牙或手术切除溃疡等。对于自伤性溃疡,应嘱患者戒除吮咬唇颊和吮咬舌等不良习惯,还可请儿童正畸科医生制作唇挡、颊屏以矫正吮咬唇颊的习惯,必要时请精神心理卫生医生评估排除或积极治疗抽动症、强迫症等。

　　去除刺激因素后的局部治疗可供选择的药物包括:复方氯己定含漱液或 0.05% 氯己定或 0.01% 地塞米松溶液含漱,3 次 /d;重组人表皮生长因子凝胶或喷剂涂敷患处,1 次 /d,有癌变倾向的创伤性溃疡慎用该药;曲安奈德口腔软膏、0.1% 地塞米松软膏,或醋酸泼尼松龙注射液、曲安奈德注射液(1:5 稀释)、复方倍他米松注射液(1:30 稀释),涂敷患处,3 次 /d,6 岁以下患儿慎用糖皮质激素制剂,但若病情较重也可酌情局部使用;止痛制剂可选用复方甘菊利多卡因凝胶或复方苯佐卡因凝胶。经上述措施治疗后仍经久不愈的深大溃疡,尤其是发生于老年患者的,应行活检排除癌变。

参 考 文 献

[1]　SAWAIR F A. Recurrent aphthous stomatitis: do we know what patients are using to treat the ulcers? J Altern Complement Med, 2010, 16(6): 651-655.

[2]　SANTANGELO A, TESTAÌ M, OSSINO M C, et al. Management and treatment of decubital ulcers of an elderly population in the assisted sanitary residence of Futura-Viagrande(Catania, Sicily, Italy). Arch Gerontol Geriatr, 2009, 48(3): 332-334.

[3]　VAN DER MEIJ E H, de Vries T W, EGGINK H F, et al. Traumatic lingual ulceration in a newborn: Riga-Fede disease. Ital J Pediatr, 2012, 38: 20.

[4]　周曾同. 口腔黏膜病疑难病案分析. 北京: 中国中医药出版社, 2015.

病案46　坏死性唾液腺化生

图 3-6-46　病案 46 患者的口腔黏膜病损：硬腭左份见近椭圆形溃疡，边界清楚，边缘略隆起

患者，男性，70 岁。

主诉　上腭烧灼感 10 天。

病史　10 天前上腭出现烧灼感，伴麻木，进食时略感疼痛，自检发现有"溃疡"。于当地医院查血常规和血糖未见明显异常。服用"阿莫西林和甲硝唑"效果不佳。夜间常"发热"出汗。否认系统性疾病史及药物过敏史。

检查　硬腭左份见 1cm×0.5cm 大小近椭圆形溃疡，边界清楚，边缘略隆起（图 3-6-46），邻近黏膜未见充血发红。基底平整，少许黄色假膜覆盖。

初步诊断　腭部溃疡待诊。

疾病管理

1. 药物治疗

地塞米松针剂 1mL×10 支 Sig. 1∶10 稀释后局部涂敷 t.i.d.

2. 胸部 X 线检查未见明显异常。

3. 用药 1 周后复诊，病情无明显好转。遂行活检，结果示坏死性唾液腺化生。

诊断　坏死性唾液腺化生。

诊断依据

1. 腭部黏膜溃疡。

2. 活检证实。

后续处理　由于该病具有自限性，嘱患者注意口腔卫生，防止继发感染。活检 4 周后自行愈合。随访 1 年未见复发。

病案 47　坏死性唾液腺化生

图 3-6-47　病案 47 患者就诊各阶段口腔黏膜病损
A. 初诊时见硬腭中线偏右处深大溃疡，边界清楚，边缘略隆起

患者，男性，39 岁。

主诉　上腭出现溃疡 20 天。

病史　20 天前发现上腭出现溃疡，自行使用抗生素（具体不详）1 周后无明显好转，且病损逐渐变大，否认腭部创伤史。否认系统性疾病史及药敏史。

检查 硬腭中线偏右处有1处大小约20mm×5mm的长裂隙状峡谷样深溃疡,边缘隆起(图3-6-47A),溃疡表面有大量的黄白色假膜,触诊质韧,触痛(−)。

初步诊断 腭部溃疡待诊。

疾病管理

1．血常规、血糖、肝功能、肾功能、HIV抗体和梅毒血清学检查(−)。

2．CBCT:示硬腭水平板未见明显吸收破坏。

3．切取硬腭溃疡前份活检,HE染色示腭黏膜上皮呈乳头状增生,固有层血管增生扩张,纤维组织增生,慢性炎症细胞浸润。

4．第一次活检术后1周,携首次活检后病理报告复诊时观察到原溃疡的边缘似有愈合趋势(图3-6-47B)。

图3-6-47(续) B. 复诊时见硬腭溃疡边缘似有愈合趋势

5．建议二次活检,HE染色示腭黏膜上皮呈假上皮瘤样增生,腺导管上皮呈明显的鳞状化生,黏膜下形成鳞状细胞巢。会诊意见:坏死性唾液腺化生。

诊断 坏死性唾液腺化生。

诊断依据

1．腭部黏膜溃疡。

2．活检证实。

疾病管理

因该病具有自限性、自愈性,嘱患者注意口腔清洁,防止继发感染。

后续 第一次活检8周后自行愈合(图3-6-47C)。随访22个月未见复发。

图 3-6-47（续）　C. 第一次活检 8 周后硬腭溃疡完全愈合

【述评】坏死性唾液腺化生

坏死性唾液腺化生（necrotizing sialometaplasia，NS）是一种发生在唾液腺的非肿瘤性并有自愈倾向的良性病变。主要病理改变为小唾液腺及邻近组织局部缺血而发生的坏死性炎症[1]。

该病病因为受物理、化学损伤等而造成的局部缺血。主要由机械创伤引起，如拔上颌牙不慎损伤、气管插管、配戴义齿等。口腔局麻（利多卡因等药物性血管收缩、组织抵抗造成的压力增高）、吸烟、酗酒、吸食可卡因等也可引起。此外，还报道有上呼吸道感染、继发于动脉粥样硬化栓塞等可能的致病因素[1,2]。近来，暴食症（bulimia）作为病因，越来越受到关注。暴食症好发于中青年女性，表现为周期性的暴饮暴食，之后是一些补偿行为，包括手抠呕吐、过度锻炼、滥用泻药、灌肠等。手抠呕吐时，手指的机械刺激和胃反流物的化学刺激都可诱发 NS，故遇到年轻女性患者，正常体重或者更轻者，应注意询问有无该病史[3,4]。

NS 好发于 40 岁以上男性[4]，男女比例为 2:1～3:1[5]，可发生在任何有唾液腺的组织。多表现为单侧硬腭后份或软硬腭交界处的单个溃疡，还可发生于舌部、鼻腔、喉部、上颌窦、扁桃体等[6,7]。溃疡有时疼痛剧烈，可出现于黏膜病变之前，发展迅速，常较深，可达骨面，仅有少量病例报道 NS 可导致腭骨全层的破坏[8]。溃疡局限，边界清楚，直径 1～3cm，边缘发红而隆起，底部见肉芽组织。NS 具有自限性，一般持续 3～12 周自行愈合[7]。亦有少数病案表现为腭部具有波动感的肿块，经活检可诊断为 NS，后可自愈[9,10]。本单元病案 47 首次报道 1 例发生于硬腭中线处、以峡谷样深溃疡为表现且不伴有腭骨骨质破坏的 NS 病例。

该病仅根据临床表现易与鳞状细胞癌等恶性疾病混淆，诊断主要依靠组织病理学检查。NS 的病理特点主要包括：溃疡周围的黏膜上皮呈假上皮瘤样增生，唾液腺导管和腺泡有广泛的鳞状上皮化生，腺小叶坏死但仍保留其基本形态，黏液外漏形成黏液池，可有继发炎症[1]。HE 染色仍是诊断金标准，无确定的免疫表型，但有研究显示相比鳞状细胞癌，NS 组织中 Ki-67、p53 低表达 [11]，calponin 高表达 [12]，可作为辅助诊断。本单元病案 46 因患者夜间发热出汗，故在对症治疗观察疗效的 1 周内建议患者行胸部 X 线检查，以排除结核。病案 47 患者第一次活检后复诊时，硬腭溃疡边缘似有愈合趋势，这是 NS 诊断的重要特征之一，为明确诊断，应该进行第二次活检，以避免不必要的药物治疗和手术。

因该病具有自限性，支持治疗和止痛抗菌等对症治疗即可。预后良好，复发少见。手术切除等过度治疗不可取。但对于较大创面，为了缩短愈合时间、防止继发感染，可使用外科清创术 [7]。当 NS 与恶性肿瘤（如腺样囊性癌）并存时 [13]，情况就更加复杂难辨，活检和手术部位范围的确定变得极其关键，既要选准活检部位，防止漏诊恶性病变；又不能过度治疗，将 NS 病变一并扩大切除。这时就主要依靠术中冷冻切片检查，并注意定期随访观察。

参 考 文 献

[1] CARLSON D L. Necrotizing sialometaplasia: a practical approach to the diagnosis. Arch Pathol Lab Med, 2009, 133(5): 692-698.

[2] FAVA M, CHERUBINI K, YURGEL L, et al. Necrotizing sialometaplasia of the palate in a cocaine-using patient. A case report. Minerva Stomatol, 2008, 57(4): 199-202.

[3] IMAI T, MICHIZAWA M. Necrotizing sialometaplasia in a patient with an eating disorder: palatal ulcer accompanied by dental erosion due to binge-purging. J Oral Maxillofac Surg, 2013, 71(5): 879-885.

[4] SOLOMON L W, MERZIANU M, SULLIVAN M, et al. Necrotizing sialometaplasia associated with bulimia: case report and literature review. Oral Surg Oral Med Oral Pathol Oral Radiol Endod, 2007, 103(2): e39-e42.

[5] PENNER C R, THOMPSON L D. Necrotizing sialometaplasia. Ear Nose Throat J, 2003, 82(7): 493-494.

[6] RANDHAWA T, VARGHESE I, SHAMEENA P, et al. Necrotizing sialometaplasia of tongue. J Oral Maxillofac Pathol, 2009, 13(1): 35-37.

[7] KAPLAN I, ALTERMAN M, KLEINMAN S, et al. The clinical, histologic, and treatment spectrum in necrotizing sialometaplasia. Oral Surg Oral Med Oral Pathol Oral Radiol, 2012, 114(5): 577-585.

[8] DAUDIA A, MURTY G E. First case of full-thickness palatal necrotizing sialometaplasia. J Laryngol Otol, 2002, 116(3): 219-220.

[9] OLIVEIRA ALVES M G, KITAKAWA D, CARVALHO Y R, et al. Necrotizing sialometaplasia as a cause of a non-ulcerated nodule in the hard palate: a case report. J Med Case Rep, 2011, 5: 406.

[10] BRANNON R B, FOWLER C B, HARTMAN K S. Necrotizing sialometaplasia. A clinicopathologic study of sixty-nine cases and review of the literature. Oral Surg Oral Med Oral Pathol, 1991, 72(3): 317-325.

[11] DADFARNIA T, MOHAMMED B S, ELTORKY M A. Significance of Ki-67 and p53 immunoexpression in the differential diagnosis of oral necrotizing sialometaplasia and squamous cell carcinoma. Ann Diagn Pathol, 2012, 16(3): 171-176.

[12] RIZKALLA H, TONER M. Necrotizing sialometaplasia versus invasive carcinoma of the head and neck: the use of myoepithelial markers and keratin subtypes as an adjunct to diagnosis. Histopathology, 2007, 51(2): 184-189.

[13] LEE D J, AHN H K, KOH E S, et al. Necrotizing sialometaplasia accompanied by adenoid cystic carcinoma on the soft palate. Clin Exp Otorhinolaryngol, 2009, 2(1): 48-51.

第7单元　口腔黏膜嗜酸性溃疡

病案48　口腔黏膜嗜酸性溃疡

【述评】口腔黏膜嗜酸性溃疡

病案48　口腔黏膜嗜酸性溃疡

图3-7-48　病案48患者就诊各阶段口腔黏膜病损

A. 初诊时右颊后下份见不规则增生物,表面溃疡被覆黄白色假膜　B. 初诊时46、47颊侧牙龈见不规则溃疡,被覆黄白色假膜患者,男性,81岁。

主诉 右颊及右下大牙牙龈肿胀不适2个月。

病史 2个月前自觉右颊黏膜及右下大牙牙龈无明显诱因肿胀不适,偶有刷牙时牙龈出血,未治疗。既往有"高血压、高血压性心脏病、心房颤动、脑卒中、慢性阻塞性肺疾病、前列腺增生、胆结石"病史,否认家族史及药物过敏史。

检查 右颊黏膜下份可见一大小约 25mm×10mm 不规则增生物,表面见 14mm×5mm 被覆较厚黄白色假膜的溃疡(图 3-7-48A),增生物质地稍韧,基底无浸润感,无触痛。46、47 颊侧牙龈可见一长约 30mm×5mm 不规则溃疡面,表面覆盖黄白色假膜(图 3-7-48B),边缘质稍韧,无触痛;口腔卫生较差,牙石Ⅲ度。

初步诊断 右颊增生物、右下颌牙龈溃疡待诊。

进一步检查

1. 血常规检查示红细胞 $6.04×10^{12}$/L↑(正常值 $3.5×10^{12}$~$5.5×10^{12}$/L),平均红细胞体积 69.70fL↓(正常值 80~100fL)、平均红细胞血红蛋白 21.70pg↓(正常值 27~34pg)、平均红细胞血红蛋白浓度 311.00g/L↓(正常值 316~354g/L),嗜酸性粒细胞 $0.64×10^9$/L↑(正常值 $0.02×10^9$~$0.52×10^9$/L);随机血糖、凝血功能检查未见明显异常;感染性疾病(乙肝、丙肝、梅毒、艾滋病)标志物检查除乙肝表面抗体、核心抗体阳性外,其余项目均为阴性。大便常规未查见寄生虫卵。

2. 心电监护下分别切取右颊增生物及右下颌磨牙颊侧牙龈黏膜溃疡组织活检,病理结果显示,黏膜重度发炎伴糜烂/溃疡形成,固有层较多嗜酸性粒细胞浸润,嗜酸性溃疡待排。

3. 携活检病理报告复诊时(活检后1周)口腔黏膜检查右颊增生物及表面溃疡,46、47 颊侧牙龈溃疡面积明显缩小(图 3-7-48C、D)。

诊断 口腔黏膜嗜酸性溃疡。

诊断依据

1. 右侧颊黏膜和牙龈黏膜溃疡。

2. 病理检查可见黏膜下密集的弥漫性多形性炎细胞浸润,以嗜酸性粒细胞为主。

3. 活检后有自愈倾向。

疾病管理

1. 药物治疗

地塞米松针剂 1mL×10 支 sig. 1:10 稀释后局部涂敷 t.i.d.

制霉素片 50 万单位×100 片 sig. 1 片碾细与 15mL 纯净水混匀,局部涂敷 t.i.d.

2. 建议行牙周基础治疗。

3. 若病情稳定,1个月后复查。

后续处理 用药1个月后复诊,右颊增生物及右下颌牙龈溃疡完全愈合(图 3-7-48E、F)。再次嘱患者行牙周治疗,注意口腔卫生,密切观察。随访3个月未复发。

图 3-7-48（续） C. 活检术后 1 周右颊黏膜增生物和表面溃疡明显缩小　D. 活检术后 1 周 46、47 颊侧牙龈溃疡明显缩小

图 3-7-48（续） E. 局部用药 1 个月后复诊，右颊增生物完全消退，表面溃疡完全愈合
F. 局部用药 1 个月后复诊，46、47 颊侧牙龈溃疡完全愈合

【述评】口腔黏膜嗜酸性溃疡

口腔黏膜嗜酸性溃疡（eosinopbilic ulcer of oral mucosa，EUOM）是一种少见的发生在口腔黏膜的慢性、良性、自限性疾病。其主要病理特点为黏膜下以嗜酸性粒细胞为主的多形性炎症细胞浸润[1]。有学者将发生在婴幼儿的以嗜酸性粒细胞浸润并混有其他炎症细胞浸润为特征的 Riga-Fede 溃疡也归为该病[2]。

EUOM 病因不明确，多认为与创伤有关，包括意外咬伤或烫伤、牙萌出、牙充填体及义齿导致的慢性咬合创伤等，因此又称为创伤性嗜酸性肉芽肿（traumatic eosinophilic granuloma，TEG）、伴基质嗜酸细胞

增生创伤性溃疡性肉芽肿（traumatic ulcerative granuloma with stromal eosinophilia，TUGSE）、口腔创伤性肉芽肿（oral traumatic granuloma，OTG）等[3,4]。该病的发病机制存在争议，多认为毒素、微生物、内源性降解产物或外来蛋白质等抗原通过创伤所致溃疡进入易感人群的结缔组织，引起嗜酸性粒细胞反应性增生，尽管嗜酸性粒细胞具有一定的修复性，但与其他创伤性溃疡中的嗜酸性粒细胞相比，EUOM 中的嗜酸性粒细胞合成的转化生长因子（transforming growth factor，TGF）较少[5]，致使愈合延迟。此外，嗜酸性粒细胞可产生肿瘤坏死因子等细胞因子，进一步诱导组织损伤[5,6]，组织中过量的肥大细胞和嗜酸性粒细胞还可引起类似于 I 型变态反应的病理变化，最终导致组织破坏[7]。

EUOM 好发于儿童和老年人，多认为无明显性别差异，也有报道男性多于女性，最常见于舌、颊部，也可见于口底、唇及磨牙后区。病变以单发溃疡为主要表现，一般表面无污秽假膜，溃疡边缘隆起，周围可伴有过角化，基底出现硬结[8]，可能有类似癌性溃疡的表现，但具有自限性，多数会在 1 个月内自行消退，偶有复发（<15%）[1]，病程 1~32 周不等[2,9]。EUOM 有时无溃疡，仅表现为硬结，但有出现溃疡的倾向[2]。

该病表现为溃疡时，临床上常与癌性溃疡、腺周口疮、结核性溃疡、硬下疳、坏死性唾液腺化生等相混淆。部分仅表现为增生的肿物或结节的病损，即使镜下表现为嗜酸性粒细胞为主的慢性炎症，也常常与血管淋巴样增生伴嗜酸性粒细胞增多症（angiolymphoid hyperplasia with eosinophilia，ALHE）、非典型组织细胞肉芽肿（atypical histiocytic granuloma，AHG）等难以区分。因此，临床诊断时应结合临床表现和组织病理学检查综合分析。EUOM 的病理表现主要包括：黏膜下以嗜酸性粒细胞为主的密集的弥漫性多形性炎细胞浸润，可延伸至黏膜下层、肌层和唾液腺深处，溃疡基底部由形态不佳的肉芽组织组成，毛细血管可增多，偶见细胞异型性[8,10]。电镜显示无病毒颗粒，无朗格汉斯细胞体或 X 粒子，也无细胞异常增生；部分肌原纤维局部坏死伴肌丝和 Z 线的丧失；毛细血管腔增大或闭合，基底膜则变薄或裂开，外周可见丰富的胶原纤维、组织细胞、巨噬细胞和嗜酸性粒细胞[11]。免疫组化染色显示，大多数 T 细胞 CD30、CD3 和 T 细胞细胞质内抗原 1（T 细胞谱系标志物）阳性，且 10%~50% 细胞高表达 Ki-67[7,12]。病案 48 即是根据临床表现和组织病理学特征进行诊断的。

该病多由创伤引起，因此治疗应首先去除创伤因素。若去除创伤因素后病损仍持续不愈合，可酌情活检，并局部给予消炎防腐药物、糖皮质激素制剂及止痛药物等以减轻术后疼痛、促进愈合。该病具有活检后自愈倾向。研究表明，活检手术可激活类似正常伤口愈合的修复过程，表现为 TGF-α 和 TGF-β 高表达，这弥补了 EUOM 嗜酸性粒细胞转化生长因子（TGF）合成能力不足，因此促进了病损愈合。EUOM 的预后通常良好，但有一定复发性，愈合后仍需定期随访观察。

参 考 文 献

[1] MEZEI M M, TRON V A, STEWART W D, et al. Eosinophilic ulcer of the oral mucosa. J Am Acad Dermatol, 1995, 33(5 Pt 1): 734-740.

[2] ELZAY R P. Traumatic ulcerative granuloma with stromal eosinophilia(Riga-Fede's disease and traumatic eosinophilic granuloma). Oral Surg Oral Med Oral Pathol, 1983, 55(5): 497-506.

[3] ZAIN R，ABDUL HAMID J，AWANG M N. Traumatic granuloma/eosinophilic ulcer. Ann Acad Med Singap，1986，15（3）：451-453.

[4] MAIN J H. Traumatic ulcerative granuloma with stromal eosinophilia. Oral Surg Oral Med Oral Pathol，1983，56（5）：536.

[5] SARANGARAJAN R，VAISHNAVI VEDAM V K，SIVADAS G，et al. Traumatic ulcerative granuloma with stromal eosinophilia - Mystery of pathogenesis revisited. J Pharm Bioallied Sci，2015，7（Suppl 2）：S420-S423.

[6] MARSZAŁEK A，NESKA-DŁUGOSZ I. Traumatic ulcerative granuloma with stromal eosinophilia. A case report and short literature review. Pol J Pathol，2011，62（3）：172-175.

[7] HIRSHBERG A，AMARIGLIO N，AKRISH S，et al. Traumatic ulcerative granuloma with stromal eosinophilia: a reactive lesion of the oral mucosa. Am J Clin Pathol，2006，126（4）：522-529.

[8] HAMIE L，HAMIE M，KURBAN M，et al. Eosinophilic ulcer of the oral mucosa: An update on clinicopathologic features，pathogenesis，and management. Int J Dermatol，2022，61（11）：1359-1363.

[9] EL-MOFTY S K，SWANSON P E，WICK M R，et al. Eosinophilic ulcer of the oral mucosa. Report of 38 new cases with immunohistochemical observations. Oral Surg Oral Med Oral Pathol，1993，75（6）：716-722.

[10] SEGURA S，PUJOL R M. Eosinophilic ulcer of the oral mucosa: a distinct entity or a non-specific reactive pattern? Oral Dis，2008，14（4）：287-295.

[11] TANG T T，GLICKLICH M，HODACH A E，et al. Ulcerative eosinophilic granuloma of the tongue. A light- and electron-microscopic study. Am J Clin Pathol，1981，75（3）：420-425.

[12] SALISBURY C L，BUDNICK S D，LI，S Y. T-cell receptor gene rearrangement and CD30 immunoreactivity in traumatic ulcerative granuloma with stromal eosinophilia of the oral cavity. Am J Clin Pathol，2009，132（5）：722-727.

口腔黏膜大疱性疾病

病案 49　寻常型天疱疮（黏膜皮肤型）

患者，男性，34 岁。

主诉　上腭起疱 3 个月。

病史　3 个月前不明原因出现上腭起疱，疼痛明显，进食时加重。被诊断为"真菌性口炎"，治疗无明显效果。10 天前头皮、腋下、鼻部皮肤出现水疱并破溃，牙龈也出现溃烂。否认系统性疾病史及药物过敏史。

检查　双侧软腭各见一处大面积、不规则、界限清楚的鲜红色糜烂，表面干净，假膜少，周围黏膜无明显炎性反应。双侧后下牙颊侧牙龈、对应颊黏膜均见多处小糜烂，有黄白色假膜和残留疱壁覆盖，可揭去，尼氏征阳性。鼻部皮肤和黏膜见水疱、糜烂，糜烂面表面有痂覆盖。右腋窝、背部、颈部皮肤、头顶部头皮可见数处糜烂和黄痂（图 4-1-49）。

初步诊断　寻常型天疱疮？

进一步检查

1. 血常规、血糖、凝血功能、肝功能、肾功能、乙肝标志物定量检测、丙肝抗体、HIV 抗体、梅毒血清学检测、小便常规检查均未见明显异常。

2. 切取右颊外观正常黏膜组织活检，常规 HE 染色检查示上皮内疱，符合寻常型天疱疮；DIF 示 IgG、C3 在上皮细胞间网状沉积。

3. 胸片、腹部 B 超未见明显异常。

诊断　寻常型天疱疮（黏膜皮肤型）。

图 4-1-49　病案 49 患者的口腔黏膜病损和皮肤病损

A. 双侧软腭黏膜均见大面积、不规则、界限清楚的鲜红色糜烂,表面干净,无假膜,周围黏膜色泽正常
B. 右下颌后牙颊侧牙龈、对应颊黏膜均见多处小糜烂面,被覆黄白色假膜　C. 鼻部皮肤和黏膜见水疱、糜烂和痂

图 4-1-49（续） D. 颈部皮肤见薄壁松软水疱 E. 右侧腋窝皮肤见水疱和糜烂 F. 头顶部头皮见糜烂和黄痂

诊断依据

1. 慢性起病。

2. 口腔黏膜、皮肤均出现水疱。

3. 糜烂面特点 界清、不规则、表面干净、周围黏膜无明显炎症反应。

4. 尼氏征阳性。

5. 组织病理学检查（常规 HE 染色和 DIF）证实。

疾病管理

1. 药物治疗

4% 碳酸氢钠（小苏打）溶液 250mL×1 瓶 Sig. 含漱 t.i.d.

复方氯己定含漱液 300mL×1 支 Sig. 含漱 t.i.d.

地塞米松针剂 1mL×10 支 Sig. 1∶10 稀释后局部涂敷 t.i.d.

2. 布地奈德混悬液和注射用水各 1 支行雾化治疗，1～2 次 /d，连续 7 天。

3. 建议皮肤病科住院治疗。

病案 50 寻常型天疱疮（黏膜主导型）

患者，女性，48 岁。

主诉 口腔溃烂疼痛 1 个月。

图 4-1-50 病案 50 患者的口腔黏膜病损

A. 右下颌后牙颊侧牙龈和前庭沟、右颊后份黏膜见多处不规则糜烂，被覆黄白色假膜

图 4-1-50（续） B. 左下颌后牙颊侧牙龈和前庭沟黏膜见多处鲜红色不规则、界清的糜烂面，周围黏膜未见明显炎症反应 C、D. 双侧舌腹黏膜见不规则糜烂面和残留疱壁

图 4-1-50（续） E、F. 双侧翼下颌皱襞和软腭黏膜见多处不规则糜烂，右侧糜烂面呈鲜红色

病史 1个月前无明显诱因开始出现口腔溃烂疼痛，进食辛辣刺激食物疼痛加重。于当地医院诊断为"口腔扁平苔藓"，药物治疗（具体不详）无效。平素体质差，易"感冒"，睡眠差。患"鼻窦炎、宫颈糜烂"。否认其他系统性疾病史及药物过敏史。

检查 右下颌后牙颊侧牙龈和前庭沟、右颊后份黏膜见多处不规则糜烂，被覆黄白色假膜；左下后牙颊侧牙龈和前庭沟黏膜见多处鲜红色不规则、界清的糜烂面，周围黏膜未见明显炎症反应；双侧舌腹黏膜见不规则糜烂和残留疱壁；双侧翼下颌皱襞和软腭黏膜多处不规则糜烂，右侧糜烂面呈鲜红色（图4-1-50）。34、35、37、38、47、48对应口底和16、17、27颊侧牙龈也见多处不规则糜烂面。尼氏征可疑。皮肤、头皮未见水疱。

初步诊断　大疱性疾病？

进一步检查

1．血常规、血糖、肝功能、肾功能、凝血功能均未见明显异常。

2．酶联免疫吸附试验（ELISA）检测大疱性疾病血清特异性抗体示抗桥粒芯糖蛋白3（Dsg3）抗体为88.00↑（>20.00 阳性），抗桥粒芯糖蛋白1（Dsg1）抗体和抗大疱性类天疱疮抗原180（BP180）抗体未见异常。

3．切取右颊黏膜糜烂面附近的外观正常的黏膜行组织活检，常规 HE 染色检查示符合寻常型天疱疮改变，DIF 示 IgG、C3 在上皮细胞间网状沉积。

诊断　寻常型天疱疮（黏膜主导型）。

诊断依据

1．慢性起病。

2．部分糜烂面界清、不规则、表面干净、周围黏膜无明显炎症反应；部分糜烂面周围有残留疱壁。

3．组织病理学和免疫病理学检查（常规 HE 染色和 DIF）证实。

4．ELISA 检测大疱性疾病血清特异性抗体示抗桥粒芯糖蛋白3（Dsg3）抗体明显增高。

疾病管理

1．糖皮质激素治疗前需完善的检查和结果如下。

（1）电解质和乙肝标志物定量检测、丙肝抗体、HIV 抗体、梅毒血清学检测（以上检查也可提前至活检前抽血检查时一并进行）均未见异常。血压正常。大便常规及隐血、小便常规正常。结核菌素试验 PPD（+）。胸部 CT 正常，全腹部 CT 显示阴道右侧壁高密度结节，左侧附件区钙化。骨密度检测未见明显异常。

（2）因 PPD（+），于四川大学华西医院结核门诊会诊，会诊结果排除了结核病；于妇科会诊腹部 CT 异常，诊断为宫颈炎、阴道前壁膨出、盆腔积液、宫颈纳氏囊肿，并予以相应药物治疗。

2．药物治疗

醋酸泼尼松 5mg×84 片 Sig. 40mg 晨起时口服，20mg 午后口服

碳酸钙 D_3 片 60 片 Sig. 1 片 q.d. p.o.

硫糖铝片 1g×100 片 Sig. 1g q.i.d. p.o.

氯化钾缓释片 0.5g×24 片 Sig. 0.5g b.i.d. p.o.

4% 碳酸氢钠（小苏打）溶液 250mL×1 瓶 Sig. 含漱 t.i.d.

复方氯己定含漱液 300mL×1 支 Sig. 含漱 t.i.d.

地塞米松针剂 1mL×10 支 Sig. 1∶10 稀释后局部涂敷 t.i.d.

3．布地奈德混悬液和注射用水各 1 支行雾化治疗，1～2 次 /d，连续 3 天。

4．嘱 1 周后复诊。复诊前复查血常规、血糖、肝功能、肾功能、电解质、小便常规，携检查报告复诊。

5．后续处理　复诊若病情控制无新疱出现，可于开始口服醋酸泼尼松 1～2 周后逐渐减量，酌情每 1～2 周减去原醋酸泼尼松剂量的 10%。治疗初期每 1～2 周复查血常规、血糖、肝功能、肾功能、电解质、小便常规、大便隐血、血压等。醋酸泼尼松剂量减至每日 30mg 以下后，减量速度更慢，每 2～4 个月减去

原醋酸泼尼松剂量的10%，每2～4个月复查上述项目。每1年复查骨密度。糜烂病损局限后，可酌情应用曲安奈德注射液与等量注射用水（或2%利多卡因）混匀后多点小剂量注射于糜烂病损基底面。若病情控制不佳，因需加大泼尼松剂量，或更换为甲泼尼龙，或采用利妥昔单抗治疗，或联用免疫抑制剂，一般应建议于皮肤病科会诊治疗。

病案51 寻常型天疱疮（局限于下唇唇红黏膜）

图4-1-51　病案51患者就诊各阶段口腔黏膜病损
A. 初诊时，下唇唇红见数条纵行皲裂、多处细小糜烂，部分糜烂有痂壳覆盖，部分糜烂不规则，表面干净呈鲜红色

患者，女性，48岁。

主诉　下唇干裂出血伴有疼痛4个月。

病史　4个月前食用鸽子汤后下唇干裂出血，且伴有疼痛，于当地医院诊断为"唇炎"，口服抗生素（具体不详），局部使用红霉素软膏，觉无明显效果。2个月前于当地医院行活检，活检病理报告示"下唇黏膜慢性炎，间质纤维及小血管增生，伴较多淋巴细胞及浆细胞浸润"。1个月前于我院诊断为"下唇糜烂待诊"后行下唇病损复方倍他米松注射液局部注射和地塞米松注射液1:20稀释后湿敷，无明显疗效。平素体质好，睡眠好，大小便正常。患"慢性胃炎"，否认其他系统性疾病史、过敏史、传染病史及家族史。

检查　下唇唇红见数条纵行皲裂、多处细小糜烂，部分糜烂有痂壳覆盖，部分糜烂不规则，表面干净呈鲜红色（图4-1-51A），触痛（+），牙龈尼氏征阴性，余口腔黏膜未见明显异常。

初步诊断　下唇糜烂待诊。

进一步检查

1. 血常规、血糖、肝功能、肾功能、凝血功能、乙肝标志物定量检测、丙肝抗体 HIV 抗体、梅毒血清学检测未见明显异常。

2. ELISA 检测大疱性疾病血清特异性抗体示抗桥粒芯糖蛋白 1（Dsg1）抗体 38.88↑（>20.00 阳性），抗桥粒芯糖蛋白 3（Dsg3）抗体、抗大疱性类天疱疮抗原 180（BP180）抗体未见异常。

3. 切取下唇唇红黏膜糜烂病损及邻近外观较正常的黏膜组织活检，常规 HE 染色检查示黏膜慢性发炎，灶区上皮轻度异常增生及海绵形成，固有层淋巴细胞灶性浸润，手术一段切缘似有上皮内疱形成。DIF 示 IgG、C3 在上皮细胞间网状沉积。

最终诊断 寻常型天疱疮。

诊断依据

1. 慢性起病。

2. 部分糜烂面界清、不规则、表面干净。

3. 组织病理学和免疫病理学检查（常规 HE 染色和 DIF）证实。

4. ELISA 检测大疱性疾病血清特异性抗体示抗桥粒芯糖蛋白 1（Dsg1）抗体增高。

疾病管理

1. 糖皮质激素治疗前需完善的检查和结果如下。

（1）电解质未见异常。血压正常。大便常规及隐血、小便常规正常。结核菌素试验 PPD（+）。胸部和全腹部 CT 正常。骨密度检测示腰椎骨量减少。T 细胞及 B 细胞亚群未见明显异常。

（2）因 PPD（+），于四川大学华西医院结核门诊会诊，会诊结果排除了结核急性感染。

（3）因腰椎骨量减少于四川大学华西医院骨质疏松专科会诊，给予“阿法骨化醇片”“碳酸钙 D_3 片”及“仙灵骨葆胶囊”治疗。

2. 药物治疗

醋酸泼尼松 5mg×112 片 Sig. 30mg 晨起时口服，10mg 午后口服

碳酸钙 D_3 片 60 片 Sig. 1 片 q.d. p.o.

硫糖铝片 1g×100 片 Sig. 1g q.i.d. p.o.

氯化钾缓释片 0.5g×24 片 Sig. 0.5g b.i.d. p.o.

复方氯己定含漱液 300mL×1 支 Sig. 唇部湿敷 t.i.d.

复方倍他米松注射液 1mL×1 支 Sig. 唇部湿敷 t.i.d.

3. 嘱 2 周复诊。复诊前复查血常规、血糖、肝功能、肾功能、电解质、小便常规，携检查报告复诊。

4. 后续处理 复诊时见下唇唇红黏膜散在糜烂，伴有充血、痂壳，遂用复方倍他米松注射液与等量注射用水混匀后多点小剂量注射于糜烂病损基底，并继续口服 40mg/d 醋酸泼尼松 3 周后减量至 35mg/d。醋酸泼尼松 35mg/d 服用 2 周后下唇唇红黏膜余留点状糜烂，遂再行下唇唇红黏膜糜烂局部注射治疗，同时醋酸泼尼松减量至 32.5mg/d。醋酸泼尼松 32.5mg/d 服用 2 周后减量至 30mg/d。30mg/d 醋酸泼尼松服

用4周后糜烂完全愈合（图4-1-51B）。上述治疗过程中每2～4周复查血常规、血糖、肝功能、肾功能、电解质、小便常规、大便常规、血压等。病情一直稳定，故之后每2～4个月减去醋酸泼尼松原剂量的10%，每2～4个月复查上述项目，每1年复查骨密度。减至醋酸泼尼松5mg/d后维持至今，病情无复发。

图4-1-51（续） B. 口腔醋酸泼尼松片治疗，减量至每日30mg时，下唇糜烂完全愈合

【述评】天疱疮

天疱疮（pemphigus）是一类针对细胞间黏附物质产生自身抗体，可危及生命的慢性自身免疫性疾病，主要临床特点是皮肤和/或黏膜起疱。发生在口腔黏膜的水疱会很快破裂形成糜烂或溃疡，所有部位都可波及，以软腭、双颊、舌黏膜为多[1]。

天疱疮主要包括寻常型天疱疮（pemphigus vulgaris）、落叶型天疱疮（pemphigus foliaceus）、增殖型天疱疮（pemphigus vegetans）、红斑型天疱疮（pemphigus erythematous），此外还有副肿瘤性天疱疮（paraneoplastic pemphigus）、疱疹样型天疱疮（herpetiform pemphigus）和药物诱导型天疱疮（drug-induced pemphigus）等。根据损害主要累及的部位，寻常型天疱疮又被分为黏膜主导型和黏膜皮肤型。副肿瘤性天疱疮因在病因、发病机制、临床表现、治疗等方面的特殊性，将在本章第4单元介绍。

天疱疮病因不清，由于细胞间黏附物质的自身抗体的产生，现多趋向于自身免疫学说。桥粒芯糖蛋白1（desmoglein 1，Dsg1）和桥粒芯糖蛋白3（desmoglein 3，Dsg3）具有紧密连接上皮细胞的功能，为天疱疮的主要抗原。黏膜主导型的寻常型天疱疮患者几乎都有（且可能不仅有）抗Dsg3抗体，而黏膜皮肤型的寻常型天疱疮患者同时具有抗Dsg3和抗Dsg1抗体。落叶型天疱疮患者一般仅有抗Dsg1抗体[2]。抗Dsg抗体导致棘细胞间黏附功能丧失，上皮内水疱形成。由于天疱疮更常见于某些种族，如犹太人和地中海血统后裔人群，该病的发生可能具有遗传基础[3]。研究发现寻常型天疱疮与某些Ⅱ型HLA基因表达频率增加相关。其发病还可能与一些病毒感染有关。其他的诱发因素包括某些食物（大蒜等）、感染（HSV

感染等)、药物(含巯基结构的药物,如卡托普利、青霉胺、利福平等)、紫外线、电离辐射等[1]。

寻常型天疱疮好发于40~60岁,发病无明显性别倾向或女性较男性稍多。在70%~90%的病案,口腔黏膜为始发或独发部位,常发生于易受摩擦部位,如软腭、翼下颌皱襞、双颊、舌部。

寻常型天疱疮预后相对较差,在将糖皮质激素应用于该病的治疗之前,死亡率为75%,使用糖皮质激素后死亡率降至5%~10%。死亡原因多为长期、大剂量应用糖皮质激素和免疫抑制剂后引起的感染等并发症及多脏器衰竭,也可因病情持续发展导致大量体液丢失、低蛋白血症、恶病质而危及生命。

寻常型天疱疮为慢性病程,口腔病损初始为小而无症状的水疱,疱壁很薄,极易破溃遗留不规则糜烂面。故极少在寻常型天疱疮患者口腔内查及完整水疱。新鲜的糜烂面外形不规则、界限清楚、表面呈鲜红色无假膜或假膜少、周围黏膜色泽正常无明显炎性反应,不易愈合(图20,图21)。通常在皮肤病损好转愈合后,口内黏膜的糜烂面仍难以愈合。陈旧性糜烂面表面有黄白色假膜覆盖。

图20 寻常型天疱疮的新鲜糜烂面:不规则、界限清楚的鲜红色糜烂面,表面无假膜,周围黏膜色泽正常
A. 左颊黏膜 B. 左侧翼下颌皱襞黏膜

图 21　寻常型天疱疮的新鲜糜烂面：左颊黏膜见不规则、界限清楚的鲜红色糜烂面，表面无假膜，周围黏膜色泽正常

　　患者用舌舐及黏膜，可使外观正常的黏膜表层脱落或撕去。口腔黏膜检查时用口镜柄或棉签按压挤揉外观正常牙龈，牙龈表面出现水疱或表层黏膜剥脱，这些现象称尼科尔斯基征（Nikolsky sign），即尼氏征阳性。此外，还有几种变异型的尼氏征阳性，如探针试验阳性和揭皮试验阳性。在糜烂面的边缘处将探针轻轻平行置入黏膜下方，可见探针无痛性伸入，该现象称为探针试验阳性。若撕去糜烂面边缘的残留疱壁，常连同邻近外观正常的黏膜一并无痛性地撕去，并遗留下新的鲜红创面，该现象称为揭皮试验阳性。上述表现均为棘层松解所致，对寻常型天疱疮的临床初步诊断具有提示意义，但最终确诊仍需结合组织活检后的常规 HE 染色和 DIF 检查。

　　患者常有疼痛、唾液分泌增多、咀嚼吞咽困难等症状。值得注意的是，寻常型天疱疮的病史和临床表现有时不典型，如本单元病案 51 病损仅局限于下唇唇红黏膜，极易与湿疹糜烂性唇炎混淆，故对初诊诊断为唇炎的患者，若疗效欠佳，应进一步观察是否存在表面干净的鲜红色糜烂面，可提示组织活检行常规 HE 染色之外同时行 DIF 检查的必要性。寻常型天疱疮有时易与复发性阿弗他溃疡混淆，此时覆有假膜的小溃疡是否具有凹陷的特点成为重要的鉴别点，亦可提示组织活检（同时行常规 HE 染色和 DIF 检查）的必要性。

　　除口腔外，病变可累及的其他部位包括皮肤和结膜、鼻、咽喉、食管、生殖器黏膜等。相对于黏膜，皮肤易见完整而松软的水疱，疱破后见亮红色糜烂，全身皮肤皆可波及。愈合较慢，但一般不留瘢痕[4,5]。用手指侧向推压外观正常的皮肤，即可迅速形成水疱，或推赶水疱能使其在皮肤上移动，为尼氏征阳性的皮肤表现。尼氏征阳性常出现于活跃期的寻常型和落叶型天疱疮。但需注意的是，在急性期的类天疱疮和伴发大疱的多形红斑，有时也可出现此征。

　　增殖型天疱疮少见，因其抗原成分多与寻常型一致，又被认为是寻常型天疱疮的变异型。增殖型天

疱疮预后较好(详见本章第 2 单元述评)。

落叶型天疱疮口腔黏膜损害少见,即使出现也多为不明显的小而表浅的糜烂面。皮肤损害好发于头面部和胸背部上部。水疱常发生于红斑基础上,尼氏征阳性,疱壁更薄,更易破裂,在表浅糜烂面上覆有黄褐色、油腻性痂和鳞屑,如落叶状。与寻常型相比,该型病情较轻。

红斑型天疱疮因抗原成分与落叶型一致,又被认为是落叶型天疱疮的变异型。预后大多良好。口腔黏膜损害较少见。皮肤损害好发于头面部、躯干上部与上肢等暴露或皮脂腺丰富部位,一般不累及下肢。皮肤损害除有天疱疮常见的糜烂、水疱与结痂外,更多见的是红斑基础上的鳞屑性损害,伴有角化过度。面部皮损多呈蝶形分布,表现为两颧与跨越鼻梁的"蝶形"损害,类似红斑狼疮[6]。

天疱疮的组织病理学特点为棘层松解、上皮内疱或裂隙改变。从大疱基底刮下的细胞进行细胞涂片检查,可见典型的棘层松解细胞,又名天疱疮细胞或 Tzanck 细胞。

取患者黏膜或皮肤进行 DIF 检查,可见棘细胞间有 IgG(或伴有 C3)沉积,呈网状分布。该法具有重要的诊断价值。因天疱疮患者的口腔黏膜上皮极易脱失,活检时应切取邻近糜烂或水疱病损的、外观正常的黏膜,以提高检测的阳性率[6]。

取患者血清进行间接免疫荧光(indirect immunofluorescence,IIF)检查,约 80% 的患者血清中存在抗 Dsg 抗体,大多为 IgG 型,抗体与底物(底物可为猴食管上皮或人的正常皮肤等)结合的位置与直接免疫荧光显示一致,即患者血清中的 IgG 抗体在猴食管黏膜上皮细胞间或正常人皮肤表皮细胞间呈网状沉积。

通过 ELISA 检测患者血清中存在的特异性抗 Dsg3 抗体和抗 Dsg1 抗体,可为诊断提供依据。但血清抗 Dsg1、抗 Dsg3 抗体水平与黏膜主导型寻常型天疱疮的疾病活动度及临床表现是否具有相关性,目前各研究报道不一。

天疱疮的诊断须根据临床损害特征、组织病理和免疫病理特征、血清特异性抗体检测结果进行。诊断要点主要为:①口腔黏膜出现水疱,水疱易破,破溃后遗留的新鲜糜烂面形状不规则,边界清晰,表面干净假膜少,周围黏膜无炎症反应,糜烂面难以愈合;②皮肤出现松弛性水疱,水疱易破遗留顽固性糜烂面;③揭皮试验、探针试验和尼氏征为阳性;④组织病理学表现为棘层松解、上皮内疱(或裂隙);⑤直接免疫荧光染色可见棘细胞间有 IgG(或伴有 C3)的网状沉积,间接免疫荧光染色可见患者血清中 IgG 抗体在猴食管黏膜上皮或正常人皮肤表皮细胞间出现网状沉积;⑥ ELISA 检测可见抗 Dsg3 和 / 或抗 Dsg1 抗体阳性[7]。

结合中国医疗保健国际交流促进会皮肤科分会发布的《寻常型天疱疮诊断和治疗专家建议(2020)》[8]、2020 年欧洲皮肤病与性病学会发布的《寻常型天疱疮和叶状天疱疮的管理(更新版)》[9]和 2014 年日本皮肤病协会发布的《日本天疱疮管理指南》[10],天疱疮诊断标准如下。

1. 临床表现 ①皮肤出现松弛性水疱,易破;②水疱破溃后形成顽固性糜烂;③黏膜(包括口腔黏膜)出现水疱或糜烂;④尼氏征阳性。

2. 组织病理学表现 表皮 / 上皮内疱形成(棘层松解)。

3. 免疫诊断指标 ①直接免疫荧光染色可见棘细胞间有 IgG(或伴有 C3)的网状沉积;②间接免疫

荧光染色可见患者血清中 IgG 抗体在猴食管黏膜上皮或正常人皮肤表皮细胞间出现网状沉积；③ ELISA 检测可见抗 Dsg3 和 / 或抗 Dsg1 抗体阳性。

满足"临床表现"中的至少 1 条、"组织病理学表现" 1 条、"免疫诊断指标"中的至少 1 条即可确诊。满足"临床表现"中至少 2 条、"免疫诊断指标"中 2 条亦可确诊。

天疱疮的治疗目的为控制新发病损，促进愈合。治疗的关键在于糖皮质激素和免疫抑制剂的合理应用，防止各种并发症。即尽量以最小不良反应的药物治疗获得最大程度的病情缓解和长期稳定。天疱疮的治疗是一个长期过程，需综合考虑患者的病情、身体状况、对糖皮质激素的敏感性等因素来拟定个体化治疗方案。

治疗的首选药物为糖皮质激素。糖皮质激素治疗前，应了解患者是否有高血压、糖尿病、心血管疾病、消化道溃疡、骨质疏松症、近期骨折史、青光眼或白内障、感染史、血脂异常及用药史[11]。故糖皮质激素治疗疱病前应完善的检查项目包括：乙肝标志物定量检测、丙肝抗体、HIV 抗体、梅毒血清学检测、结核菌素皮肤试验或结核分枝杆菌 γ- 干扰素释放试验、胸腹部 CT、骨密度检查、小便常规、大便常规（包括大便隐血），以排除糖皮质激素使用的禁忌证和危险因素。若上述检查有异常，应建议到相关科室会诊，获取专科医生的诊疗意见和协助。

糖皮质激素醋酸泼尼松初始剂量依病情不同而有所区分[12]。若患者仅有口腔黏膜病损或仅伴有极少量皮肤病损，可酌情根据病损累及口腔黏膜的范围和患者体重给予 30～60mg/d 泼尼松，且如果泼尼松用量超过 30mg/d，应尽量模拟生理性激素分泌周期服药，晨起 8:00 前服日总剂量的 2/3，14:00—15:00 服日总剂量的 1/3。当口内糜烂较重时，可采用含化服用醋酸泼尼松。治疗 1～2 周若无新发病损出现表明剂量足够，反之则需加量或联合其他免疫抑制剂，或更换疗法。若旧病损开始愈合且无新发病损出现，可视为病情得到控制，达到糖皮质激素减量的指征。减量时，在采用每日 2 次给药法时应优先减午后的剂量。开始减量时，速度较快，一般每 1～2 周减 10% 的药量；减量至 30mg/d 后，减量更应慎重，减量的速度应放慢，以防病情复发，一般每 2～4 个月减约 10% 的药量，减量至 20mg/d 后减量速度可更慢。国内皮肤病学研究者推荐 1 年减至控制剂量的 1/2 左右，之后每年减去上一年度年末剂量的 1/2[13]。当糖皮质激素减至很小剂量，可长时间维持，维持剂量为泼尼松≤0.2mg/（kg•d）。若病情持续稳定，可用更低剂量维持。在维持治疗阶段，可逐渐过渡至隔日疗法。视情况减量，最终停止药物治疗（部分患者需终生维持治疗）。如果在减量过程中出现复发，则停止减量，可视情况继续维持当前剂量使用一段时间，或返回上一次减量前的剂量维持一段时间，或者联合使用其他治疗手段。最终考虑停药时，应行天疱疮抗体检测、促肾上腺皮质激素释放试验、皮质醇含量测定检查再结合临床表现判断，必要时活检，根据这些检查结果综合判定能否停止服用醋酸泼尼松。治疗过程中应嘱患者切勿擅自减量或停药。

长期大剂量应用糖皮质激素的过程中，要注意各种不良反应。常见的有消化道溃疡、糖尿病、高血压、骨质疏松、骨坏死、青光眼、库欣综合征、各种感染和中枢神经系统的毒性等。故在用药期间，应定期监测患者的体重、身高、血压、外周水肿情况、心脏功能、血常规、肝功能、肾功能、血脂、血糖、电解质、小便常规、大便隐血、月经周期和月经量、眼压等[14]。为预防和减轻糖皮质激素治疗的并发症，应适当给予辅助药物，如口服碳酸钙 D_3 片，1 片 / 次，1～2 次 /d，以预防骨质疏松症，有时还需同时补充双膦酸盐；给予硫糖铝片，每次 1g，4 次 /d，保护胃黏膜，或可用雷尼替丁，每次 150mg，2 次 /d；根据血清钾水平适当补钾或预防性补钾，口服氯化钾片，每次 0.5～1g，1～3 次 /d；给予碱性液如 4% 碳酸氢钠液漱口，局部涂搽制霉菌素涂剂，防止白念珠菌感染。此外，由于在糖皮质激素引发的不良反应中，感染的死亡率最高[15]，所以还应注意监测感染相关指标。当服用糖皮质激素患者出现口渴、多尿等症状时，临床医师应积极排查其餐后 1～2 小时血糖值以确诊或排除糖皮质激素引发的糖尿病[16]。由于糖皮质激素引起的骨质疏松症与原发性骨质疏松症不同，患者常未感疼痛，因此需要定期行骨密度检测[17]。若患者出现臀部疼痛症状，应高度警惕发生骨坏死的可能，应进行 X 线片、闪烁造影法、磁共振成像检查[18]。另有文献报道，对尚未出现眼部症状的长期服用糖皮质激素的患者，医师至少应每年对其进行一次眼科检查[19]。

目前，利妥昔单抗（rituximab）已成为仅次于糖皮质激素的天疱疮一线用药[9,20]，可单独或联合治疗轻、中、重度天疱疮。利妥昔单抗是一种 IgG1 亚类嵌合鼠 - 人单克隆抗体，针对骨髓中早期 B 细胞、自身抗原特异性 B 细胞、记忆 B 细胞和成熟 B 细胞表达的 B 淋巴细胞特异性抗原 CD20。用利妥昔单抗治疗后，循环和组织内 B 细胞迅速和持续耗竭，可维持至少 6～12 个月。利妥昔单抗可减少糖皮质激素剂量，且使糖皮质激素逐渐减量过程加快。常用的治疗方案为静脉输注利妥昔单抗（2 次，每次 1g，间隔 2 周），也有报道采用低剂量静脉输注利妥昔单抗（2 次，每次 500mg，间隔 2 周）治疗天疱疮有效[21]。

有糖皮质激素禁忌证或对糖皮质激素不敏感者，可单独服用或联用免疫抑制剂。免疫抑制剂可在增加糖皮质激素有效性的同时，减少糖皮质激素用量，从而减少糖皮质激素不良反应的发生。天疱疮管理指南[8,9,10]认为以下免疫抑制剂均可与泼尼松或其他药物联用作为天疱疮二线治疗方案：①硫唑嘌呤（azathioprine，AZA），用 AZA 治疗前应检查硫嘌呤甲基转移酶（thiopurine S-methyltransferase，TPMT）活性，该酶活性正常的患者，可正常使用，建议起始剂量为 50mg/d。若无不良反应发生，可在 1～2 周后加至正常剂量[1～3mg/（kg•d）]。其主要不良反应包括骨髓抑制、恶心、呕吐、腹泻、高血压、肝脏毒性、急性胰腺炎等，若发生了不良反应，则应立即停药。用药期间需要密切监测血常规，以排查是否引起骨髓抑制。此外，还应定期检测肝功能以避免 AZA 引起肝损伤，一旦发生应减少 AZA 剂量或撤药。②霉酚酸酯（mycophenolate mofetil，MMP），35～45mg/（kg•d），通常 2～3g/d，不良反应有腹泻、恶心、呕吐、感染、白细胞减少、贫血等。③环磷酰胺（cyclophosphamide，CTX），1～3mg/（kg•d），通常 50～100mg/d，不良反应包括恶心、呕吐、胃痛、腹泻、出血性膀胱炎、骨髓抑制等。④环孢素（cyclosporin），3～5mg/（kg•d），不良反应主要有肾功能异常、高血压、手颤、多毛症和牙龈增生等。⑤甲氨蝶呤（methotrexate，MTX），2.5～7.5mg/w，最大剂量为 12mg/w，不良反应有骨髓抑制、肝脏毒性和肺炎等，叶酸和亚叶酸可预防 MTX 治疗的并发症。因免疫抑制剂对血常规、肝功能、肾功能、血压等有不同程度的影响，所以在免疫抑制剂治疗前和治疗过程中应密切监测血常规、肝功能、肾功能、血压等。

抗炎制剂在治疗难治性天疱疮或有免疫抑制剂禁忌证患者的治疗中也发挥了重要作用。如口服氨苯砜 100mg/d 或 <1.5mg/（kg•d），治疗前须检查血清葡萄糖 -6- 磷酸脱氢酶（glucose-6-phosphate dehydrogenase，G6PD）的活性，因 G6DP 缺乏症者使用氨苯砜可引起溶血性贫血[22]。有研究报道，四环素单独或联合烟

酰胺可作为治疗轻度寻常型天疱疮的辅助治疗[23]，通常起始剂量为四环素2g/d，烟酰胺1.5g/d。此外，柳氮磺胺吡啶（1次500mg，3次/d）、己酮可可碱（1次400mg，3次/d）、羟氯喹（1次100mg，2次/d）以及来氟米特（20mg/d）均有作为天疱疮辅助治疗的相关报道[24-26]。

局部用药包括消毒防腐制剂如复方氯己定含漱液；糖皮质激素制剂如地塞米松含漱液、曲安奈德口腔软膏、地塞米松软膏等；抗继发真菌感染制剂如4%碳酸氢钠液和制霉菌素涂剂等。对经久不愈的糜烂面，可以曲安奈德或复方倍他米松注射液与注射用水（或2%利多卡因）混匀后行糜烂面基底多点小剂量注射。

除此之外，还有血浆置换疗法和免疫吸附、生物制剂治疗（免疫球蛋白、肿瘤坏死因子抑制剂）、T细胞免疫疗法、体外光化学疗法等方法也可用于治疗糖皮质激素治疗无效的难治性天疱疮、糖皮质激素治疗不良反应明显或有免疫抑制剂禁忌证的天疱疮患者。

在临床医疗实践中，应当根据患者的系统性疾病情况、天疱疮病情程度、对药物的反应以及经济状况等因素综合确定治疗方案，进行有针对性的个体化治疗。对于出现皮肤病损的患者及患某些全身性疾病如未控制的糖尿病、高血压等患者，建议于皮肤病科住院治疗。此外，需对患者强调在糖皮质激素治疗过程中，应注意观察身体状态，若有不适均应及时于相应临床科室就诊，并主动告知接诊医生自己患有天疱疮，长期服用糖皮质激素和现用剂量，以便医生综合考量后制订适当的诊疗计划。

参 考 文 献

[1] SCHMIDT E, KASPERKIEWICZ M, JOLY P. Pemphigus. Lancet, 2019, 394（10201）: 882-894.

[2] BYSTRYN J C, RUDOLPH J L. Pemphigus. Lancet, 2005, 366（9479）: 61-73.

[3] SINHA A A. The genetics of pemphigus. Dermatol Clin, 2011, 29（3）: 381-391.

[4] DAGISTAN S, GOREGEN M, MILOGLU O, et al. Oral pemphigus vulgaris: a case report with review of the literature. J Oral Sci, 2008, 50（3）: 359-362.

[5] VENUGOPAL S S, MURRELL D F. Diagnosis and clinical features of pemphigus vulgaris. Dermatol Clin, 2011, 29（3）: 373-380.

[6] KNEISEL A, HERTL M. Autoimmune bullous skin diseases. Part 1: Clinical manifestations. J Dtsch Dermatol Ges, 2011, 9（10）: 844-856.

[7] 中国医师协会皮肤病科医师分会自身免疫疾病亚专业委员会. 寻常型天疱疮诊断和治疗的专家建议. 中华皮肤病科杂志, 2016, 49（11）: 761-765.

[8] 中国医疗保健国际交流促进会皮肤科分会. 寻常型天疱疮诊断和治疗专家建议（2020）. 中华皮肤科杂志, 2020, 53（1）: 1-7.

[9] JOLY P, HORVATH B, PATSATSI A, et al. Updated S2K guidelines on the management of pemphigus vulgaris and foliaceus initiated by the european academy of dermatology and venereology（EADV）. J Eur Acad Dermatol Venereol, 2020, 34（9）: 1900-1913.

[10] COMMITTEE FOR GUIDELINES FOR THE MANAGEMENT OF PEMPHIGUS DISEASE, AMAGAI M, TANIKAWA A, et al. Japanese guidelines for the management of pemphigus. J Dermatol, 2014, 41（6）: 471-486.

[11] HOES J N, JACOBS J W, BOERS M, et al. EULAR evidence-based recommendations on the management of systemic glucocorticoid therapy in rheumatic diseases. Ann Rheum Dis, 2007, 66（12）: 1560-1567.

[12] 王囿珂, 张雪峰, 陈谦明, 等. 口腔黏膜寻常型天疱疮的口服糖皮质激素治疗: 剂量与疗程. 国际口腔医学杂志, 2017, 44(1): 63-68.

[13] Wang M Y, Gao Y, Peng Y, et al. Yearly reduction of glucocorticoid dose by 50% as tapering schedule achieves complete remission for 124 pemphigus vulgaris patients. J Dermatol, 2016, 43(3): 325-328.

[14] 张雪峰, 王囿珂, 曾昕, 等. 口腔黏膜寻常型天疱疮的口服糖皮质激素治疗: 不良反应与对策. 国际口腔医学杂志, 2017, 44(1): 69-74.

[15] MIGITA K, SASAKI Y, ISHIZUKA N, et al. Glucocorticoid therapy and the risk of infection in patients with newly diagnosed autoimmune disease. Medicine(Baltimore), 2013, 92(5): 285-293.

[16] LANSANG M C, HUSTAK L K. Glucocorticoid-induced diabetes and adrenal suppression: how to detect and manage them. Cleve Clin J Med, 2011, 78(11): 748-756.

[17] BUEHRING B, VISWANATHAN R, BINKLEY N, et al. Glucocorticoid-induced osteoporosis: an update on effects and management. J Allergy Clin Immunol, 2013, 132(5): 1019-1030.

[18] CHAN K L, MOK C C. Glucocorticoid-induced avascular bone necrosis: diagnosis and management. Open Orthop J, 2012, 6: 449-457.

[19] CARLI L, TANI C, QUERCI F, et al. Analysis of the prevalence of cataracts and glaucoma in systemic lupus erythematosus and evaluation of the rheumatologists' practice for the monitoring of glucocorticoid eye toxicity. Clin Rheumatol, 2013, 32(7): 1071-1073.

[20] HARMAN K E, BROWN D, EXTON L S, et al. British Association of Dermatologists' guidelines for the management of pemphigus vulgaris 2017. Br J Dermatol, 2017, 177(5): 1170-1201.

[21] Amber K T, Hertl M. An assessment of treatment history and its association with clinical outcomes and relapse in 155 pemphigus patients with response to a single cycle of rituximab. J Eur Acad Dermatol Venereol, 2015, 29(4): 777-782.

[22] HERTL M, JEDLICKOVA H, KARPATI S, Et al. Pemphigus. S2 Guideline for diagnosis and treatment-guided by the European Dermatology Forum(EDF)in cooperation with the European Academy of Dermatology and Venereology(EADV). J Eur Acad Dermatol Venereol, 2015, 29(3): 405-414.

[23] HARMAN K E, ALBERT S, BLACK M M. Guidelines for the management of pemphigus vulgaris. Br J Dermatol, 2003, 149(5): 926-937.

[24] EL-DAROUTI M, MARZOUK S, ABDEL HAY R, et al. The use of sulfasalazine and pentoxifylline(low-cost antitumour necrosis factor drugs)as adjuvant therapy for the treatment of pemphigus vulgaris: a comparative study. Br J Dermatol, 2009, 161(2): 313-319.

[25] HYMES S R, JORDON R E. Pemphigus foliaceus. use of antimalarial agents as adjuvant therapy. Arch Dermatol, 1992, 128(11): 1462-1464.

[26] PRAJAPATI V, MYDLARSKI P R. Advances in pemphigus therapy. Skin Therapy Lett, 2008, 13(3): 4-7.

第2单元　增殖型天疱疮

病案52　增殖型天疱疮

病案53　增殖型天疱疮（合并外阴鲍温样丘疹病）

【述评】增殖型天疱疮

病案52　增殖型天疱疮

图4-2-52　病案52患者的口腔黏膜病损

A. 唇红黏膜增殖样改变，伴广泛裂隙样糜烂、渗出及痂壳　B. 唇红黏膜裂隙样糜烂延展至上唇内侧黏膜

图 4-2-52（续） C. 上唇内侧黏膜
左份见界限清楚的糜烂，被覆黄白
色薄假膜 D. 下唇唇红与唇内侧
黏膜交界区见鲜红色糜烂，下颌前
牙牙龈见白色粟粒状脓疱样病损
E. 右颊黏膜增生呈沟壑状

图 4-2-52(续) F. 左颊黏膜见白色粟粒状脓疱样病损 G. 舌背黏膜见沟纹 H. 右舌腹黏膜见白色粟粒状脓疱样病损

图 4-2-52（续） I. 左舌腹黏膜见白色粟粒状脓疱样病损　J. 腭黏膜见散在粟粒状脓疱样病损

患者，男性，68 岁。

主诉　唇糜烂 2 年。

病史　2 年前无明显诱因出现下唇干燥，后出现下唇脱屑，之后逐渐出现下唇糜烂。局部用药（具体不详）有所好转后又再次加重。1 年前上唇出现糜烂，疼痛明显，影响进食。5 个月前口腔内出现糜烂，于当地医院行唇周皮肤活检，结果显示唇皮肤组织表皮角化过度及角化不全，棘层肥厚，细胞间水肿，海绵及坏死形成，灶性见剥脱，真皮见淋巴细胞、浆细胞等炎症细胞浸润，倾向考虑剥脱性皮炎。否认系统性疾病史及药物过敏史。

检查 唇红黏膜增殖样改变,伴广泛裂隙样糜烂、渗出及痂壳,裂隙样糜烂延展至上唇内侧黏膜;上唇内侧黏膜左份见界限清楚的糜烂,被覆黄白色薄假膜;下唇唇红与唇内侧黏膜交界区见鲜红色糜烂,下前牙牙龈见白色粟粒状脓疱样病损;右颊黏膜增生呈沟壑状,左颊黏膜见白色粟粒状脓疱样病损;舌背黏膜见沟纹,双侧舌腹黏膜白色粟粒状脓疱样病损;腭黏膜见散在粟粒状脓疱样病损(图4-2-52)。牙龈尼氏征阳性。口腔卫生差。

初步诊断 大疱性疾病(增殖型天疱疮?);增殖性化脓性口炎?

进一步检查

1. 血常规、血糖、肝功能、肾功能、电解质、凝血功能、乙肝标志物定量检测、丙肝抗体检测、HIV抗体检测、梅毒血清学检测均未见明显异常。

2. 大疱性疾病血清特异性抗体检测:抗桥粒芯糖蛋白3(Dsg3)抗体163.51↑(正常值<10U/mL),抗桥粒芯糖蛋白1(Dsg1)抗体和抗大疱性类天疱疮抗原180(BP180)抗体未见增高。

3. 切取左上唇唇红黏膜糜烂病损及邻近外观正常黏膜组织活检,常规HE染色显示上皮内疱形成,天疱疮待排除,直接免疫荧光染色示IgG、C3在复层鳞状上皮细胞间网状沉积。

诊断 增殖型天疱疮。

诊断依据

1. 慢性病程。

2. 唇红黏膜增殖样改变、口腔黏膜小糜烂面、粟粒样改变、沟纹舌。

3. 大疱性疾病血清特异性抗体检测示抗Dsg3抗体阳性。

4. 口腔黏膜组织病理学及免疫病理学检查 常规HE染色示上皮内疱形成,天疱疮待排除;直接免疫荧光染色证实IgG、C3在复层鳞状上皮细胞间网状沉积。

疾病管理

1. 糖皮质激素治疗前须完善的检查及部分结果 血压正常。胸部、腹部CT显示右肺中叶及左肺舌段、双肺下叶基底段散在少许索条、絮状影,考虑少许感染可能,左肺叶间裂区见径约0.4cm小结节影,密度较淡,炎性小结节可能。细胞免疫(①T细胞亚群:包括CD3、CD4、CD8细胞亚群,CD4/CD8比值,CD3、CD4、CD8绝对计数;②B细胞亚群:CD19、CD5绝对计数)、体液免疫、IgG4、甲状腺功能、大便常规及隐血、小便常规、结核菌素试验(PPD)、骨密度检测、髋关节X线片等检查因患者失访,结果未知。

2. 建议携上述检查报告于四川大学华西医院疱病专科就诊,酌情选择糖皮质激素治疗或利妥昔单抗治疗。

病案 53　增殖型天疱疮（合并外阴鲍温样丘疹病）

患者，女性，30岁。

主诉　口内糜烂 10 个月，发白 3 个月。

病史　10 个月前食用海鲜后口内长血疱、口腔多处糜烂，伴外阴黑色增生物。4 个月前当地医院行外阴及口腔黏膜病损活检，结果显示右颊和右下唇黏膜均为脱落的鳞状上皮黏膜，未见棘层松解，未见基底膜及黏膜下组织，不支持天疱疮。外阴考虑寻常型天疱疮合并人乳头状瘤病毒感染。该院针对其口腔病情予以醋酸泼尼松片（15mg/d）2 周治疗，外阴予以冷冻治疗，均无效。3 个月前口内出现多处发白。既往有"白细胞下降"史，已恢复正常。否认其他系统性疾病史及药物过敏史。

图 4-2-53　病案 53 患者就诊各阶段口腔黏膜病损和皮肤病损

A、B. 上下颌前牙唇侧牙龈和前庭沟黏膜可见大面积白色病损伴鲜红色糜烂

图 4-2-53(续) C. 口底黏膜可见大面积白色病损伴鲜红色糜烂 D. 左侧口底可见 1 处直径 3mm 血疱 E. 24—27 对应颊黏膜白色病损增生明显

图 4-2-53（续） F. 软腭黏膜可见
大面积白色病损　G. 外阴皮肤见
黑褐色斑块，界清、平伏　H. 左手
拇指、环指指甲萎缩，中指甲沟炎
（G、H 由四川大学华西医院李薇
供图）

检查 全口牙牙龈及前庭沟、软腭、口底、双颊黏膜可见大面积白色病损伴鲜红色糜烂，白色病损部分呈凝乳状，部分呈脱屑样，可部分拭去或夹除，遗留鲜红干净、无假膜的糜烂面，周围黏膜略增生。左侧口底可见 1 处直径 3mm 血疱。24—27 对应颊黏膜白色病损增生明显。尼氏征（-）。外阴皮肤见黑褐色斑块，界清、平伏、质软。左手拇指、环指指甲萎缩，中指甲沟炎（图 4-2-53A～H）。

初步诊断 口腔糜烂伴白色病损待诊。

进一步检查

1．血常规、血糖、糖化血红蛋白、肝功能、肾功能、电解质、凝血功能、乙肝标志物定量检测、丙肝抗体检测、HIV 抗体检测、梅毒血清学检测：血糖 6.43mmol/L↑（正常值 3.89～6.1），余均未见明显异常。

2．大疱性疾病血清特异性抗体检测：抗桥粒芯糖蛋白 3（Dsg3）抗体 130↑（正常值 <7U/mL），抗桥粒芯糖蛋白 1（Dsg1）抗体 52↑（正常值 <14U/mL），抗大疱性类天疱疮抗原 180（BP180）抗体（-）。

3．切取左颊黏膜糜烂组织及其周围发白组织及外观正常组织活检，常规 HE 染色显示上皮内疱形成，以裂隙为主；直接免疫荧光检查（DIF）示 IgG、C3 在复层鳞状上皮细胞间网状沉积，C3 在基底膜带线状沉积。

4．因同时存在上皮内细胞间 IgG 沉积及基底膜带 C3 线状沉积，建议行颈、胸、全腹部 CT 检查及血清肿瘤标志物检查以排除副肿瘤性天疱疮，结果未见明显异常。

5．皮肤科会诊切取外阴病损活检，常规 HE 染色显示表皮角化不全，棘层增生伴中度非典型增生，未见典型天疱疮改变；免疫组织化学染色和原位杂交显示总 HPV（+），HPV16（+），局灶表皮鲍温病改变；DIF 显示表皮细胞间 IgG、C3 网状沉积。

诊断 增殖型天疱疮合并外阴鲍温样丘疹病。

诊断依据

1．增殖型天疱疮（累及口腔、指甲、外阴皮肤）的诊断依据如下。

（1）慢性病程。

（2）口腔黏膜出现疣状高角化白色病损、手指出现甲沟炎和甲萎缩。

（3）ELISA 检测大疱性疾病血清特异性抗体：抗 Dsg1 抗体和抗 Dsg3 抗体阳性。

（4）口腔黏膜组织病理及免疫病理：常规 HE 染色示有上皮内疱及上皮内裂隙形成，以上皮裂隙为主；DIF 证实 IgG 抗体上皮细胞间网状沉积，虽然基底膜带可见 C3 线状沉积，但结合组织病理和颈、胸、腹部 CT 检查，血清肿瘤标志物检查排除了副肿瘤性天疱疮。

2．外阴增殖型天疱疮合并鲍温样丘疹病的诊断依据如下。

（1）外阴出现边界清晰的黑褐色斑块。

（2）皮肤组织病理学表现：常规 HE 染色显示表皮角化不全，棘层增生伴中度非典型增生。免疫组织化学染色及原位杂交显示少数细胞 HPV 感染，局灶表皮呈鲍温病改变。经四川大学华西医院皮肤性病科会诊，结合临床表现，最终确诊为鲍温样丘疹病。

（3）外阴皮肤免疫病理学表现：DIF 示表皮细胞间 IgG、C3 网状沉积。

疾病管理

1. 糖皮质激素治疗前须完善的检查和结果：血压、大便常规及隐血、小便常规、结核菌素试验 PPD、骨密度检测，均未见明显异常。

2. 药物治疗

醋酸泼尼松片 5mg×77 片 Sig. 30mg 晨起时口服，25mg 午后口服

碳酸钙 D_3 片 60 片 Sig.1 片 q.d. p.o.

硫糖铝片 1g×100 片 Sig.1g q.i.d. p.o.

氯化钾缓释片 0.5g×24 片 Sig. 1g b.i.d. p.o.

2% 碳酸氢钠（小苏打）溶液 250mL×1 瓶 S.i.g. 含漱 t.i.d.

制霉素片 50 万单位×100 片 Sig. 1 片碾细与 15mL 纯净水混匀，局部涂敷 t.i.d.

3. 嘱 1 周后复诊，复诊前复查血常规、血糖、肝功能、肾功能、电解质、小便常规，携检查报告复诊。

4. 后续处理 复诊时糜烂和白色病损均减少，可于开始口服醋酸泼尼松 2 周后逐渐减量，治疗 1 个月后明显好转（图 4-2-53I～L），24—27 对应颊黏膜病损逐渐演变为乳头状增生病损（图 4-2-53M）。醋酸泼尼松减至每天 25mg 时病情复发，更换醋酸泼尼松为甲基泼尼松龙每天 20mg，病情稳定后逐渐减量，减至每天 14mg 后病情复发，转入四川大学华西医院疱病专科治疗，输注"人免疫球蛋白"治疗 5 天（50mL，2.5g/ 瓶，6 瓶 / 天），且甲泼尼龙增量至每天 20mg。由于病情仍未控制，拟用利妥昔单抗治疗。外阴部黑褐色斑块正以 CO_2 激光治疗中。手指指甲病损未予治疗。

图 4-2-53（续） I. 治疗后口腔黏膜白色病损明显消退，糜烂面愈合

图 4-2-53（续） J~L. 治疗后口腔黏膜白色病损明显消退，糜烂面愈合

图 4-2-53（续） M. 14—17 对应颊黏膜白色病损演变为乳头状增生

【述评】增殖型天疱疮

增殖型天疱疮（pemphigus vegetans，PVeg）是寻常型天疱疮（pemphigus vulgaris，PV）的一种罕见变异型，约占天疱疮人群的 1%～5% 不等 [1-3]。目前，关于增殖型天疱疮的文献较少，多为个案报道。对已有的、英文报道的、可获取的有关增殖型天疱疮的文献进行回顾，发现增殖型天疱疮可发生于任何人群和年龄，包括儿童。有研究发现，该病多发生于女性，男女比例 3：14，平均发病年龄为 40～50 岁 [4]。

根据临床表现和病程将其分为两型：Neumann 型和 Hallopeau 型。Neumann 型于 1876 年由 Neumann 描述 [5]，该型与寻常型天疱疮相似，以水疱起病，疱破后形成糜烂面，病程长，易复发。Hallopeau 型由 Hallopeau 于 1889 年描述 [6]，以脓疱起病，疱破后形成糜烂面，相对于 Neumann 型，该型病程良好，可自发缓解。两种亚型均可形成乳头状或疣状增殖样病损。

增殖型天疱疮好发于易受摩擦的皱褶部位，如腋窝、乳房、腹股沟、生殖器、肛周、鼻孔周缘等，也可累及其他部位的皮肤（如头皮、面部、四肢等），多数伴有口腔黏膜病损。典型皮肤病损为突起于皮肤的斑块 [7]，可伴有糜烂、渗出（图 22）。增殖型天疱疮的口腔特征性表现为唇红黏膜增殖样改变（图 4-2-52A）、颊黏膜增生呈沟壑状（图 23）、粟粒状脓疱样病损似增殖性化脓性口炎（图 24A～C）、脑回样沟纹舌（但活检仍示上皮内疱或裂隙）（图 24D）[8]，还可表现为牙龈鹅卵石样增生 [9-11]、唇红缘或口周或鼻孔周缘乳头样增生 [12-17]、增殖性的白色斑块 [18,19]，可伴有糜烂，糜烂面积常小于寻常型天疱疮，尼氏征阳性。还可累及指（趾）甲，引起甲沟炎、甲缺失等 [4,14,16,20]。

图22 增殖型天疱疮患者的皮肤病损

A. 胸腹部皮肤见散在褐色斑块,突出于皮肤表面,并见散在透明完整水疱及水疱破溃面 B. 腰背部皮肤见散在褐色斑块,突出于皮肤表面,周围见红色斑片,并见散在透明完整水疱及水疱破溃面 C. 外阴上方皮肤见散在透明完整水疱

图23 增殖型天疱疮患者的颊黏膜增生呈沟壑状

　　增殖型天疱疮的病因、发病机制仍不明确。除了抗桥粒芯糖蛋白1、3抗体外,一些研究发现在患者血清中还可检测出抗桥粒胶蛋白1、3抗体 [7,21-25],这也许能解释增殖型天疱疮与寻常型天疱疮的不同。有报道称使用卡托普利 [26] 或依那普利 [27]、鼻吸入卡洛因 [28]、HIV感染 [29,30]、刃厚皮片移植术 [31] 者可发生增殖型天疱疮,但这些因素与增殖性天疱疮之间的关系尚不清楚。

　　增殖型天疱疮的早期组织病理学表现为基底层上方的棘层松解及上皮内疱形成,随着病程发展,上皮内疱可逐渐消失,替之以上皮内裂隙、乳头状瘤样增生及嗜酸性微脓肿 [4,7,32],还可见海绵样水肿 [7],这与寻常型天疱疮的组织病理学表现(广泛而明显的上皮内疱形成及棘层松解)不同。直接免疫荧光染色表现与寻常型天疱疮相同,可发现IgG(或伴有C3)在角质形成细胞间网状沉积 [4,7,33]。血清免疫印迹或ELISA分析可检测患者血清中的Dsg3抗体,特异度和敏感度为98%～100% [34]。

　　增殖型天疱疮的诊断首先需符合天疱疮的诊断标准,然后根据临床表现和组织病理学特点与寻常型相区别。

　　增殖型天疱疮应特别注意与增殖性化脓性口炎相鉴别。二者的临床表现有时非常相似极难区分,均表现为口腔黏膜多发不规则小糜烂,似由小脓疱融合形成(图25)。研究者一度认为,增殖性化脓性口炎的DIF和IIF应为阴性,故以此作为二者的最重要的鉴别要点。但近来发现,有少数增殖性化脓性口炎患者的直接或间接免疫荧光染色也表现为阳性,故二者的鉴别诊断需综合考虑临床表现、组织病理学和免疫病理学表现、血清大疱性疾病特异性抗体检测、血常规检查、肠镜检查等的结果(参见第十一章第7单元述评)。

图 24 增殖型天疱疮患者的口腔黏膜病损

A～C. 硬腭、牙龈、右颊黏膜上份见粟粒状小脓疱

图24(续)　D. 脑回样沟纹舌

　　增殖型天疱疮的治疗与寻常型天疱疮类似。系统的糖皮质激素治疗是增殖型天疱疮的一线治疗方案[7]。对于单用糖皮质及激素治疗效果不佳者或为了减少糖皮质激素的不良反应,常单用或联合免疫抑制剂(如硫唑嘌呤、吗替麦考酚酯、甲氨蝶呤、环磷酰胺、环孢素等)、抗炎制剂(如氨苯砜、金制剂、四环素、多西环素、米诺环素及烟酰胺等)或其他疗法(如静滴利妥昔单抗、口服依曲替酯、口服转移因子、口服依那西普、静脉滴注丙种球蛋白、血浆置换、体外光化学疗法等)。

　　鲍温样丘疹病(bowenoid papulosis,BP)是一种鳞状上皮内瘤变,相比其余两种鳞状上皮内瘤变(鲍温病、增殖性红斑),虽然组织病理学表现均相似,但临床表现及生物学行为各不相同[35,36]。BP 的发生与人乳头状瘤病毒(human papilloma virus,HPV)16、18、31、39 等有关,其中高危型 HPV16 最易检出,HPV 分型可用于识别高危患者[37]。BP 的组织病理学表现为全层表皮可见细胞的非典型性改变,缺乏正常的成熟过程,但异常增生与异常有丝分裂象较鲍温病与增殖性红斑不明显[35,38]。BP 的好发年龄为 30～40 岁,主要临床表现为生殖器皮肤离散的、多灶性丘疹或斑块,病损颜色多变,可呈粉色、红棕色、黑色、深紫色,常呈对称性聚集,可自行消退,少数进展为侵袭性鳞状细胞癌(约 2.6%)[38,39]。BP 的诊断依靠临床表现与组织病理学检查。治疗方法包括传统手术切除、电凝切除、冷冻疗法、CO_2 激光治疗、光动力治疗及药物治疗(局部使用咪喹莫特、维 A 酸类药物、5- 氟尿嘧啶等)[36,40]。

　　本例患者的外阴同时发生增殖型天疱疮与鲍温样丘疹病,可能与该部位易受摩擦、是 HPV 易感部位有关。但由于目前缺乏增殖型天疱疮合并鲍温样丘疹病的报道,二者之间是否具有相关性还需要更多的数据才能得出结论。

图 25　增殖型天疱疮和增殖性化脓性口炎的口腔黏膜病损有时极为相似

A. 增殖型天疱疮患者硬腭黏膜表面的粟粒状小脓疱　B. 增殖性化脓性口炎患者硬腭黏膜的粟粒状小脓疱，部分融合形成蜗牛迹样改变

参 考 文 献

[1] KORMAN N. Pemphigus. J Am Acad Dermatol. 1988，18（6）：1219-1238.

[2] MICALI G，MUSUMECI M L，NASCA M R. Epidemiologic analysis and clinical course of 84 consecutive cases of pemphigus in eastern Sicily. Int J Dermatol，1998，37（3）：197-200.

[3] MAHÉ A，FLAGEUL B，CISSÉ I，et al. Pemphigus in Mali：a study of 30 cases. Br J Dermatol，1996，134（1）：114-119.

[4] ZARAA I，SELLAMI A，BOUGUERRA C，et al. Pemphigus vegetans：a clinical，histological，immunopathological and prognostic study. J Eur Acad Dermatol Venereol，2011，25（10）：1160-1167.

[5] NEUMANN I. Vierteljahresschrift fuer dermatologie and syphilis. Arch Dermatol Syphil, 1876, 3: 444-447.

[6] HALLOPEAU H. Congres International de Dermatologie et de Syphiligraphie tenu a Paris (1° Session). Paris G, 1889: 334-362.

[7] RUOCCO V, RUOCCO E, CACCAVALE S, et al. Pemphigus vegetans of the folds (intertriginous areas). Clin Dermatol, 2015, 33 (4): 471-476.

[8] PREMALATHA S, JAYAKUMAR S, YESUDIAN P, et al. Cerebriform tongue-a clinical sign in pemphigus vegetans. Br J Dermatol, 1981, 104 (5): 587-591.

[9] MENDES-BASTOS P, AMARO C, FERNANDES C. Cobblestone mouth: an exuberant oral presentation of pemphigus vegetans. Actas Dermosifiliogr, 2015, 106 (1): 72-73.

[10] BAER P N, ARCHARD H O, GANT J Q, et al. Pemphigus vegetans. Report of a case with a 6-year follow-up. Oral Surg Oral Med Oral Pathol, 1969, 28 (2): 282-286.

[11] FUJIMOTO W, HIRANO N, MIYASHITA M, et al. Pemphigus vegetans presenting with deafness, otalgia and facial nerve paralysis. Br J Dermatol, 1991, 124 (6): 609-610.

[12] SIGMUND G A, OPPENHEIMER R. Pemphigus vegetans of the nose. Ear Nose Throat J, 2012, 91 (1): E14-E15.

[13] DHAMIJA A, D'SOUZA P, MEHERDA A, et al. Pemphigus vegetans: An unusual presentation. Indian Dermatol Online J, 2012, 3 (3): 193-195.

[14] VINAY K, DE D, HANDA S, et al. Pemphigus vegetans presenting as a verrucous plaque on the finger. Clin Exp Dermatol, 2016, 41 (3): 316-317.

[15] DOWNIE J B, DICOSTANZO D P, COHEN S R. Pemphigus vegetans-neumann variant associated with intranasal heroin abuse. J Am Acad Dermatol, 1998, 39 (5 Pt 2): 872-875.

[16] DE ALMEIDA H L, NEUGEBAUER M G, GUARENTI I M, et al. Pemphigus vegetans associated with verrucous lesions: expanding a phenotype. Clinics (Sao Paulo), 2006, 61 (3): 279-282.

[17] SAWAI T, KITAZAWA K, DANNO K, et al. Pemphigus vegetans with oesophageal involvement: successful treatment with minocycline and nicotinamide. Br J Dermatol, 1995, 132 (4): 668-670.

[18] SCHWEERS C A, HURT W C, PLOEG D E. Further observations on pemphigus vegetans. Oral Surg Oral Med Oral Pathol, 1969, 28 (3): 442-450.

[19] WOO T Y, SOLOMON A R, FAIRLEY J A. Pemphigus vegetans limited to the lips and oral mucosa. Arch Dermatol, 1985, 121 (2): 271-272.

[20] AKKARI H, BELKAHLA M, YOUSSEF M, et al. Pemphigus vegetans associated with Gitelman syndrome. Indian J Dermatol Venereol Leprol, 2015, 81 (6): 655.

[21] HASHIMOTO K, HASHIMOTO T, HIGASHIYAMA M, et al. Detection of anti-desmocollins I and II autoantibodies in two cases of Hallopeau type pemphigus vegetans by immunoblot analysis. J Dermatol Sci, 1994, 7 (2): 100-106.

[22] YAMAGUCHI Y, SHINKUMA S, ISHII N, et al. Appearance of anti-desmocollin 1 autoantibodies leading to a vegetative lesion in a patient with pemphigus vulgaris. Br J Dermatol, 2018, 178 (1): 294-295.

[23] SARUTA H, ISHII N, TEYE K, et al. Two cases of pemphigus vegetans with IgG anti-desmocollin 3 antibodies. JAMA Dermatol, 2013, 149 (10): 1209-1213.

[24] POWELL A M, ALBERT S, OYAMA N, et al. Paraneoplastic pemphigus secondary to fludarabine evolving into unusual oral pemphigus vegetans. J Eur Acad Dermatol Venereol, 2004, 18 (3): 360-364.

[25] ISHII N, TEYE K, FUKUDA S, et al. Anti-desmocollin autoantibodies in nonclassical pemphigus. Br J Dermatol, 2015, 173 (1): 59-68.

[26] PINTO G M, LAMARÃO P, VALE T. Captopril-induced pemphigus vegetans with Charcot-Leyden crystals. J Am Acad Dermatol, 1992, 27(2 Pt 2): 281-284.

[27] BASTIAENS M T, ZWAN N V, VERSCHUEREN G L, et al. Three cases of pemphigus vegetans: induction by enalapril--association with internal malignancy. Int J Dermatol, 1994, 33(3): 168-171.

[28] NGO J T, TROTTER M J, ROBERTSON L H. Pemphigus vegetans associated with intranasal cocaine abuse. J Cutan Med Surg, 2012, 16(5): 344-349.

[29] MAHÉ A, FLAGEUL B, PROST C, et al. Pemphigus vegetans in an HIV-1-infected man. Clin Exp Dermatol, 1994, 19(5): 447.

[30] LATEEF A, PACKLES M R, WHITE S M, et al. Pemphigus vegetans in association with human immunodeficiency virus. Int J Dermatol, 1999, 38(10): 778-781.

[31] HUANG Y H, WANG S H, KUO T T, et al. Pemphigusvegetans occurring in a split-thickness skin graft. Dermatol Surg, 2005, 31(2): 240-243.

[32] MARKOPOULOS A K, ANTONIADES D Z, ZARABOUKAS T. Pemphigus vegetans of the oral cavity. Int J Dermatol, 2006, 45(4): 425-428.

[33] SILLEVIS SMITT J H, MULDER T J, ALBEDA F W, et al. Pemphigus vegetans in a child. Br J Dermatol, 1992, 127(3): 289-291.

[34] ELLEBRECHT C T, PAYNE A S. Setting the target for pemphigus vulgaris therapy. JCI Insight, 2017, 2(5): e92021.

[35] DUBINA M, GOLDENBERG G. Viral-associated nonmelanoma skin cancers: a review. Am J Dermatopathol, 2009, 31(6): 561-573.

[36] HENQUET C J. Anogenital malignancies and pre-malignancies. J Eur Acad Dermatol Venereol, 2011, 25(8): 885-895.

[37] KUTLUBAY Z, ENGIN B, ZARA T, et al. Anogenital malignancies and premalignancies: facts and controversies. Clin Dermatol, 2013, 31(4): 362-373.

[38] PENG W S, TAN C. Bowenoid papulosis in a linear distribution. Postepy Dermatol Alergol, 2016, 33(2): 146-148.

[39] SMITH S M, PETERS S, BLUMENFELD M L, et al. Vulvar bowenoid papulosis: histologically high-grade squamous intraepithelial lesion known to spontaneously regress. J Low Genit Tract Dis, 2017, 21(3): e30-e32.

[40] PORTER W M, FRANCIS N, HAWKINS D, et al. Penile intraepithelial neoplasia: clinical spectrum and treatment of 35 cases. Br J Dermatol, 2002, 147(6): 1159-1165.

第3单元 黏膜类天疱疮

病案 54 黏膜类天疱疮（水疱性损害为主）

患者，女性，61岁。

主诉 上腭和牙龈反复起疱糜烂1个月。

病史 1个月前开始上腭及牙龈反复起疱，自行破溃后有出血糜烂，疼痛明显，糜烂处可自愈，间隔数天复发。否认眼部不适。平素体质欠佳，易"感冒"。患"乙肝、胆囊炎、心肌缺血、类风湿关节炎"。有"青霉素"过敏史。

检查 全口牙龈近龈缘见多处小糜烂面，24、25颊侧牙龈及26、27腭侧牙龈各见1个直径4～5mm水疱，尼氏征阴性（图4-3-54）。

初步诊断 黏膜类天疱疮？

图 4-3-54 病案54患者的口腔黏膜病损

A. 左上颌后牙颊侧牙龈充血，见水疱（箭头示）

图 4-3-54（续） B. 左上颌后牙腭侧牙龈见水疱（箭头示），邻近黏膜少许糜烂，周缘略发白 C. 右下颌后牙颊侧牙龈见糜烂面，被覆黄白色假膜（箭头示）

进一步检查

1. 血常规、血糖、凝血功能、肝功能、肾功能检查均未见明显异常。

2. 切取外观正常牙龈黏膜活检，常规 HE 染色示复层鳞状上皮全层剥脱，多系黏膜类天疱疮；DIF 示复层鳞状上皮基底膜带 IgG、C3 强阳性线状沉积。

诊断 黏膜类天疱疮。

诊断依据

1. 慢性起病。

2. 牙龈黏膜水疱、糜烂。

3. 尼氏征阴性。

4. 组织病理学检查（常规 HE 染色和 DIF）证实。

疾病管理

1. 药物治疗

昆明山海棠 100 片 Sig. 2 片 t.i.d. p.o.

维生素 B_6 10mg×100 片 Sig. 5mg t.i.d. p.o.

复方氯己定含漱液 300mL×1 支 Sig. 含漱 t.i.d.

地塞米松针剂 1mL×10 支 Sig. 1∶10 稀释后局部涂敷 t.i.d.

2. 曲安奈德注射液与注射用水等量混匀后于病损基底行小剂量多点注射。

3. 嘱患者 2 周后复诊。

4. 后续处理　复诊时若病情控制，可再用上述药物持续一个疗程。若病情控制欠佳，可更换为硫酸羟氯喹，或沙利度胺，或米诺环素。若仍无效且病损广泛、病情加重，行糖皮质激素治疗疱病前检查（见本章第 1 单元述评）后可考虑口服醋酸泼尼松 20～30mg/d，持续 7～14 天，逐渐减量。

病案55　黏膜类天疱疮（糜烂性损害为主）

图 4-3-55　病案 55 患者就诊各阶段口腔黏膜病损

A. 初诊时，全口唇颊侧牙龈充血明显，呈弥散性红斑样改变，其上见散在点状及绿豆大小糜烂面

图 4-3-55(续) B、C. 初诊时,右颊后份、硬腭后份和软腭见大面积糜烂,部分糜烂面有假膜覆盖

患者,男性,73 岁。

主诉 口腔糜烂 11 个月。

病史 11 个月前开始出现口腔大面积糜烂,逐渐蔓延至咽部,疼痛明显,进食困难。于当地医院就诊,疑为"大疱性疾病",但活检结果未支持该诊断。近期睡眠不好,大便稀,小便正常。患"高血压(服药控制在正常范围)、双眼胬肉(2 年前行左眼胬肉切除术,右眼眼科医生建议暂不行手术)"。否认其他系统性疾病史及药物过敏史。

检查 全口牙龈充血明显，呈弥散性红斑样改变，其上见散在点状及绿豆大小糜烂面。右颊后份、硬腭后份和软腭黏膜见大面积糜烂面，部分糜烂面表面有假膜覆盖（图4-3-55A～C）。牙龈尼氏征阴性。

初步诊断 黏膜类天疱疮？

进一步检查

1. 血常规、肝功能、肾功能、电解质、凝血功能、乙肝标志物定量检测、丙肝抗体、HIV抗体、梅毒血清学检测未见明显异常，血糖7.14↑（正常值3.9～5.9）。

2. ELISA检测大疱性疾病血清特异性抗体示抗桥粒芯糖蛋白3（Dsg3）、抗桥粒芯糖蛋白1（Dsg1）抗体、抗大疱性类天疱疮抗原180（BP180）抗体均未增高。

3. 切取右颊糜烂及邻近外观正常牙龈组织活检，糜烂及外观正常组织常规HE染色示送检黏膜慢性发炎伴溃疡形成，溃疡旁黏膜上皮与萎缩共存，固有层大量浆细胞、淋巴细胞及中性粒细胞浸润；外观正常组织DIF示基底膜区线状沉积IgG（++）、IgA（+）、C3（+）。

诊断 黏膜类天疱疮。

诊断依据

1. 慢性病程。

2. 牙龈充血红肿、糜烂，右颊及腭部经久不愈的糜烂。

3. 尼氏征阴性。

4. DIF显示基底膜区线状沉积IgG（++）、IgA（+）、C3（+）。

疾病管理

1. 药物治疗

沙利度胺25mg×40片 Sig. 50mg q.d. 睡前服

复方氯己定含漱液300mL×1支 Sig. 含漱 t.i.d.

地塞米松针剂1mL×10支 Sig. 1：10稀释后局部涂敷 t.i.d.

2. 嘱患者3周后复诊。

3. 后续处理

（1）复诊检查示治疗无效，腭部病损加重（图4-3-55D）。更换口服药物为硫酸羟氯喹（每次0.1g，每日2次，连续14日）仍然无效，更换为昆明山海棠（每次2片，每日3次，连续16日），仍然无效。

（2）拟行糖皮质激素治疗，治疗前须完善的检查和结果如下。

1）大便常规示大便隐血（+），小便常规示尿蛋白定性0.1g/L↑（±）。结核菌素试验（+）。胸部X线片显示慢性支气管炎征象。腹部B超提示脂肪肝；骨密度检查未见明显异常。

2）于内分泌科会诊血糖偏高，确诊患糖尿病后药物治疗控制至正常范围，内分泌科医师认为可以用糖皮质激素治疗黏膜类天疱疮，治疗同时密切监测血糖。于消化内科会诊大便隐血（+），复查后呈（-）。于结核门诊会诊结核菌素试验检查结果，排除了结核病。于心内科会诊，心内科医师认为可以用糖皮质激素治疗黏膜类天疱疮，治疗同时密切监测血压。

图 4-3-55（续） D. 初次治疗后复诊检查示病情加重，硬腭后份及软腭黏膜大面积糜烂，被覆黄白色假膜

（3）糖皮质激素药物治疗

醋酸泼尼松 5mg×84 片 Sig. 30mg q.d. 晨起顿服

碳酸钙 D₃ 片 30 片 Sig. 1 片 q.d. p.o.

硫糖铝片 1g×100 片 Sig. 1g q.i.d. p.o.

氯化钾缓释片 0.5g×24 片 Sig. 1g b.i.d. p.o.

4% 碳酸氢钠（小苏打）溶液 250mL×1 瓶 Sig. 含漱 t.i.d.

制霉素片 50 万单位×100 片 Sig. 1 片碾细与 15mL 纯净水混匀，局部涂敷 t.i.d.

地塞米松针剂 1mL×10 支 Sig. 1：10 稀释后局部涂敷 t.i.d.

（4）嘱用药期间密切观察血压、血糖，若有明显增高，建议于心内科和内分泌科就诊获取协助治疗。2 周后复诊。病情得到控制，糖皮质激素逐渐减量。局限性糜烂病损采用复方倍他米松注射液与注射用水等量混匀后于病损基底行小剂量多点注射。泼尼松减量至 22.5mg/d 时口腔黏膜病损已完全愈合（图 4-3-55E～G）。

图 4-3-55(续) E~G. 经口服糖皮质激素治疗后,口腔黏膜病损愈合

【述评】黏膜类天疱疮

类天疱疮是一类针对黏膜上皮 - 上皮下结缔组织（皮肤表皮 - 真皮）间结合处即基底膜带的结构蛋白产生自身抗体，临床上以黏膜（皮肤）张力性水疱和糜烂为特征的自身免疫性疾病。类天疱疮包括 9 种类型，分别为大疱性类天疱疮、黏膜类天疱疮、瘢痕性类天疱疮、妊娠性类天疱疮、线状 IgA 病、获得性大疱性表皮松解症、抗层粘连蛋白 γ1/ 抗 p200 类天疱疮、扁平苔藓样类天疱疮和疱疹样皮炎 [1]。根据临床特征，与口腔黏膜表现相关的类天疱疮主要有黏膜类天疱疮、扁平苔藓样类天疱疮、线状 IgA 病 [2]。

黏膜类天疱疮（mucous membrane pemphigoid，MMP）为类天疱疮中较常见的一型，是主要累及黏膜的慢性自身免疫性疱病，85% 的患者累及口腔，还可累及结膜（65%）、皮肤（25%～30%）、鼻腔（20%～40%）、肛门和生殖器（20%）、咽（20%）、喉（5%～10%）、食管（5%～15%）等体腔黏膜。严重者可在黏膜部位形成瘢痕（但口腔黏膜不易形成瘢痕），导致视力下降、失明、声门上狭窄伴声音嘶哑或气道阻塞及食管狭窄 [1]。根据损害累及部位可将黏膜类天疱疮分为 2 个临床亚型：①低危险型：损害只局限于口腔黏膜，或伴有局限性皮肤损害；②高危险型：损害累及眼、生殖器、食管、喉部中任一部位的黏膜。黏膜类天疱疮曾称被为瘢痕性类天疱疮（cicatrical pemphigoid）和良性黏膜类天疱疮（benign mucous membrane pemphigoid）。目前认为瘢痕性类天疱疮是类天疱疮中独立的罕见类型，指皮损愈后遗留瘢痕且黏膜为非主要受累部位的自身免疫性表皮下水疱病 [1]。对于累及咽喉部形成瘢痕的类型，称为"良性"也不合适，因此现将此病称为黏膜类天疱疮。黏膜类天疱疮多见于 60 岁以上的老年人，女性发病率是男性的 2 倍。该病为慢性进展性疾病，平均 3～5 年，有的可迁延一生。由该病致死者少见。

目前发现 MMP 的分子靶抗原包括 [3,4]：①BP180，是含约 1 500 个氨基酸的大小为 180kDa 的跨膜糖蛋白，BP180 的氨基端（N 端）位于胞内，羧基端（C 端）位于胞外，胞外段的第 16 个非胶原区（NC16A）是 BP180 的主要抗原表位。存在于约 75% 的患者。②BP230，大小为 230kDa，是半桥粒斑的胞内组成部分，同时也是斑蛋白家族的组成部分。存在于 25% 的患者，通常与 BP180 同时出现。③层粘连蛋白 332，以往称为层粘连蛋白 5 或表皮整联配体蛋白，存在于 25% 的患者。由于产生抗层粘连蛋白 332 抗体的 MMP 患者中有 30% 伴有恶性肿瘤（如 B 细胞慢性淋巴细胞白血病、非霍奇金淋巴瘤、胰腺癌等），故这类 MMP 患者有必要行全身肿瘤筛查。④α6β4 整合素的两个亚基，有文献显示抗 α6 整合素的抗体的活动性与口腔病损有关，而抗 β4 整合素的抗体的活动性与眼部受累有关。⑤Ⅶ型胶原，MMP 的主要靶抗原为 BP180 和层粘连蛋白 332。患者体内产生的自身免疫抗体针对上述基底膜区或半桥粒的抗原，诱发补体介导的细胞因子和酶的释放，或其介导的细胞溶解，使基底细胞从基底膜分离 [5]。

85% 的 MMP 患者发生口腔黏膜损害，牙龈损害常最早出现，也最常见，表现为牙龈表面弥散性红斑（图 26），其上常见有直径 2～6mm 的水疱，疱液清亮或有血疱。若损害发生在腭部或其他部位，可见水疱（图 27）或水疱破溃后遗留的糜烂面。新鲜时糜烂面的特点类似寻常型天疱疮的新鲜糜烂面，之后会有假膜覆盖，且糜烂面周围可能有少许浅淡白纹，常误诊为口腔扁平苔藓。与天疱疮相比，疼痛不明显。

图26　牙龈弥散性红斑

图27　腭部后份黏膜见完整的水疱和一些破溃的水疱

65% 的 MMP 患者有眼部病损，开始仅表现为结膜炎，后可形成瘢痕，致睑内翻、倒睫、虹膜粘连、角膜萎缩，20% 可致失明[6]。故对于 MMP 患者，应当密切观察其眼部有无病损。最新的国内专家共识建议所有 MMP 患者均需至眼科就诊，完善裂隙灯检查和测量穹隆深度（二者为疾病活动性客观临床参数[1]）。黏膜其他表现常见为鼻咽溃疡、鼻出血、吞咽困难、肛门生殖器区瘢痕和粘连。MMP 较少累及食管，仅在泛发性病例造成食管狭窄。25%～30% 的 MMP 患者有皮肤病损，表现为外观正常皮肤上的张力性水疱，疱壁厚，不易破，疱破后形成糜烂和结痂[7]。

取邻近水疱或糜烂的外观正常黏膜行组织病理学检查，结果示上皮与结缔组织之间有水疱或裂隙；行直接免疫荧光检查，可见 IgG 和 / 或 C3 线状沉积于基底膜带，也可见少许 IgA 或 IgM。由于 MMP 主要由 IgG 介导，此点可与 IgA 大疱性疾病相区别[8]。通过 ELISA 可检测患者血清中抗 BP180 抗体或针对 MMP 其他靶抗原的抗体增高。

MMP 的诊断要点主要为：①牙龈出现弥散性红斑及水疱，疱破后遗留红色糜烂面，口腔黏膜其他部位也可出现水疱和糜烂面，尼氏征、揭皮试验、探针试验一般均为阴性，可伴有眼部损害如睑球粘连，一般不伴有皮损；②组织病理学表现为上皮下疱；③直接免疫荧光染色示 IgG 和 / 或 C3 在基底膜区线状沉积；④间接免疫荧光染色（最好采用健康人的口腔或阴道黏膜作为底物）示 IgG 等在基底膜区线状沉积；⑤利用盐裂皮肤结合直接或间接免疫荧光染色可见 IgG 沉积于表皮侧或真皮侧；⑥ELISA 检测示血清中存在特异性抗 BP180 或针对黏膜类天疱疮其他分子靶抗原的抗体。临床多根据上述要点中的①和③进行诊断。原因是：①某些黏膜类天疱疮患者的组织病理学结果不典型，可表现为正常组织或上皮下裂隙；②间接免疫荧光染色和盐裂皮肤试验敏感度低；③黏膜类天疱疮的靶抗原种类多，而目前国内多数临床开展类天疱疮血清抗体 ELISA 检测的医院均只能检测抗 BP180 的抗体，无法排除由其他靶抗原引起的黏膜类天疱疮。

MMP 的病因尚不明确，但有文献表明，药物可能是 MMP 的诱发因素。目前已报道的与 MMP 发生相关的药物有：抗 PD-1 单抗如纳武单抗、帕博丽珠单抗、特瑞普利单抗[9-15]；降压药如可乐定[16]、氨氯地平[17]、阿替洛尔[18]、普拉洛尔[19]、甲基多巴[20]；青霉胺[21]；抗组胺药如依巴斯汀[22]。此外，还有病案报道了接种疫苗也可诱发 MMP，包括白喉破伤风疫苗（接种 2 天后发病）[23]、新型冠状病毒（COVID-19）疫苗（BNT162b2）（接种 3 周后发病）[24]。近年来，抗 PD-1 单抗作为抗肿瘤药被广泛应用，已有数篇关于该类药物引发 MMP 的报道。因此，临床医师对疑似或确诊为 MMP 的患者应积极排查其肿瘤病史和用药史。针对疑为药物诱发的 MMP 患者，临床医师应与相关科室会诊，讨论可否停用诱发药物或更换其他药物治疗。图 28 为因尿路上皮癌先后使用特瑞普利单抗和帕博利珠单抗（均为抗 PD-1 单抗）治疗的患者，出现口腔黏膜糜烂和白纹病损，经常规病理学检查、直接免疫荧光染色和血清抗 BP180 抗体检查后诊断为黏膜类天疱疮与苔藓样反应共存。经与肿瘤科会诊，考虑患者正在使用的抗 PD-1 单抗治疗肿瘤疗效欠佳，且疑为口腔不良事件的诱发药物，故建议患者停用所有 PD-1 单抗治疗（包括特瑞普利单抗和帕博丽珠单抗），停药 1 个月后患者口腔黏膜病损明显好转（图 29）[14]。

图 28　因尿路上皮癌先后使用特瑞普利单抗和帕博利珠单抗治疗的患者的口腔黏膜病损
A. 右颊黏膜大面积糜烂伴树枝状珠光白纹　B. 左颊数处小面积糜烂面伴树枝状珠光白纹　C. 舌背黏膜广泛大面积糜烂

图28(续) D. 下唇唇红黏膜大面积糜烂

图29 停用所有PD-1单抗治疗(包括特瑞普利单抗和帕博丽珠单抗)1个月后口腔黏膜病损明显好转
A. 右颊黏膜少量珠光白纹和小面积糜烂

图 29（续） B. 左颊黏膜少许珠光白纹 C. 舌背黏膜少量白色斑片和小面积糜烂 D. 下唇唇红黏膜遗留少许色素沉着

大疱性类天疱疮(bullous pemphigoid,BP)是另一类型的类天疱疮。临床上以躯干、四肢外观正常的皮肤或红斑上出现张力性大疱为特点,皮肤病损愈合后一般不留瘢痕。口腔病损少见,10%~30%的病案出现口腔糜烂,呈慢性病程。诱发因素包括柳氮磺吡啶、青霉素、地西泮、呋塞米、血管紧张素转换酶(ACE)抑制剂、磺胺、异烟肼等药物和紫外线,但关系尚不确定。该病随年龄增大,发生率升高[7]。组织病理学表现和免疫荧光染色结果与MMP不易区分,但两者临床过程和实验室检查结果还是有区别:①MMP口腔损害较常见,而BP多数仅出现皮肤病损;②MMP损害愈合后可出现瘢痕,BP皮损愈合后一般不留瘢痕;③两者自身抗原成分有区别,MMP为BP180、BP230、层粘连蛋白332、α6β4整合素、Ⅶ型胶原,BP为BP180、BP230;④利用盐裂皮肤结合直接或间接免疫荧光检测IgG沉积的部位,MMP可沉积于表皮侧或真皮侧,BP沉积于表皮侧。故两者的鉴别诊断须结合临床表现和实验室检查结果(图30)。

图30 常见口腔自身免疫性大疱性疾病的鉴别诊断

黏膜类天疱疮的治疗取决于疾病严重程度以及病损累及的部位。局部糖皮质激素类药物治疗、四环素类药物、氨苯砜是低危险型黏膜类天疱疮的一线治疗药物。氨苯砜与糖皮质激素联用,是高危险型黏膜类天疱疮的一线治疗药物[25]。对于低危险型患者,首先选用局部治疗,病情严重和顽固时联合全身治疗，如使用氨苯砜或联用四环素类药物和烟酰胺治疗[4]。如果仍不能达到足够的疗效，考虑按照高危险型黏膜类天疱疮患者进行治疗。对于高危险型患者，需要积极的全身治疗及局部治疗，因氨苯砜难以购及，可给予中至高剂量糖皮质激素如泼尼松 0.5～1.0mg/(kg•d)。当病情严重时，可考虑在口服糖皮质激素的同时使用免疫抑制剂(如硫唑嘌呤或环磷酰胺)。如果仍不能达到足够的疗效，应考虑使用其他免疫抑制剂(如吗替麦考酚酯、甲氨蝶呤等)、甲基泼尼松龙脉冲治疗、静脉注射免疫球蛋白疗法或血浆置换[4]。

黏膜类天疱疮的全身治疗药物如下。

1. 氨苯砜　起始剂量通常为每次 50mg，1 次 /d，每周定期检查血红蛋白，若无明显贫血，则可每周增加 25mg。为了保持血红蛋白的稳定，在增加剂量前可能须在某一剂量维持数周。通常氨苯砜的有效剂量为 100mg 和 200mg，若血红蛋白下降超过 2gm/dL 或下降至低于 10gm/dL，则不能再增加氨苯砜的剂量[26]。若病情完全缓解则可每周减 25mg。因葡萄糖 -6- 磷酸脱氢酶(glucose-6-phosphatedehydrogenase，G6PD)是红细胞新陈代谢所需要的酶，G6PD 缺乏容易导致溶血性贫血，故开始氨苯砜治疗前须检查是否缺乏 G6PD。氨苯砜的常见不良反应为恶心、上腹不适、溶血性贫血、高铁血红蛋白血症、骨髓抑制、肝中毒等，故应定期监测血红蛋白含量及肝功能，为预防溶血性贫血和高铁血红蛋白血症可服用西咪替丁(1.6g/d)和维生素 E(800U/d)，此外西咪替丁还有增强机体对氨苯砜耐受性的作用[27,28]。

2. 糖皮质激素　口腔病情严重者可含服糖皮质激素泼尼松，对于低危险型黏膜类天疱疮起始剂量多不超过 30mg/d，1～2 周症状控制后可逐渐减量至停用。减量原则和速度与天疱疮的减量速度大致相当。国内皮肤病学专家建议 6 个月可减至控制剂量的 3/4 左右，1 年减至 1/2 左右[29]。在使用糖皮质激素前应行的检查和治疗过程中的注意事项、配合用药等均与糖皮质激素治疗天疱疮相同。

3. 雷公藤总苷片和昆明山海棠片　口腔病损较轻微者可口服雷公藤总苷片 1～1.5mg/(kg•d)，分 3 次服用，连续 1 个月；或口服昆明山海棠片，每次 2 片，3 次 /d，连续 1 个月。病情控制后可减量或间歇服用。为缓解胃肠道反应，可同时服用维生素 B_6(每次 5mg，3 次 /d)。同时也应注意上述药物的其他不良反应。

4. 盐酸米诺环素片(每次 100mg，2 次 /d)或四环素(每次 250mg，3 次 /d)与烟酰胺(每次 200mg，3 次 /d；或每次 500mg，2 次 /d)联用，文献报道疗程为按上述剂量服用 3 个月之后酌情减量。

5. 其他药物　包括环磷酰胺、硫唑嘌呤、霉酚酸酯、甲氨蝶呤、环孢素、α- 肿瘤坏死因子抑制剂、依那西普、利妥昔单抗，或静脉滴注免疫球蛋白等。

黏膜类天疱疮的局部治疗用药包括：消毒防腐制剂如复方氯己定含漱液；糖皮质激素制剂如地塞米松含漱液、曲安奈德口腔软膏、地塞米松软膏等；抗继发真菌感染制剂如 4% 碳酸氢钠液和制霉菌素涂剂等。对经久不愈的局限性糜烂面，可以曲安奈德或复方倍他米松注射液与注射用水混匀后行糜烂面基底多点小剂量注射。为缓解患者疼痛、改善患者进食情况和口腔卫生，可局部使用复方甘菊利多卡因凝胶或复方苯佐卡因凝胶。

治疗和随访过程中应注意观察眼部、皮肤和其他部位黏膜，发现伴有眼、皮肤和其他黏膜损害者应建议患者及时于眼科、皮肤科和其他相应专科治疗。目前四川大学华西医院开设有黏膜类天疱疮多学科门诊，可以高效一站式为高危险型黏膜类天疱疮患者提供诊治。

参 考 文 献

[1] 中华医学会皮肤性病学分会, 中国医师协会皮肤科医师分会. 自身免疫性表皮下大疱病诊疗共识（2022）. 中华皮肤科杂志, 2022, 55（1）: 1-11.

[2] SCHMIDT E, ZILLIKENS D. Pemphigoid diseases. Lancet, 2013, 381（9863）: 320-332.

[3] RASHID H, LAMBERTS A, BORRADORI L, et al. European guidelines（S3）on diagnosis and management of mucous membrane pemphigoid, initiated by the European Academy of Dermatology and Venereology - part Ⅰ. J Eur Acad Dermatol Venereol. 2021, 35（9）: 1750-1764.

[4] UJIIE H, IWATA H, YAMAGAMI J, et al. Japanese guidelines for the management of pemphigoid（including epidermolysis bullosa acquisita）. J Dermatol, 2019, 46（12）: 1102-1135.

[5] SETTERFIELD J, THERON J, VAUGHAN R W, et al. Mucous membrane pemphigoid: HLA-DQB1*0301 is associated with all clinical sites of involvement and may be linked to antibasement membrane IgG production. Br J Dermatol, 2001, 145（3）: 406-414.

[6] CHAN L S, AHMED A R, ANHALT G J, et al. The first international consensus on mucous membrane pemphigoid: definition, diagnostic criteria, pathogenic factors, medical treatment, and prognostic indicators. Arch Dermatol, 2002, 138（3）: 370-379.

[7] KNEISEL A, HERTL M. Autoimmune bullous skin diseases. part 1: clinical manifestations. J Dtsch Dermatol Ges, 2011, 9（10）: 844-856.

[8] SCULLY C, LO MUZIO L. Oral mucosal diseases: mucous membrane pemphigoid. Br J Oral Maxillofac Surg, 2008, 46（5）: 358-366.

[9] FÄSSLER M, RAMMLMAIR A, FELDMEYER L, et al. Mucous membrane pemphigoid and lichenoid reactions after immune checkpoint inhibitors: common pathomechanisms. J Eur Acad Dermatol Venereol, 2020, 34（2）: e112-e115.

[10] VENTURINI M, ZANCA A, VENTURUZZO A, et al. Secukinumab for patients with plaque psoriasis affected by multiple sclerosis: a mini-review with a representative case report. J Eur Acad Dermatol Venereol, 2020, 34（2）: e110-e112.

[11] HAUG V, BEHLE V, BENOIT S, et al. Pembrolizumab-associated mucous membrane pemphigoid in a patient with Merkel cell carcinoma. Br J Dermatol, 2018, 179（4）: 993-994.

[12] ZUMELZU C, ALEXANDRE M, LE ROUX C, et al. Mucous membrane pemphigoid, bullous pemphigoid, and anti-programmed death-1/ programmed death-ligand 1: a case report of an elderly woman with mucous membrane pemphigoid developing after pembrolizumab therapy for metastatic melanoma and review of the literature. Front Med（Lausanne）, 2018, 5: 268.

[13] SIBAUD V, VIGARIOS E, SIEGFRIED A, et al. Nivolumab-related mucous membrane pemphigoid. Eur J Cancer, 2019, 121: 172-176.

[14] DUAN S M, ZHANG X F, WANG F, et al. Coexistence of oral mucous membrane pemphigoid and lichenoid drug reaction: a case of toripalimab-triggered and pembrolizumab-aggravated oral adverse events. Oral Surg Oral Med Oral Patho Oral Radiol, 2021, 132（3）: e86-e91.

[15] BEZINELLI L M, EDUARDO F P, MIGLIORATI C A, et al. A Severe, refractory case of mucous membrane pemphigoid after treatment with pembrolizumab: brief communication. J Immunothe, 2019, 42（9）: 359-362.

[16] VAN JOOST T，VAN'T VEEN A. Drug-induced cicatricial pemphigoid and acquired epidermolysis bullosa. Clin Dermatol，1993，11（4）：521-527.

[17] WILLIAMS G S，GOODWIN R，HUGHES D. AmLodipine as a cause of mucous membrane pemphigoid：first report of amLodipine as a causative agent in MMP. Eye（Lond），2013，27（12）：1425.

[18] KANJANABUCH P，ARPORNIEM S，THAMRAT S，et al. Mucous membrane pemphigoid in a patient with hypertension treated with atenolol：a case report. J Med Case Rep，2012，6：373.

[19] JOOST T V，CRONE R A，OVERDIJK A D. Ocular cicatricial pemphigoid associated with practolol therapy. Br J Dermatol，1976，94（4）：447-450.

[20] LASKARIS G，SATRIANO R A. Drug-induced blistering oral lesions. Clin Dermatol，1993，11（4）：545-550.

[21] MARTÍ-HUGUET T，QUINTANA M，CABIRÓ I. Cicatricial pemphigoid associated with D-penicillamine treatment. Arch Ophthalmol，1989，107（8）：1115.

[22] BERCAULT B，FENELON M，CATROS S，et al. Drug-induced oral mucous membrane pemphigoid：a case report. Médecine Buccale Chirurgie Buccale，2017，23（4）：181-183.

[23] SEZIN T，EGOZI E，HILLOU W，et al. Anti-laminin-332 mucous membrane pemphigoid developing after a diphtheria tetanus vaccination. JAMA Dermatol，2013，149（7）：858-862.

[24] Rungraungrayabkul D，Rattanasiriphan N，Juengsomjit R. Mucous membrane pemphigoid following the administration of COVID-19 vaccine. Head Neck Pathol，2023，17（2）：：587-588.

[25] Schmidt E，Rashid H，Marzano A V，et al. European Guidelines（S3）on diagnosis and management of mucous membrane pemphigoid，initiated by the European Academy of Dermatology and Venereology - Part Ⅱ. J Eur Acad Dermatol Venereol，2021，35（10）：1926-1948.

[26] Xu H H，Werth V P，Parisi E，et al. Mucous membrane pemphigoid. Dent Clin North Am，2013，57（4）：611-630.

[27] Ciarrocca K N，Greenberg M S. A retrospective study of the management of oral mucous membrane pemphigoid with dapsone. Oral Surg Oral Med Oral Pathol Oral Radiol Endod，1999，88（2）：159-163.

[28] Rhodes L E，Tingle M D，Park B K，et al. Cimetidine improves the therapeutic/toxic ratio of dapsone in patients on chronic dapsone therapy. Br J Dermatol，1995，132（2）：257-262.

[29] 彭洋，王明悦，韩莹，等. 黏膜性类天疱疮 68 例临床回顾分析. 中华皮肤病科杂志，2013，46（11）：788-791.

第4单元　副肿瘤性天疱疮

病案 56　副肿瘤性天疱疮

【述评】副肿瘤性天疱疮

病案 56 **副肿瘤性天疱疮**

图 4-4-56　病案 56 患者的口腔黏膜病损和皮肤病损

A. 唇红黏膜广泛不规则充血、糜烂和痂　B. 舌背广泛不规则充血糜烂,被覆黄白色假膜

图 4-4-56（续） C~E. 下唇内侧、
左颊、腭部右份黏膜广泛不规则充
血糜烂，被覆黄白色假膜

图 4-4-56(续) F. 双眼结膜充血
G. 生殖器黏膜见小水疱和糜烂
H. 胸部皮肤见粟粒样丘疹

患者,男性,19岁。

主诉　口腔反复糜烂 3 个月。

病史　3 个月前无明显诱因出现反复口腔溃烂,疼痛明显。每次输液(具体不详)7 天后病情有好转,但溃烂尚未完全愈合即复发。2 个月前开始伴眼视物模糊、畏光及"下身"溃烂、胸部皮肤长"小颗粒"。否认系统性疾病史及药物过敏史。

检查　唇红、唇内侧、舌、双颊、腭部黏膜均见广泛不规则糜烂,被覆痂或假膜,尼氏征阳性。双眼结膜充血,生殖器黏膜见小的水疱及糜烂面,胸部皮肤见较多粟粒样丘疹(图 4-4-56)。

初步诊断　天疱疮?

进一步检查

1. 血常规、血糖、凝血功能、肝功能、肾功能检查均未见明显异常。

2. 切取外观正常黏膜组织活检,常规 HE 染色显示复层鳞状上皮棘层松解,多系天疱疮;DIF 染色示复层鳞状上皮棘细胞间和基底膜带均见 IgG、C3 阳性沉积。

3. 行颈、胸部 CT,腹部 B 超检查,颈部 CT 查及左颈部良性占位,余正常。

4. 颈部占位病变切除后病理诊断:左颈部 Castleman 病。

修正诊断　副肿瘤性天疱疮(Castleman 病相关)。

诊断依据

1. 患者为青年。

2. 口腔黏膜广泛不规则糜烂。

3. 尼氏征阳性。

4. 组织病理学检查(常规 HE 染色和 DIF 染色)证实,尤其是 DIF 染色显示复层鳞状上皮棘细胞间和基底膜带均有 IgG、C3 沉积。

5. 全身检查查及 Castleman 病。

疾病管理

1. 药物治疗

复方氯己定含漱液 300mL×1 支 Sig. 含漱 t.i.d.

制霉素片 50 万单位×100 片 Sig. 1 片碾细与 15mL 纯净水混匀,局部涂敷 t.i.d.

2. 嘱尽快治疗 Castleman 病,2 周后复诊。

3. 后续处理　因手术切除肿瘤后,多数患者口腔黏膜损害可逐渐消退,故口腔治疗以局部治疗为主,定期复查。

【述评】副肿瘤性天疱疮

副肿瘤性天疱疮(paraneoplastic pemphigus,PNP)是天疱疮的一个类型,是一种与肿瘤相关的具有致死性的自身免疫性大疱性疾病。临床表现为严重的黏膜(特别是口腔黏膜)损害和多形性的皮肤损害。

该病种最初由 Anhalt 等人于 1990 年报道，发病无种族倾向，年龄范围为 7～76 岁，平均 51 岁。该病可累及多个组织器官，如肺、甲状腺、肾、平滑肌和胃肠道，因此也曾有研究者将其称为副肿瘤性自身免疫性多器官综合征（paraneoplastic autoimmune multiorgan syndrome，PAMS）。副肿瘤性天疱疮并不是指天疱疮和肿瘤单纯并发存在，而是一种血清中有特殊自身抗体的自身免疫性疾病[1]。

副肿瘤性天疱疮的分子靶抗原包括：①细胞连接斑蛋白家族，包斑蛋白（envoplakin，分子量 210kDa）、周斑蛋白（periplakin，分子量 190kDa）、桥粒斑蛋白 I（desmoplakin I，DP I，分子量 250kDa）、桥粒斑蛋白 II（DPII，分子量 210kDa）、表斑蛋白（epiplakin，分子量 450kDa）、网蛋白（plectin，分子量 500kDa）和大疱性类天疱疮抗原 1（bullous pemphigoid antigen 1，BPAG1，分子量 230kDa，又称 BP230）；②桥粒钙黏蛋白，桥粒芯糖蛋白 Dsg3（分子量 130kDa）和 Dsg1（分子量 160 kDa）、桥粒芯胶蛋白（desmocollin）；③广谱蛋白酶抑制剂，α2 巨球蛋白样 1 蛋白（alpha-2-macroglobulin-like-1，A2ML1，分子量 170kDa）；④大疱性类天疱疮抗原 2（bullous pemphigoid antigen 2，BPAG2，分子量 180kDa，又称 BP180）等[2]。这些靶抗原存在于细胞间桥粒和半桥粒处，在调节细胞附着方面起重要作用。

副肿瘤性天疱疮患者血清内含有一组针对上述靶抗原的 IgG 自身抗体。多项研究表明，副肿瘤性天疱疮患者血清内的自身抗体是由共存的肿瘤直接产生的，在副肿瘤性天疱疮的发病中发挥重要作用。

PNP 具体机制不明，相关的假说可大致分为五类：①表位扩散（epitope spreading）假说，即肿瘤诱导发生细胞介导的苔藓样界面皮炎，从而使之前的一些"隐蔽"抗原，即不为 T 细胞或 B 细胞识别的蛋白组织成分暴露于免疫系统；②抗原模拟（antigen mimicry）假说，即机体产生的抗肿瘤组织抗体和体内正常上皮或表皮组织中的某些抗原成分有交叉反应，它们结合后干扰破坏了靶组织的正常结构和功能从而导致发病；③细胞毒性假说，由 CD8+ 细胞毒性 T 淋巴细胞、CD56+ 自然杀伤细胞和 CD68+ 巨噬细胞介导的自身反应细胞性细胞毒性，被认为与该病的发病密切相关；④自身抗体假说，肿瘤细胞产生自身抗体，自身抗体与上皮或表皮蛋白发生反应；⑤白介素 -6 假说，肿瘤细胞产生大量白介素 -6，出现细胞因子产生的调控异常[1]。

PNP 的发生与肿瘤密切相关，尤其是淋巴组织增生性肿瘤如非霍奇金淋巴瘤、慢性淋巴细胞白血病、Castleman 病（Castleman's disease）、胸腺瘤等，其他肿瘤如腹膜后肉瘤、恶性黑色素瘤、胰腺癌、结肠癌、肺癌、前列腺癌等也有报道。约 2/3 的 PNP 病案黏膜皮肤损害发生于肿瘤确诊之后，这类肿瘤通常是非霍奇金淋巴瘤和慢性淋巴细胞白血病。约 1/3 的病案出现黏膜皮肤损害时尚未发现患者患有肿瘤，如 Castleman 病、腹部淋巴瘤、胸腺瘤、腹膜后肉瘤。多数情况下这些潜隐性肿瘤需通过胸部、腹部和盆腔 CT 才能发现。

口腔黏膜病损仍是大多数患者的始发症状，几乎所有患者都会出现口腔损害，常累及整个口腔。典型病损起始表现为黏膜广泛糜烂，其表现类似于天疱疮的损害，如大面积糜烂、揭皮试验阳性、探针试验阳性、尼氏征阳性等。病损渗出物多，疼痛明显。病损可发生于口腔黏膜的任何部位，如唇、舌（图 31A）、颊、牙龈。鼻、咽、扁桃体、喉、食管、外阴黏膜也可受损。吞咽困难是导致营养不良的主要原因，可导致患者预后不良。30%～90% 患者可出现呼吸道受累，可因阻塞性肺疾病和闭塞性细支气管炎而出现进行性呼吸困难，后者最终可导致呼吸衰竭和严重缺氧，是患者死亡的主要原因之一[2]。眼部损害可从轻微结膜炎到伴有角膜瘢痕修复的睑球粘连。

　　皮肤损害在之后数天至数月出现。皮肤损害具有多形性,根据病损特点,可分为天疱疮样、大疱性类天疱疮样、多形红斑样、移植物抗宿主病样和扁平苔藓样等(图31B～D)。天疱疮样皮肤损害表现为松弛性大疱、糜烂、痂壳和红斑。大疱性类天疱疮样皮肤损害表现为常见于四肢的伴鳞屑的红斑和紧张性水疱。多形红斑样皮肤损害主要表现为靶形红斑,有时甚至伴有顽固性溃疡。移植物抗宿主病样皮肤损害表现为散在暗红色有鳞屑的丘疹。扁平苔藓样皮肤损害表现为扁平、紫褐色、有鳞屑的丘疹和斑块,更常见于儿童患者的躯干和四肢,并可迅速扩至面颈部。出现扁平苔藓样病损者常伴有手掌和足底的鳞屑样病损(图31E)。

图31　副肿瘤天疱疮患者的口腔黏膜病损和皮肤病损
A. 唇红和舌背黏膜广泛充血糜烂,表面覆盖血痂和假膜　B. 额部皮肤丘疹

图 31（续） C、D. 胸腹部、前臂皮肤见红斑、水疱、丘疹等多形性损害
E. 手掌皮肤见鳞屑样病损（箭头示）

PNP 患者吞咽困难，疲倦无力，肌肉疼痛，全身情况差。损害随病情发展而呈进行性加重，患者对天疱疮的常规治疗反应性差。

PNP 的组织病理特点主要有：①上皮 / 表皮内发生棘层松解（口腔黏膜明显），裂隙或水疱均在紧靠基底细胞层的上方，疱底的基底细胞形成墓碑样结构；②棘层松解区出现坏死的角质形成细胞；③界面皮炎（interface dermatitis），即界面空泡改变和上皮下组织 / 真皮浅层血管周围有不同程度淋巴细胞浸润；④基底细胞液化变性（口腔黏膜易见）。

取患者邻近病损的外观正常的黏膜或皮肤行 DIF 检查，可见 IgG（或伴有 C3）在棘细胞间沉积，部分患者同时出现基底膜区域的 IgG（和 / 或 C3）沉积。组织样本同时存在棘细胞间和基底膜带抗体沉积是对副肿瘤性天疱疮的重要提示。

取患者血清行 IIF 检查，可见血清中的 IgG 抗体结合于猴食管或其他组织的复层鳞状上皮。和寻常型天疱疮不同的是，副肿瘤性天疱疮患者血清的 IgG 自身抗体还能结合于鼠膀胱移行上皮或支气管、小肠、结肠柱状上皮的上皮细胞间。寻常型天疱疮患者血清中的 IgG 抗体却不能与膀胱移行上皮和支气管、小肠、结肠柱状上皮结合。该检测方法在副肿瘤性天疱疮的诊断中灵敏度和特异度均高于 DIF 检查[1,3]。

取患者血清行 ELISA 检查，若能检测到抗包斑蛋白和抗周斑蛋白的抗体，对 PNP 的诊断具有重要提示意义。目前，国外已有用于检测抗包斑蛋白抗体试剂盒上市，有研究显示[4]使用该试剂盒检测 PNP/PAMS 血清，灵敏度为 81%，特异度几乎达到 99%。尽管抗 Dsg3 抗体与 PNP 发病机制有关，且在少数 PNP 患者血清中可检测到抗 BP180 和抗 BP230 抗体，但 Dsg3、BP180 和 BP230 的 ELISA 检测对 PNP 的诊断不具有特异性。

取患者血清与人角质细胞提取物行免疫沉淀（IP）检查是 PNP 诊断中最敏感的诊断技术。在一项包含 19 份 PNP 血清的研究中[5]，免疫沉淀的灵敏度可高达 100%。通过 IP 发现的免疫沉淀蛋白主要包括桥粒斑蛋白Ⅰ和Ⅱ、包斑蛋白、周斑蛋白和 / 或 A2ML1。

PNP 既往无公认的诊断标准（参见第五章第 6 单元述评），欧洲皮肤病学和性病学学会于 2023 年提出新的诊断标准[2]。

1. 临床标准

（1）慢性糜烂性黏膜炎。

（2）多形态皮肤病损（松弛性或紧张性水疱、苔藓样皮炎和多形红斑样病损）。

（3）发现相关肿瘤（淋巴增生性或血液系统恶性肿瘤最常见）。

2. 实验室标准

（1）主要实验室标准

1）大鼠膀胱间接免疫荧光染色发现上皮细胞膜（和 / 或细胞质）出现抗体沉积。

2）ELISA、免疫印迹或免疫沉淀试验检测到抗包斑蛋白、抗桥粒斑蛋白（desmoplakin）、抗周斑蛋白或 A2ML1。

（2）次要实验室标准

1）组织病理学表现为界面皮炎和/或棘层松解和/或角化细胞坏死。

2）直接和/或间接免疫荧光染色发现，角质形成细胞的细胞间和沿基底膜区线状或颗粒状 IgG 和/或 C3 沉积。

3）检测到抗 Dsg 抗体，并至少有以下一项：ELISA、免疫印迹或免疫沉淀试验检测到抗桥粒芯胶蛋白、抗表斑蛋白、抗网蛋白、抗 BP180 或抗 BP230。

确诊：2 项临床标准 + 1 项主要实验室标准或 2 项临床标准 + 2 项次要实验室标准。

可能诊断：2 个临床标准 + 1 个次要实验室标准。

如果没有发现肿瘤，除了其他 2 项临床标准，还需要 2 项主要实验室标准，或 1 项主要实验室标准和 2 项次要实验室标准来进行临时诊断，并建议进行监测以排除可能的隐匿性肿瘤。

若患者为年轻人且口腔黏膜糜烂广泛而严重，DIF 染色显示同时存在棘细胞间和基底膜区域的免疫沉积反应，对天疱疮常规治疗的反应性差，则高度提示应该排查副肿瘤性天疱疮。

副肿瘤性天疱疮的治疗首先应该控制和治疗肿瘤。若为可手术肿瘤，通常先手术切除肿瘤。良性肿瘤者经手术切除肿瘤后，皮肤黏膜病损可得到缓解、改善甚至完全消退。对于不可进行手术的肿瘤患者，需进行非手术抗肿瘤治疗，并可使用糖皮质激素及免疫抑制剂治疗以缓解副肿瘤性天疱疮的病情。药物治疗多在皮肤科进行。常用药物有醋酸泼尼松 0.5～1.5mg/（kg·d）。尽管 PNP 患者对糖皮质激素的反应可能不一致，并可能导致发生严重或危及生命的并发症的风险增加，包括感染、糖尿病、骨质疏松症、库欣综合征等，但系统性糖皮质激素治疗仍然是 PNP 患者的一线治疗方案。系统性糖皮质激素治疗通常对皮肤病损有较好的疗效，而 PNP 相关的口腔黏膜病损和闭塞性细支气管炎可能反应较差。此外，硫唑嘌呤、环孢素、环磷酰胺、吗替麦考酚酯也可作为糖皮质激素的替代药物单独使用或与糖皮质激素联用。利妥昔单抗可用于 B 细胞淋巴瘤所致副肿瘤性天疱疮患者，阿仑单抗（alemtuzumab）可用于 B 细胞慢性淋巴细胞白血病所致的副肿瘤性天疱疮患者。此外，也可采用血浆置换疗法和静脉注射免疫球蛋白疗法。局部治疗与寻常型天疱疮类似。

皮肤损害的治疗效果常优于黏膜损害。患有恶性肿瘤的副肿瘤性天疱疮患者多数对糖皮质激素治疗反应差，病情呈进行性发展，预后不良。

副肿瘤性天疱疮的预后总体较差，死亡率为 75%～90%，患者死亡的主要原因是免疫抑制治疗导致的严重感染，其次是闭塞性细支气管炎相关的呼吸衰竭和潜在恶性肿瘤的进展 [2]。副肿瘤性天疱疮患者的结局并非与潜在肿瘤的病程平行，其并发症和治疗均显著影响死亡率。并发症包括感染、败血症、多器官衰竭、胃肠道出血、阻塞性细支气管炎相关呼吸衰竭等。发生阻塞性细支气管炎者的预后很差，且有研究发现在切除肿瘤和进行免疫抑制治疗后，尽管患者的黏膜皮肤损害已改善，但阻塞性细支气管炎仍可持续恶化。在切除 Castleman 病病损的外科手术围手术期采用高剂量静脉注射免疫球蛋白疗法可降低阻塞性细支气管炎的风险。

参 考 文 献

[1] FREW J W, MURRELL D F. Paraneoplastic pemphigus (paraneoplastic autoimmune multiorgan syndrome): clinical presentations and pathogenesis. Dermatol Clin, 2011, 29 (3): 419-425.

[2] ANTIGA E, BECH R, MAGLIE R, et al. S2k guidelines on the management of paraneoplastic pemphigus/paraneoplastic autoimmune multiorgan syndrome initiated by the European Academy of Dermatology and Venereology (EADV). J Eur Acad Dermatol Venereol, 2023, 37 (6): 1118-1134.

[3] NGUYEN V T, NDOYE A, BASSLER K D, et al. Classification, clinical manifestations, and immunopathological mechanisms of the epithelial variant of paraneoplastic autoimmune multiorgan syndrome: a reappraisal of paraneoplastic pemphigus. Arch Dermatol, 2001, 137 (2): 193-206.

[4] PROBST C, SCHLUMBERGER W, STÖCKER W, et al. Development of ELISA for the specific determination of autoantibodies against envoplakin and periplakin in paraneoplastic pemphigus. Clin Chim Acta, 2009, 410 (1/2): 13-18.

[5] POOT A M, DIERCKS G F, KRAMER D, et al. Laboratory diagnosis of paraneoplastic pemphigus. Br J Dermatol, 2013, 169 (5): 1016-1024.

第5单元 线状IgA病

病案57 线状IgA病

【述评】线状IgA病

病案 57 线状IgA病

图4-5-57 病案57患者的口腔黏膜病损

A. 上下颌前牙牙龈红肿,伴少许浅糜烂 B. 硬腭左份黏膜见一界限清晰的不规则糜烂面,周缘充血,硬腭后份及软腭黏膜散在数个清亮水疱和破溃后残留疱壁患者,女性,42 岁。

主诉 腭部、牙龈反复起疱 6 个月。

病史 6 个月前患者腭部、牙龈出现反复起疱,偶有破溃疼痛;就诊于当地医院疑为"天疱疮",用药(具体不详)后,病情依旧反复。平素体质可,胃口可,睡眠可,二便正常,月经正常,近 2 年未体检。否认系统性疾病史及药物过敏史。

检查 上下颌前牙唇侧牙龈发红伴有浅糜烂;左上后牙腭侧黏膜可见 15mm × 5mm 不规则糜烂面,周围黏膜充血;硬腭后份及软腭黏膜可见数个直径 3~6mm 清亮水疱及破溃后残留疱壁(图 4-5-57);尼氏征阴性,余口腔黏膜未见明显异常。

初步诊断 大疱性疾病?

进一步检查

1. 血常规、血糖、凝血功能、肝功能、肾功能、电解质检查未见明显异常。

2. ELISA 检测血清大疱性疾病特异性抗体示:抗 Dsg1、抗 Dsg3 和抗 BP180 均未见增高。

3. 切取外观正常黏膜组织活检,常规 HE 染色检查示上皮下疱,固有层少量淋巴细胞、浆细胞浸润,黏膜类天疱疮待排。DIF 示基底膜带线状沉积 IgA(++)、IgG(+)、C3(+)、IgM(−)。

修正诊断 线状 IgA 病。

诊断依据

1. 临床表现疑为大疱性疾病(类天疱疮)。

2. 活检常规 HE 染色示上皮下疱形成;DIF 检查显示 IgA 呈优势线状沉积于基底膜带。

疾病管理

1. 行糖皮质激素治疗疱病前检查,包括 HIV 抗体、梅毒血清学检测、小便常规、大便常规、大便隐血、胸部 X 线片、腹部 B 超、PPD 试验、骨密度检测,均未见明显异常。

2. 药物治疗

醋酸泼尼松 5mg×70 片 Sig. 25mg q.d. 晨起顿服

复方氯己定溶液 300mL×1 支 Sig. 含漱 t.i.d.

制霉素片 50 万单位×100 片 Sig. 1 片碾细与 15mL 纯净水混匀,局部涂敷 t.i.d.

复方倍他米松注射液与注射用水等量混匀后于充血或糜烂病损附近行小剂量多点注射。

3. 2 周后复诊。

4. 后续处理 若病情控制,可酌情递减醋酸泼尼松用量。

【述评】线状 IgA 病

线状 IgA 病(linear IgA disease,LAD)又称为线状 IgA 大疱性皮肤病(linear IgA bullous dermatitis,LABD),为婴幼儿和儿童中最常见的自身免疫大疱性疾病,以基底膜带线状 IgA 沉积为特点。该病临床少见,可发生于任何年龄,两个发病高峰分别为 5 岁以下和 60~65 岁,女性稍多于男性。按发病年龄分为成人型和儿童型。病情反复并呈慢性经过[1]。

LAD 可自发或由药物诱导发生。最常见的诱发该病的药物为万古霉素[2]、氨氯地平、氨苄西林、舒巴坦等[3,4]。另有研究报道，部分成年 LAD 患者可伴有谷蛋白敏感性肠病[5]。也有由于接种 HPV 疫苗诱发该病的相关报道[6]。但该病的具体机制尚不明确。

LAD 的分子靶抗原为皮肤或黏膜中的 97kD 和 120kD 抗原（LAD97 抗原和 LAD-1 抗原），后来研究发现 LAD97 抗原为 LAD-1 抗原的衍生物，且均为 BP180 抗原的蛋白水解片段[7]。

BP230 也是线状 IgA 病的靶抗原，该靶抗原在成人线状 IgA 病患者中比儿童常见。其他靶抗原还包括 LAD285（285kDa）、Ⅶ型胶原等。

成人型 LAD 多在中青年发病，常突然起病。该病皮肤表现特异性不高，主要累及躯干、四肢，与其他表皮下大疱性疾病难以鉴别。尼氏征阴性。伴有或不伴有黏膜（口、鼻、生殖器、眼）损害，文献报道口腔损害常表现为颊、舌部的水疱、糜烂和溃疡[1]。

儿童型 LAD 多在学龄前发病，起病急，疾病周期性发作和缓解，病程有自限性，多在青春期前完全缓解。皮肤损害分布广泛，对称。多见于口周、四肢伸侧、腹股沟及外阴部。在正常皮肤或红斑上出现张力性水疱，尼氏征阴性，伴不同程度瘙痒。可伴有黏膜损害，表现为口腔糜烂和溃疡、鼻塞和出血以及结膜炎[8]。

LAD 的组织病理学表现为表皮或上皮下水疱，基底膜区域的破坏，真皮或固有层密集中性粒细胞、嗜酸性粒细胞和淋巴细胞浸润。DIF 示皮肤或黏膜基底膜区域出现均匀 IgA 线状沉积，部分患者同时伴有 IgG 和 C3 的沉积。IIF 检测多数 LABD 患者的循环基底膜带（basement membrane zone，BMZ）-IgA 抗体阴性，即使阳性，抗体滴度也低，但约 75% 的儿童病案抗体检测阳性。

因临床表现并无特异性，故对新鲜组织进行 DIF 检查是诊断 LAD 的金标准[9]。

本单元病案 57 患者的病损仅局限于口腔黏膜，文献报道局限于口腔黏膜的 LAD 十分罕见。但笔者在临床工作中接诊的数例 LAD 患者均无皮肤病损，且多数病案口腔病损仅累及牙龈，表现为牙龈充血伴少许糜烂（图 32），病损无特异性且都较轻微。故值得注意的是，局限于口腔黏膜的 LAD 可能比我们想象的更为常见，之所以报道较少可能是因为缺乏皮肤病损，且很多医院未常规开展免疫荧光检查，从而被误诊为其他疾病。因此，笔者建议对于口腔黏膜慢性红斑性、糜烂性以及疱性病损，应当将 DIF 检查作为常规检查手段，以免误诊。

但需注意的是近期也有学者指出，由于抗 BP180 型 MMP 有时只产生 IgA 自身抗体，故若病损主要累及口腔黏膜，即便发现 IgA 抗体沉积于基底膜带，最好也诊断为 IgA 主导型 MMP，而不是 LAD[10]。

氨苯砜治疗 LAD 有效，但要注意防止严重溶血性贫血的发生[11]。起始剂量较低 0.5mg/（kg·d），逐渐增量至病情缓解，通常认为最大剂量为 2.5～3.0mg/（kg·d）。不能耐受者可改用磺胺嘧啶，剂量为 15～60mg/（kg·d）。若疗效欠佳，可联合使用小剂量泼尼松 0.25～0.5mg/（kg·d）。黏膜损害常比皮肤损害顽固，因此伴有黏膜损害的患者还需配合局部糖皮质激素治疗。对药物诱发 LAD 者，多数病案停服诱发药物后 5 周内逐渐缓解。LABD 患者经治疗一般病情可缓解，预后良好。本单元病案因病情较重，考虑到氨

图 32　上颌前牙牙龈红肿，伴少许浅糜烂

苯砜和磺胺嘧啶难以购买、不良反应等相关因素，笔者直接采用了小剂量糖皮质激素治疗。对于笔者接诊的其他病损仅限于牙龈的轻微病案，均只进行了局部糖皮质激素治疗。

参 考 文 献

[1] VENNING V A. Linear IgA disease：clinical presentation，diagnosis，and pathogenesis. Dermatol Clin，2011，29（3）：453-458.

[2] SELVARAJ P K，KHASAWNEH F A. Linear IgA bullous dermatosis：a rare side effect of vancomycin. Ann Saudi Med，2013，33（4）：397-399.

[3] SCHAFER F，ECHEVERRIA X，GONZALEZ S. Linear IgA bullous dermatosis induced by ampicillin/sulbactam. Indian J Dermatol Venereol Leprol，2012，78（2）：230.

[4] LOW L，ZAHERI S，WAKELIN S. Amlodipine-induced linear IgA disease. Clin Exp Dermatol，2012，37（6）：649-651.

[5] EGAN C A，SMITH E P，TAYLOR T B，et al. Linear IgA bullous dermatosis responsive to a gluten-free diet. Am J Gastroenterol，2001，96（6）：1927-1929.

[6] IKEYA S，URANO S，TOKURA Y. Linear IgA bullous dermatosis following human papillomavirus vaccination. Eur J Dermatol，2012，22（6）：787-788.

[7] KASPERKIEWICZ M，ZILLIKENS D，SCHMIDT E. Pemphigoid diseases：pathogenesis，diagnosis，and treatment. Autoimmunity，2012，45（1）：55-70.

[8] FAHAD A S，AMMAR A R. Unusual clinicopathological and immunological presentation of chronic bullous dermatosis of childhood（linear IgA dermatosis）. Indian J Dermatol，2011，56（5）：573-575.

[9] DAN H X，LU R，LI W，et al. Linear IgA disease limited to the oral mucosa. J Am Acad Dermatol，2011，65（3）：677-679.

[10] HASHIMOTO T，NAKAHARA H. Immunological diagnostic methods in oral mucosal diseases. Br J Dermatol，2019，181（1）：9-10.

[11] NG S Y，VENNING V V. Management of linear IgA disease. Dermatol Clin，2011，29（4）：629-630.

第6单元 遗传性大疱性表皮松解症

病案 58 遗传性大疱性表皮松解症（Kindler 综合征）

患者,女性,35 岁。

主诉 口腔黏膜反复糜烂伴疼痛、多数牙齿松动脱落 3 年余。

病史 患者（以下称为"先证者"）诉 3 年余来口腔黏膜反复糜烂伴疼痛、多数牙齿松动脱落。另诉日晒后皮肤偶尔起"红斑"，眼睛畏光流泪。出生后 6 天开始皮肤长"水疱"，从足跟开始延至全身，随着年龄增长，起疱频率及严重程度逐渐减轻，16 岁左右基本无新发水疱，仅遗留全身皮肤色素沉着及手足瘢痕挛缩。

既往史 因排尿困难诊断为"原发性膀胱颈堵塞"（1 年余前已行手术治疗），否认其他系统性疾病史。

药敏史 否认。

家族史 同父同母的姐姐与其具有相似的病情（即出生后 3 天开始皮肤起"水疱"，随年龄增长逐渐减轻，仅遗留皮肤色素沉着及手足瘢痕挛缩，近 5 年来口内多数牙齿松动脱落）。否认家系成员近亲婚配史。

图 4-6-58 病案 58 患者（先证者）（A～I）及其姐姐（J～Q）的口腔黏膜病损、皮肤病损、体形，以及家系图谱（R）

A. 右颊黏膜散在白色斑点，右侧口角黏膜见糜烂和少许充血

图 4-6-58（续） B. 左颊黏膜见
浅淡白色斑片、少许糜烂和充血
C. 上唇内侧黏膜充血，上前牙唇侧
牙龈广泛充血红肿 D. 下唇内侧
黏膜疑似瘢痕形成，下颌前牙唇侧
牙龈红肿

图 4-6-58(续)　E. 小口畸形,轻度张口受限,唇红缘与皮肤交界不清晰　F. 面颈部皮肤干燥、萎缩和广泛色素沉着　G. 手部瘢痕挛缩,皮肤萎缩呈"羊皮纸"样皱褶,指端无血色且发白、指蹼过长、并指和甲营养不良

图 4-6-58（续） H. 足部瘢痕挛缩，皮肤萎缩呈"羊皮纸"样皱褶，指端无血色且发白、指蹼过长、并指和甲营养不良　I. 患者（先证者）及其姐姐身材矮小（左一为先证者，右一为先证者姐姐，中间为先证者母亲）

检查　右颊黏膜散在白色斑点，右侧口角黏膜见糜烂和少许充血，左颊黏膜见浅淡白色斑片、少许糜烂和充血；全口牙龈广泛充血红肿；牙齿发育正常，牙周情况差，多数牙齿松动；小口畸形，轻度张口受限，约 2 横指，唇红缘与皮肤交界不清晰。皮肤干燥、萎缩、弹性丧失、皮纹减少，呈"羊皮纸"样皱褶，面部及四肢皮肤可见广泛色素沉着，手足瘢痕挛缩、指端无血色且发白，指蹼过长、并指以及甲营养不良。生长发育欠佳，身材矮小，智力精神正常（图 4-6-58A～I）。

初步诊断　遗传性大疱性表皮松解症？

进一步检查

1. **先证者姐姐的检查** 上下唇内侧黏膜、双颊后下份黏膜可见极浅淡白纹及疑似瘢痕，未见明显糜烂。牙齿发育正常，牙周情况差，上下颌牙槽骨重度萎缩，全口仅留 4 颗牙齿。小口畸形，轻度张口受限，唇红缘与皮肤交界不清晰。皮肤干燥、萎缩、弹性丧失、皮纹减少，呈"羊皮纸"样皱褶，面部及四肢皮肤可见广泛色素沉着，手足瘢痕挛缩，指蹼过长、并指以及甲营养不良（图 4-6-58J～Q）。生长发育欠佳，身材矮小，X 形腿，智力精神正常。

图 4-6-58（续） J. 上下唇内侧黏膜可见极浅淡白纹及疑似瘢痕　K. 上下颌牙槽骨萎缩

图 4-6-58（续） L. 上下颌牙槽骨萎缩 M. 小口畸形，轻度张口受限，唇红缘与皮肤交界不清晰 N. 面颈部、双侧前臂皮肤干燥、萎缩和广泛色素沉着

图 4-6-58（续） O. 手部瘢痕挛缩，皮肤干燥、萎缩呈"羊皮纸"样皱褶，指蹼过长、并指和甲营养不良　P. 右足部瘢痕挛缩，皮肤干燥、萎缩呈"羊皮纸"样皱褶，指蹼过长、并指和甲营养不良　Q. 左足部瘢痕挛缩，皮肤干燥、萎缩呈"羊皮纸"样皱褶，指蹼过长、并指和甲营养不良

2. 家系图谱　该家系共 4 代 21 人，均为四川省常住人口，汉族。家系成员无近亲婚配史。第Ⅰ代：先证者父亲 2008 年因肺癌去世。第Ⅱ代中先证者姐姐（Ⅱ：5）与先证者（Ⅱ：8）有相似病情。第Ⅲ、Ⅳ代均正常（图 4-6-58R）。

图 4-6-58（续）　R. 病案 58 先证者的家系图谱

3. 口腔影像学检查　先证者口腔全景片示全口牙槽骨中至重度吸收。先证者姐姐口腔全景片示全口牙槽骨重度吸收。

4. 先证者及其姐姐的血常规、血糖、糖化血红蛋白、肝功能、肾功能、电解质、凝血功能、乙肝标志物定量检测、HIV 抗体检测、梅毒血清学检测均未见明显异常。

5. 切取先证者上唇内侧充血及周缘外观正常黏膜组织、先证者姐姐右颊后下份白纹病损及周缘外观正常黏膜组织分别行口腔黏膜组织病理学检查、直接免疫荧光染色、透射电子显微镜检查、抗原免疫荧光染色。

（1）口腔黏膜组织病理：二者的 HE 染色结果均未见明显水疱及裂隙形成，钉突基本消失，固有层及黏膜下层纤维组织结构紊乱，炎细胞浸润，提示二者基底膜带、上皮下纤维结构异常。

（2）直接免疫荧光染色：先证者及其姐姐均为阴性，排除了自身免疫性大疱性疾病。

（3）透射电子显微镜（transmission electron microscopy，TEM）：先证者及其姐姐的 TEM 结果均符合遗传性大疱性表皮松解症（inherited epidermolysis bullosa，EB）。先证者的 TEM 结果既提示 Kindler 综合征，又具有交界型 EB（junctional epidermolysis bullosa，JEB）和营养不良型 EB（dystrophic epidermolysis bullosa，DEB）特征性超微病理改变。先证者姐姐的 TEM 结果同时具有 Kindler 综合征和 JEB 特征性超微病理改变。故尚不能确定先证者及其姐姐的 EB 主要类型。

（4）抗原免疫荧光染色（immunoflourescence antigen mapping，IFM）：先证者及其姐姐的 IFM 结果均提示 Kindler 综合征，但仍不能完全确定二者的 EB 分型是否为 Kindler 综合征。

6. 外周血全外显子测序及 Sanger 验证：先证者及其姐姐在已知的 Kindler 综合征致病基因 *FERMT1* 上存在 2 个致病突变位点，c.508（exon4）_c.509insAGTT［p.Ser170Stopfs*1］和 c.917（exon7）_c.920del ATTG［p.Asp306Alafs*7］，确诊为 *FERMT1* 基因复合杂合突变导致的常染色体隐性遗传的 Kindler 综合征（OMIM：173650）。

最终诊断 遗传性大疱性表皮松解症（Kindler 综合征）。

诊断依据

1. 慢性病程，婴幼儿和儿童时期即出现皮肤机械性水疱。

2. 皮肤异色症、皮肤萎缩、手足瘢痕挛缩、并指及甲营养不良。

3. 小口畸形、张口受限、中至重度牙周炎、口腔黏膜糜烂、有疑似瘢痕。

4. 先证者存在其他脏器黏膜受累：原发性膀胱颈堵塞、眼畏光流泪。

5. 口腔黏膜组织直接免疫荧光检查排除了自身免疫性大疱性疾病。先证者及其姐姐的 TEM 结果均符合 EB，其中先证者的 TEM 结果既提示 Kindler 综合征，又具有 JEB 和 DEB 特征性超微病理改变，先证者姐姐的 TEM 结果同时具有 Kindler 综合征和 JEB 特征性超微病理改变。先证者及其姐姐的 IFM 结果均提示 Kindler 综合征，但同时又伴有 α6β4 整合素和Ⅶ型胶原染色异常。

6. 外周血全外显子测序及 Sanger 验证：二者在已知的 Kindler 综合征致病基因 *FERMT1* 上存在两个致病突变位点，c.508（exon4）_c.509insAGTT［p.Ser170Stopfs*1］和 c.917（exon7）_c.920del ATTG［p.Asp306Alafs*7］，确诊为 *FERMT1* 基因复合杂合突变导致的常染色体隐性遗传的 Kindler 综合征（OMIM：173650）。

疾病管理

1. 雾化治疗 布地奈德混悬液和注射用水各 1 支行雾化治疗，1～2 次 /d，连续 3 日。

2. 药物治疗

2% 碳酸氢钠（小苏打）溶液 250mL×1 瓶 s.i.g. 含漱 t.i.d.

地塞米松针剂 1mL×10 支 Sig. 1∶50 稀释后含漱或湿敷 t.i.d.

制霉素片 50 万单位×100 片 Sig. 1 片碾细与 15mL 纯净水混匀，局部涂敷 t.i.d.

3. 建议于牙周科行牙周基础治疗。

4. 建议于眼科治疗眼畏光流泪。

病案59 **遗传性大疱性表皮松解症（营养不良型）**

患者，女性，21 岁。

主诉 口腔黏膜反复糜烂 15 年余。

病史 患者诉 15 年余来口腔黏膜反复糜烂。11 个月前于外院诊断为"良性黏膜类天疱疮"，给予"醋酸泼尼松片（25mg/d）、硫酸羟氯喹片、氯化钾缓释片"治疗 1 个月，无明显效果。另诉幼时起，张口度欠佳，皮肤敏感（易起红色结节），双侧拇指甲、趾甲较正常甲偏小。患有先天性食管狭窄，否认其他系统性疾病史。否认药敏史。母亲具有与其相似的甲病损。

　　检查　双侧翼下颌皱襞黏膜可见少许白纹,伴小血疱和残留的水疱疱壁;左上颌后牙对应颊黏膜、舌背黏膜、舌腹黏膜见小血疱和小糜烂面;下唇内侧黏膜见残留水疱疱壁和疑似瘢痕;全口唇颊侧前庭沟变浅,部分区域牙龈充血红肿;牙齿发育正常;张口受限,张口度一指半。右耳郭内侧皮肤见充血糜烂和痂壳,左耳郭内侧皮肤见丘疹;背部皮肤见少许丘疹,轻微色素沉着和脱失。双侧拇指甲下出血,趾甲营养不良(图 4-6-59A～L)。

图 4-6-59　病案 59 患者的口腔黏膜、皮肤和甲病损,及其家系图谱
A. 右翼下颌皱襞黏膜见少许白纹,内侧可见小血疱　B. 左翼下颌皱襞黏膜见少许白纹、小血疱及残留的水疱疱壁

图 4-6-59(续) C. 左上颌后牙对应颊黏膜见小血疱和糜烂面
D. 舌背见小血疱和小糜烂面
E. 右舌腹见血疱

图 4-6-59(续) F. 左舌腹见糜烂面，被覆黄白色假膜 G. 下颌前牙唇侧前庭沟变浅，唇内侧黏膜见残留水疱疱壁和疑似瘢痕 H. 右耳郭内侧皮肤见充血糜烂和痂壳

图 4-6-59（续）　I. 左耳郭内侧皮肤见丘疹　J. 背部皮肤见少许丘疹，轻微色素沉着和脱失　K. 双侧拇指甲下出血

图 4-6-59（续） L. 趾甲营养不良

初步诊断 黏膜类天疱疮？遗传性大疱性表皮松解症？

进一步检查

1. 血常规、血糖、糖化血红蛋白、肝功能、肾功能、电解质、凝血功能、乙肝标志物定量检测、丙肝抗体、HIV 抗体检测、梅毒血清学检测，均未见明显异常。

2. 大疱性疾病血清特异性抗体检测示抗 Dsg1 抗体、抗 Dsg3 抗体和抗 BP180 抗体均阴性。

3. 切取下唇内侧邻近疱壁的外观较正常黏膜组织活检，常规 HE 染色示黏膜组织上皮过度角化，棘层轻度增生，未见水疱形成，上皮下少许慢性炎细胞浸润；直接免疫荧光检查阴性。

4. 家系图谱 该家系共 2 代 6 人，均为贵州省常住人口，汉族。家系成员无近亲婚配史。第 I 代：先证者母亲 2015 年因车祸去世。第 II 代中先证者（II：1）的妹妹（II：3）和弟弟（II：4）均无与先证者相似的病情（图 4-6-59M）。

白色空心：临床表型正常的家系成员；黑色实心：EB 患者

注：□ 男性；○ 女性；╱ 已故；

M

图 4-6-59（续） M. 病案 59 先证者的家系图谱

5. 外周血全外显子测序及 Sanger 验证 患者在已知的营养不良型大疱性表皮松解症致病基因 *COL7A1* 上存在 2 个有害突变位点，c.5045（exon54）G＞C［p.Gly1682Ala］和 c.7347（exon96）_c.7348（exon96）insA

[p.Pro2450fsTer33]，确诊为 *COL7A1* 基因复合杂合突变导致的常染色体隐性遗传的营养不良型大疱性表皮松解症（OMIM: 226600）。

诊断 遗传性大疱性表皮松解症（营养不良型大疱性表皮松解症）。

诊断依据

1. 慢性病程，幼时起即口腔黏膜反复糜烂、张口度欠佳，皮肤敏感（易起红色结节），双侧拇指甲、趾甲较正常甲偏小。

2. 口腔黏膜血疱、残留的水疱疱壁和糜烂，张口受限、甲下出血及甲营养不良。

3. 先天性食管狭窄。

4. 大疱性疾病血清特异性抗体（抗 Dsg1 抗体、抗 Dsg3 抗体和抗 BP180 抗体）检测阴性，直接免疫荧光检查阴性，排除了自身免疫性大疱性疾病。

5. 外周血全外显子测序及 Sanger 验证示患者在已知的营养不良型大疱性表皮松解症致病基因 *COL7A1* 上存在 2 个有害突变位点，c.5045（exon54）G > C[p.Gly1682Ala]和 c.7347（exon96）_c.7348（exon96）insA[p.Pro2450fsTer33]，确诊为 *COL7A1* 基因复合杂合突变导致的常染色体隐性遗传的营养不良型大疱性表皮松解症（OMIM: 226600）。

【述评】遗传性大疱性表皮松解症

遗传性大疱性表皮松解症（inherited epidermolysis bullosa，EB）属遗传性大疱性疾病，它是一组由编码皮肤黏膜中各种结构蛋白的基因突变导致的罕见遗传病，为常染色体显性或隐性遗传（autosomal dominant or recessive，AD or AR），发病率约几万分之一至几十万分之一不等[1,2]，于 2018 年 5 月被纳入我国第一批罕见病目录[3]，目前已发现 21 个 EB 致病基因，这些基因参与编码细胞角蛋白中间丝、桥粒、半桥粒、锚定纤维等皮肤黏膜结构蛋白。

2007 年，第 3 次 EB 国际会议根据皮肤黏膜组织中水疱或裂隙所在的位置将 EB 分为 4 种主要类型，即单纯型（epidermolysis bullosa simplex，EBS）、交界型（junctional epidermolysis bullosa，JEB）、营养不良型（dystrophic epidermolysis bullosa，DEB）和 Kindler 综合征（Kindler syndrome，KS）[4]。2013 年，第 4 次 EB 国际会议将前 3 种主要类型 EB 再细分为 40 余种亚型[5]。EBS 为最常见的 EB 主要类型，水疱或裂隙发生在表皮细胞间，根据位置的深浅进一步分为基底细胞上和基底细胞 2 类，其致病基因包括 *KRT5*、*KRT14*、*TGM5*[6]、*PKP1*[7]、*DSP*[8]、*JUP*[9]、*DST*[10]、*EXPH5*[11]、*PLEC*、*ITGA6*、*ITGB4*、*KLHL24*[12]、*CD151*[13]共 13 个，约 75% 的 EBS 与 *KRT5*、*KRT14* 基因突变有关。JEB 水疱或裂隙发生在基底膜带透明板内，其致病基因包括 *LAMA3*、*LAMB3*、*LAMC2*、*COL17A1*[14]、*ITGA3*[15]、*ITGA6*、*ITGB4* 共 7 个。DEB 水疱或裂隙发生在基底膜带致密板下方。根据遗传方式不同，将 *COL7A1* 基因突变导致的 DEB 进一步分为显性 DEB（Dominant DEB，DDEB）和隐性 DEB（Recessive DEB，RDEB）。另外，Vahidnezhad H 等[16]的研究显示，*PLOD3* 基因突变导致的 AR 遗传病与 DEB 有关，除有 RDEB 皮肤表现以外，还伴有广泛的结缔组织异常，包括关节挛缩、骨骼肌肉异常和骨质疏松等，其水疱或裂隙形成的位置为致密板以下甚至真皮内。

KS 水疱或裂隙可发生在基底膜带内任何一层或其下方，KS 较为罕见。2003 年发现 *FERMT1* 基因是 KS 的致病基因 [17,18]。目前全球报道约有 250 例 KS，涉及 80 余种 *FERMT1* 基因突变位点 [19]。KS 是第 1 个由于肌动蛋白细胞骨架系统与细胞外基质连接缺陷导致的遗传性皮肤黏膜病 [20]，为 AR 遗传。

EB 具有临床表现异质性，从皮肤黏膜局限性少量水疱形成到广泛多器官受累，严重者致残，甚至致死。EB 的临床表型与基因型之间缺乏一致性，不同致病基因可导致不同或相似的临床表型，相同的基因突变位点在不同家族间，甚至在同一家族的不同个体之间，临床表现和病情严重程度也有差异，这可能与表观遗传学、维持微环境稳态的其他差异基因表达、分子信号通路的改变及环境等因素等有关。有研究显示，基质金属蛋白酶 1（matrix metalloproteinase，MMP1）启动子突变 [21]、TGF-β 信号通路改变 [22] 都会影响 EB 的临床表现。

EB 最常累及皮肤，皮肤脆性增加、机械性水疱或大疱形成是各 EB 亚型共有的特征性表现。此外，其常伴有一些继发性皮肤损害，包括肉芽组织或瘢痕形成、皮肤萎缩、色素异常、粟粒状丘疹、掌趾角化、甲营养不良或脱落、箍指病（假性断指）、并指（趾）、肢端畸形 [23-29]、脱发 [30-31]、黑色素瘤以及皮肤鳞状细胞癌（SCC）等。KS 患者特征性的临床表现为皮肤对光敏感，光照后皮损加重，且随年龄增长皮肤水疱逐渐缓解，而以皮肤萎缩、异色样改变和黏膜受累为主要特点。

EB 累及口腔的表现为软硬组织损害，如黏膜水疱、糜烂或瘢痕形成、张口度变小、舌唇颊系带变短、舌乳头及腭皱襞消失、前庭沟变浅、牙釉质发育不全（enamel hypoplasia，EH）、严重牙周病损 [32]（牙龈增生或萎缩）、广泛龋齿、牙齿早失、牙槽骨吸收以及口腔鳞状细胞癌（oral squamous cell caricinoma，OSCC）[33-36] 等。RDEB 和 KS 患者常出现口腔黏膜损害，约 85% 的 KS 患者都有口腔黏膜受累 [37]。EH 常见于 JEB 患者 [34,38]。有些 RDEB 患者可出现错𬌗畸形、牙槽骨萎缩、骨质疏松等。目前，仅有散在的案例报道 RDEB 和 KS[39-41] 患者出现 OSCC，同皮肤 SCC 一样，生物学行为更为激进。此外，EB 常可累及其他组织器官黏膜，包括眼、耳、鼻、喉、呼吸道、消化道及泌尿生殖道等。

透射电子显微镜（TEM）、抗原免疫荧光染色（IFM）、基因检测为最常使用的 EB 辅助检查方法。1960 年开始 TEM 被用于 EB 的诊断 [42]，TEM 指通过高分辨率显微镜来观察 EB 患者皮肤黏膜组织的水疱或裂隙形成的位置和超微结构缺陷，曾被认为是 EB 诊断分型的金标准。TEM 可以直观地显示微小的水疱裂隙、微妙的超微形态结构变化，但由于该技术需要专业人士及设备，耗时长、花费高，且多数 EB 亚型没有特征性的 TEM 表现，不能对患者进行更精确的分型诊断，因此，该检查方法逐渐被替代。1980 年开始 IFM 作为 EB 重要的辅助检查方法被广泛地应用于临床 [43]，IFM 指使用单克隆或多克隆抗体对 EB 患者的皮肤黏膜组织结构蛋白的抗原免疫荧光染色，不仅可以直观地显示相应蛋白的量的变化，也能观察水疱或裂隙形成的位置 [44]。IFM 耗时短、花费低、技术要求低，可区分 EB 不同亚型，直观地从蛋白角度显示皮肤黏膜结构蛋白的变化，并为基因检测的目标基因选择提供依据。EB 的基因检测是 EB 诊断的必要环节。随着基因检测成本的下降，下一代测序，特别是全外显子组测序（whole exome sequencing，WES）已成为 EB 基因检测的主流方法。基因检测有助于明确 EB 分型诊断，丰富 EB 基因型与临床表型数据库，以有效评估患者预后，防止严重并发症，并为确认疾病的遗传方式、分子治疗和遗传咨询提供理论依据。

2003 年，日本学者提出了 JEB 和 DEB 的临床诊断标准[45]，具体如下：①微小机械刺激引起皮肤、黏膜水疱形成；②排除其他导致水疱形成的疾病，比如药物过敏、感染、光敏以及自身免疫反应等；③水疱、糜烂溃疡愈合后形成萎缩或瘢痕病损；④一般出生时发病。光镜可见表皮下形成水疱或裂隙，TEM 可见透明板或致密板下形成水疱或裂隙。对于新生儿或婴幼儿，诊断必须符合①②④条；其他病例，诊断必须符合①②③④条，同时满足光镜和 / 或电镜表现。2005 年，Fischer 等首次提出了 KS 的临床诊断标准[46]，包括 5 条主要标准，2 条次要标准及 9 条其他相关表现，具体见表 2。本单元病案 58 符合该临床诊断标准。目前认为，发现 *FERMT1* 基因突变是 KS 最终确诊的金标准[20]。

表 2　2005 年 Fischer 等提出的 KS 临床诊断标准

诊断标准和其他相关表现		诊断		
		确诊	很可能诊断	可能诊断
主要标准 5 条	①婴儿和儿童时期的肢端水疱形成（随年龄增长逐渐改善） ②进行性皮肤异色症（尤其是面、颈部等光暴露部位） ③皮肤萎缩（如"卷烟纸样"褶皱外观，尤其是手足） ④光敏感（如日晒后皮肤出现红斑、皮损加重） ⑤牙龈脆性和 / 或牙龈肿胀	4 个主要标准	3 个主要标准、2 个次要标准	2 个主要标准、2 个次要标准、2 个其他表现
次要标准 2 条	①并指和 / 或并趾（指 / 趾蹼变长、蹼状指 / 趾） ②黏膜受累：尿道、肛门、食管或喉部等黏膜受累			
其他相关表现	①甲营养不良 ②睑外翻 ③掌趾过度角化 ④假性蛳指（趾）病 ⑤唇黏膜白斑 ⑥鳞状细胞癌 ⑦少汗或无汗 ⑧骨骼系统异常 ⑨牙列不齐 / 龋齿 / 牙周炎			

2013 年，第四次 EB 国际会议进一步提出 EB 的规范化诊断流程须结合临床表现、遗传方式和辅助检查结果，确定并命名了 40 余种 EB 亚型[5]。该流程大体遵循"Onion skin"诊断思路，即首先根据 TEM/IFM 水疱或裂隙形成的部位确定 EB 的主要类型，根据临床表现特征，如疾病累及范围（广泛和局限型）、严重程度（轻、中和重度）、是否有皮肤外表征以及家族史，对 EB 的遗传方式和分型等进行初步诊断，再根据在皮肤黏膜组织中蛋白的表达情况预测可能受累的基因及突变类型，最后通过基因检测以明确诊断。本单元病案 58 即按照该规范化流程最终确诊。理想情况下，基因检测和 IFM 都应该进行，以便在 DNA 和蛋白质水平上获取 EB 的完整特性。这些方法为预测新的序列变异及基因型 - 表型相关性的后果提供了互补的信息。然而，在具体规划 EB 的诊断程序时，必须考虑 EB 患者及其家属的利益、不同方法的有效

性、国家法规和经济因素。对策略进行优先排序可以缩短诊断时间并节省资源，但这需要临床医师和诊断科学的专业知识。例如，对于具有特征性临床表现的病例，包括局限性显性 EBS 或 DEB，IFM 通常不能提供有用的结果，基因检测可以提供最终诊断[47]。本单元病案 59 在进行了排除性诊断后，因临床高度怀疑 EB，所以通过基因检测而确诊。

目前 EB 没有治愈的方法，EB 的治疗主要在于伤口护理、对症治疗（如疼痛、瘙痒控制等）。EB 的分子治疗包括基因治疗、以细胞为基础的治疗、针对 RNA 的治疗、蛋白质的替代治疗以及其他小分子药物治疗等[48-50]。

参 考 文 献

[1] PROST-SQUARCIONI C，CAUX F，SCHMIDT E，et al. International Bullous Diseases Group：consensus on diagnostic criteria for epidermolysis bullosa acquisita. Br J Dermatol，2018，179（1）：30-41.

[2] LAIMER M，PRODINGER C，BAUER J W. Hereditary epidermolysis bullosa. J Dtsch Dermatol Ges，2015，13（11）：1125-1133.

[3] 刘天楠，陈谦明，曾昕. 析国家罕见病目录 明口腔医师诊断职责. 中华口腔医学杂志，2019，54（10）：699-706.

[4] FINE J D，EADY R A，BAUER E A，et al. The classification of inherited epidermolysis bullosa（EB）：report of the third international consensus meeting on diagnosis and classification of EB. J Am Acad Dermatol，2008，58（6）：931-950.

[5] FINE J D，BRUCKNER-TUDERMAN L，EADY R A，et al. Inherited epidermolysis bullosa：updated recommendations on diagnosis and classification. J Am Acad Dermatol，2014，70（6）：1103-1126.

[6] PIGORS M，KIRITSI D，COBZARU C，et al. TGM5 mutations impact epidermal differentiation in acral peeling skin syndrome. J Invest Dermatol，2012，132（10）：2422-2429.

[7] MCGRATH J A，MELLERIO J E. Ectodermal dysplasia-skin fragility syndrome. Dermatol Clin，2010，28（1）：125-129.

[8] AL-OWAIN M，WAKIL S，SHAREEF F，et al. Novel homozygous mutation in DSP causing skin fragility-woolly hair syndrome：report of a large family and review of the desmoplakin-related phenotypes. Clin Genet，2011，80（1）：50-58.

[9] PIGORS M，KIRITSI D，KRÜMPELMANN S，et al. Lack of plakoglobin leads to lethal congenital epidermolysis bullosa：a novel clinico-genetic entity. Hum Mol Genet，2011，20（9）：1811-1819.

[10] CAPPUCCIO G，PINELLI M，TORELLA A，et al. Expanding the phenotype of DST-related disorder：A case report suggesting a genotype/phenotype correlation. Am J Med Genet A，2017，173（10）：2743-2746.

[11] LIU L，MELLERIO J E，MARTINEZ A E，et al. Mutations in EXPH5 result in autosomal recessive inherited skin fragility. Br J Dermatol，2014，170（1）：196-199.

[12] LEE J Y W，LIU L，HSU C K，et al. Mutations in KLHL24 add to the molecular heterogeneity of epidermolysis bullosa simplex. J Invest Dermatol，2017，137（6）：1378-1380.

[13] VAHIDNEZHAD H，YOUSSEFIAN L，SAEIDIAN A H，et al. Recessive mutation in tetraspanin CD151 causes Kindler syndrome-like epidermolysis bullosa with multi-systemic manifestations including nephropathy. Matrix Biol，2018，66：22-33.

[14] HOFFMANN J，CASETTI F，REIMER A，et al. A Silent COL17A1 variant alters splicing and causes junctional epidermolysis bullosa. Acta Derm Venereol，2019，99（4）：460-461.

[15] HE Y H，BALASUBRAMANIAN M，HUMPHREYS N，et al. Intronic ITGA3 mutation impacts splicing regulation and causes interstitial lung disease，nephrotic syndrome，and epidermolysis bullosa. J Invest Dermatol，2016，136（5）：1056-1059.

[16] VAHIDNEZHAD H, YOUSSEFIAN L, SAEIDIAN A H, et al. Mutations in PLOD3, encoding lysyl hydroxylase 3, cause a complex connective tissue disorder including recessive dystrophic epidermolysis bullosa-like blistering phenotype with abnormal anchoring fibrils and type Ⅶ collagen deficiency. Matrix Biol, 2019, 81: 91-106.

[17] JOBARD F, BOUADJAR B, CAUX F, et al. Identification of mutations in a new gene encoding a FERM family protein with a pleckstrin homology domain in Kindler syndrome. Hum Mol Genet, 2003, 12(8): 925-935.

[18] SIEGEL D H, ASHTON G H, PENAGOS H G, et al. Loss of kindlin-1, a human homolog of the Caenorhabditis elegans actin-extracellular-matrix linker protein UNC-112, causes Kindler syndrome. Am J Hum Genet, 2003, 73(1): 174-187.

[19] VALINOTTO L E, NATALE M I, LUSSO S B, et al. A novel pathogenic FERMT1 variant in four families with Kindler syndrome in Argentina. Pediatr Dermatol, 2020, 37(2): 337-341.

[20] FISCHER I A, KAZANDJIEVA J, VASSILEVA S, et al. Kindler syndrome: a case report and proposal for clinical diagnostic criteria. Acta Dermatoven Alp Pannonica Adriat, 2005, 14(2): 61-67.

[21] TITEUX M, PENDARIES V, TONASSO L, et al. A frequent functional SNP in the MMP1 promoter is associated with higher disease severity in recessive dystrophic epidermolysis bullosa. Hum Mutat, 2008, 29(2): 267-276.

[22] VERRECCHIA F, VINDEVOGHEL L, LECHLEIDER R J, et al. Smad3/AP-1 interactions control transcriptional responses to TGF-β in a promoter-specific manner. Oncogene, 2001, 20(26): 3332-3340.

[23] TURCAN I, PASMOOIJ A M, VAN DEN AKKER P C, et al. Heterozygosity for a novel missense mutation in the ITGB4 gene associated with autosomal dominant epidermolysis bullosa. JAMA Dermatol, 2016, 152(5): 558-562.

[24] RIVITTI-MACHADO M C, TOMA J T, POMPEU V M A, et al. Epidermolysis bullosa pruriginosa associated with folliculitis decalvans: case report and review of the literature. Skin Appendage Disord, 2018, 4(4): 339-341.

[25] XIE D, BILGIC-TEMEL A, ABU ALRUB N, et al. Pathogenesis and clinical features of alopecia in epidermolysis bullosa: a systematic review. Pediatr Dermatol, 2019, 36(4): 430-436.

[26] MURASE K, KANOH H, ISHII N, et al. Bullous dermolysis of the newborn and dystrophic epidermolysis bullosa pruriginosa within the same family: two phenotypes associated with a COL7A1 mutation. Acta Derm Venereol, 2011, 91(6): 730-731.

[27] CARUANA D M, DAWN G, JURY C. A novel glycine substitution mutation in the COL7A1 gene in two Scottish families with dominant dystrophic epidermolysis bullosa presenting with milia on the hands and feet. Clin Exp Dermatol, 2016, 41(8): 921-922.

[28] FUCHS-TELEM D, NOUSBECK J, SINGER A, et al. New intragenic and promoter region deletion mutations in FERMT1 underscore genetic homogeneity in Kindler syndrome. Clin Exp Dermatol, 2014, 39(3): 361-367.

[29] INGEORG V D H, GOTTSCHALK A, LANGER M, et al. Feasibility, efficacy, and safety of ultrasound-guided axillary plexus blockade in pediatric patients with epidermolysis bullosa dystrophica. Paediatr Anaesth, 2016, 26(4): 405-408.

[30] JIN L, LI Z, XIN C, et al. A novel mutation of COL7A1 in a Chinese DEB-Pt family and review of the literature. J Cosmet Dermatol, 2020, 19(6): 1508-1512.

[31] PALLESEN K A U, LINDAHL K H, BYGUM A. Dominant dystrophic epidermolysis bullosa pruriginosa responding to naltrexone treatment. Acta Derm Venereol, 2019, 99(12): 1195-1196.

[32] CHO R J, ALEXANDROV L B, DEN BREEMS N Y, et al. APOBEC mutation drives early-onset squamous cell carcinomas in recessive dystrophic epidermolysis bullosa. Sci Transl Med, 2018, 10(455): eaas9668.

[33] FUYUNO F, MITOMA C, ITO S, et al. Verruciform xanthoma developing in eroded skin of recessive dystrophic epidermolysis bullosa. Eur J Dermatol, 2015, 25(5): 509-510.

[34] SALEVA M, HAS C, HE Y H, et al. Natural history of Kindler syndrome and propensity for skin cancer - case report and

literature review. J Dtsch Dermatol Ges，2018，16（3）：338-341.

[35] EMANUEL P O，RUDIKOFF D，PHELPS R G. Aggressive squamous cell carcinoma in kindler syndrome. Skinmed，2006，5（6）：305-307.

[36] LOTEM M，RABEN M，ZELTSER R，et al. Kindler syndrome complicated by squamous cell carcinoma of the hard palate：successful treatment with high-dose radiation therapy and granulocyte macrophage colony stimulating factor. Br J Dermatol，2001，144（6）：1284-1286.

[37] CARDIN-LANGLOIS E，HANNA D，ST-AMANT M，et al. Invasive squamous cell carcinoma of the hand in a patient with kindler syndrome：case report and literature review. Can J Plast Surg，2010，18（3）：e41-e43.

[38] HAS C，BURGER B，VOLZ A，et al. Mild clinical phenotype of Kindler syndrome associated with late diagnosis and skin cancer. Dermatology，2010，221（4）：309-312.

[39] TECHANUKUL T，SETHURAMAN G，ZLOTOGORSKI A，et al. Novel and recurrent FERMT1 gene mutations in Kindler syndrome. Acta Derm Venereol，2011，91（3）：267-270.

[40] MIZUTANI H，MASUDA K，NAKAMURA N，et al. Cutaneous and laryngeal squamous cell carcinoma in mixed epidermolysis bullosa，kindler syndrome. Case Rep Dermatol，2012，4（2）：133-138.

[41] SOULDI H，BAJJA M Y，MAHTAR M. Kindler syndrome complicated by invasive squamous cell carcinoma of the palate. Eur Ann Otorhinolaryngol Head Neck Dis，2018，135（1）：59-61.

[42] EADY R A，DOPPING-HEPENSTAL P J. Transmission electron microscopy for the diagnosis of epidermolysis bullosa. Dermatol Clin，2010，28（2）：211-222.

[43] POHLA-GUBO G，CEPEDA-VALDES R，HINTNER H. Immunofluorescence mapping for the diagnosis of epidermolysis bullosa. Dermatol Clin，2010，28（2）：201-210.

[44] BERK D R，JAZAYERI L，MARINKOVICH M P，et al. Diagnosing epidermolysis bullosa type and subtype in infancy using immunofluorescence microscopy：the Stanford experience. Pediatr Dermatol，2013，30（2）：226-233.

[45] TAMAI K，HASHIMOTO I，HANADA K，et al. Japanese guidelines for diagnosis and treatment of junctional and dystrophic epidermolysis bullosa. Arch Dermatol Res，2003，295 Suppl 1：S24-S28.

[46] FISCHER I A，KAZANDJIEVA J，VASSILEVA S，et al. Kindler syndrome：a case report and proposal for clinical diagnostic criteria. Acta Dermatoven Alp Pannonica Adriat，2005，14（2）：61-67.

[47] HAS C，LIU L，BOLLING M C，et al. Clinical practice guidelines for epidermolysis bullosa laboratory diagnosis. Br J Dermatol，2019，182（3）：574-592.

[48] PRODINGER C，REICHELT J，BAUER J W，et al. Epidermolysis bullosa：advances in research and treatment. Exp Dermatol，2019，28（10）：1176-1189.

[49] EICHSTADT S，BARRIGA M，PONAKALA A，et al. Phase 1/2a clinical trial of gene-corrected autologous cell therapy for recessive dystrophic epidermolysis bullosa. JCI Insight，2019，4（19）：e130554.

[50] LWIN S M，SYED F，DI W L，et al. Safety and early efficacy outcomes for lentiviral fibroblast gene therapy in recessive dystrophic epidermolysis bullosa. JCI Insight，2019，4（11）：e126243.

第五章

口腔黏膜斑纹类疾病

第1单元　口腔白斑病

病案 60　口腔白斑病（斑块型）

患者，女性，47 岁。

主诉　发现右上颌牙龈颜色改变 1 个月。

图 5-1-60　病案 60 患者的口腔黏膜病损：右上颌后牙颊侧牙龈见白色斑块，突出于黏膜，边界清楚，表面平整

病史　1个月前无意中发现右上颌牙龈变白，出现白色斑块，无疼痛等不适。否认吸烟饮酒史。否认系统性疾病史及药物过敏史。

检查　14—17颊侧牙龈见白色斑块20mm×8mm，突起于黏膜表面，边界清楚，表面平整（图5-1-60）。

初步诊断　口腔白斑病（斑块型）？

进一步检查

1. 血常规、血糖、凝血功能、肝功能、肾功能检查均未见明显异常。

2. 切取牙龈病损活检　常规HE染色显示符合白斑，不伴上皮异常增生。

诊断　口腔白斑病（斑块型）。

诊断依据

1. 界限清楚、突出于黏膜表面的白色斑块。

2. 组织病理学检查（常规HE染色）证实。

疾病管理

1. 药物治疗

β胡萝卜素6mg×60片 Sig. 6mg b.i.d. p.o.

复方丹参滴丸360丸 Sig. 10丸 t.i.d. p.o.

维生素E 100mg×60片 Sig. 100mg q.d. p.o.

阿维A胶囊10mg×3粒 Sig. 1粒去胶囊后兑15mL纯净水局部涂敷 t.i.d.

2. 密切观察，1个月后复诊，其间若有病情加重或变化，及时就诊。复诊时酌情行光动力治疗。

病案61　增殖性疣状白斑

患者，女性，47岁。

主诉　发现左颊发白5年。

病史　5年前发现左颊发白，范围逐渐扩大延伸至左侧口角和下唇内侧，偶有进食时左侧口角疼痛。否认系统性疾病史及药物过敏史。

检查　左颊、左侧翼下颌皱襞、左侧口角内侧、左侧下颌牙前庭沟、下唇内侧、下颌前牙前庭沟黏膜见广泛分布的白色斑块状病损，表面粗糙部分呈疣状突起，高出黏膜；左侧口角内侧黏膜见直径10mm高角化区，下唇内侧黏膜见20mm×10mm高角化区（图5-1-61），扪诊质韧。

初步诊断　增殖性疣状白斑？

进一步检查

1. 血常规、血糖、凝血功能、肝功能、肾功能检查均未见明显异常。

2. 甲苯胺蓝染色示左侧口角内侧（+），其他部位（－）。

图 5-1-61　病案 61 患者的口腔黏膜病损

A. 左侧口角内侧黏膜高角化白色病损，表面粗糙突起呈疣状　B. 左颊黏膜广泛分布白色斑块，表面粗糙，突出于黏膜　C. 下唇内侧、下颌前牙前庭沟黏膜见白色斑块，突出于黏膜，部分表面呈疣状

3. 切取高角化区病损活检　常规 HE 染色显示左侧口角内侧病损符合疣状白斑伴中至重度上皮异常增生，下唇内侧病损符合疣状白斑不伴上皮异常增生。

诊断　增殖性疣状白斑。

诊断依据

1. 口腔黏膜表面白色斑块为慢性增殖性、多发性。

2. 组织病理学检查（常规 HE 染色）证实。

疾病管理

1. 左侧口角内侧黏膜病损建议光动力治疗，若无效可考虑手术切除。下唇内侧黏膜高角化区病损可试行光动力治疗。其余病损暂行药物治疗。

2. 药物治疗

β 胡萝卜素 6mg×60 片 Sig. 6mg b.i.d. p.o.

复方丹参滴丸 360 丸 Sig. 10 丸 t.i.d. p.o.

维生素 E 100mg×60 片 Sig. 100mg q.d. p.o.

阿维 A 胶囊 10mg×3 粒 Sig. 1 粒去胶囊后兑 15mL 纯净水局部涂敷 t.i.d.

3. 密切观察，1 个月后复诊，其间若病情加重或变化，及时就诊。

病案62　口腔白斑病癌变

图 5-1-62　病案 62 患者的口腔黏膜病损：舌背右份黏膜见白色斑块，界清，表面见溃疡

患者,女性,63岁。

主诉 舌背白色斑块7个月,起"疱"1个月。

病史 7个月前发现舌背出现白色斑块,有粗糙感,无明显疼痛不适。1个月前发白处开始起"疱",稍感疼痛。否认系统性疾病史及药物过敏史。

检查 舌背右份黏膜表面见30mm×20mm大小白色斑块,表面粗糙,突起于黏膜,边界清楚;表面见1处12mm×10mm溃疡和1处直径2mm溃疡,表面被覆黄色假膜(图5-1-62),质硬。

初步诊断 舌背口腔白斑病癌变?

进一步检查

1. 血常规、血糖、肝功能、肾功能、凝血功能检查均未见明显异常。

2. 切取舌背溃疡质硬处病损活检 常规HE染色检查显示符合口腔鳞状细胞癌。

诊断 口腔白斑病癌变。

诊断依据

1. 界限清楚、突出于黏膜表面的白色斑块。

2. 白色斑块出现溃疡性损害,且扪诊质硬。

3. 组织病理学检查(常规HE染色)证实。

疾病管理

1. 建议口腔外科手术切除治疗。

2. 术后密切观察,定期复查。

【述评】口腔白斑病

口腔白斑病(oral leukoplakia,OLK)指口腔黏膜上以白色斑块为主的损害,不能定义为其他任何疾病,是最常见的口腔潜在恶性疾患(oral potentially malignant disorders)。患病率0.57%~3.6%,男性多发或无性别差异[1],好发年龄为40~60岁。有研究认为口角区病损多见,还有一些研究认为牙龈和舌更常见。流行病学资料表明,其发生可能与地区、种族以及吸烟等因素相关[2]。

临床上可将口腔白斑病分为均质型(homogeneous)和非均质型(nonhomogeneous)两大类。均质型主要包括斑块型和皱纸型(图33),表面较平整,边界清楚。非均质型白斑包括颗粒型(图34)、溃疡型(图35)、疣状型(图36)。非均质的界定主要依据外形和颜色:颗粒型白斑呈白色颗粒状突起,颗粒间黏膜充血;溃疡型白斑在白色斑块上可见糜烂或溃疡;疣状型白斑表面外生呈刺状或绒毛状。非均质型白斑与上皮异常增生和癌变之间的关系更为密切[3]。

增殖性疣状白斑(proliferative verrucous leukoplakia,PVL)是一种较罕见的、以慢性增殖性、多发性、顽固性为主要特点的口腔白斑病,癌变率极高。好发于中老年女性,临床上表现为白色的疣状病损,难与疣状癌相区别。常出现在牙龈区,可逐渐侵袭大部分口腔黏膜,界限清楚[3]。PVL的发生发展包括从单纯角化到白斑病,甚至可能发展到浸润性鳞状细胞癌的病理过程,与其他口腔白斑病在病理形态上存在重叠，只是角化异常更为突出。PVL 的早期阶段不伴有或仅伴有轻度上皮异常增生，如果病损为疣状白斑伴重度异常增生，最好诊断为原位癌而不是 PVL[4]。

图 33 皱纸型 OLK：右颊黏膜白色斑块，边界清楚，呈皱纸状；活检示口腔白斑病不伴上皮异常增生

图 34 颗粒型 OLK：左舌腹黏膜见密集颗粒样白色病损；活检示口腔白斑病伴轻度上皮异常增生

图 35　溃疡型 OLK：左颊黏膜见白色斑块，伴两处溃疡；活检示口腔白斑病伴中重度上皮异常增生

图 36　疣状型 OLK：左侧口角内侧黏膜见白色斑块，表面呈疣状突起，并见一乳头瘤样增生物；活检示疣状口腔白斑病伴中度上皮异常增生

　　文献报道，在 1～30 年的随访期中，口腔白斑病的癌变率为 0.13%～17.5%[2]，差异颇大，可能因为研究方法的区别，如对照组的选择、随访期的长短、吸烟习惯的不同等。癌变相关因素的研究甚多。印度的研究认为，男性患者的白斑病损更易恶变，且与吸烟和咀嚼烟草有关[5]。也有研究认为，患有非均质型白斑病的不吸烟的女性癌变倾向更高。年长者恶变率较高，常见于 60～70 岁人群[6]。发生于口底和舌腹的白斑病损癌变率达 43%，因为这些区域上皮通透性更强，更易暴露于唾液及口腔中的致癌物质[7]。

而与均质型相比，非均质型被认为是高危型，且其中的 PVL，有高达 80% 的癌变率[3]。此外，病损大于 200mm²，非局限型分布，也是预后差的相关因素。

上皮异常增生（dysplasia）是口腔上皮成熟异常的组织学表现，发生在 1%～30% 的口腔白斑病中，36% 伴异常增生的口腔白斑病会发展为鳞癌[8]。异常增生分为轻、中、重度，对于口腔白斑病的预后和治疗有指导意义。但是，异常增生的判定具有主观性，而且中重度病变活检时就可能被切除。上皮异常增生也不一定会发展成口腔癌，一些病案会出现好转；另一方面，不伴有组织学异常增生的口腔白斑病也有 15% 的癌变率[9]。因此，难以完全确定异常增生与口腔白斑病癌变率之间的关联。

口腔白斑病的发病与局部刺激因素和某些感染因素有关。

咀嚼烟草、吸烟、咀嚼槟榔都是常见的理化刺激因素，均与口腔白斑病的发生相关。

念珠菌感染作为致病因素还是患病后继发感染，仍有很多争论。现有研究证明，多种类型的念珠菌属均能从伴异常增生的非均质白斑病中分离。去除表面念珠菌不能使病损逆转，但是能使高危型非均质型白斑病变为低危型均质型白斑病[10]。

人乳头状瘤病毒（human papilloma virus，HPV）可能与口腔白斑病的发生和恶变潜能有关。PVL 与 HPV 感染的关系密切。高危型 HPV16 和 HPV18 感染是口腔白斑病癌变相对独立的危险因素[11]。

Epstein-Barr 病毒被发现与很多癌症有关，有研究认为其是口腔鳞状细胞癌（oral squamous cell carcinoma，OSCC）的致病因素。但尚无研究表明与口腔白斑病有明确关联[12]。

无论是否具有组织学异型性，更好地理解癌变的分子机制能使我们更加准确地预测口腔白斑病癌变潜能。口腔白斑病的发生与口腔鳞癌中常见的分子异常有关，这些分子异常包括杂合性缺失（loss of heterozygosity）、非整倍体（aneuploidy）、端粒酶活性（telomerase）异常等。

抑癌基因染色体出现杂合性缺失对口腔白斑病癌变具有一定的预测价值。若杂合性缺失出现在 3p 或 9q，与口腔白斑病中度危险相关，癌变风险增高 3.8 倍。4q、8p、11q、13q、17p 出现杂合性丢失，与高危型口腔白斑病相关，癌变风险增高 33 倍。低危型口腔白斑病不出现杂合性丢失[13]。

DNA 倍体可体现基因不稳定性的程度。在肿瘤中，稳定的二倍体（diploid）细胞被不稳定的非整倍体细胞所替代。在口腔白斑病异常增生病损组织细胞中，二倍体为低危险度，四倍体为中度危险，非整倍体具有高度恶变潜能[14]。

端粒酶在形成、修整端粒和细胞凋亡中起重要作用。过表达端粒酶与很多肿瘤的发生有关。人端粒酶反转录酶（human telomerase reverse transcriptase，hTERT）基因编码端粒酶的催化亚基，并与端粒酶活性成正相关。hTERT 在口腔白斑病组织中过表达，可使端粒酶活性增加，是口腔癌变过程的早期事件[15]。

与异常增生相关的基因包括 p53、环氧酶 2（cyclooxygenase 2，COX-2）、前列腺素 E 合酶（prostaglandin E synthase）等。p53 是一类典型的抑癌基因，可分为野生型和突变型两种，野生型可诱导细胞凋亡，而突变型却抑制细胞凋亡[16]。

与口腔白斑病癌变相关的蛋白水平标记物包括：整合素、糖蛋白 CD44 家族、细胞周期调节因子、基质金属蛋白酶 11、血管内皮生长因子等[3]。但这些标志物均处于研究阶段，尚无公认的应用于临床的标志物。

诊断口腔白斑病首先需要从临床表现上排除其他定义明确的表现为口腔黏膜白色斑块的疾病，包括：白色水肿、白色海绵状斑痣、咬颊症、原发性接触性口炎（如阿司匹林灼伤）、疣状癌、口腔毛状白斑、颊白线、盘状红斑狼疮、口腔扁平苔藓、二期梅毒黏膜斑等。然后，去除可能的刺激因素观察2~4周后，若病损无消退，则需进行活检。活检除从组织学上排除其他定义明确的疾病之外，还可了解有无上皮异常增生及异常增生的程度，从而明确诊断，并为治疗计划的制订提供依据。活检部位的选择除根据视诊、扣诊结果判断外，还可结合口腔黏膜癌变的无创/微创监测技术来综合判定。

口腔黏膜癌变的无创/微创监测技术种类繁多，其中，自体荧光光谱分析、甲苯胺蓝活体组织染色、DNA倍体分析应用较为广泛。自体荧光光谱分析主要是利用正常口腔黏膜与异常增生组织在受到特定波长的光线照射时，产生不同强度的荧光来判断组织的性质。与正常口腔黏膜相比较，有异常增生或癌变的区域荧光强度较低[17]。甲苯胺蓝（toluidine blue，TB）是一种噻嗪类染色剂，对核酸具有高亲和力，易使有丝分裂活跃的细胞着色，因此，在癌变部位或具有异常增生的部位易着色[18]。DNA倍体分析是通过对病损细胞中染色体的数量进行分析来判断细胞异常的技术，非整倍体细胞具有高度恶变潜能[19]。无创/微创监测技术操作简便，易于掌握，患者易于接受，与肉眼观察相结合，有助于活检部位的选择，也有助于对患者病情的监测。

口腔白斑病具有较高的癌变风险，患者一旦确诊为口腔白斑病，均应被纳入临床管理并进行终生随访。由于目前尚无根治的方法，临床管理的主要目标是缓解症状、监测和预防癌变[20]。

首先要去除刺激因素，包括口腔卫生管理、戒烟、戒酒、戒除槟榔等不良习惯，少食辛辣刺激性食物，调磨锐利的牙齿边缘，去除不良修复体，拔除残根、残冠或经适当治疗后保留等。

常用的药物治疗包括局部药物治疗和口服药物治疗。局部药物治疗主要包括维A酸及其衍生物的局部制剂，如维A酸糊剂、0.1%~0.3%维A酸软膏或1%维A酸衍生物维胺酸等。注意勿涂搽于充血和糜烂的病损。病损减轻后应逐渐减量。亦可用鱼肝油或维生素AD滴剂或维生素E局部涂搽。口服药物治疗主要包括抗氧化剂β胡萝卜素（每次6mg，1~2次/d）、抗氧化剂维生素E（每次100mg，1次/d）、抗氧化剂番茄红素（每次1粒，1次/d）、活血化瘀中成药复方丹参滴丸（10丸/次，3次/d）。上述口服药物均连续服用1个月为一个疗程，每1~2个月定期复诊。

对于危险区的均质型口腔白斑病以及疣状型、颗粒型和溃疡型口腔白斑病，当去除可能的刺激因素及保守治疗3~6周后仍未见明显好转者，可酌情考虑手术治疗。对活检发现有重度异常增生者，多考虑及时手术。活检发现伴轻、中度异常增生者，可置于严密观察下，但临床有恶变倾向时，也可手术。病损范围在术前也应考虑，界限清晰的局限性小范围病损，手术条件较好。病损面积过大或边界不清时，手术难度较大，且术后可造成严重的组织缺损和功能障碍。但需要注意的是，即使完全切除白色斑块，病变周围黏膜虽然看似正常，但其实该部位细胞可能已经具有分子层面的改变，意味着局部手术切除并不能彻底根除复发和癌变危险[3]。因此，即使采用手术治疗，术后定期复查也是非常必要的。

除药物治疗和手术治疗外，还可选择物理治疗方法，如冷冻治疗、激光治疗和光动力治疗等。

冷冻治疗是利用极低温（通常使用液氮）对局部组织进行冷冻，引起脱水、变性、组织缺血性坏死，可控地破坏或切除病损的治疗方法。冷冻治疗具有操作简便、出血量少、疼痛轻微等优点。但冷冻深度不易掌握,过深易损伤黏膜下层、肌肉或骨组织,造成瘢痕挛缩,过浅又不易完全去除病变部位。同时,有学者在动物实验中发现,冷冻治疗可能会增加口腔白斑病的癌变率。其远期有效性和安全性还有待进一步研究。

激光治疗可利用激光的切割和气化效应对口腔白斑病的病损进行去除,去除后创面表面可见碳化颗粒,此后周围黏膜可爬行至创面直至愈合。激光治疗出血量少,疼痛较轻微。但激光治疗深度亦不易掌握,根据操作时去除病损的深度不同,可产生一定的瘢痕。

光动力治疗(photodynamic therapy,PDT)是一种以特定波长的光照射经光敏剂处理过的病变部位,使其发生一系列光化学和光生物学反应,导致异常增生活跃的细胞发生不可逆的损伤并最终死亡,从而选择性破坏病变组织、治疗疾病的技术。常用的光敏剂包括 5- 氨基酮戊酸、血卟啉等。光敏剂通过局部湿敷或静脉注射等方式给药后,可富集于增生活跃的病损部位,在特定波长激光的激发下,促使组织中的氧转化为活性氧,从而破坏病变组织。口腔白斑病损多选择 5- 氨基酮戊酸(5-aminolevulinic acid,ALA)局部湿敷的方式给药,一般无需全身避光,若病损位于唇部等暴露部位,治疗后病损部位应注意避光。笔者对 ALA 光动力治疗口腔白斑病的临床队列进行了多年观察,发现 ALA 光动力治疗口腔白斑病的总有效率高(图 37),不良反应轻微,对于非均质型、伴有中 - 重度异常增生的病损效果更佳,且可以降低口腔白斑病的癌变风险。与药物治疗和手术治疗等传统治疗方法相比较,光动力治疗具有创伤小、时间短、毒性低、选择性好、可重复治疗、可较好地保护治疗部位的美观和功能等优点[21],可作为口腔白斑病的一线治疗方法。

图 37 口腔白斑病患者光动力治疗前后
A. 左舌腹白斑病(伴中度上皮异常增生)光动力治疗前

图 37（续） B. ALA- 光动力治疗后, 左舌腹黏膜白色斑块病损完全消退

　　口腔白斑病治疗方案的选择须根据中华口腔医学会新近发布的《口腔白斑病临床诊疗循证指南》, 结合病损类型、部位、面积、异常增生的程度、不同治疗方案的优缺点、对药物治疗的反应等因素综合考虑。目前尚无任何一种治疗可以完全避免复发和癌变。因此, 无论何种类型的口腔白斑病, 无论采用何种治疗方法, 均应定期随访。无癌变风险因素的患者, 建议每 3 个月复诊一次, 伴有癌变风险因素的患者, 根据风险因素的多少及严重程度, 建议每 1～3 个月复诊一次。复诊时可结合视诊、扪诊、口腔黏膜癌变无创 / 微创技术进行检查, 必要时应再次行组织活检, 根据检查结果调整治疗方案。

参 考 文 献

[1] BÁNÓCZY J, GINTNER Z, DOMBI C. Tobacco use and oral leukoplakia. J Dent Educ, 2001, 65（4）: 322-327.

[2] AMAGASA T, YAMASHIRO M, UZAWA N. Oral premalignant lesions: from a clinical perspective. Int J Clin Oncol, 2011, 16（1）: 5-14.

[3] MARTORELL-CALATAYUD A, BOTELLA-ESTRADA R, BAGAN-SEBASTIAN J V, et al. Oral leukoplakia: clinical, histopathologic, and molecular features and therapeutic approach. Actas Dermosifiliogr, 2009, 100（8）: 669-684.

[4] 葛林, 周红梅, 曾昕, 等. 增殖性疣状白斑癌变 1 例. 华西口腔医学杂志, 2007, 25（3）: 310-312.

[5] GUPTA P C, MEHTA F S, DAFTARY D K, et al. Incidence rates of oral cancer and natural history of oral precancerous lesions in a 10-year follow-up study of Indian villagers. Community Dent Oral Epidemiol, 1980, 8（6）: 283-333.

[6] BÁNÓCZY J. Follow-up studies in oral leukoplakia. J Maxillofac Surg, 1977, 5（1）: 69-75.

[7] KRAMER I R, EL-LABBAN N, LEE K W. The clinical features and risk of malignant transformation in sublingual keratosis. Br Dent J, 1978, 144（6）: 171-180.

[8] SCHEPMAN K P, VAN DER MEIJ E H, SMEELE L E, et al. Malignant transformation of oral leukoplakia: a follow-up study of a hospital-based population of 166 patients with oral leukoplakia from The Netherlands. Oral Oncol, 1998, 34（4）: 270-275.

[9] COWAN C G, GREGG T A, Napier S S, et al. Potentially malignant oral lesions in northern Ireland: a 20-year population-based perspective of malignant transformation. Oral Dis, 2001, 7(1): 18-24.

[10] REIBEL J. Prognosis of oral pre-malignant lesions: significance of clinical, histopathological, and molecular biological characteristics. Crit Rev Oral Biol Med, 2003, 14(1): 47-62.

[11] D'SOUZA G, KREIMER A R, VISCIDI R, et al. Case-control study of human papillomavirus and oropharyngeal cancer. N Engl J Med, 2007, 356(19): 1944-1956.

[12] BAGAN J V, Jiménez Y, Murillo J, et al. Epstein-Barr virus in oral proliferative verrucous leukoplakia and squamous cell carcinoma: a preliminary study. Med Oral Patol Oral Cir Bucal, 2008, 13(2): E110-E113.

[13] ZHANG L, ROSIN M P. Loss of heterozygosity: a potential tool in management of oral premalignant lesions? J Oral Pathol Med, 2001, 30(9): 513-520.

[14] SUDBØ J, LIPPMAN S M, LEE J J, et al. The influence of resection and aneuploidy on mortality in oral leukoplakia. N Engl J Med, 2004, 350(14): 1405-1413.

[15] RAVN V, DABELSTEEN E. Tissue distribution of histo-blood group antigens. APMIS, 2000, 108(1): 1-28.

[16] POETA M L, MANOLA J, GOLDWASSER M A, et al. TP53 mutations and survival in squamous-cell carcinoma of the head and neck. N Engl J Med, 2007, 357(25): 2552-2561.

[17] HUANG T T, HUANG J S, WANG Y Y, et al. Novel quantitative analysis of autofluorescence images for oral cancer screening. Oral Oncol, 2017, 68: 20-26.

[18] SINGH D, SHUKLA R K. Utility of toluidine blue test in accessing and detecting intra-oral malignancies. Indian J Otolaryngol Head Neck Surg, 67(Suppl 1): 47-50.

[19] YE X J, ZHANG J, TAN Y Q, et al. Meta-analysis of two computer-assisted screening methods for diagnosing oral precancer and cancer. Oral Oncol, 2015, 51(11): 966-975.

[20] CHEN Q M, DAN H X, PAN W Y, et al. Management of oral leukoplakia: a position paper of the Society of Oral Medicine, Chinese Stomatological Association. Oral Surg Oral Med Oral Pathol Oral Radiol, 2021, 132(1): 32-43.

[21] THUNSHELLE C, YIN R, CHEN Q Q, et al. Current advances in 5-aminolevulinic acid mediated photodynamic therapy. Curr Dermatol Rep, 2016, 5(3): 179-190.

第2单元 口腔白角化症、白色水肿、颊白线

病案 63 口腔白角化症

【述评】口腔白角化症、白色水肿、颊白线

病案 63 口腔白角化症

图 5-2-63 病案 63 患者的口腔黏膜病损

A. 硬腭黏膜广泛弥散性白色斑片状损害，平伏，边界不清，间杂红色腭腺开口　B. 右颊中份咬合线附近见弥散性白色斑片状损害，平伏，边界不清

图 5-2-63(续) C. 下唇右份唇红黏膜叼烟处见黄豆大小白色斑片状损害,略粗糙,边界不清

患者,男性,59 岁。

主诉 发现上腭和双颊发白 4 天。

病史 4 天前无意中发现上腭和双颊均发白,仅有轻微粗糙感,无疼痛等不适。40 余年吸烟史,每天吸烟 1～2 包。患有"心肌缺血"。否认其他系统性疾病史及药物过敏史。

检查 硬腭黏膜广泛弥散性白色斑片状损害,平伏,边界不清,间杂红色腭腺开口,双颊中份咬合线附近也见弥散性白色斑片状损害。下唇右侧叼烟嘴位置也见黄豆大小白色斑片状损害,粗糙(图 5-2-63)。

诊断 口腔白角化症。

诊断依据

1. 界限不清楚、平伏、弥散的白色斑片状损害。

2. 病损部位为双颊、唇及硬腭。

3. 有吸烟史。

疾病管理

1. 建议逐渐戒烟。

2. 药物治疗

维生素 E 100mg×60 片 Sig. 局部涂敷 q.d.

维生素 AD 滴剂 15mL×1 支 Sig. 局部涂敷 t.i.d.

3. 观察,定期复诊。

【述评】口腔白角化症、白色水肿、颊白线

　　口腔白角化症（leukokeratosis）是长期的摩擦、热、化学等刺激造成的口腔黏膜白色斑块或斑片。常由不良修复体、错位咬合、残根、残冠、不当刷牙方式、长期吸烟、上下颌后牙的尖锐边缘等原因造成，好发于唇、舌缘、双颊黏膜（图38）。去除刺激因素后，病损可逐渐变浅甚至消退。

　　长期吸烟造成的口腔黏膜广泛角化又称为尼古丁性口炎（nicotine stomatitis），与化学和热刺激相关，常发生在腭部和双颊。

　　口腔白角化症的临床表现常为界限不清的浅白或乳白色斑片状损害，平伏，表面光滑，质软。病理表现主要为上皮过度角化。

　　治疗主要为去除刺激因素，如戒烟，拔除残冠、残根、伸长牙，调磨锐利牙尖，去除不良修复体等。该病系良性病变，无癌变潜能[1,2]。

　　白色水肿（leukoedema）是一种常见的口腔黏膜水肿改变，病因不清。非裔美国人发生率较高，无性别差异[3]。吸烟和咀嚼槟榔可使病损更白，范围更大。类似水肿的改变也可见于喉、阴道等黏膜表面。临床表现为主要发生在双颊黏膜的透明、弥散、乳白或灰白色的、面纱样无症状的黏膜改变，有时出现褶皱（图39）。主要的诊断特点为拉伸黏膜时，病损暂时消失。组织学表现为上皮增厚，棘细胞内水肿。未见恶变倾向，无须治疗[2]。

　　颊白线（linea alba）是位于双颊黏膜上连续的白色线条，与牙齿咬合面相对应，呈水平状从口角区延伸至磨牙区（图40）。成年人常见，由于牙齿长期刺激造成，多发生在颊黏膜牙列咬合区，与牙列外形一致，后牙区较明显。这种白色线条也可由下颌磨牙舌侧边缘长期刺激从而出现在舌缘，也可出现于唇内侧黏膜。患者无症状。病理表现为角化过度。无须治疗，少数可自行恢复[2]。

图38　右颊黏膜白色斑片状损害，平伏、弥散、边界不清

图 39　右颊黏膜见透明、白色面纱样改变，可见皱褶

图 40　左颊黏膜咬合区见连续白线

参 考 文 献

[1]　Bouquot J E，Gorlin R J. Leukoplakia，lichen planus，and other oral keratoses in 23，616 white Americans over the age of 35 years. Oral Surg Oral Med Oral Pathol，1986，61（4）：373-381.

[2]　Bhattacharyya I，Chehal H K. White lesions. Otolaryngol Clin North Am，2011，44（1）：109-131.

[3]　Martin J L. Leukoedema：an epidemiological study in white and African Americans. J Tenn Dent Assoc，1997，77（1）：18-21.

病案 64　白色海绵状斑痣

图 5-3-64　病案 64 患者及其母亲的口腔黏膜病损

A、B. 患者右颊、左颊黏膜广泛珠光白色皱褶和斑块

图 5-3-64（续） C. 患者舌背黏膜呈广泛珠光白色改变　D. 患者上唇内侧黏膜见较多珠光白色皱褶　E. 患者母亲右颊、舌黏膜见珠光白色皱褶和斑块

图5-3-64（续）F. 患者母亲左颊黏膜广泛珠光白色皱褶和斑块　G. 患者母亲下唇内侧、前庭沟黏膜广泛珠光白色皱褶

患者，女性，17岁。

主诉　口内发白10年。

病史　10年前开始发现双颊黏膜发白，无明显不适。自觉"感冒"时白色斑块加厚。患者母亲亦发现口内黏膜发白1年余。患者及其母亲均否认有反复发热、体重明显减轻。否认系统性疾病史及药物过敏史。

检查　口内黏膜见广泛珠光白色皱褶和斑块，可部分拭去，拭去后黏膜发红或呈正常颜色（图5-3-64A～D）。患者母亲口内有类似损害（图5-3-64E～G）。

初步诊断　白色海绵状斑痣。

进一步检查

1. 血常规、血糖、凝血功能、HIV 抗体检查均未见异常。

2. 切取左颊病损组织活检,常规 HE 染色检查显示符合白色海绵状斑痣。

诊断　白色海绵状斑痣。

诊断依据

1. 遗传史。

2. 双颊等部位黏膜见大面积白色皱褶状斑块。

3. 组织病理学检查(常规 HE 染色)证实。

疾病管理　解释病情,建议观察。

病案65　白色海绵状斑痣

患者,女性,20 岁。

主诉　双颊黏膜发白、干燥 9 年。

病史　9 年前开始发现双颊黏膜发白,面积无扩大,颜色也无明显改变。感口内干燥,无其他不适。患者姐姐口腔内有类似表现,但较轻微。患"乙肝",否认其他系统性疾病史及药物过敏史。

检查　双颊大面积水波样皱褶状白色斑块,形似海绵,波及部分软腭区域,双侧舌缘及口底也见白色皱褶(图 5-3-65),质软。白色斑块可部分拭去,遗留红色基底黏膜。

初步诊断　白色海绵状斑痣。

进一步检查

1. 血常规、血糖、凝血功能、HIV 抗体检查均未见异常。

2. 切取右颊病损组织活检,常规 HE 染色检查显示符合白色海绵状斑痣。

诊断　白色海绵状斑痣

诊断依据

1. 青春期起病,家族史。

2. 双颊大面积白色皱褶状斑块。

3. 组织病理学检查(常规 HE 染色)证实。

疾病管理　解释病情,建议观察。

图 5-3-65 病案 65 患者的口腔黏膜病损

A、B. 右颊、左颊黏膜大面积水波样皱褶状白色斑块, 形似海绵

C. 右侧舌根部黏膜见白色皱褶

【述评】白色海绵状斑痣

　　白色海绵状斑痣(white sponge nevus)是一种少见的常染色体显性遗传疾病[1]。口腔病损常在青春期前出现,无性别差异,双颊黏膜最易受累,典型表现为双颊对称、褶曲的白色斑块。可有家族遗传史,一般认为是角蛋白(keratin)4或13基因的点突变造成口腔黏膜角质形成缺陷[2,3]。

　　临床表现为无症状的、软而似海绵状,呈水波样皱褶的白色斑块或斑点,有时可揭去,揭去后不遗留糜烂面。最常见于双颊黏膜,唇、舌腹、口底也见受累。鼻、食管、喉、肛门生殖器黏膜亦可发生同样病变[4,5]。

　　病理表现为角化不全,上皮明显增厚。棘细胞增大,层次增多。棘细胞空泡性变,胞核固缩或消失[4]。

　　诊断依据临床表现和家族史,必要时进行组织病理学检查和基因检测,用于与其他口腔白色病损进行鉴别诊断。未见癌变报道,预后良好,无症状时不须治疗。

参 考 文 献

[1] DAMM D D. Bilateral white cheeks. White sponge nevus. Gen Dent,2010,58(6):539-540.

[2] ZHANG J M,YANG Z W,CHEN R Y,et al. Two new mutations in the keratin 4 gene causing oral white sponge nevus in Chinese family. Oral Dis,2009,15(1):100-105.

[3] SHIBUYA Y,ZHANG J M,YOKOO S,et al. Constitutional mutation of keratin 13 gene in familial white sponge nevus. Oral Surg Oral Med Oral Pathol Oral Radiol Endod,2003,96(5):561-565.

[4] BHATTACHARYYA I,CHEHAL H K. White lesions. Otolaryngol Clin North Am,2011,44(1):109-131.

[5] CUTLAN J E,SAUNDERS N,OLSEN S H,et al. White sponge nevus presenting as genital lesions in a 28-year-old female. J Cutan Pathol,2010,37(3):386-389.

第4单元 口腔扁平苔藓

病案66 口腔扁平苔藓（非糜烂型）

图5-4-66 病案66患者的口腔黏膜病损

A、B. 下唇唇红、右颊黏膜珠光白色网纹

图 5-4-66（续）　C. 舌背见团块状珠光白色斑片，周缘有白纹

患者，女性，23 岁。

主诉　双舌缘进食辛辣食物疼痛 1 年余。

病史　1 年余来自觉双舌缘进食辛辣食物和烫食时疼痛，无自发痛。1 个月前当地医院查血常规、血糖、肝功能、肾功能正常。易"感冒"，否认系统性疾病史及药物过敏史。

检查　双颊、下唇唇红均见较多珠光白色网纹，舌背见多处团块状白色斑片，平伏，边缘见白色条纹，未见明显充血糜烂（图 5-4-66）。皮肤及指甲、趾甲未见明显异常。

诊断　口腔扁平苔藓（非糜烂型）。

诊断依据

1. 珠光白色的网纹及斑片，颊、舌、唇损害均为双侧较对称分布。

2. 无明显诱因。

疾病管理

1. 药物治疗

胸腺肽肠溶片 20mg×30 片 Sig. 20mg q.d. p.o.

β 胡萝卜素 6mg×30 片 Sig. 6mg q.d. p.o.

地塞米松针剂 1mL×10 支 Sig. 1∶10 稀释后局部涂敷 t.i.d.

2. 若病情稳定，3 个月后复诊。其间若有病情变化，及时复诊。

病案 67 口腔扁平苔藓（糜烂型）

图 5-4-67 病案 67 患者的口腔黏膜病损：左颊黏膜珠光白色网纹，伴较大面积充血糜烂，糜烂表面被覆黄色假膜

患者，女性，58 岁。

主诉 双颊糜烂疼痛 2 个月。

病史 2 个月前自觉双颊糜烂，疼痛，进食时加重。在其他医院口服消炎药（具体不详）无明显改善。2 天前当地医院查血常规、血糖、肝功能和肾功能未见明显异常。否认系统性疾病史及药物过敏史。

检查 双颊均见较多珠光白色网纹伴充血，右颊散在多处米粒至黄豆大小糜烂面，左颊见一处 20mm×10mm 大糜烂面及数处米粒大小糜烂面（图 5-4-67）。皮肤及指甲、趾甲未见明显异常。

诊断 口腔扁平苔藓（糜烂型）。

诊断依据

1. 珠光白色的网纹及斑片伴糜烂，双颊均有损害。

2. 无明显诱因。

疾病管理

1. 药物治疗

醋酸泼尼松 5mg×35 片 Sig. 25mg q.d. 晨起顿服

肿痛安 0.28g×48 片 Sig. 0.56g t.i.d. p.o.

复方氯己定含漱液 300mL×1 支 Sig. 含漱 t.i.d.

地塞米松针剂 1mL×10 支 Sig. 1∶10 稀释后局部涂敷 t.i.d.

2. 布地奈德混悬液和注射用水各 1 支行雾化治疗，1～2 次 /d，连续 3 日。

3. 1 周后复诊。

4. 后续处理 复诊时病情缓解，糜烂面局限，可用曲安奈德注射液与等量注射用水混匀后行糜烂病损基底局部小剂量多点注射，并口服昆明山海棠片。

病案 68 口腔扁平苔藓（伴有增生物的新类型）

图 5-4-68 病案 68 患者就诊各阶段的舌黏膜照片
A、B. 初诊时左、右舌腹见增生物，被覆黄白色假膜，周缘见白纹

患者,男性,25岁。

主诉 舌部溃烂疼痛 6 个月。

病史 6 个月前无明显诱因出现舌部溃烂、疼痛,影响进食。于外院诊断为"溃疡性口腔炎",口服"昆明山海棠、泼尼松",局部注射"曲安奈德","氯己定溶液"含漱均无明显改善。否认创伤史、系统性疾病史及药物过敏史。

检查 左舌腹见 30mm×10mm 增生物,似化脓性肉芽肿,质软,上覆黄白色假膜伴少许浅糜烂,周缘网状白纹,右舌腹见面积约 20mm×10mm 类似增生物(图 5-4-68A、B)。未见银汞合金、尖锐牙尖、不良充填体等局部刺激因素,皮肤、指甲、趾甲未见明显异常。

初步诊断 双侧舌腹增生物待诊。

进一步检查

1. 血常规、血糖、凝血功能、肝功能、肾功能、HIV 抗体检测、梅毒血清学检测、细胞免疫和体液免疫检查均未见明显异常。

2. 切取右舌腹增生病损和邻近白纹病损组织活检,常规 HE 染色显示上皮过度不全角化,结缔组织浅层淋巴细胞带状浸润,部分上皮细胞水肿,空泡性变,灶性区域基底细胞空泡变性,符合扁平苔藓。切取白纹病损组织,DIF(-)。

3. 取增生物组织行人乳头状瘤病毒(HPV)PCR 检测示 HPV16(-)、HPV18(-)。

诊断 口腔扁平苔藓(伴增生物的新类型)。

诊断依据

1. 增生性病损周围有珠光白色的网纹及斑片伴糜烂,呈双侧舌腹对称性分布。

2. 无明显诱因。

3. 组织病理学检查证实。

疾病管理

1. 药物治疗

醋酸泼尼松 5mg×35 片 Sig. 25mg q.d. 晨起顿服

复方硼砂含漱液 250mL×1 瓶 Sig. 1:5 稀释后漱口 t.i.d.

2. 1 周后复诊。

3. 后续处理 复诊时病情无明显缓解。换用匹多莫德口服,每次 0.4g,每日 2 次,连续 1 个月。之后肌内注射卡介菌多糖核酸注射液,每次 1mL,隔日一次,连续 1 个月。随后复诊,患者病情明显缓解,左舌腹增生物消退,遗留少许充血糜烂,右舌腹增生物消失,遗留少许珠光白纹(图 5-4-68C、D)。定期随访未见复发。

图 5-4-68(续) C. 治疗后左舌腹增生物消退,遗留少许充血糜烂 D. 治疗后右舌腹增生物消失,遗留少许珠光白纹

【述评】口腔扁平苔藓

扁平苔藓(lichen planus,LP)是一种慢性炎症性皮肤黏膜病,发生在口腔黏膜上的扁平苔藓称为口腔扁平苔藓(oral lichen planus,OLP)。OLP 好发于女性,年龄一般在 30~60 岁之间,患病率 0.5%~3%。有一定恶变倾向,属于口腔潜在恶性疾患[1,2]。

OLP 病因不明。目前口腔黏膜病学界比较认可的 OLP 病因学假说是,口腔黏膜上皮角质形成细胞(keratinocyte,KC)可能受到了某些遗传、表观遗传、口腔微环境和 / 或感染性因素的刺激,从而异常表达

了某种类型的抗原或免疫原,进而诱导上皮深部固有层的 T 淋巴细胞浸润,并最终造成了角质形成细胞(特别是基底层和接近基底层的棘细胞层)过度凋亡,形成临床损害[3,4]。OLP 的免疫调控网络机制包括:①髓样树突状细胞(mDC)与浆细胞样树突状细胞(pDC)受病原相关分子模式(PAMP)或损伤相关分子模式(DAMP)刺激后成熟,通过 Toll 样受体识别并加工免疫原/抗原提呈给下游 T 细胞,促进 Th0 细胞分化,并产生多种细胞因子和趋化因子,如 IFN-α、IFN-γ、TNF-α 等,进一步活化 T 细胞;②Th1 细胞活化后产生 IFN-γ、TNF-α 等,加剧 OLP 炎症反应,Th2 和 Treg 细胞亚群通过产生 IL-10 和 TGF-β 等维持 OLP 炎症反应;③Th17 CD4+ T 细胞分泌 IL-17,主要与糜烂型 OLP 相关,加剧 OLP 炎症反应;④CD8+ T 细胞产生穿孔素和颗粒酶,杀伤基底层/副基底层角质形成细胞,导致角质形成细胞凋亡增加,上皮基底细胞液化变性;⑤肥大细胞在受损组织处脱颗粒及释放炎症介质基质金属蛋白酶(MMP)等,进一步加重角质形成细胞凋亡;⑥多种细胞均产生趋化因子 CCL5、CXCL9、CXCL10 等,吸引 CD4+ Th1 细胞和 CD8+ T 细胞移行、趋集至病损部位,即病理表现中固有层的 T 淋巴细胞浸润带。固有层血管上皮细胞亦产生趋化因子,趋化浆细胞样树突状细胞进一步迁移。

OLP 是否与遗传相关还存在争议。但已有多项研究表明 TNF-α 和 IFN-γ 的基因多态性(polymorphism)与 OLP 的易感性相关[5-8]。

OLP 与感染因素的相关性,主要集中在丙型肝炎病毒(HCV)感染方面。对于 HCV 与 OLP 是否具有相关性,不同地区的流行病学研究结果不尽相同,甚至截然相反[9-12]。其机制是由于病毒和宿主抗原决定簇之间存在抗原模拟,还是由病毒直接引起,尚未明了[13]。有学者认为,伴或不伴 HCV 感染的 OLP 患者具有不同的遗传基础,可能与 HLA-DR6 等位基因有关[14]。

根据临床病损特点,OLP 可分为六型:网状型、丘疹型、斑块型、萎缩型、糜烂或溃疡型、疱型。网状型的特点是角化细纹形成珠光白色的网状、树枝状或环状病损(图 41),常呈对称分布,颊黏膜最好发,也可出现于舌缘、牙龈、唇部、腭部。丘疹型由小的白色丘疹组成(图 42),常与其他类型并存。斑块型常发生于吸烟者的舌背和颊部,与口腔白斑病相似,但一般不局限于单个病灶,病损稍高于黏膜表面或平伏、光滑(图 43、图 44)。萎缩型常见于舌背,表现为舌乳头萎缩,上皮变薄发红,周围白纹环绕(图 45),自觉烧灼感,进食疼痛。溃疡型主要以糜烂和溃疡为主,糜烂和溃疡有假膜覆盖,边缘不规则,可见散在网状白纹[15]。疱型则是在网状白纹的病损区出现直径 2mm 大小的水疱,偶见较大的水疱(图 46)。上述分型较繁复,临床上常根据是否有糜烂分为糜烂型和非糜烂型以指导治疗。糜烂型 OLP 患者多有进食辛辣或烫食时疼痛。非糜烂型 OLP 患者部分无自觉症状,部分仅觉粗糙感,也有部分进食辛辣或烫食时疼痛。

OLP 患者少数伴有皮肤病损,以四肢伸侧多见,多具对称性。呈紫红色扁平丘疹,可密集成片或融合成斑块,微高出皮肤,边界清楚,表面有蜡样薄膜,可见白色光泽小点和细浅的网状白色条纹(Wickham 纹)(图 47、图 48)。患处有瘙痒感。病损还可累及头皮,使毛囊破坏致脱发。指甲、趾甲若受累则表现为甲板萎缩变薄、无光泽,表面出现细鳞、纵沟、点隙或嵴(图 47)。偶可累及阴囊皮肤[15]。

图41　网纹型OLP：左颊黏膜树枝状珠光白纹

图42　丘疹型OLP：左颊黏膜大量白色点状丘疹密集排列

图43　斑块型OLP：舌背黏膜见平伏珠光白色斑块

图 44　斑块型 OLP: 舌背黏膜多处平伏或微突起的珠光白色斑块

图 45　萎缩型 OLP: 舌背黏膜团块状萎缩性损害, 表面和周缘少许珠光白纹

图 46　疱型 OLP: 左颊黏膜见珠光白纹和数个小水疱

图 47 OLP 患者皮肤和指甲损害：手背皮肤紫红色扁平丘疹密集成斑块，表面见白纹；指甲甲板萎缩有纵沟

图 48 OLP 患者皮肤损害：下肢皮肤紫红色扁平丘疹

图 49 左舌腹 OLP 癌变

图 50 左颊 OLP 癌变

OLP 的诊断标准参见改良 WHO 口腔扁平苔藓诊断标准,目前国内临床医师多根据典型的临床表现作出诊断,必要时结合组织病理学检查。中华口腔医学会新近发布的《口腔扁平苔藓活检指征和时机的专家共识》对口腔扁平苔藓的诊断和鉴别诊断性活检、活检部位的选择等方面均提供了基于循证医学证据和专家共识的具体建议。该专家共识指出:对于存在口腔黏膜双侧对称白色网纹且问诊与临床检查未发现可能导致口腔苔藓样反应因素者,或口腔黏膜白色网纹双侧对称虽不明显但病程短且未发现苔藓样反应诱因者,可暂不活检;对于疑为口腔扁平苔藓病损但无双侧对称性且病程较长者,或同时存在经久不愈的疑为大疱性疾病的糜烂或疱损者,需行活检(后者还需同时行直接免疫荧光检查)。

改良 WHO 口腔扁平苔藓的诊断标准

临床标准	1. 双侧口腔黏膜不同程度对称病损
	2. 微凸灰白色线条组成网状花纹(网状型)
	3. 在口腔黏膜网纹状病损基础上,伴发糜烂、萎缩、水疱和斑块型病损
	4. 病损与 OLP 表现类似,但与上述不完全一致时,应描述为"临床类似"
组织病理学标准	1. 界限清楚的淋巴细胞为主的带状浸润,局限于结缔组织浅层
	2. 基底细胞液化变性
	3. 无上皮异常增生
	4. 组织病理学特征不明显时,应描述为"组织病理学类似"
最终诊断	1. 若病例的临床表现及组织病理学特征分别符合 OLP 的临床标准和组织病理学标准,则最终诊断为 OLP
	2. 若病例的临床表现符合 OLP 的临床标准,但组织病理学特征为"组织病理学类似";或病例的组织病理学特征符合 OLP 的组织病理学标准,但临床表现为"临床类似",则最终诊断为口腔苔藓样损害(oral lichenoid lesion,OLL)

OLP 属于口腔潜在恶性疾患（图 49、图 50），但由于多数研究缺乏详尽的临床资料和组织病理学确诊，其癌变率报道仍有差异。我国的一项研究认为，OLP 癌变率低于 1%[16]。由于有些病案中癌变发生于距离 OLP 病损较远的区域，故有研究者认为癌变由外部因素引发，而并不是 OLP 自然病程的终点。并且，那些癌变病案之前并不是真正的 OLP 而是口腔苔藓样损害（苔藓样反应）[17]。总体说来，OLP 预后较好，癌变率并不高，除须消除危险因素外，需要至少每年 2 次的定期复诊。

OLP 治疗的主要目的是促进糜烂性病损愈合、缓解进食疼痛和不适、防止癌变。

对于非糜烂型 OLP 不伴明显症状者，无须药物治疗，建议观察，定期复诊。

对于非糜烂型仅有粗糙感者，可口服复方丹参滴丸，10 丸 / 次，3 次 /d；β 胡萝卜素，每次 6mg，1～2 次 /d；抗氧化剂维生素 E，每次 100mg，1 次 /d；均连续服用 1 个月为 1 个疗程，局部可用鱼肝油或维生素 AD 滴剂或维生素 E 涂搽等，3～4 次 /d，局部白色斑纹明显增厚粗糙者，可用 0.1%～0.3% 维 A 酸软膏或 1% 维 A 酸衍生物维胺酸局部涂搽，1～2 次 /d。

对于非糜烂型伴进食疼痛者，若免疫功能低下，可予以口服免疫增强剂如转移因子口服，每次 6mg，3 次 /d；或胸腺肽肠溶片口服，每次 20mg，1～3 次 /d；或匹多莫德，每次 400mg，1～2 次 /d；或卡介菌多糖核酸注射液肌内注射，每次 1mL，隔日 1 次；或白芍总苷胶囊口服，每次 600mg，2～3 次 /d，疗程均为 1 个月。并可酌情配合中成药肿痛安，每次 280mg，3 次 /d，连服 2 周；或万应胶囊，每次 300mg，2～3 次 /d。局部用药包括含漱（清洗）液和涂搽制剂，含漱液可选用 0.02% 氯己定溶液、复方氯己定溶液、复方硼砂溶液（1∶5 稀释）或 1% 聚维酮碘溶液含漱，3 次 /d。涂敷制剂可选用糖皮质激素制剂如醋酸泼尼松龙混悬液，或曲安奈德注射液 1∶5 稀释，或曲安奈德口腔软膏、地塞米松软膏等涂敷患处，3 次 /d，或复方氯己定地塞米松膜贴敷患处，3 次 /d。

对于糜烂型且糜烂面积较小且局限者，可应用曲安奈德注射液等行糜烂病损基底局部小剂量多点注射，口服及局部药物同非糜烂型伴进食疼痛者。

对于糜烂型糜烂面积较大或有数处小糜烂者，可应用曲安奈德注射液等行糜烂病损基底局部小剂量多点注射，口服昆明山海棠，每次 2 片，3 次 /d，连续 0.5～1 个月。局部治疗除同非糜烂型伴进食疼痛者之外，还应予以 2% 碳酸氢钠溶液含漱。

对于糜烂型糜烂病损广泛者，可先口服泼尼松 15～30mg，晨起顿服，疗程 1～2 周。并配合超声雾化治疗，药物可使用布地奈德混悬液和注射用水各 1 支，1～2 次 /d，连续 3～5 天。控制病情后可口服昆明山海棠片，每次 2 片，3 次 /d；或雷公藤总苷片 1～1.5mg/（kg•d），分 3 次服用，连续 0.5～1 个月；或白芍总苷胶囊口服，每次 600mg，2～3 次 /d，连续 1 个月。局部治疗除同非糜烂型伴进食疼痛者之外，还应予以 2% 碳酸氢钠溶液含漱和制霉菌素涂剂涂搽。

对于按上述疗法治疗欠佳的口腔扁平苔藓，可选择的口服药物还包括硫酸羟氯喹和沙利度胺等。对经久不愈的糜烂面，可进行激光治疗和光动力治疗。治疗方案的制定可参考《口腔扁平苔藓诊疗指南（修订版）》[2]。

本单元病案 68 的临床表现为双侧舌腹形似化脓性肉芽肿（现已更名为获得性毛细血管瘤）的增生物，周缘可见网状白纹，活检组织病理学表现符合扁平苔藓伴有上皮空泡性变。我们将其定义为新型的伴有增生物的口腔扁平苔藓。其机制尚不清楚，推测可能与 HPV 感染相关。通过对该病案及后续类似病案的观察，该型 OLP 对免疫增强剂如匹多莫德、卡介菌多糖核酸注射液等药物敏感，可达到理想疗效，预后良好。因此，我们建议临床上遇到类似病案时，可先试用免疫增强剂治疗，避免贸然采取手术切除[18]。

参 考 文 献

[1] FARHI D，DUPIN N. Pathophysiology, etiologic factors, and clinical management of oral lichen planus, part I: facts and controversies. Clin Dermatol, 2010, 28(1): 100-108.

[2] 中华口腔医学会口腔黏膜病学专业委员会，中华口腔医学会中西医结合专业委员会. 口腔扁平苔藓诊疗指南（修订版）. 中华口腔医学杂志，2022, 57(2): 115-121.

[3] PAYERAS M R，CHERUBINI K，FIGUEIREDO M A，et al. Oral lichen planus: focus on etiopathogenesis. Arch Oral Biol, 2013, 58(9): 1057-1069.

[4] WANG H，ZHANG D F，HAN Q，et al. Role of distinct CD4(+)T helper subset in pathogenesis of oral lichen planus. J Oral Pathol Med, 2016, 45(6): 385-393.

[5] KRASOWSKA D，CHODOROWSKA G，KOZIOL-MONTEWKA M，et al. The -308 promoter polymorphism in the tumour necrosis factor gene in patients with lichen planus. Acta Derm Venereol, 2005, 85(5): 400-403.

[6] BAI J P，JIANG L，LIN M，et al. Association of polymorphisms in the tumor necrosis factor-alpha and interleukin-10 genes with oral lichen planus: a study in a chinese cohort with Han ethnicity. J Interferon Cytokine Res, 2009, 29(7): 381-388.

[7] Xavier G M，de Sá A R，Guimarães A L，et al. Investigation of functional gene polymorphisms interleukin-1beta, interleukin-6, interleukin-10 and tumor necrosis factor in individuals with oral lichen planus. J Oral Pathol Med, 2007, 36(8): 476-481.

[8] Kimkong I，Hirankarn N，Nakkuntod J，et al. Tumour necrosis factor-alpha gene polymorphisms and susceptibility to oral lichen planus. Oral Dis, 2011, 17(2): 206-209.

[9] Stojanovic L，Lunder T，Poljak M，et al. Lack of evidence for hepatitis C virus infection in association with lichen planus. Int J Dermatol, 2008, 47(12): 1250-1256.

[10] Zhou Y，Jiang L，Liu J，et al. The prevalence of hepatitis C virus infection in oral lichen planus in an ethnic Chinese cohort of 232 patients. Int J Oral Sci, 2010, 2(2): 90-97.

[11] Gimenez-García R，Pérez-Castrillón J L. Lichen planus and hepatitis C virus infection. J Eur Acad Dermatol Venereol, 2003, 17(3): 291-295.

[12] Beaird L M，Kahloon N，Franco J，et al. Incidence of hepatitis C in lichen planus. J Am Acad Dermatol, 2001, 44(2): 311-312.

[13] Lodi G，Scully C，Carrozzo M，et al. Current controversies in oral lichen planus: report of an international consensus meeting. Part 1. Viral infections and etiopathogenesis. Oral Surg Oral Med Oral Pathol Oral Radiol Endod, 2005, 100(1): 40-51.

[14] Carrozzo M，Dametto E，Fasano M E，et al. Cytokine gene polymorphisms in hepatitis C virus-related oral lichen planus. Exp Dermatol, 2007, 16(9): 730-736.

[15] Sousa F A，Rosa L E. Oral lichen planus: clinical and histopathological considerations. Braz J Otorhinolaryngol, 2008, 74(2): 284-292.

[16] Shen Z Y，Liu W，Feng J Q，et al. Squamous cell carcinoma development in previously diagnosed oral lichen planus: de novo or transformation? Oral Surg Oral Med Oral Pathol Oral Radiol Endod, 2011, 112(5): 592-596.

[17] Krutchkoff D J，Cutler L，Laskowski S. Oral lichen planus: the evidence regarding potential malignant transformation. J Oral Pathol, 1978, 7(1): 1-7.

[18] Jin X，Hu T，Zhao X，Chen Q，et al. Sublingual surprise: a new variant of oral lichen planus. Am J Med, 2014, 127(1): 28-30.

第5单元 口腔苔藓样损害

病案 69 接触性口腔苔藓样损害

病案 70 移植物抗宿主病的口腔苔藓样损害

【述评】口腔苔藓样损害（口腔苔藓样反应）

病案 69 接触性口腔苔藓样损害

图 5-5-69 病案 69 患者的口腔黏膜病损

A. 44 牙颈部见银汞合金充填物，对应颊黏膜见珠光白纹伴充血糜烂 B. 34 牙颈部见银汞合金充填物，对应颊黏膜见珠光白纹患者,男性,41 岁。

主诉 口腔白纹 3 个月,疼痛 1 周。

病史 3 个月前发现口腔内出现白纹,无明显症状,1 周前白纹中心出现"溃疡",疼痛。6 个月前曾行牙齿充填治疗。否认系统性疾病史及药物过敏史。

检查 34、44 颊面牙颈部见汞合金充填物,其对应颊黏膜可见珠光白纹,右侧白纹中心可见直径 4mm 糜烂面(图 5-5-69)。

初步诊断 接触性口腔苔藓样损害?

疾病管理

1. 药物治疗

地塞米松针剂 1mL×10 支 Sig. 1∶10 稀释后局部涂敷 t.i.d.

2. 更换 34、44 汞合金充填物为树脂充填物,1 个月后复诊。

3. 后续处理 更换充填材料后 1 个月复诊,病损已消退。

诊断 接触性口腔苔藓样损害。

诊断依据

1. 珠光白色的网纹及糜烂。

2. 病损对应的牙颈部见银汞合金充填物。

3. 更换银汞合金充填物为树脂后病损消退。

病案70 移植物抗宿主病的口腔苔藓样损害

患者,男性,43 岁。

主诉 反复口腔溃烂 6 个月。

病史 6 个月前因"白血病"行"骨髓移植术"后不久开始口腔溃烂,进食疼痛,外院给予漱口水含漱后病情缓解。此后口腔溃烂时轻时重。目前尚在口服"抗排异药"(具体不详)。否认其他系统性疾病史和药物过敏史。

检查 双颊均见较多珠光白色斑纹,伴充血,左下颌后牙前庭沟处见 4mm×12mm 糜烂面(图 5-5-70)。

诊断 移植物抗宿主病的口腔苔藓样损害。

诊断依据

1. 双颊黏膜珠光白色斑纹伴充血糜烂。

2. 病损出现于骨髓移植术后。

图 5-5-70 病案 70 患者的口腔黏膜病损
A. 右颊黏膜珠光白纹伴充血 B. 左颊黏膜珠光白纹,下份见充血糜烂

疾病管理

1. 药物治疗

复方氯己定含漱液 300mL×1 支 Sig. 含漱 t.i.d.

地塞米松针剂 1mL×10 支 Sig. 1∶10 稀释后局部涂敷 t.i.d.

2. 将曲安奈德注射液与等量注射用水混合后,于糜烂性病损基底行多点小剂量注射。

3. 若病情稳定,1 个月后复诊。其间若病情加重,及时复诊。

【述评】口腔苔藓样损害(口腔苔藓样反应)

苔藓样损害(lichenoid lesions)又称为苔藓样反应(lichenoid reactions),可累及口腔黏膜和皮肤。口腔苔藓样损害(oral lichenoid lesions,OLL)的临床表现类似OLP,包括无症状白色网状条纹或斑片,或疼痛的充血或糜烂,常不对称分布。根据诱发因素的不同,分为以下三类:接触性口腔苔藓样损害、药物性口腔苔藓样损害、移植物抗宿主病的口腔苔藓样损害[1]。

接触性口腔苔藓样损害(oral lichenoid contact lesions)属于变态反应接触性口炎,是迟发型变态反应。临床常见邻近病损部位的牙体充填材料,如汞合金(图51A、B)。去除刺激后病情缓解或愈合[2](图51C、D)。

图51 接触性口腔苔藓样损害

A、B. 37颊𬌗面见银汞合金充填物,对应左颊和左舌腹黏膜见珠光白纹

图 51（续） C、D. 将 37 银汞合金充填物更换为树脂材料，2 个月后复诊，对应左颊和
左舌腹黏膜白纹消失

药物性口腔苔藓样损害（oral lichenoid drug lesions）常由非甾体抗炎药、ACE 抑制剂、β 受体阻断剂、甲基多巴和降血糖药物等引起 [3]。近年来，有越来越多的研究报道抗肿瘤靶向药物如伊马替尼、吉非替尼等，也可引发苔藓样损害 [4]，此类药物引发的苔藓样损害可发生于用药后数周至数月，主要表现多为口内多处白纹伴浅糜烂（图 52）。

移植物抗宿主病（graft-versus-host disease，GVHD）发生在约 65% 的外周血干细胞移植及 36% 的骨髓干细胞移植患者中，也见于器官移植患者 [5]。接受无血缘关系的供体，供体或宿主年长，更易发生 GVHD。典型的急性 GVHD 三联征包括皮肤红斑疹、腹泻、肝炎。常发生在移植后早期，前 3～4 个月最常见。慢

图 52 口服靶向抗肿瘤药物伊马替尼引发的苔藓样损害
A. 舌背黏膜白色网纹伴充血 B. 左颊黏膜白纹伴充血糜烂

性 GVHD（chronic GVHD，cGVHD）几乎可影响所有重要器官，但常累及皮肤、口腔、结膜和唾液腺。世界上每年约 15 000 名患者接受异体造血干细胞移植，首次移植生存者中 40%～70% 会发生 cGVHD[6]。口腔病损发生于 45%～83% 的 cGVHD 患者，常表现为苔藓样损害（称为移植物抗宿主病的口腔苔藓样损害）和口腔干燥。病程持续数月到数年，须长期复诊。这类苔藓样损害的临床表现和组织病理与 OLP 不易鉴别[7,8]。

值得一提的是，口腔黏膜广泛的苔藓样损害应当与乳腺外派杰病（extramammary Paget disease，EMPD）进行鉴别。派杰病是一种表皮内腺癌，按发生的部位分为乳腺型和乳腺外型，前者通常与潜在的乳腺肿瘤相关,后者合并潜在恶性肿瘤的概率较前者小。皮肤病损与皮炎、湿疹相似,组织病理学检查可见特异性派杰细胞(细胞较大,细胞质丰富透亮,核分裂象易见)。迄今累及口腔黏膜的乳腺外派杰病文献报道仅3例,口腔黏膜表现分别为广泛充血伴乳头样凸起、广泛红斑伴溃疡或广泛苔藓样损害[9]。

口腔苔藓样损害的治疗首先要去除病因,如更换牙体充填材料、更换可疑药物等。口腔药物治疗以局部治疗为主,同糜烂型口腔扁平苔藓的局部治疗。移植物抗宿主病的口腔苔藓样损害的主要治疗目标是减少疼痛,缓解进食困难,提高生活质量。以口腔局部对症治疗为主,局部药物治疗同OLP。

参 考 文 献

[1] ISMAIL S B, KUMAR S K, ZAIN R B. Oral lichen planus and lichenoid reactions: etiopathogenesis, diagnosis, management and malignant transformation. J Oral Sci, 2007, 49(2): 89-106.

[2] SCHLOSSER B J. Lichen planus and lichenoid reactions of the oral mucosa. Dermatol Ther, 2010, 23(3): 251-267.

[3] CRINCOLI V, DI BISCEGLIE M B, SCIVETTI M, et al. Oral lichen planus: update on etiopathogenesis, diagnosis and treatment. Immunopharmacol Immunotoxicol, 2011, 33(1): 11-20.

[4] VIGARIOS E, EPSTEIN J B, SIBAUD V. Oral mucosal changes induced by anticancer targeted therapies and immune checkpoint inhibitors. Support Care Cancer, 2017, 25(5): 1713-1739.

[5] MOHTY M, KUENTZ M, MICHALLET M, et al. Chronic graft-versus-host disease after allogeneic blood stem cell transplantation: long-term results of a randomized study. Blood, 2002, 100(9): 3128-3134.

[6] IMANGULI M M, ALEVIZOS I, BROWN R, et al. Oral graft-versus-host disease. Oral Dis, 2008, 14(5): 396-412.

[7] FARHI D, DUPIN N. Pathophysiology, etiologic factors, and clinical management of oral lichen planus, part I: facts and controversies. Clin Dermatol, 2010, 28(1): 100-108.

[8] FLOWERS M E, PARKER P M, JOHNSTON L J, et al. Comparison of chronic graft-versus-host disease after transplantation of peripheral blood stem cells versus bone marrow in allogeneic recipients: long-term follow-up of a randomized trial. Blood, 2002, 100(2): 415-419.

[9] WANG X J, WU L Y, SHI X K, et al. Extramammary Paget's disease of the oral mucosa and perioral skin. Oral Surg Oral Med Oral Pathol Oral Radiol, 2017, 124(2): e157-e163.

第6单元 口腔扁平苔藓伴胸腺瘤

病案 71 口腔扁平苔藓伴胸腺瘤

【述评】口腔扁平苔藓伴胸腺瘤

病案 71 口腔扁平苔藓伴胸腺瘤

图 5-6-71 病案 71 患者就诊各阶段口腔黏膜病损

A、B. 初诊时舌背、左舌腹见大面积白色斑纹,伴大小不等不规则糜烂,被覆较厚黄白色假膜

图 5-6-71（续） C～E. 初诊时右舌腹、双颊均见大面积白色斑纹，伴大小不等不规则糜烂，被覆较厚黄白色假膜

患者,男性,54 岁。

主诉 口内疼痛 2 个月,加重 1 个月。

病史 2 个月前患者进食烫食及辣食后舌背刺激痛,1 个月前逐渐加重。曾于当地医院就诊,使用"小苏打和口泰"含漱后自觉疼痛稍有好转。2 周前于我科就诊,给予口服"醋酸泼尼松 30mg/d"并逐渐减量,仍无明显好转。体质欠佳,易"感冒",睡眠好,大小便正常。近 2 个月体重下降 5kg,否认反复发热及腹泻史。否认系统性病史及家族史,对"去痛片"过敏。

检查 舌背、双侧舌腹及双颊可见大小不等不规则糜烂,舌背和双侧舌腹糜烂面积大,均覆盖较厚黄色假膜,糜烂面周围可见大面积白色斑纹(图 5-6-71);上颌牙颊侧牙龈也可见白色斑纹;尼氏征(−)。皮肤检查未见明显异常。

初步诊断 口腔扁平苔藓?

进一步检查

1. 血常规、肝功能、肾功能、血糖、糖化血红蛋白、凝血功能、丙肝抗体、甲状腺功能、HIV 抗体、大疱性疾病特异性抗体检查均未见异常。

2. 切取右颊糜烂病损及邻近白纹病损活检,HE 染色符合口腔扁平苔藓,DIF(−)。

3. 胸腹部 CT 检查显示前上纵隔右份软组织影,多系胸腺肿瘤。

修正诊断 口腔扁平苔藓伴胸腺瘤。

诊断依据

1. 口腔黏膜广泛白色斑纹和糜烂病损。

2. 组织病理学检查常规 HE 染色符合口腔扁平苔藓,尼氏征、血清大疱性疾病抗体 ELISA 检查及 DIF 均为阴性排除了大疱性疾病。

3. 胸部 CT 查及纵隔肿块(术后病理结果证实为 AB 型胸腺瘤)。

疾病管理

1. 嘱尽快于胸外科诊治纵隔肿块。

2. 药物治疗

4% 碳酸氢钠(小苏打)溶液 250mL×1 瓶 Sig. 含漱 t.i.d

复方倍他米松注射液 1mL×1 支 Sig. 1:30 稀释后局部涂敷 t.i.d

3. 布地奈德混悬液和注射用水各 1 支行雾化治疗,1～2 次 /d,连续 3 日。

4. 后续处理 患者于胸外科手术切除纵隔肿块,HE 染色及免疫组织化学染色结果为 AB 型胸腺瘤。术后 1 个月,病情明显缓解,仅于舌背和右舌腹前份遗留小糜烂面,双颊和双侧舌腹白色斑纹明显消退(图 5-6-71F～J)。故口腔治疗以局部治疗局限性糜烂病损为主,采用曲安奈德注射液与等量注射用水混匀后行糜烂病损基底局部封闭治疗,病损基本愈合,病情稳定。

图 5-6-71（续） F～H. 胸腺瘤切除术后 1 个月，病情明显缓解，仅于舌背和右舌腹前份遗留小糜烂面，双颊糜烂愈合，双颊和双侧舌腹白色斑纹减淡

图 5-6-71（续） I、J. 胸腺瘤切除术后 1 个月，病情明显缓解，仅于舌背和右舌腹前份遗留小糜烂面，双颊糜烂愈合，双颊和双侧舌腹白色斑纹减淡

【述评】口腔扁平苔藓伴胸腺瘤

胸腺瘤是最常见的前上纵隔原发性肿瘤，多为良性，但在临床上具有潜在的侵袭性，易浸润周围组织和器官。

胸腺瘤与自身免疫功能紊乱密切相关，与之相关的自身免疫性疾病又称为胸旁腺综合征（parathymic syndrome）。有研究认为，胸腺瘤介导的 T 淋巴细胞克隆合成的自身抗体扩散到肿瘤靶区外，并与不同的抗原表位交叉反应，导致自身免疫性疾病[1]。胸腺瘤相关的累及口腔的自身免疫性疾病有舍格伦综合征、

副肿瘤性天疱疮、糜烂型口腔扁平苔藓、Good's 综合征等，临床表现可能出现味觉异常和口干[2]、水疱和糜烂[3]、口腔扁平苔藓伴糜烂[4]、真菌感染[5]等。

胸腺瘤患者中约 1% 可出现扁平苔藓[6]，二者的相关性尚无定论，具体机制尚不明确，可能与胸腺瘤诱导的细胞毒性 T 细胞对角质形成细胞的损伤有关。有研究报道，胸腺瘤患者外周血中 CD8+ T 细胞较正常人升高[7]，而活化的 CD8+ 细胞毒性 T 细胞在口腔黏膜上皮基底细胞凋亡过程中发挥重要作用。

扁平苔藓伴有胸腺瘤的患者男女比例无明显差异，约 93.1% 的患者有口腔扁平苔藓病损，51.7% 的患者有皮肤扁平苔藓病损[8]。口腔扁平苔藓病损主要为糜烂型，表现为口腔黏膜广泛的不规则糜烂面，可被覆厚假膜，周围可见网状白纹或白角化。皮肤扁平苔藓可表现为上肢、腹部和背部等散在的点状红斑、丘疹。

扁平苔藓伴胸腺瘤目前尚无明确的诊断标准，可通过详细完整的病史、典型临床表现、组织病理学检查、免疫病理学检查、血清学检查以及胸部 CT 检查等来进行诊断。

部分文献报道，单纯胸腺瘤切除后患者扁平苔藓的病情会好转[4]，约 45.8% 的患者在接受胸腺瘤切除术、口服糖皮质激素或联合应用维 A 酸类制剂、免疫球蛋白输注后病情可得到缓解[9]。笔者接诊的多例口腔扁平苔藓伴胸腺瘤，多数患者在手术切除胸腺瘤后病情明显缓解（图 53），这也提示扁平苔藓的发生可能与胸腺瘤相关。文献还显示，口腔病损往往较皮肤病损更难消退[10]。

关于本单元病案 71 所述扁平苔藓伴胸腺瘤的病案，需要明确下列问题。

1. 该病案是否属于副肿瘤综合征？

副肿瘤综合征是机体各系统的恶性肿瘤或潜在的恶性肿瘤产生的间接或远隔效应所致组织和器官病变的一组临床症状群，并非由肿瘤转移或浸润、肿瘤放化疗或抗癌药物治疗所引起[11]。虽然副肿瘤综合征定义中指出其为恶性肿瘤所引发，但由于胸腺瘤的良恶性无法单纯依靠病理组织学检查来判定（即胸腺瘤的判定标准仍存有争议），故也有关于"良性"胸腺瘤引起副肿瘤综合征的报道（如胸腺瘤引起的副肿瘤性天疱疮）[3,12]。目前，副肿瘤综合征尚无明确的诊断标准，一般根据患者的临床表现和寻找到原发肿瘤进行诊断。原发肿瘤的寻找常可通过 CT 和 MRI 检查进行，部分肿瘤还可结合血清及脑脊液中抗体的检测。基于上述理由，笔者认为该病案属于副肿瘤综合征。

2. 该病案是否属于副肿瘤性天疱疮？

副肿瘤性天疱疮既往无公认诊断标准，欧洲皮肤病学和性病学学会于 2023 年提出了新的诊断标准（参见第四章第 4 单元述评）。

1990 年的诊断标准[13]为：①被确诊或并发潜隐性肿瘤的患者出现特征性的临床表现，包括广泛而严重的黏膜水疱、糜烂及多样性皮肤病损；②组织病理表现为棘层松解、角质形成细胞坏死、界面皮炎；③直接免疫荧光染色显示 IgG（或伴有 C3）在病损组织棘细胞间沉积，或同时 IgG（和 / 或 C3）在基底膜区域沉积；④间接免疫荧光染色见患者血清中 IgG 抗体可沉积于皮肤黏膜复层鳞状上皮、膀胱移行上皮和支气管、小肠、结肠柱状上皮的细胞间；⑤自身抗体可与角质形成细胞共沉淀形成 4 种蛋白（250、230、210 和 190kDa）复合物。

图53 胸腺瘤患者胸腺瘤切除术前后的口腔黏膜照片

A. 术前唇红黏膜见较多白纹伴糜烂　B. 术前左颊黏膜见广泛白纹伴大面积糜烂　C. 术前左舌腹黏膜见大面积糜烂

图 53(续) D. 术前腭黏膜见广泛渔网状白纹 E. 术后唇红黏膜糜烂愈合,白纹消退 F. 术后左颊黏膜糜烂愈合,白色斑纹明显减少

图 53（续） G. 术后左舌腹仅遗留少许糜烂　H. 术后腭黏膜白纹消退

1993 年的诊断标准[14]分为主要标准和次要标准：3 条主要标准分别为黏膜皮肤多形性损害、伴发内在肿瘤、血清免疫共沉淀检测有特征性发现；3 条次要标准分别为间接免疫荧光染色显示鼠膀胱上皮间有阳性染色，病损周围组织直接免疫荧光染色示细胞间和基底膜带有免疫反应物沉积，至少 1 处病损活检组织病理学表现为棘层松解。如果符合 3 条主要标准，或符合 2 条主要标准和 2 条（或 2 条以上）次要标准即可诊断。

2004 年的诊断标准[15]为：①疼痛和进展性口炎，最易累及舌；②棘层松解，或苔藓样损害或界面皮炎；③存在循环抗斑蛋白自身抗体，常为抗包斑蛋白（envoplakin）和周斑蛋白（periplakin）的抗体；④潜隐性淋巴增生性肿瘤如淋巴瘤、白血病、Castleman 病和胸腺瘤。

根据 1990 年的诊断标准，本单元病案 71 不符合副肿瘤性天疱疮的诊断。根据 1993 年的标准，该病案仅完全符合 1 条主要标准（伴发内在肿瘤），不符合副肿瘤性天疱疮的诊断。根据 2004 年的诊断标准，该病案符合 3 条诊断标准，但因未针对循环抗斑蛋白自身抗体检测，故尚不能排除副肿瘤性天疱疮。根据 2023 年的诊断标准，该病案符合 2 条临床标准及 1 条次要实验室标准，但因未针对循环抗斑蛋白自身抗体检测，故同样不能排除副肿瘤性天疱疮。

对于口腔扁平苔藓伴胸腺瘤的病案，若符合 2004 年诊断标准中的①②④，有学者指出需要进行免疫印迹或者免疫沉淀来检测抗斑蛋白抗体以排除副肿瘤性天疱疮，并建议对所有顽固性糜烂性口腔扁平苔藓的患者进行免疫学检查及全身检查以便发现潜在的淋巴组织增生性肿瘤[16]。该观点强调了免疫印迹或者免疫沉淀检测结果对诊断副肿瘤性天疱疮的重要性。但也有免疫病理学、血清抗体（包括抗斑蛋白抗体）均为阴性，仍被诊断为副肿瘤性天疱疮病案的报道[17]，说明抗斑蛋白抗体也并非公认的副肿瘤性天疱疮诊断的金标准。此外，目前国内医院临床均未开展通过免疫共沉淀或免疫沉淀检测血清抗斑蛋白抗体的项目。基于上述理由，笔者认为目前尚无公认的副肿瘤性天疱疮的诊断标准且不同的诊断标准均存在一定的局限性。该病案是否可诊断为副肿瘤性天疱疮，还存在争议。

3. 该病案是否属于苔藓样损害（苔藓样反应）？

根据既往文献报道及笔者接诊的多例类似患者，扁平苔藓和胸腺瘤之间的联系并非偶然。根据改良的 WHO 口腔扁平苔藓的临床和组织病理学诊断标准[18]，应排除可能的诱因后才能诊断为口腔扁平苔藓。而目前文献报道口腔苔藓样损害（苔藓样反应）根据诱发因素分为接触性、药物性和移植物抗宿主病三类，尚不包括胸腺瘤这一诱因。基于上述理由，对于伴有胸腺瘤的口腔扁平苔藓样损害，笔者认为应将其视为一种新的、由胸腺瘤诱发的苔藓样损害（苔藓样反应）。

综上所述，对于口腔出现大面积糜烂伴白纹的患者，若使用常规药物（尤其是糖皮质激素）治疗效果不明显，则应积极活检行组织病理学和免疫病理学、血清免疫学检查以排除大疱性疾病，并同时行胸腹部和盆腔 CT 检查（尤其是胸部 CT），排查隐匿性肿瘤。在明确诊断后，应优先对原发肿瘤进行治疗，辅以口腔局部药物治疗。原发肿瘤进行切除治疗后，口腔病损一般会在 1 个月左右出现缓解，若口腔病损若仍无好转，再进行口服药物治疗。

参 考 文 献

[1] MÜLLER-HERMELINK H K，MARX A. Pathological aspects of malignant and benign thymic disorders. Ann Med，1999，31，Suppl 2: 5-14.

[2] WAKATA N，SUMIYOSHI S，TAGAYA N，et al. A case of myasthenia gravis accompanied by invasive thymoma，alopecia areata and dry mouth. Clin Neurol Neurosurg，1995，97（2）: 161-163.

[3] ISHII N，HAMADA T，KOGA H，et al. Decline of disease activity and autoantibodies to desmoglein 3 and envoplakin by oral prednisolone in paraneoplastic pemphigus with benign thymoma. Eur J Dermatol，2012，22（4）: 547-549.

[4] BOBBIO A，VESCOVI P，AMPOLLINI L，et al. Oral erosive lichen planus regression after thymoma resection. Ann Thorac Surg，2007，83（3）: 1197-1199.

[5] KENNEDY J L, SCHROEDER N, PALACIOS T, et al. Fifty-five-year-old man with chronic yeast infections. Allergy Asthma Proc, 2014, 35(5): 415-422.

[6] GIBSON L E, MULLER S A. Dermatologic disorders in patients with thymoma. Acta Derm Venereol, 1987, 67(4): 351-356.

[7] HOFFACKER V, SCHULTZ A, TIESINGA J J, et al. Thymomas alter the T-cell subset composition in the blood: a potential mechanism for thymoma-associated autoimmune disease. Blood, 2000, 96(12): 3872-3879.

[8] MOTEGI S, UCHIYAMA A, YAMADA K, et al. Lichen planus complicated with thymoma: report of three Japanese cases and review of the published work. J Dermatol, 2015, 42(11): 1072-1077.

[9] HAYASHI A, SHIONO H, OKUMURA M. Thymoma accompanied by lichen planus. Interact Cardiovasc Thorac Surg, 2008, 7(2): 347-348.

[10] MIYAGAKI T, SUGAYA M, MIYAMOTO A, et al. Oral erosive lichen planus associated with thymoma treated with etretinate. Australas J Dermatol, 2013, 54(1): e25-e27.

[11] SILVA J A D, MESQUITA KDE C, IGREJA A C, et al. Paraneoplastic cutaneous manifestations: concepts andupdates. An Bras Dermatol, 2013, 88(1): 9-22.

[12] RIEDEL R F, BURFEIND W R. Thymoma: benign appearance, malignant potential. Oncologist, 2006, 11(8): 887-894.

[13] ANHALT G J, KIM S C, STANLEY J R, et al. Paraneoplastic pemphigus. An autoimmune mucocutaneous disease associated with neoplasia. N Engl J Med, 1990, 323(25): 1729-1735.

[14] CAMISA C, HELM T N. Paraneoplastic pemphigus is a distinct neoplasia-induced autoimmune disease. Arch Dermatol, 1993, 129(7): 883-886.

[15] ANHALT G J. Paraneoplastic pemphigus. J Investig Dermatol Symp Proc, 2004, 9(1): 29-33.

[16] WANG M Y, WANG X, CHEN T C, et al. Erosive oral lichen planus as a sign of paraneoplastic pemphigus. J Dermatol, 2016, 43(8): 983.

[17] SANZ-BUENO J, CULLEN D, ZARCO C, et al. Paraneoplastic autoimmune multiorgan syndrome(paraneoplastic pemphigus) with unusual manifestations and without detectable autoantibodies. Indian J Dermatol Venereol Leprol, 2014, 80(4): 328-330.

[18] VAN DER MEIJ EH, VAN DER WAAL I. Lack of clinicopathologic correlation in the diagnosis of oral lichen planus based on the presently available diagnostic criteria and suggestions for modifications. J oral pathol med, 2003, 32(9): 507-512.

第7单元 口腔黏膜下纤维性变

病案 72　口腔黏膜下纤维性变
【述评】口腔黏膜下纤维性变

病案 72　口腔黏膜下纤维性变

图 5-7-72　病案 72 患者的口腔黏膜病损
A、B. 双颊黏膜呈苍白色，不透明

图 5-7-72(续） C. 腭部黏膜呈苍白色,不透明

患者,男性,25 岁。

主诉 进食辣、烫食物时口腔疼痛 2 年,张口受限 2 个月。

病史 2 年前逐渐出现进食辣、烫食物时口腔疼痛,用牙膏时也感觉口腔黏膜刺痛。2 个月前感觉张口受限。有 6 年咀嚼槟榔史和 7 年吸烟史。患浅表性胃炎,否认其他系统性疾病史及药物过敏史。

检查 软腭后份及双颊黏膜发白(图 5-7-72),质较硬,可扪及明显的纤维条索。张口度二指。

初步诊断 口腔黏膜下纤维性变。

进一步检查 血常规、血糖、凝血功能检查无异常。切取右颊黏膜病损活检,组织病理学检查示符合口腔黏膜下纤维性变。

诊断 口腔黏膜下纤维性变。

诊断依据

1. 咀嚼槟榔史。

2. 张口受限。

3. 口腔黏膜发白,可扪及纤维条索。

疾病管理

1. 药物治疗

复方丹参滴丸 600 丸 Sig. 10 丸 t.i.d. p.o.

复方氯己定含漱液 300mL×1 支 Sig. 含漱 t.i.d.

地塞米松针剂 1mL×10 支 Sig. 1:10 稀释后局部涂敷 t.i.d.

2. 将曲安奈德注射液与等量注射用水混合后,于纤维条索明显处基底部位多点小剂量注射。

3. 嘱停止咀嚼槟榔，并注意进行张口训练。若病情稳定，2个月后复诊。其间若病情加重，及时复诊。

4. 后续处理　复诊病情缓解后，可嘱继续局部用药并口服番茄红素，继续行张口训练，定期复查。

【述评】口腔黏膜下纤维性变

口腔黏膜下纤维性变（oral submucous fibrosis，OSF）是具有恶变潜能的慢性进行性疾病。特点为黏膜固有层、黏膜下层胶原纤维堆积，出现纤维条索样损害，可累及口腔、咽部、食管上1/3，黏膜逐渐硬化，导致不同程度的张口和舌运动受限，影响进食和言语。发病具有特定的地理分布，主要在亚裔人群，常见于印度、斯里兰卡、我国台湾和湖南两省。性别差异不明显。1996年，世界范围内统计发现约250万人患有口腔黏膜下纤维性变且发病率逐年增高，主要认为是槟榔制品的流行，摄取人群增多所致[1]。

流行病学调查显示咀嚼槟榔（areca nut）是OSF的主要病因，且槟榔与OSF发病有明确的剂量依赖关系。病案对照研究发现，OSF在21岁以下年轻人群的发病率是21～40岁组的2倍，年轻组约在咀嚼槟榔3.5年内发病，年长组需要6.5年[2]。由于OSF主要的病理表现为上皮下组织纤维化和玻璃样变，所以大量关于病因的研究都集中于细胞外基质（extracellular matrix，ECM）的变化。现认为其发病机制可能为胶原蛋白（collagen）增多或降解减少。

在OSF发病过程中，槟榔的化学成分槟榔碱（arecoline）起主要作用，单宁（tannins）起协同作用。体外试验用槟榔提取物或化学纯化槟榔碱刺激人成纤维细胞，发现可引起成纤维细胞（fibroblast）增殖，使胶原形成增多，且胶原的生成具有浓度依赖性。还有研究发现，槟榔碱刺激正常和OSF成纤维细胞时，OSF成纤维细胞会产生更多的胶原纤维，可能与OSF成纤维细胞发生突变相关[3,4]。

除胶原生成增加，胶原降解减少也参与了其发病过程。有实验证明，槟榔的粗提取物或者纯化单宁，以浓度依赖方式，通过抑制胶原酶，能够增加胶原的抵抗力，减少胶原降解。故槟榔引起纤维化的机制在于单宁和槟榔碱的结合，既减少降解，又增加生成。还有研究认为，随疾病发展，Ⅲ型胶原基本全部被Ⅰ型胶原取代，由于OSF中胶原分子结构的改变，可能比正常胶原分子更抵抗降解[5,6]。

成纤维细胞吞噬（phagocytosis）并降解胶原，是细胞外基质生理性重建的重要途径，而在OSF中显示了细胞外基质重建的不平衡。OSF中成纤维细胞胶原吞噬作用减弱，且这种胶原吞噬抑制作用对槟榔碱、尼古丁具有剂量依赖性[7]。

OSF细胞外基质的持续增加和累积，还可由基质金属蛋白酶（matrix metalloproteinase，MMP）和其组织抑制因子（tissue inhibitors of matrix metalloproteinases，TIMP）之间的平衡被破坏引起[8,9]。

OSF组织中有细胞因子分泌的变化。OSF活检组织中IFN-γ表达减少或无表达，IL-1和IL-6等促炎因子表达明显上调，可能与OSF发病相关。TGF-β、血小板源性生长因子（platelet-derived growth factor，PDGF）及碱性成纤维细胞生长因子（basic fibroblast growth factor，bFGF）在OSF组织中表达增加[10]。

OSF患者血清中存在多种循环免疫复合物、免疫球蛋白和自身抗体，其中抗平滑肌抗体、抗核抗体、抗胃壁细胞抗体含量明显高于正常对照组，也可见免疫复合物和血清IgG、IgA和IgM含量增加，说明免疫因素可能发挥作用[11]。

有关 OSF 遗传因素的研究非常多，主要集中于相关基因与其易感性的关系。TNF-α 基因多态性被认为是 OSF 的主要危险因素。人主要组织相容性复合体 I 类链相关基因 A（major histocompatibility complex class I chain related gene A，MICA）与 OSF 也有关系[12]。

槟榔中铜含量高，咀嚼槟榔人群唾液中的可溶性铜增加，口腔黏膜中的铜含量也较对照组高。胺酰氧化酶在 OSF 组织中表达上调，铜依赖此酶而在胶原合成中起重要作用。增加铜含量可促进成纤维细胞的增殖，与正常成纤维细胞 OSF 细胞倍增时间 3.6 天相比，OSF 成纤维细胞的倍增时间缩短为 3.2 天。超声检查发现，OSF 患者内脏器官并没有纤维化，排泄物中的铜也在正常范围，说明铜的作用局限于口腔黏膜[13,14]。

OSF 被列为口腔潜在恶性疾患，癌变率为 7%～13%。有研究显示，在 17 年随访中其癌变率为 7.6%。槟榔是化学致癌物，其遗传毒性（genotoxic）和致突变的作用被归因为多酚类和槟榔碱，还有槟榔特异性亚硝胺，如 N-nitrosoguvacoline、N-nitrosoguvacine、3-propionaldehyde 和 3-propionitrile。而且，部分咀嚼槟榔中加入的石灰增加了活性氧含量，可造成 DNA 氧化损伤。营养缺乏，持续的免疫异常，细胞因子含量变化，机械创伤，高龄，吸烟、酗酒等不良习惯，都会增加其癌变机会。癌变机制可能为上皮萎缩增加了致癌物的渗透，固有层血管生成减少抑制致癌物质的吸收代谢，使上皮暴露于这些致癌物质的时间更长，这种特殊环境可促进癌变发生[15]。

OSF 发病隐匿，临床表现取决于疾病发展阶段，但是大部分患者症状表现为烧灼感，不耐受辛辣。疾病起始时口腔黏膜出现水疱或溃疡，之后口腔黏膜逐渐变硬，常累及唇、舌、上腭，伴有不同程度的张口困难。临床检查见口腔黏膜呈现苍白色、不透明，或表现为大理石花纹样改变（图 54、图 55），扪诊可触及纤维条索样损害，并感黏膜质地变硬。病变部位可能发生异常增生和癌变，由于张口困难加大口腔检查难度，影响早期发现异常病损[15]。

图 54　OSF：左颊黏膜呈大理石花纹样改变

图 55　OSF：下唇内侧黏膜呈大理石花纹样改变

OSF 一般根据咀嚼槟榔史和临床表现即可诊断，组织病理学检查可进一步确认。

OSF 的治疗首先需戒除咀嚼槟榔的习惯。治疗方式主要分为药物治疗、高压氧治疗和手术治疗。治疗方案的制定可参考中华口腔医学会新近颁布的《口腔黏膜下纤维性变诊断与临床管理指南》。药物治疗的原则为抗炎、抗纤维化、改善缺血以及抗氧化。OSF 常用的临床治疗药物主要包括糖皮质激素、抗氧化剂及营养元素等。

糖皮质激素能抑制炎症因子产生、促进炎症细胞凋亡，从而发挥抗炎和抑制纤维化进程的作用。短效糖皮质激素（氢化可的松）、中效糖皮质激素（曲安奈德）和长效糖皮质激素（倍他米松和地塞米松）均可用于 OSF 的病情控制。目前临床常用的为曲安奈德注射液（或复方倍他米松注射液）与 2% 利多卡因（或注射用水）混匀后行基底局部小剂量多点注射。也可选用糖皮质激素制剂如醋酸泼尼松龙混悬液，或曲安奈德注射液 1∶5 稀释，或曲安奈德口腔软膏、地塞米松软膏等涂敷患处，3 次 /d。

抗氧化及补充营养元素治疗，可以减少活性氧对大分子造成的损伤，从而减缓 OSF 病程的进展。目前最常用的抗氧化剂是番茄红素，推荐剂量为每日口服 16mg。

口服药还可选用复方丹参滴丸，10 粒 / 次，3 次 /d，1 个月为 1 个疗程。

应嘱患者坚持进行张口训练。具体方法为：将软木水瓶塞切削成钝头楔子状，选择合适的楔子高度（患者能耐受的最大张口度，有胀感但无痛），放置于后牙区，楔子低的一端朝向口内，高的一端朝向口外。每日 3 次，每次左右侧交替各练习 20 分钟，每 5 天为 1 个周期。在张口有胀感但无疼痛的前提下，切削掉楔子低的一端的前端部分，将楔子进一步向后牙区远中方向深入以加大张口度。目前也可使用成品张口训练棒进行张口训练。

高压氧可提高血氧含量，改善局部缺血缺氧，促进病损区新生血管形成和侧支循环建立。临床有报道显示高压氧治疗可改善 OSF 患者的症状并增加张口度。严重张口受限者可考虑手术治疗。

目前，尚无任何一种治疗方法可以完全避免口腔黏膜下纤维性变的癌变。因此，无论采用何种治疗方法，均应定期随访。

参 考 文 献

[1] AULUCK A，ROSIN M P，ZHANG L W，et al. Oral submucous fibrosis，a clinically benign but potentially malignant disease：report of 3 cases and review of the literature. J Can Dent Assoc，2008，74（8）：735-740.

[2] RANGANATHAN K，DEVI M U，JOSHUA E，et al. Oral submucous fibrosis：a case-control study in Chennai，South India. J Oral Pathol Med，2004，33（5）：274-277.

[3] HARVEY W，SCUTT A，MEGHJI S，et al. Stimulation of human buccal mucosa fibroblasts in vitro by betel-nut alkaloids. Arch Oral Biol，1986，31（1）：45-49.

[4] MEGHJI S，SCUTT A，HARVEY W，et al. An in-vitro comparison of human fibroblasts from normal and oral submucous fibrosis tissue. Arch Oral Biol，1987，32（3）：213-215.

[5] UTSUNOMIYA H，TILAKARATNE W M，OSHIRO K，et al. Extracellular matrix remodeling in oral submucous fibrosis：its stage-specific modes revealed by immunohistochemistry and in situ hybridization. J Oral Pathol Med，2005，34（8）：498-507.

[6] KUO M Y，CHEN H M，HAHN L J，et al. Collagen biosynthesis in human oral submucous fibrosis fibroblast cultures. J Dent Res，1995，74（11）：1783-1788.

[7] SHIEH D H，CHIANG L C，LEE C H，et al. Effects of arecoline，safrole，and nicotine on collagen phagocytosis by human buccal mucosal fibroblasts as a possible mechanism for oral submucous fibrosis in Taiwan. J Oral Pathol Med，2004，33（9）：581-587.

[8] SHIEH D H，CHIANG L C，SHIEH T Y. Augmented mRNA expression of tissue inhibitor of metalloproteinase-1 in buccal mucosal fibroblasts by arecoline and safrole as a possible pathogenesis for oral submucous fibrosis. Oral Oncol，2003，39（7）：728-735.

[9] CHANG Y C，YANG S F，TAI K W，et al. Increased tissue inhibitor of metalloproteinase-1 expression and inhibition of gelatinase A activity in buccal mucosal fibroblasts by arecoline as possible mechanisms for oral submucous fibrosis. Oral Oncol，2002，38（2）：195-200.

[10] HAQUE M F，HARRIS M，MEGHJI S，et al. Immunolocalization of cytokines and growth factors in oral submucous fibrosis. Cytokine，1998，10（9）：713-719.

[11] CHIANG C P，HSIEH R P，CHEN T H，et al. High incidence of autoantibodies in Taiwanese patients with oral submucous fibrosis. J Oral Pathol Med，2002，31（7）：402-409.

[12] Tilakaratne W M，Klinikowski M F，Saku T，et al. Oral submucous fibrosis：review on aetiology and pathogenesis. Oral Oncol，2006，42（6）：561-568.

[13] Ma R H，Tsai C C，Shieh T Y. Increased lysyl oxidase activity in fibroblasts cultured from oral submucous fibrosis associated with betel nut chewing in Taiwan. J Oral Pathol Med，1995，24（9）：407-412.

[14] Rajendran R，Kumari K R，Kumar A S. Liver ultrasound and faecal copper estimation in oral submucous fibrosis. Indian J Dent Res，2003，14（1）：13-21.

[15] Angadi P V，Rao S S. Areca nut in pathogenesis of oral submucous fibrosis：revisited. Oral Maxillofac Surg，2011，15（1）：1-9.

第8单元　口腔红斑病

【述评】口腔红斑病

病案 73　口腔红斑病

图 5-8-73　病案 73 患者的口腔黏膜病损：左舌缘和舌腹见局限性、边界清晰的红斑，表面见微细颗粒

患者，女性，63 岁。

主诉　左舌腹疼痛 1 年余。

病史　1 年余前自觉左舌腹疼痛，于当地医院诊断为"口腔扁平苔藓"，服用中药效果不明显。近日感进食疼痛明显。1 个月前外院查血常规、血糖、凝血功能正常。否认系统性疾病史及药物过敏史。

检查　左舌腹中份见 30mm×15mm 充血发红区，表面见细小颗粒样病损，边界清楚（图 5-8-73），扪质软。

初步诊断　口腔红斑病？

进一步检查　切取左舌腹病损活检，组织病理学检查示符合红斑伴灶性中重度上皮异常增生。

诊断　口腔红斑病。

诊断依据

1. 界限清楚的充血发红区。

2. 组织病理学检查证实。

疾病管理

建议口腔颌面外科行手术治疗,术后定期于口腔黏膜病科复诊。也可先试行光动力治疗,若疗效欠佳,再行手术治疗。

病案74 口腔红斑病癌变(原位癌)

图 5-8-74　病案 74 患者的口腔黏膜病损:右颊黏膜见边界清晰的鲜红色红斑,周缘和表面有较多白色斑点

患者,男性,45 岁。

主诉　右颊糜烂 6 个月。

病史　6 个月前右颊糜烂,进食疼痛,用药无缓解。否认系统性疾病史及药物过敏史。

检查　右颊中后份见直径 15mm 充血发红区,界限清楚,周缘和表面见颗粒状白色斑点,并伴小面积糜烂(图 5-8-74),质稍韧。

初步诊断　口腔红斑病癌变?

进一步检查　血常规、血糖、凝血功能检查无异常。切取右颊病损组织活检,组织病理学检查示右颊原位癌伴灶性早期浸润。

诊断　口腔红斑病癌变(原位癌)。

诊断依据

1. 界限清楚的充血发红区,周缘和表面见白色斑点。

2. 组织病理检查证实。

疾病管理

建议口腔颌面外科行手术治疗，术后定期于口腔颌面外科和口腔黏膜病科复诊。

【述评】口腔红斑病

口腔红斑病（oral erythroplakia）是发生在口腔黏膜上的鲜红色、天鹅绒状、斑片状病损，临床和病理不能诊断为其他疾病，属于口腔潜在恶性疾患[1]。患病率为 0.02%～0.2%[2]。另有文章总结了 1971—2007 年口腔红斑病的流行病学调查结果，其平均患病率为 0.11%，癌变率为 44.9%[2,3]。好发于中老年，性别未见明显差异。

目前，病因和发病机制仍然不清。绝大部分患者都有吸烟和酗酒史，还可能与基因组异常（DNA 非整倍性）、*p53* 突变及念珠菌、HPV 感染相关。口腔红斑病为原发或是由口腔白斑病演变而来，尚未研究明确[4]。

口腔红斑病常发生在口底、软腭、舌腹、扁桃体、咽喉处，常伴烧灼感和 / 或疼痛。表现为口腔黏膜上持续性的鲜红色斑片，表面光滑，或有白色斑点、颗粒或结节，边界常清楚，压之不褪色，抗感染治疗后不消退。有时，在不规则的红色病损区表面，点缀着黄白色斑点。红斑常累及单一部位。触诊柔软，但癌变时可触诊质韧或硬[5]。临床上可分为 3 种类型：①均质型红斑，病变呈鲜红色，表面光滑柔软，平伏或微隆起，边界清楚，直径一般小于 2cm，红色区内也可包含外观正常的黏膜，多见于颊、腭黏膜（图 56）；②间杂型红斑：在红斑的基础上有散在的白色斑点，临床上为红白间杂，状似扁平苔藓；③颗粒型红斑：在红斑基础上出现红色或白色小颗粒状、桑葚状肉芽或微小结节。颗粒型红斑临床多见，在口腔各部位均可发生，组织病理学检查多为原位癌或浸润癌。

图 56 均质型红斑：边界清晰的红色斑片病损，红色区内见少许外观正常黏膜

口腔红斑病的组织病理学检查常有上皮萎缩，角质层缺乏，伴上皮异常增生，有时已显示为原位癌或鳞状细胞癌[2]。有研究者认为，病损区呈红色是因为上皮变薄、深部微血管显露所致。但这不能解释在一些病损区也可见上皮变厚的现象[6]。

口腔红斑病的诊断需要与红斑型念珠菌病、局部刺激所致口腔黏膜炎症、口腔扁平苔藓、盘状红斑狼疮、药物反应、梅毒黏膜炎等鉴别。需要注意的是，口腔黏膜的广泛红斑病损应与乳腺外派杰病进行鉴别诊断（参见第五章第5单元述评）。

口腔红斑病的治疗应首先去除刺激因素，并酌情试行抗感染治疗。疑为真菌感染者，抗感染治疗可用4%碳酸氢钠液含漱，局部涂搽制霉菌素涂剂。疑为非真菌性的口腔黏膜炎症或创伤性病损者，可用复方氯己定含漱液，或复方硼砂溶液（1∶5稀释），或1%聚维酮碘溶液含漱，并涂敷糖皮质激素制剂如醋酸泼尼松龙混悬液，或曲安奈德注射液1∶5稀释，或曲安奈德口腔软膏、地塞米松软膏等，3次/d。还可应用曲安奈德注射液、复方倍他米松注射液等行糜烂病损基底局部小剂量多点注射。7~14天后复诊。若红色斑片样病损无消退，则应尽快活检，明确诊断[7]。活检部位的选择除根据视诊、扪诊判断外，还可结合口腔黏膜癌变的无创/微创监测技术来综合判定。

口腔红斑病具有较高的癌变风险，目前尚无根治的方法。患者一旦确诊为口腔红斑病，均应被纳入临床管理并进行终生随访。管理措施包括但不限于去除刺激因素、药物治疗、去除病损的治疗和定期随访等。

首先应去除刺激因素，包括口腔卫生管理，戒烟、戒酒、戒除槟榔等不良习惯，少食辛辣刺激性食物，调磨锐利的牙齿边缘，去除不良修复体，拔除残根、残冠或经适当治疗后保留，积极控制系统性疾病如糖尿病等。药物治疗包括口服β胡萝卜素。

既往一般认为，口腔红斑病一旦确诊，应立即手术治疗。但手术治疗后对口腔颌面部美观和功能影响较大，且术后仍有可能复发。近年来，光动力治疗在口腔红斑病的临床管理中显示出较好的疗效，且不良反应轻微，有利于保护患处的美观和功能，是对手术治疗的有力补充[8]（图57、图58）。目前认为，对于口腔红斑病的患者，若去除刺激因素后无好转，可根据患者的组织病理学检查结果、病损大小、病损部位、患者的全身状况、不同治疗方案的优缺点等，参考中华口腔医学会新近发布的《口腔红斑病临床诊疗专家共识》，综合考虑后选择治疗方案。

对于伴有轻度上皮异常增生的口腔红斑病，可选择药物治疗、手术治疗或光动力治疗。对于伴有中度上皮异常增生的口腔红斑病，可采用手术治疗或光动力治疗，在充分告知药物治疗和其他可选治疗的利弊和风险的前提下，可试行药物治疗，治疗期间应加强对患者的监测。对于伴有重度异常增生/原位癌形成的口腔红斑病，推荐进行手术治疗。若病损面积较大，或部位特殊，或患者全身状况不宜手术治疗，或患者对非手术治疗意愿强烈，在充分告知获益和风险的前提下可试行光动力治疗。此时，一般不推荐仅使用药物治疗控制病情。若初次活检即诊断为浸润癌，应转至头颈肿瘤外科及肿瘤科进行肿瘤综合治疗。

图 57　口腔红斑病患者光动力治疗前后照片

A. 左颊红斑病（伴重度上皮异常增生）光动力治疗前　B. 光动力治疗后 1 个月，左颊红色斑块病损完全消退　C. 光动力治疗后 52 个月，左颊红色斑块未见复发

图 58　口腔红斑病患者光动力治疗前后照片
A. 左上颌牙龈红斑病(伴中－重度上皮异常增生)光动力治疗前　B. 光动力治疗后 2 个月,红色斑块病损完全消退

　　目前,尚无任何一种治疗方法可以完全避免口腔红斑病复发和癌变。因此,无论何种类型的口腔红斑病,无论采用何种治疗方法,均应定期随访。根据病情的严重程度,建议每 1～3 个月复诊一次。复诊时可结合视诊、扣诊、自体荧光光谱分析、甲苯胺蓝染色、细胞刷活检、DNA 倍体分析等无创／微创技术进行检查,必要时应再次行组织活检,根据检查结果调整治疗方案。

参 考 文 献

[1] KRAMER I R，LUCAS R B，PINDBORG J J，et al. Definition of leukoplakia and related lesions：an aid to studies on oral precancer. Oral Surg Oral Med Oral Pathol，1978，46（4）：518-539.

[2] VILLA A，VILLA C，ABATI S. Oral cancer and oral erythroplakia：an update and implication for clinicians. Aust Dent J，2011，56（3）：253-256.

[3] HASHIBE M，MATHEW B，KURUVILLA B，et al. Chewing tobacco，alcohol，and the risk of erythroplakia. Cancer Epidemiol Biomarkers Prev，2000，9（7）：639-645.

[4] REICHART P A，PHILIPSEN H P. Oral erythroplakia--a review. Oral Oncol，2005，41（6）：551-561.

[5] HOSNI E S，SALUM F G，CHERUBINI K，et al. Oral erythroplakia and speckled leukoplakia：retrospective analysis of 13 cases. Braz J Otorhinolaryngol，2009，75（2）：295-299.

[6] SHEAR M. Erythroplakia of the mouth. Int Dent J，1972，22（4）：460-473.

[7] DUVVI S K，THOMAS L，VIJAYANAND S，et al. Two-week rule for suspected head and neck cancer. a study of compliance and effectiveness. J Eval Clin Pract，2006，12（6）：591-594.

[8] JIN X，XU H，DENG J，et al. Photodynamic therapy for oral potentially malignant disorders. Photodiagnosis Photodyn Ther，2019，28：146-152.

第9单元 盘状红斑狼疮

病案 75 盘状红斑狼疮

【述评】盘状红斑狼疮

病案 75 盘状红斑狼疮

图 5-9-75 病案 75 患者的唇红黏膜病损：下唇唇红黏膜见红斑糜烂，其黏膜侧见放射状细短白纹，皮肤侧见色素沉着

患者，男性，58 岁。

主诉 下唇反复破溃出血 6 个月。

病史 6 个月前出现下唇反复破溃、出血疼痛。20 余天能愈合，但间隔 1 个月左右复发。否认系统性疾病史及药物过敏史。

检查 下唇唇红黏膜左份见 8mm×3mm 糜烂面，覆有血痂，周围充血，近黏膜侧有放射状细短白纹，近皮肤侧也见白纹和色素沉着（图 5-9-75）。查血常规、血糖及肝功能、肾功能均未见明显异常。

诊断 盘状红斑狼疮。

诊断依据

1. 下唇唇红黏膜糜烂充血。

2. 放射状细短白纹。

3. 色素沉着。

疾病管理

1. 药物治疗

硫酸羟氯喹片 0.1g×28 片 Sig. 0.1g b.i.d. p.o.

维生素 B$_6$ 10mg×100 片 Sig. 10mg b.i.d. p.o.

复方氯己定溶液 300mL×1 支 Sig. 湿敷唇部 t.i.d.

地塞米松针剂 1mL×10 支 Sig. 1:10 稀释后局部涂敷 t.i.d.

2. 将曲安奈德注射液与等量注射用水混合后,于唇部病损基底多点小剂量注射。

3. 2 周后复诊,嘱患者注意唇部防晒,少食辛辣刺激性食物。

4. 后续处理　复诊时若病情缓解明显,可口服白芍总苷胶囊,每次 600mg,2～3 次 /d,连续服用 3～4 周为 1 个疗程。若病情缓解不明显,可口服昆明山海棠片,每次 2 片,3 次 /d,或沙利度胺,每次 50～75mg,1 次 /d,2 周为 1 个疗程。

【述评】盘状红斑狼疮

盘状红斑狼疮(discoid lupus erythematosus,DLE)是最常见的一类慢性皮肤型红斑狼疮,病损累及黏膜和皮肤,以萎缩凹下呈盘状为主要特点。好发于易受阳光照射的部位,80% 的 DLE 病损见于头面部[1]。常见于 20～40 岁,女性患者约为男性患者的 2 倍。有研究称其患病率不足 0.05%,非洲后裔多见。

DLE 病因尚不明确,与多种刺激因素相关。首先,光敏性是诱发和加重 DLE 较明确的因素。约 40% 的 DLE 患者对紫外线敏感,可能与 T 细胞和热休克蛋白(heat shock proteins)的相互作用有关。经由紫外线活化后,γ/δT 细胞积聚并将热休克蛋白作为自身免疫反应的靶点,造成角质细胞损坏和基底膜液化变性。所以,DLE 也被认为是一种迟发型变态反应[2]。

DLE 发病还可能具有遗传背景。与 DLE 发病率升高相关的单体型(haplotype)包括 HLA-B7、B8、Cw7、DR2、DR3、DQW1 等。近来发现,*HLA-DRB-1601* 和 *HLA-DQA-0102* 等位基因(allele)频率增高,被认为是 DLE 的遗传标记。已有全基因组关联研究找到 SLE 的易感基因,但是否与 DLE 的发生发展相关还不明确[3,4]。

DLE 多见于女性,而且病情的波动与月经周期、孕期和更年期有关。一些研究认为 DLE 可能受雌激素影响[5]。

系统性红斑狼疮(systemic lupus erythematosus,SLE)中常见的自身抗体并不常见于 DLE,但 DLE 上皮基底膜区可见免疫球蛋白与补体沉积,故认为 DLE 是慢性自身免疫皮肤黏膜病。这些免疫沉积物是直接诱发 DLE,还是仅为继发现象,尚需进一步研究。值得注意的是,免疫球蛋白在 DLE 中增多,为 B 细胞的激活引起,说明 DLE 可能同时合并体液免疫反应的异常[2]。

DLE 皮损初始为附有鳞屑的红色斑块,随病变发展,毛囊孔扩张、角质物质堵塞。去除鳞屑,其内面可见角质栓。色素异常改变常见,病损中央色素减退、萎缩、毛细血管扩张,周边色素沉着。主要见于面部、头皮、耳郭、胸部,病程持久,可导致瘢痕,容易复发[6](图 59)。

　　口腔病损出现在 20% 的 DLE 患者,口腔病损也可不伴有皮损而单独出现 [2,7]。病损多见于唇、颊、舌,最好发的部位为下唇,也可上下唇同时受累(图 60～图 62)。典型病损可见中央萎缩凹下的红色区域,周缘稍隆起。唇部病损靠近黏膜侧有放射状白色短细纹;靠近皮肤侧常有色素沉着,也可有放射状白色短纹;黏膜皮肤交界处界限模糊,病损有向皮肤蔓延的趋势。

图 59　DLE 同时累及下唇黏膜和皮肤:下唇黏膜见糜烂、血痂和放射状细短白纹;右颧部皮肤见萎缩性色素减退病损,周缘色素沉着

图 60　左颊黏膜 DLE

图 61　左舌腹黏膜 DLE

图 62　DLE 同时累及上下唇黏膜

　　DLE 多根据临床表现即可作出诊断。组织病理学检查可进一步确诊。典型组织病理学表现为基底细胞液化变性、血管周围和皮肤附属器周围淋巴细胞浸润。上皮萎缩,角化不良,有时可见角质栓。毛细血管扩张,可见玻璃样血栓。

　　直接免疫荧光检查是有效的辅助诊断方法。90% 的 DLE 活跃期在病损上皮基底膜区有免疫球蛋白(IgG、IgM)和补体 C3 沉积。但检查结果是否阳性取决于活检部位和病损阶段。头、颈、手臂病损 DIF 检查阳性率达 80%，躯干病损 DIF 检查阳性率仅 20%。阳性 DIF 检查结果更常见于持续 6 周以上的病损。与多数 SLE 不同，DLE 非病损部位 DIF 检查阴性[2]。

　　DLE 属于口腔潜在恶性疾患（图 63）。文献报道其癌变常发生在患病 20 年后，头皮、耳、唇部、鼻部病损发生癌变者多见。尽管发病率在非洲裔和女性更高，但是癌变常见于欧洲男性。据报道，在病程 26～41 年，癌变率为 3.3%[8]。近期一项回顾性研究发现，在患有口腔 DLE 的 87 个患者中有 6 人癌变[9]。

图 63　下唇黏膜盘状红斑狼疮癌变

　　约 5% 的 DLE 患者可转变为系统性红斑狼疮，此类患者人类组织相容性抗原 HLA-B8 多呈阳性[10]。临床危险因素包括患者出现播散型 DLE、毛细血管扩张、关节炎、关节痛、雷诺现象。实验室危险因素包括贫血、白细胞减少、血小板减少、血沉升高、出现抗心磷脂抗体、抗核抗体滴度异常升高、外观正常皮肤 DIF 检查阳性等。对高危型患者进行积极治疗，密切随访，并与风湿病学和肾病学专科医师会诊，早期使用氯喹、硫酸羟氯喹等药物，可延缓 DLE 发展为 SLE，并能阻止或缓解器官损伤[11]。

　　DLE 的治疗首选硫酸羟氯喹片，每次 0.1g，2 次 /d，连续服用 2 周为 1 个疗程。服用该药物前，需行眼科检查。服用该药时建议同时口服维生素 B_6，每次 10mg，2 次 /d，以缓解硫酸羟氯喹的胃肠道反应。不能口服硫酸羟氯喹者，可口服沙利度胺，每次 50～100mg，1 次 /d；或昆明山海棠片，每次 2 片，3 次 /d，连续服用 2 周为 1 个疗程。若糜烂病损面积大，可口服泼尼松 15～25mg/d，1 次 /d，连服 5～7 日后再用上述药物治疗。病情轻微者，可口服白芍总苷胶囊，每次 600mg，2～3 次 /d，连续服用 3～4 周为 1 个疗程。

　　局部用药包括含漱液和涂搽制剂，含漱液可选用复方氯己定含漱液、复方硼砂溶液（1∶5 稀释），或 1% 聚维酮碘溶液口内含漱或唇部湿敷，3 次 /d。涂敷制剂可选用糖皮质激素制剂如醋酸泼尼松龙混悬液，或曲安奈德注射液 1∶5 稀释，或曲安奈德口腔软膏、地塞米松软膏等涂敷患处，3 次 /d。还可应用曲安奈德注射液或复方倍他米松注射液等行糜烂病损基底局部小剂量多点注射，或用布地奈德混悬液和注射用水各 1 支行雾化治疗，1～2 次 /d，连续 3～5 天。此外，应嘱患者注意防晒，尽量勿让病损暴露于日照之下，并少食辛辣食物、海鲜等。因属潜在恶性疾患，应嘱患者定期复诊，以防止癌变。

参 考 文 献

[1] TEBBE B. Clinical course and prognosis of cutaneous lupus erythematosus. Clin Dermatol, 2004, 22(2): 121-124.

[2] DONNELLY A M, HALBERT A R, ROHR J B. Discoid lupus erythematosus. Australas J Dermatol, 1995, 36(1): 3-10.

[3] KNOP J, BONSMANN G, KIND P, et al. Antigens of the major histocompatibility complex in patients with chronic discoid lupus erythematosus. Br J Dermatol, 1990, 122(6): 723-728.

[4] VOLC-PLATZER B, ANEGG B, MILOTA S, et al. Accumulation of gamma delta T cells in chronic cutaneous lupus erythematosus. J Invest Dermatol, 1993, 100(1): 84S-91S.

[5] YELL J A, BURGE S M. The effect of hormonal changes on cutaneous disease in lupus erythematosus. Br J Dermatol, 1993, 129(1): 18-22.

[6] HORDINSKY M. Cicatricial alopecia: discoid lupus erythematosus. Dermatol Ther, 2008, 21(4): 245-248.

[7] BURGE S M, FRITH P A, JUNIPER R P, et al. Mucosal involvement in systemic and chronic cutaneous lupus erythematosus. Br J Dermatol, 1989, 121(6): 727-741.

[8] DHINGRA M, BHALLA M, THAMI G P, et al. Metastasizing squamous cell carcinoma arising from chronic discoid lupus erythematosus plaque of recent onset. Indian J Dermatol Venereol Leprol, 2011, 77(5): 626.

[9] LIU W, SHEN Z Y, WANG L J, et al. Malignant potential of oral and labial chronic discoid lupus erythematosus: a clinicopathological study of 87 cases. Histopathology, 2011, 59(2): 292-298.

[10] HARPER J G, PILCHER M F, SZLAM S, et al. Squamous cell carcinoma in an African American with discoid lupus erythematosus: a case report and review of the literature. South Med J, 2010, 103(3): 256-259.

[11] CHONG B F, SONG J, OLSEN N J. Determining risk factors for developing systemic lupus erythematosus in discoid lupus erythematosus patients. Br J Dermatol, 2012, 166(1): 29-35.

第六章

口面部肉芽肿病

病案76 口面部肉芽肿病

【述评】口面部肉芽肿病

病案 76 口面部肉芽肿病

患者,男性,53岁。

主诉 唇部及口周皮肤暗红且肿胀18个月。

病史 18个月前发现下唇外周皮肤出现黄豆大小暗红区,面积逐渐变大,且唇部及口周皮肤逐渐肿胀。6个月前于外院就诊行下唇内侧黏膜活检,诉病理结果为"炎症"(未带报告),至皮肤病科就诊,诊断为"过敏性皮炎",予以"皮肤病血毒丸、盐酸西替利嗪、清火栀麦片、氯雷他定、可的松软膏"等,效果不佳,否认发痒疼痛症状。平素体健,睡眠可,大小便正常。患者患有"高血压",现口服药物控制。否认其他系统性疾病、遗传史及药物过敏史。

图 6-0-76 病案 76 患者的口腔黏膜病损

A. 上下唇及口周皮肤、双侧鼻唇沟内侧皮肤色暗红,略肿胀,下唇肿胀明显

图 6-0-76（续） B～D. 上下唇内侧、双颊黏膜肿胀，见数个散在黄白色小颗粒

图 6-0-76(续) E. 上下唇内侧、双颊黏膜肿胀,见数个散在黄白色小颗粒

检查 上下唇及口周皮肤、双侧鼻唇沟内侧皮肤色暗红,略肿胀,下唇肿胀明显,扪质韧,上下唇内侧、双颊黏膜肿胀,见数个散在黄白色小颗粒,扪质稍韧(图 6-0-76),右下唇内侧可见活检术后线状瘢痕;余口内黏膜未见明显异常。31、41 牙体磨耗明显。

初步诊断 口面部肉芽肿性疾病。

进一步检查

1. 全口牙位曲面体层片示 36、46 根周骨质破坏明显,余未见异常。

2. 血常规、血糖、凝血功能、肝功能、肾功能、大小便常规、胸部 CT 检查均未见明显异常,细胞免疫示 CD3 亚群 64.4%↓(正常值 66.9%~83.1%),CD8 亚群 14.7%↓(正常值 20.4%~34.7%),CD4/CD8 3.23%↑(正常值 0.97%~2.31%);体液免疫示 IgE 181.54IU/mL↑(正常值 0.1~150IU/mL)。

3. 切取左下唇内侧黏膜及左下唇唇红黏膜组织送病检,活检报告示(左下唇唇红、左下唇内侧黏膜)肉芽肿性炎症,未见干酪样坏死,建议做特殊染色。

4. 四川大学华西医院会诊病理报告示(左下唇唇红及内侧黏膜)鳞状上皮角化过度、角化不全,部分细胞空泡变,上皮内、上皮下、唇腺腺泡内和导管周可见淋巴细胞为主的炎症细胞浸润,上皮下见肉芽肿及日光性损害。抗酸染色(-),PAS 和六胺银染色未查见真菌;Warthin-Starry 染色见一些杆状菌、球菌。结核分枝杆菌 qPCR 检测示该样本未见确切结核分枝杆菌 DNA 片段,请结合临床和病理诊断综合评估。

5. 过敏原检查未见明显异常,胸部 CT 检查未见心肺异常,胃镜肠镜检查结果提示"慢性直肠炎、慢性非萎缩性胃炎"。

诊断 口面部肉芽肿病。

诊断依据

1. 唇部、口周、双侧鼻唇沟内侧（口面部局部）皮肤色暗红肿胀，下唇肿胀明显，扪质韧。

2. 组织病理学检查 常规 HE 染色示肉芽肿性炎症，特殊染色排除结核杆菌、深部真菌、螺旋体等微生物感染可能。

3. 胸部 CT 检查排除结节病，肠镜检查排除克罗恩病。无反复肿胀病史、否认家族史及扪诊质韧，排除遗传性血管性水肿。

疾病管理

1. 药物治疗

硫酸羟氯喹片 100mg×28 片 Sig. 200mg b.i.d. p.o.

维生素 B₆ 片 10mg×100 片 Sig. 10mg b.i.d. p.o.

4% 碳酸氢钠溶液 500mL×1 支 Sig. 含漱 t.i.d.

2. 复方倍他米松注射液与注射用水等量混匀后于双唇肿胀病损行小剂量多点局部封闭。

3. 2 周后复诊。

4. 后续处理 复诊诉唇部和口周肿胀有所缓解，建议继续口服硫酸羟氯喹片 2 周。并嘱密切观察，定期复诊，以便及时发现发展为克罗恩病或结节病。

【述评】口面部肉芽肿病

肉芽肿是由巨噬细胞及其演化的细胞（如上皮样细胞、多核巨细胞）聚集和增生所形成的境界清楚的结节状病灶，是一种特殊类型的慢性增生性炎症。根据病因不同，发生于口腔黏膜的肉芽肿性疾病可分为两大类，感染性肉芽肿和非感染性肉芽肿。感染性肉芽肿如结核肉芽肿、深部真菌性肉芽肿、梅毒肉芽肿、寄生虫性肉芽肿等。非感染性肉芽肿如嗜酸性淋巴肉芽肿、肉芽肿性多血管炎（又称为韦格纳肉芽肿）、结节病、克罗恩病、口面部肉芽肿病等。

口面部肉芽肿病（orofacialgranulomatosis，OFG）是指一组少见的主要累及口面部区域软组织的肉芽肿性疾病，包括梅 - 罗综合征（Melkersson-Rosenthal syndrome，MRS）和肉芽肿性唇炎（granulomatous cheilitis，GC），该病由 Weisenfeld 等于 1985 年命名[1]。后来发现多种系统性肉芽肿性疾病（如克罗恩病、结节病、麻风病、结核病、慢性肉芽肿病、深部真菌感染）可导致与 OFG 类似的口面部表现，故是否将这些表现称为 OFG 一直存在争议。近来，研究者们倾向于将 OFG 定义为局限于口面部组织的特发性肉芽肿性疾病，即根据临床、影像学、内镜和血清学检查的结果，排除了患者患有系统性肉芽肿性疾病。因此，特发性 OFG 的诊断是一个排除性诊断。鉴于部分患者（尤其是在幼年时期发病者）可能最终会发展为系统性肉芽肿性疾病（如结肠克罗恩病），这些研究者认为届时可修正 OFG 的诊断（如修正为口腔和结肠克罗恩病）[2]。笔者也认同该定义。

OFG 的确切病因尚不清楚。感染、过敏（如汞合金、肉桂、食物、微生物试剂等[3-7]）、遗传易感性和免疫紊乱（迟发型变态反应）等均可能与本病有关。

OFG 多见于中青年,发病无明显性别及种族差异[8]。临床表现为从口腔黏膜的轻微肿胀到唇部和面部永久性肿胀变形,疼痛性口腔溃疡和头颈部区域的神经性功能缺损表现(如面瘫)也可发生。多表现为口面部持续性肿胀、肥大,最为常见的部位为口唇,也可累及下颌、面颊、眶周及额部和口腔黏膜[9-11]。肿胀起初可自行消退,但反复发作可导致持久性增厚,皮肤病损颜色正常或呈紫红色,浸润感明显,质韧,表面粗糙,可伴有少量鳞屑,但无或仅有轻度渗出、结痂。口腔内黏膜可表现为舌背沟纹、口腔溃疡、肉芽肿性龈炎、颊黏膜增厚呈鹅卵石样等[10]。

OFG 的组织病理学特征为上皮下非干酪样肉芽肿,即上皮下以组织细胞、淋巴细胞为主的炎症细胞聚集,形成边界清楚、中心无坏死的上皮样肉芽肿,偶可见少量浆细胞、多核巨细胞和嗜酸性粒细胞[12]。

由于 OFG 是一种排除性诊断,需要排除及鉴别的疾病主要有:克罗恩病、结节病、结核、深部真菌感染、血管性水肿及异物反应等。

克罗恩病的口腔病损多样化,可分为特异性损害和非特异性损害。前者包括黏膜赘生物(mucosal tags)、鹅卵石样病损、唇肿或口面部肿胀、线状深溃疡、增殖性化脓性口炎等,后者包括复发性阿弗他溃疡、口角炎、舌炎、顽固性下颌下淋巴结病、牙龈炎等。由此可见,唇肿或口面部肿胀的患者需排除克罗恩病。克罗恩病患者常伴有腹泻等症状,大便隐血(+),血沉、C 反应蛋白等炎症指标升高,肠镜检查可见鹅卵石样肠壁、肠管狭窄,在组织病理学上与 OFG 类似。

结节病也可出现唇肿或口面部肿胀。皮肤病损常表现为散在的斑块、皮下结节或结节红斑,可伴有肺脏、淋巴结、关节等多系统受累。该病的诊断可借助组织病理学检查、胸部 X 线片、血管紧张素转化酶水平检测、Kveim 试验等。

结核病的口腔表现常表现为黏膜溃疡,边缘呈潜掘状,基底可见暗红色桑葚样肉芽肿;其结核菌素试验呈强阳性,抗结核分枝杆菌抗体阳性,肺部 X 线可见肺结核表现,其组织病理可见干酪样坏死的结核性肉芽肿。

若口面部肿胀为复发性水肿,且无持久性组织纤维化改变,可行 C1 酯酶抑制物(C1 esterase inhibitor,C1 INH)和补体 C4 水平检测以排除遗传性血管性水肿。

OFG 长期反复发作可导致永久性肿胀和硬结形成,不仅影响美观,而且会对口腔功能如进食和言语造成影响,因此本病的早期诊断和早期治疗是非常重要的。

该病尚无统一且一致认为有效的治疗方法,治疗的主要目的在于恢复外观、减轻肿胀。外用和局部注射糖皮质激素是治疗的首选方法[13],但病情容易反复。系统应用糖皮质激素的不良反应大,仅适用于顽固性患者。其他治疗药物包括氯法齐明、硫唑嘌呤、甲氨蝶呤、氨苯砜、硫酸羟氯喹、柳氮磺胺吡啶、沙利度胺、达那唑、吗替麦考酚酯、丙酸氯倍他索和米诺环素等,可作为糖皮质激素的替代药物,也可与糖皮质激素联合应用[11,14,15]。也有抗 TNF-α 的药物如英夫利昔单抗和阿达木单抗等用于该病治疗的报道[16]。肿胀严重甚至伴有功能障碍且用药治疗效果欠佳者可考虑手术治疗或者激光治疗[17]。

值得注意的是,口腔里常见的化脓性肉芽肿(图 64)并非肉芽肿性疾病,该病名并不恰当,实际上是外源性慢性刺激导致的毛细血管增生伴炎症,又称为获得性毛细血管瘤[18]。这些慢性刺激因素有大块牙石、充填物悬突、经常咬伤等。另外，当机体激素水平变化时，如妊娠期和青春期时，局部刺激因素的作用可以增强，使组织的增殖反应更为明显。口腔化脓性肉芽肿表现为表面光滑或呈分叶状的外生性生长的增生物，有或无蒂，可有出血，颜色可为粉红、红色或紫色。一般通过手术切除治疗。

图64　舌背化脓性肉芽肿

参 考 文 献

[1] WIESENFELD D，FERGUSON M M，MITCHELL D N，et al. Oro-facial granulomatosis--a clinical and pathological analysis. Q J Med，1985，54（213）：101-113.

[2] AL-HAMAD A，PORTER S，FEDELE S. Orofacial granulomatosis. Dermatol Clin，2015，33（3）：433-446.

[3] TILAKARATNE W M，FREYSDOTTIR J，FORTUNE F. Orofacialgranulomatosis：review on aetiology and pathogenesis. J Oral Pathol Med，2008，37（4）：191-195.

[4] GUTTMAN-YASSKY E，WELTFRIEND S，BERGMAN R. Resolution of orofacialgranulomatosis with amalgam removal. J Eur Acad Dermatol Venereol，2003，17（3）：344-347.

[5] ELLISON R，GREEN C，GIBSON J，et al. Orofacialgranulomatosis related to amalgam fillings. Scott Med J，2013，58（4）：e24-e25.

[6] TOMKA M，MACHOVCOVÁ A，PELCLOVÁ D，et al. Orofacialgranulomatosis associated with hypersensitivity to dental amalgam. Oral Surg Oral Med Oral Pathol Oral Radiol Endod，2011，112（3）：335-341.

[7] ENDO H，REES T D. Cinnamon products as a possible etiologic factor in orofacial granulomatosis. Med Oral Patol Oral Cir Bucal，2007，12（6）：E440-E444.

[8] LOURENÇO S V，LOBO A Z，BOGGIO P，et al. Gingival manifestations of orofacialgranulomatosis. Arch Dermatol，2008，144（12）：1627-1630.

[9] ARCHIBALD C W，PUNJA K G，ORYSCHAK A F. Orofacialgranulomatosis presenting as bilateral eyelid swelling. Saudi J Ophthalmol，2012，26（2）：177-179.

[10] MCCARTAN B E，HEALY C M，MCCREARY C E，et al. Characteristics of patients with orofacialgranulomatosis. Oral Dis，2011，17（7）：696-704.

[11] AL JOHANI K A，MOLES D R，HODGSON T A，et al. Orofacialgranulomatosis：clinical features and long-term outcome of therapy. J Am Acad Dermatol，2010，62（4）：611-620.

[12] AFSAR F S，DURAN H D，YILMAZ G，et al. Clinicopathological diagnosis of orofacialgranulomatosis. Indian Dermatol Online J，2017，8（1）：32-34.

[13] ALAJBEG I，ROGULJ A A，HUTINEC Z. Orofacialgranulomatosis treated with intralesional triamcinolone. Acta Dermatovenerol Croat，2011，19（3）：165-169.

[14] RANGDHOL R V，MADHULIKA N，DANY A，et al. Idiopathic orofacialgranulomatosis-a diagnostic and treatment challenge. J Clin Diagn Res，2014，8（11）：ZD07-ZD10.

[15] EUSTACE K，CLOWRY J，KIRBY B，et al. Thalidomide in the treatment of refractory orofacialgranulomatosis. Br J Dermatol，2014，171（2）：423-425.

[16] ELLIOTT T，CAMPBELL H，ESCUDIER M，et al. Experience with anti-TNF-α therapy for orofacialgranulomatosis. J Oral Pathol Med，2011，40（1）：14-19.

[17] CASTELO-BAZ P，SEOANE-ROMERO J M，GARCÍA-CABALLERO L，et al. Unifocalorofacialgranulomatosis in retromolar mucosa：surgical treatment with Er，Cr：YSGG laser. J Clin Exp Dent，2014，6（2）：e189-e192.

[18] JAFARZADEH H，SANATKHANI M，MOHTASHAM N. Oral pyogenic granuloma：a review. J Oral Sci，2006，48（4）：167-175.

第七章

唇 舌 疾 病

病案 77　湿疹糜烂性唇炎

患者，男性，17 岁。

主诉　唇部裂口疼痛 2 个月。

图 7-1-77　病案 77 患者的口腔黏膜病损：上下唇唇红黏膜散在分布 10 余条纵向皲裂，有渗出物和黄色痂壳

病史 2个月前开始上下唇反复干燥脱皮,继之出现裂口,流血、疼痛。喜舔唇。否认系统性疾病史及药物过敏史。

检查 上下唇稍显干燥发红,散在分布有10余条纵形皲裂,有渗出物及黄色痂壳(图7-1-77)。

诊断 湿疹糜烂性唇炎。

诊断依据 患者唇部有湿疹、糜烂、红肿、皲裂。

疾病管理

1. 雾化治疗 布地奈德混悬液和注射用水各1支行雾化治疗,1~2次/d,连续3天。

2. 药物治疗

醋酸泼尼松 5mg×15片 Sig. 15mg q.d. p.o. 晨起顿服

多维元素片 60片 Sig. 1片 q.d. p.o.

复方氯己定含漱液 300mL×1支 Sig. 湿敷 t.i.d.

地塞米松针剂 1mL×10支 Sig. 1:10稀释后局部涂敷 t.i.d.

3. 嘱勿舔唇、勿撕皮,勿食辛辣食物。

病案78 干燥脱屑性唇炎

患者,女性,22岁。

主诉 唇干燥、脱屑3年。

病史 3年前患者始觉唇部干燥、脱屑,稍有痒感。否认系统性疾病史及药物过敏史。

图7-1-78 病案78患者的口腔黏膜病损:上下唇唇红黏膜干燥,见较多鳞屑,少许浅短皲裂

检查 上下唇干燥,见较多鳞屑,少许浅短皲裂(图 7-1-78)。

诊断 干燥脱屑性唇炎。

诊断依据 主诉和检查均为唇部干燥、脱屑。

疾病管理

1. 药物治疗

多维元素片 60 片 Sig. 1 片 q.d. p.o.

复方氯己定含漱液 300mL×1 支 Sig. 湿敷 t.i.d.

曲安奈德口腔软膏 10g×1 支 Sig. 局部涂敷 t.i.d.(注意勿涂于唇周皮肤)

2. 嘱患者勿舔唇、勿撕皮,勿食辛辣食物。

病案79 腺性唇炎

患者,女性,41 岁。

主诉 唇部脱皮 30 余年。

病史 30 余年前开始上下唇反复脱皮,有黏稠液体溢出,感唇部粘连,晨起更为明显。无明显干燥、疼痛及痒感。否认系统性疾病史及药物过敏史。

检查 上下唇稍显干燥,少许脱屑,下唇唇红黏膜可见小颗粒,用手挤压可见清亮透明的黏液从该处溢出,下唇黏膜内侧也见类似情况(图 7-1-79)。

诊断 腺性唇炎。

图 7-1-79 病案 79 患者的口腔黏膜病损

A. 下唇唇红黏膜干燥微肿,可见小颗粒,用手挤压可见清亮透明的黏液从该处溢出

图 7-1-79（续） B. 下唇内侧黏膜用手挤压也可见清亮透明的黏液溢出

诊断依据

1. 患者唇部有粘连、流透明液体及脱皮的症状。

2. 检查见腺体呈颗粒样突起于唇黏膜，挤压该处有黏液溢出。

疾病管理

1. 药物治疗

多维元素片 60 片 Sig. 1 片 q.d. p.o.

复方氯己定含漱液 300mL×1 支 Sig. 湿敷 t.i.d.

地塞米松针剂 1mL×10 支 Sig. 1：10 稀释后局部涂敷 t.i.d.

2. 嘱患者勿舔唇、勿撕皮，勿食辛辣食物。

病案 80 **肉芽肿性唇炎（梅-罗综合征）**

患者，女性，14 岁，藏族。

主诉 唇肿胀、舌裂 3 年。

病史 3 年来无明显诱因出现唇肿胀，呈持续加重，有时还伴有鼻周皮肤肿胀。唇部无明显疼痛等不适。同时发现舌背有裂口，进食烫食时舌痛。曾于当地医院用"消炎药"（具体不详）治疗无效。否认系统性疾病史及药物过敏史。

检查 上唇明显肿胀，触质韧；舌背散在大量沟纹（图 7-1-80）。

初步诊断 梅-罗综合征（不全型）？

图 7-1-80　病案 80 患者的口腔黏膜病损

A. 上唇明显肿胀且硬实　B. 舌背较多深沟纹

进一步检查　建议行上唇肿胀处黏膜组织活检、胸片和肠镜检查，患者要求暂缓。

诊断　梅 - 罗综合征（不全型）？

诊断依据

1. 唇部肿胀，弹性下降。

2. 沟纹舌。

3. 主诉鼻周反复肿胀。

疾病管理

1. 药物治疗

氯雷他定 10mg×12 片 Sig. 10mg q.d. p.o.

多维元素片 60 片 Sig. 1 片 q.d. p.o.

地塞米松针剂 1mL×10 支 Sig. 1∶10 稀释后局部涂敷 t.i.d.

2% 碳酸氢钠（小苏打）溶液 250mL×1 瓶 Sig. 含漱 t.i.d.

制霉素片 50 万单位×100 片 Sig. 1 片碾细与 15mL 纯净水混匀，局部涂敷 t.i.d.

2. 将曲安奈德注射液与等量注射用水混合后，多点小剂量注射于上唇唇红部。

3. 建议查血常规、血糖、凝血功能检查，排除活检禁忌后，切取上唇肿胀区黏膜组织活检。待 HE 染色证实上唇为肉芽肿性唇炎后，酌情行胸片和肠镜等检查。

【述评】唇炎

唇炎（cheilitis）是发生于唇部的炎症性疾病的总称。其临床表现多种多样。目前，对唇炎的分类尚不统一，根据病程分为急性唇炎和慢性唇炎；根据临床症状特征分为糜烂性唇炎、湿疹性唇炎、脱屑性唇炎；根据病因、病理分为慢性非特异性唇炎、腺性唇炎、良性淋巴组织增生性唇炎、肉芽肿性唇炎、梅-罗综合征、光化性唇炎和变态反应性唇炎等 [1]。结合笔者的临床经验和治疗体会，将除过敏性唇炎以外的临床常见的唇炎分为以下类型进行介绍。

1. 湿疹糜烂性唇炎　湿疹糜烂性唇炎包括光化性唇炎（actinic cheilitis）、良性淋巴组织增生性唇炎（cheilitis of benign lymphadenosis）和不明原因所致的以湿疹糜烂为主要表现的唇炎等。光化性唇炎是由于对日光中的紫外线过敏所致。正常人体经日晒后会出现黑色素沉积，导致皮肤变黑但可自行消退。而日光敏感者在超过一定剂量的日光照射后，除黑色素生成外还会发生细胞内和细胞外水肿、胶原纤维变性、细胞增殖活跃等变化，从而引发该病。良性淋巴组织增生性唇炎可能与胚胎发育过程中残留的原始淋巴组织在日光照射下增生有关。

光化性唇炎组织病理学表现为唇黏膜上皮角化层增厚、表层角化不全、细胞内与细胞间水肿和水疱形成、血管周围及黏膜下层有炎细胞浸润、上皮下胶原纤维嗜碱性变 [2]。良性淋巴组织增生性唇炎是以上皮下结缔组织中的淋巴滤泡样结构为特征性表现，有时淋巴滤泡不明显，而表现为大量淋巴细胞呈灶性聚集。

湿疹糜烂性唇炎的临床表现以下唇唇红部多见，唇红部以糜烂为主要特征。有浅黄色渗出液，唇部轻度肿胀，若糜烂累及深层或继发感染，则不但肿胀明显且伴有出血，形成溃疡，并结血痂。若为良性淋巴组织增生所致，患者的主要症状为阵发性剧烈瘙痒。

全身治疗可补充微量元素和维生素，如口服多维元素片，每日 1 片，连服 30 天。病情较重者，可口服泼尼松片，15～25mg，晨起顿服。或口服硫酸羟氯喹，每次 0.1g，2 次/d，连续 2 周为 1 个疗程。

局部主要应用复方氯己定含漱液湿敷，糖皮质激素制剂如地塞米松涂剂、醋酸泼尼松龙混悬液，或曲安奈德注射液（1:5 稀释），涂敷患处，3 次 /d。也可应用重组人表皮生长因子凝胶或溶液。对于唇部病损严重，如炎性渗出多、糜烂严重、血痂较厚者可配合超声雾化治疗，药物可使用布地奈德混悬液和注射用水各 1 支行雾化治疗，1～2 次 /d，连续 3 日。也可于唇红部病损基底多点小剂量局部注射曲安奈德液，3～4 周 1 次。

2. 干燥脱屑性唇炎　干燥脱屑性唇炎病因复杂，可能与气候干燥、风吹、寒冷、烟酒和烫辣食物的刺激、舔唇咬唇不良习惯、维生素缺乏、铁缺乏、口腔卫生差、精神因素、真菌感染等有关。临床表现为唇红部以干燥、脱屑或淡黄色干痂为主，并可出现纵裂沟，浅的如裂纹状，严重者裂沟深并向皮肤延伸，可有出血。真菌感染相关的此类唇炎患者常诉唇红边缘及周围皮肤有痒感，且唇周皮肤也常见小的灰白色鳞屑。有的患者可见大片灰白色、黄色或淡黄色干痂遍布于整个唇红（图 65），此时常称为剥脱性唇炎（exfoliative cheilitis），这种剥脱性唇炎常见于年轻人，尤其是有舔唇不良习惯的女性，焦虑和情绪紧张可为其诱发和加重因素[3]。干燥脱屑性唇炎的组织病理学表现为非特异性炎症表现。

图65　上下唇唇红黏膜干燥，见大片黄色干痂，部分脱落

治疗首先要结合患者病史去除可能的刺激因素或诱因，如避免处于恶劣的气候环境，戒除烟酒，避免食用烫辣食物，戒除舔唇咬唇等不良习惯，进行心理疏导。若有严重的焦虑、抑郁等精神问题，应建议患者到精神科进一步检查和治疗。关于药物治疗，全身治疗可补充微量元素和维生素，如口服多维元素片，每日 1 片，连服 30 天。局部主要应用复方氯己定含漱液湿敷，糖皮质激素制剂如曲安奈德口腔软膏、地塞米松涂剂、醋酸泼尼松龙混悬液，或曲安奈德注射液（1:5 稀释），涂敷患处，3 次 /d。也可应用重组人表皮生长因子凝胶或溶液，或 0.03% 他克莫司软膏。对唇部有较深皲裂的患者，可于唇红部病损基底多点小剂量局部注射曲安奈德液。对真菌相关的干燥脱屑性唇炎，可加用制霉菌素涂剂，口周皮肤可局部涂搽酮康唑软膏。

3. 腺性唇炎　腺性唇炎（cheilitis glandularis）病因不明，近来有研究认为可能的原因是唇部小唾液腺水通道蛋白（aquaporins）功能改变，导致水流动机制异常、唾液成分发生改变[4]。组织病理学表现主要为慢性唾液腺炎，腺泡小叶和导管扩张，出现导管化生和纤维化。腺性唇炎以下唇常见，临床表现为由于扩张导管的黏液潴留和纤维化造成局部水肿和肥厚，可形成巨唇。下唇内侧黏膜上有许多红色、针尖大小的颗粒状突起。用放大镜可见中央凹陷，有小孔，即小唾液腺的膨大开口，用手挤压可见小孔分泌出一滴滴清亮透明的黏液，晨起时上下唇粘在一起，常形成半透明的薄痂。治疗时应嘱唇部避光，用药参见湿疹糜烂性唇炎的治疗部分，亦有文献报道通过手术治疗达到美观效果[5]。

4. 肉芽肿性唇炎　肉芽肿性唇炎（cheilitis granulomatosa）病因不明。目前一般认为与链球菌、分歧杆菌、单纯疱疹病毒等感染，对某些物质（如钴、食品添加剂）等的过敏反应，自主神经系统调节的血管舒缩紊乱以及遗传因素等有关。文献报道其可能先于、同时或预示着肠道克罗恩病（Crohn's disease）的发生[6]。临床亦有发现其与邻近牙的慢性根尖周炎相关的报道。临床表现为上唇多见，先从单侧发生的唇红部的缓慢进行性肿胀，肿胀富有弹性，色可稍红或正常，肿胀严重者可出现唇红皲裂，但一般不伴有溃疡和糜烂。肿胀明显者有垫褥感，压之无凹陷性水肿。随病情发展，唇肿可至正常的 2～3 倍，形成巨唇，并可出现瓦楞状纵向裂沟（图 66）。组织病理以固有层和黏膜下层的非干酪化类上皮细胞肉芽肿为特征，且有淋巴细胞、浆细胞等慢性炎症细胞浸润。

肉芽肿性唇炎可能是梅 - 罗综合征（Melkersson-Rosenthal syndrome，MRS）的表现之一。梅 - 罗综合征以复发性口面部肿胀、复发性面瘫、沟纹舌三联征为临床特征，多数为不全型，其中以肉芽肿性唇炎最常见[7]。

肉芽肿性唇炎可以是某些系统性疾病如克罗恩病或结节病的口腔表征，因此对于肉芽肿性唇炎患者需进行系统性疾病的排查。不伴有系统性肉芽肿性疾病的肉芽肿性唇炎，属于口面部肉芽肿病（见第 6 章述评）。

图 66　肉芽肿性唇炎
A. 因肉芽肿性唇炎形成巨唇

图66(续) B. 瓦楞状纵向裂沟

　　治疗首先要排除可能的诱因，如对慢性根尖周炎的患牙进行治疗。关于药物治疗，现有病案报道主要采用糖皮质激素（曲安奈德）、抗生素类（米诺环素、罗红霉素）或其他免疫调节剂（甲氨蝶呤），甚至手术切除等治疗方法[8]。笔者临床工作中主要采取局部注射治疗，即于唇红部病损基底多点小剂量局部注射曲安奈德注射液或复方倍他米松注射液，3～4周1次。可配合服用氯雷他定片，每次10mg，1次/d，连服2周。还可服用硫酸羟氯喹片或沙利度胺片。图67肉芽肿性唇炎患者先后采用局部注射复方倍他米松注射液、口服硫酸羟氯喹等疗法后取得良好疗效。

图67　肉芽肿性唇炎
A. 治疗前见下唇明显红肿

图67（续）　B. 治疗后下唇恢复正常

对长期唇肿形成巨唇者，可考虑手术以改善外形。

参 考 文 献

[1] 陈谦明. 口腔黏膜病学. 5 版. 北京：人民卫生出版社，2020.

[2] VIEIRA R A，MINICUCCI E M，MARQUES M E，et al. Actinic cheilitis and squamous cell carcinoma of the lip：clinical，histopathological and immunogenetic aspects. An Bras Dermatol，2012，87（1）：105-114.

[3] SANTOS L R，DICK T N，CANDREVA M S，et al. Challenging of treating patients with exfolliative cheilittis：report of two cases. J Clin Exp Dent，2023，15（5）：e431-e436.

[4] NICO M M，MELO J N，LOURENÇO S V. Cheilitis glandularis：immunohistochemical expression of protein water channels（aquaporins）in minor labial salivary glands. J Eur Acad Dermatol Venereol，2014，28（3）：382-387.

[5] NICO M M，NAKANO DE MELO J，LOURENÇO S V. Cheilitis glandularis：a clinicopathological study in 22 patients. J Am Acad Dermatol，2010，62（2）：233-238.

[6] VAN DER WAAL R I，SCHULTEN E A，DE SCHEUR M R，et al. Cheilitis granulomatosa. J Eur Acad Dermatol Venereol，2001，15（6）：519-523.

[7] GONÇALVES D U，DE CASTRO M M，GALVÃO C P，et al. Cheilitis granulomatosa associated with Melkersson-Rosenthal syndrome. Braz J Otorhinolaryngol，2007，73（1）：132-133.

[8] BANKS T，GADA S. A comprehensive review of current treatments for granulomatous cheilitis. Br J Dermatol，2012，166（5）：934-937.

第2单元　口角炎

病案 81　口角炎

图 7-2-81　病案 81 患者的口腔黏膜病损

A. 双侧口角皲裂　B. 右侧口角区皲裂更明显

患者,女性,41岁。

主诉 双侧口角开裂6个月。

病史 6个月前双侧口角出现裂口,右侧口角疼痛明显,无痒感。否认系统性疾病史及药物过敏史。

检查 双侧口角皲裂,右侧裂纹更多更深(图7-2-81),触痛,无明显渗出。

诊断 口角炎。

诊断依据

1.病损部位为口角和口周皮肤。

2.口角区有皲裂。

疾病管理

1.药物治疗

复合维生素B 100片 Sig. 2片 t.i.d. p.o.

重组人表皮生长因子凝胶20g×1支 Sig. 局部涂敷 q.d.

地塞米松针剂1mL×10支 Sig. 1∶10稀释后局部涂敷 t.i.d.

2.嘱患者勿舔舐口角区。

病案82 儿童口角炎伴口周皮炎

患儿,男性,6岁。

主诉 口角两侧皮肤发红发痒3周余。

图 7-2-82 病案82患儿的口腔黏膜及皮肤病损:右侧口角见皲裂,双侧口角周围皮肤发红、粗糙,有鳞屑

病史 3 周余前双侧口角干燥,右侧口角出现裂口,附近皮肤发红发痒,患儿喜舔唇并常用衣服袖口擦拭口角。否认系统性疾病史及药物过敏史。

检查 右侧口角见长约 6mm 的皲裂,双侧口角周围皮肤发红、粗糙,有鳞屑(图 7-2-82)。

诊断 口角炎伴口周皮炎。

诊断依据

1. 病损部位为口角和口周皮肤。

2. 口角区有皲裂。

3. 口周皮肤发红、粗糙伴鳞屑。

疾病管理

1. 雾化治疗　布地奈德混悬液和注射用水各 1 支行雾化治疗,1～2 次 /d,连续 3 日。

2. 药物治疗

复合维生素 B 100 片 Sig. 1 片 t.i.d. p.o.

重组人表皮生长因子凝胶 20g×1 支 Sig. 局部涂敷 q.d.

0.03% 他克莫司软膏 10g×1 支 Sig. 局部涂敷 b.i.d.

3. 嘱患儿勿舔唇及勿用衣袖擦拭口角区,少食辛辣食物。

病案 83 **口角炎伴真菌性口炎**

图 7-2-83　病案 83 患者的口腔黏膜病损:双侧口角发红,右侧见明显皲裂

患者,女性,82 岁。

主诉 双侧口角发红裂口 6 月余。

病史 6 月余前开始出现双侧口角发红、皲裂,伴疼痛,大张口时易出血。全口义齿修复。患"白内障",否认其他系统性疾病史及药物过敏史。

检查 双侧口角发红,右侧皲裂明显(图 7-2-83),舌背丝状乳头略显萎缩发红,腭部黏膜见充血发红。全口无牙。

初步诊断 口角炎伴真菌性口炎?

进一步检查

1. 血常规及血糖检查未见明显异常。

2. 真菌涂片检查阳性。

诊断 口角炎伴真菌性口炎。

诊断依据

1. 口角发红皲裂,舌部、腭部黏膜发红。

2. 真菌涂片检查阳性。

疾病管理

1. 药物治疗

匹多莫德 0.4g×18 片 Sig. 0.4g q.d. p.o.

叶酸 5mg×100 片 Sig. 10mg t.i.d. p.o.

复合维生素 B 100 片 Sig. 2 片 t.i.d. p.o.

4%碳酸氢钠(小苏打)溶液 250mL×1 瓶 Sig. 含漱 t.i.d.

制霉素片 50 万单位×100 片 sig. 1 片碾细与 15mL 纯净水混匀,局部涂敷 t.i.d.

2. 建议清洁义齿,并以 4%碳酸氢钠(小苏打)溶液浸泡清洗。

【述评】口角炎

口角炎(angular cheilitis)是上下唇结合处口角区炎症的总称。其患病率占成人口腔病损的 0.7%~3.8%,儿童口腔病损的 0.2%~15.1%。

口角炎的临床表现为口角区红斑、潮湿、皲裂、痂壳形成,邻近皮肤有鳞屑覆盖。常伴不同程度的疼痛、烧灼和痒感。

对口角炎病因和发病机制的研究较少,但普遍认为是由多种局部和系统因素独立或者联合作用所致[1]。

与局部因素相关的口角炎主要分为刺激性(irritant)、变态反应性(allergic)、感染性(infectious)口角炎。

其中刺激性口角炎约占 22%。口角区与唇部其他部位相比,唾液停留时间长,易受到停滞的唾液酶的浸渍与消化,从而加重刺激和炎症。长时间接触这些刺激物,加上解剖学改变,如口角区皮肤褶皱变深,更易引起口角炎[2]。垂直距离降低使口角区皮肤更易形成沟槽,是老年人发生口角炎的重要影响因素，见于 11% 的老年口角炎患者和 18% 配戴义齿的口角炎患者。临床上常见的刺激因素还包括：无牙牙合、牙齿移位、配戴正畸矫治器、由于长期紫外线照射和吸烟造成弹性组织损坏、唾液分泌过多，以及铅笔、牙线、口镜柄等的机械刺激等，以上因素均可能成为口角炎的发病或加重因素[1,3,4]。

变应原接触口腔黏膜和唇部时，常只发生唇炎。当已存在刺激性口角炎时，变应原更易渗透，患者容易发生变态反应性口角炎。唇膏、牙膏、化妆品、漱口水、银汞合金、牙齿修复材料等可以引起变态反应性唇炎的因素，都可引起口角炎[5-7]。

感染相关性口角炎主要见于白色念珠菌感染，也可见于金黄色葡萄球菌感染[3,8]。发生于口角区的复发性唇疱疹也属于病毒感染相关性口角炎，根据病史，数年来常在口角复发，有起疱史，每次持续 5～7 天，是诊断口角单纯疱疹的重要线索[9]。

口角炎还与多种系统性因素相关。首先，口角炎常预示多种营养缺乏。口角炎中 25% 的患者存在缺铁和缺乏多种 B 族维生素，以维生素 B_2、维生素 B_6、维生素 B_{12} 居多。贫血亦见于 11.3%～31.8% 的口角炎患者。与之相关还有叶酸、烟酸、锌的缺乏。因此，口角炎常伴发萎缩性舌炎。其次，很多全身性疾病也与口角炎相关，如唐氏综合征、口干症、炎症性肠病、舍格伦综合征、糖尿病、全身感染性疾病（如艾滋病和梅毒）等。还有一些药物的副作用也会引起口角炎。常见的有异维 A 酸、抗 HIV 药物茚地那韦及毒品类可卡因、海洛因等[10]。

局部因素和系统因素常联合发挥作用。在同一患者常可发现多种病因，例如，虚弱的老年人，其口角炎可能是由口腔垂直距离降低、营养不良、口腔干燥、念珠菌或细菌等病原体定植等共同引起。

综上所述，对于口角炎患者有必要仔细全面询问病史，包括发病部位、持续时间、可能的变应原、加重或缓解因素，以及是否用药、营养失调、贫血、胃肠道疾病等病史。临床检查时需注意是否有面下部垂直距离降低、口腔卫生情况、是否配戴义齿，并结合真菌涂片检查。局部治疗以去除刺激因素为主，包括调改和清洁义齿、保持口腔卫生等，针对病因加用抗生素软膏（如金霉素眼膏），或抗真菌制剂（如制霉菌素涂剂或酮康唑软膏），或可用 0.03% 他克莫司软膏、重组人表皮生长因子凝胶或溶液等。此外，应对可能的系统病因予以针对性的全身治疗。

参 考 文 献

[1] PARK K K，BRODELL R T，HELMS S E. Angular cheilitis，part 1：local etiologies. Cutis，2011，87（6）：289-295.

[2] OPHASWONGSE S，MAIBACH H I. Allergic contact cheilitis. Contact Dermatitis，1995，33（6）：365-370.

[3] KONSTANTINIDIS A B，HATZIOTIS J H. Angular cheilosis：an analysis of 156 cases. J Oral Med，1984，39（4）：199-206.

[4] GARCÍA-POLA VALLEJO M J，MARTÍNEZ DÍAZ-CANEL A I，García Martín J M，et al. Risk factors for oral soft tissue lesions in an adult Spanish population. Community Dent Oral Epidemiol，2002，30（4）：277-285.

[5] STRAUSS R M，ORTON D I. Allergic contact cheilitis in the United Kingdom：a retrospective study. Am J Contact Dermat，2003，14（2）：75-77.

[6] LIM S W，GOH C L. Epidemiology of eczematous cheilitis at a tertiary dermatological referral centre in Singapore. Contact Dermatitis，2000，43（6）：322-326.

[7] ZOLI V，SILVANI S，VINCENZI C，et al. Allergic contact cheilitis. Contact Dermatitis，2006，54（5）：296-297.

[8] SMITH A J，ROBERTSON D，TANG M K，et al. Staphylococcus aureus in the oral cavity：a three-year retrospective analysis of clinical laboratory data. Br Dent J，2003，195（12）：701-703.

[9] FATAHZADEH M，SCHWARTZ R A. Human herpes simplex virus infections：epidemiology，pathogenesis，symptomatology，diagnosis，and management. J Am Acad Dermatol，2007，57（5）：737-763.

[10] PARK K K，BRODELL R T，HELMS S E. Angular cheilitis，part 2：nutritional，systemic，and drug-related causes and treatment. Cutis，2011，88（1）：27-32.

第 3 单元　地图舌

病案 84　**地图舌（成人）**

图 7-3-84　病案 84 患者的口腔黏膜病损：舌背见数处区域丝状乳头萎缩，周缘丝状乳头增生，外观呈地图样

患者，男性，24 岁。

主诉　舌背出现"花纹"1 年。

病史　1 年前发现舌背出现"花纹"，"花纹"的部位会变化，进食时有刺激痛。平时易"感冒"。否认系统性疾病史及药物过敏史。

检查　舌背黏膜见数处丝状乳头萎缩区域，周缘丝状乳头增生，外观呈地图样（图 7-3-84）。

诊断　地图舌。

诊断依据

1. 舌背有地图样花纹。

2. 病损具有游走性。

疾病管理

1. 药物治疗

胸腺肽肠溶片 20mg×30 片 Sig. 20mg q.d. p.o.

多维元素片 30 片 Sig. 1 片 q.d. p.o.

复方氯已定含漱液 300mL×1 支 Sig. 含漱 t.i.d.

口腔炎喷雾剂 20mL×1 支 Sig. 挤喷 t.i.d.

2. 嘱患者膳食均衡。

病案85 地图舌(幼儿)

图 7-3-85　病案 85 患儿的口腔黏膜病损：舌背黏膜见数处丝状乳头萎缩区域，周缘丝状乳头增生，外观呈地图样

患儿，女性，3 岁 6 月龄。

主诉　舌背有"花纹"3 年半。

病史　3 年半前自患儿出生时即发现舌背有"花纹"，"花纹"的部位和形状会变化，未发现对进食有影响。体质可，否认挑食。否认系统性疾病史及药物过敏史。

检查　舌背散在多处丝状乳头萎缩区，周缘丝状乳头增生，外观呈地图样（图 7-3-85）。

诊断　地图舌。

诊断依据

1. 患者舌背有地图样花纹。

2. 病损具有游走性。

疾病管理

解释病情，建议观察，并嘱患儿膳食均衡。

【述评】地图舌

地图舌（geographic tongue）又称游走性舌炎（migratory glossitis），因其临床表现类似蜿蜒的大陆边界，故得名。近来一项马来西亚的研究称其患病率为 2.2%[1,2]。

地图舌病因不明。有报道称其与一些系统性疾病相关，如糖尿病、脂溢性皮炎、儿童痉挛性支气管炎、胃肠道疾病、银屑病、唐氏综合征、营养缺乏（B 族维生素、锌缺乏）等，还有报道称与使用避孕药、过敏、激素水平的改变有关 [3,4]。此外，精神心理因素、家族遗传、内分泌因素、免疫功能低下等也可能有所影响。一项大样本研究认为，年龄小于 30 岁、不吸烟、有过敏史与地图舌显著相关，但性别、皮肤病、系统性疾病与地图舌无显著关联 [4]。

地图舌的主要临床特点为光滑的丝状乳头萎缩区，周围丝状乳头增厚呈白色的蜿蜒边界，位置和形态时常发生变化，似在舌背游走。常发生在舌背前份，有时可延伸至舌腹、口底或颊部，称移行性红斑 [5]（图 68、图 69）。地图舌还常与沟纹舌并存（图 70）。多数地图舌患者无症状，有症状时一般为对烫食和辣食敏感。病损良性且局限，有时可自行恢复。地图舌的诊断依据病史和临床检查。

无症状的地图舌患者，无须治疗，但需心理疏导。有症状者，可口服免疫增强剂如胸腺肽肠溶片，每次 20mg，1 次 /d，或转移因子胶囊，每次 3～6mg，2～3 次 /d；并可服用多维元素片，1 片 / 次，1 次 /d，1 个月为一疗程。局部用 4% 碳酸氢钠溶液或复方氯己定液含漱，局部应用口腔炎喷雾剂。治疗以缓解症状为目的，而非使地图样花纹消失。

图 68　移行性红斑：舌腹和口底见多处红斑区域围以黄白色纹

图 69 移行性红斑

A. 舌背黏膜通常呈地图舌改变

B、C. 舌腹、口底黏膜见多处红斑区
域围以黄白色纹

图69(续)　D~F. 上唇内侧、双颊
黏膜见多处红斑区域围以黄白色纹

图70　地图舌伴沟纹舌

参 考 文 献

[1] KOAY C L, LIM J A, SIAR C H. The prevalence of tongue lesions in Malaysian dental outpatients from the Klang Valley area. Oral Dis, 2011, 17（2）: 210-216.

[2] REAMY B V, DERBY R, BUNT C W. Common tongue conditions in primary care. Am Fam Physician, 2010, 81（5）: 627-634.

[3] YUN S J, LEE J B, KIM S J, et al. Recurrent geographical tongue and fissured tongue in association with pregnancy. J Eur Acad Dermatol Venereol, 2007, 21（2）: 287-289.

[4] MILOĞLU O, GÖREGEN M, AKGÜL H M, et al. The prevalence and risk factors associated with benign migratory glossitis lesions in 7619 Turkish dental outpatients. Oral Surg Oral Med Oral Pathol Oral Radiol Endod, 2009, 107（2）: e29-e33.

[5] ZADIK Y, DRUCKER S, PALLMON S. Migratory stomatitis（ectopic geographic tongue）on the floor of the mouth. J Am Acad Dermatol, 2011, 65（2）: 459-460.

第4单元　沟纹舌

病案86　沟纹舌

图7-4-86　病案86患者的口腔黏膜病损：舌背和舌缘黏膜见较多沟纹

患者，女性，48岁。

主诉　舌裂口7年。

病史　7年前发现舌背出现裂口，进食辛辣食物时有刺激痛。平素易"感冒"。患"子宫肌瘤"，否认其他系统性疾病史及药物过敏史。

检查　舌背和舌缘黏膜见较多沟纹（图7-4-86），余口腔黏膜未见明显异常。

诊断　沟纹舌。

诊断依据　舌背沟纹。

疾病管理

1. 药物治疗

胸腺肽肠溶片 20mg×30 片 Sig. 20mg q.d. p.o.

叶酸 5mg×100 片 Sig. 10mg t.i.d. p.o.

复合维生素 B 100 片 Sig. 2 片 t.i.d. p.o.

4% 碳酸氢钠（小苏打）溶液 250mL×1 瓶 Sig. 含漱 t.i.d.

口腔炎喷雾剂 20mL×1 支 Sig. 挤喷 t.i.d.

2. 心理疏导。

病案 87 口腔黏膜沟纹样改变

图 7-4-87　病案 87 患者的口腔黏膜病损

A、B. 上下唇内侧黏膜均见广泛沟纹样改变

图 7-4-87（续） C～E. 右颊、舌背舌腹黏膜均见广泛沟纹样改变

图 7-4-87(续) F. 腭部黏膜见广泛沟纹样改变

患者,男性,40 岁。

主诉 口内黏膜裂纹 10 年。

病史 10 年前患者自觉口腔黏膜出现裂纹,遍及舌背、舌缘、双颊、上下唇内侧等部位,无出血,进食无刺激痛,未予处理。现觉裂纹加深、变多。平素体质可,睡眠好,大小便正常。每日吸烟 20 支,每日饮酒 50~250mL。职业为厨师,喜食烫食。肾结石术后,否认其他系统性疾病史及药物过敏史。否认家族史。1 年前常规体检未见明显异常。

检查 双舌缘、舌背、双颊、上下唇内侧、双舌腹、腭黏膜见大量沟纹,沟纹基底黏膜完整(图 7-4-87),触痛(-),出血(-)。

初步诊断 口腔黏膜广泛沟纹样改变待诊。

进一步检查

1. 血常规、血糖、肝功能、肾功能、凝血功能、HIV 抗体和梅毒血清学检测均未见明显异常。

2. 切取右颊黏膜沟纹样损害行组织活检示鳞状上皮角化过度及角化不全,上皮下脂肪组织瘤样增生,深层骨骼肌未见特殊改变。

诊断 口腔黏膜沟纹样改变。

诊断依据

1. 全口黏膜广泛性沟纹改变。

2. 组织病理学检查未见特殊。

疾病管理

1. 建议逐渐戒烟、戒酒、戒除过热饮食习惯。

2. 建议观察。

【述评】沟纹舌

沟纹舌（fissured tongue）主要表现为舌背不同排列和深浅的沟纹，形态各异，呈树枝状。随年龄增加发病率升高[1]。常与地图舌共存。

沟纹舌病因不明，大部分学者认为是遗传疾病，近期研究发现沟纹舌患者 *HLA-DRB1*08*、*HLA-DRB1*14*、*HLA-DRB1*11*、*HLA-DRB1*16* 等位基因频率显著增高，*HLA-DRB1*03* 和 *HLA-DRB1*07* 频率降低，说明该病可能具有遗传基础[2]。另外，唐氏综合征、肢端肥大症、银屑病、舍格伦综合征、梅-罗综合征、激素水平改变等疾病常伴发沟纹舌[3,4]。

沟纹舌患者一般无症状，无须治疗。沟内若有食物残渣滞留或伴发细菌、真菌感染，患者进食辛辣刺激食物时可出现疼痛。对于这种有症状的沟纹舌患者，可用牙刷轻刷舌背，并服用叶酸，每次 10mg，3 次 /d；复合维生素 B，2 片 / 次，3 次 /d。伴有免疫功能低下者可口服免疫增强剂如胸腺肽肠溶片，每次 20mg，1 次 /d，或转移因子胶囊，每次 3～6mg，2～3 次 /d。局部以 4% 碳酸氢钠溶液或复方氯己定含漱液含漱，涂敷制霉菌素涂剂，或局部挤喷口腔炎喷雾剂。

在临床诊疗中笔者接诊了数例表现为遍布全口腔黏膜的深浅不一的沟纹的患者，一般无症状，仅在口腔科治疗及口腔自检时偶然发现，如本单元病案 87。组织病理学检查和全身检查排除其他系统性疾病。由于上述体征在已出版的书籍和文献中无相关记载和报道，我们暂将其命名为口腔黏膜沟纹样改变。对于此类患者，仍需随访观察，进一步排除其与系统性疾病的相关性。

参 考 文 献

[1] Reamy B V，Derby R，Bunt C W. Common tongue conditions in primary care. Am Fam Physician，2010，81（5）：627-634.

[2] Kalifatidis A，Albanidou-Farmaki E，Daniilidis M，et al. HLA alleles and fissured tongue. Int J Immunogenet，2010，37（6）：509-511.

[3] Daneshpazhooh M，Moslehi H，Akhyani M，et al. Tongue lesions in psoriasis：a controlled study. BMC Dermatol，2004，4（1）：16.

[4] Yun S J，Lee J B，Kim S J，et al. Recurrent geographical tongue and fissured tongue in association with pregnancy. J Eur Acad Dermatol Venereol，2007，21（2）：287-289.

第 5 单元　萎缩性舌炎

病案 88　萎缩性舌炎

【述评】萎缩性舌炎

病案 88　萎缩性舌炎

图 7-5-88　病案 88 患者的口腔黏膜病损

A. 舌背丝状乳头萎缩，黏膜表面光滑，少许点状充血　B. 左颊黏膜萎缩变薄，见不规则充血面患者，男性，48岁。

主诉 舌部进食疼痛2个月。

病史 2个月前进食时感舌部疼痛，尤以进食辛辣食物时为甚。患有"慢性肠胃炎"，否认其他系统性疾病史和药物过敏史。

检查 舌背丝状乳头萎缩，表面光滑，少许点状充血，双颊黏膜也显萎缩变薄，并见不规则充血面（图7-5-88）。

初步诊断 萎缩性舌炎。

进一步检查 血常规检查示血红蛋白79g/L↓（正常值110～170g/L），红细胞$1.82×10^{12}$/L↓（正常值$3.5×10^{12}$～$5.5×10^{12}$/L），平均红细胞体积120.90fL↑（正常值80～99fL）。

修正诊断 萎缩性舌炎（大细胞性贫血相关）。

诊断依据

1. 舌背丝状乳头萎缩。

2. 血常规检查为大细胞性贫血。

疾病管理

1. 药物治疗

芦笋胶囊300mg×54片 Sig. 600mg b.i.d. p.o.

叶酸5mg×100片 Sig. 10mg t.i.d. p.o.

甲钴胺0.5mg×40片 Sig. 0.5mg t.i.d. p.o.

4%碳酸氢钠（小苏打）溶液250mL×1瓶 Sig. 含漱 t.i.d.

口腔炎喷雾剂20mL×1支 Sig. 挤喷 t.i.d.

2. 药物服用完毕后复查血常规，若仍示贫血，建议于血液科进一步治疗。

【述评】萎缩性舌炎

萎缩性舌炎（atrophic glossitis）是舌黏膜的萎缩性改变，由于丝状乳头萎缩，导致舌光滑色红，故又称为光滑舌[1]。

该病常由多种全身性疾病引起，是潜在疾病的一种表现形式，所以需要对患者进行全面的了解和评估。主要病因是由于营养缺乏如铁、叶酸、维生素B_{12}、维生素B_2、烟酸等造成的多类型的贫血。其他病因包括系统性疾病（如梅毒、淀粉样变性、乳糜泻、干燥综合征）、念珠菌感染或药物等[2-5]。因贫血是导致萎缩性舌炎的重要原因，所以对于临床印象为萎缩性舌炎的患者应首先做血常规检查，必要时进行血清铁、叶酸、维生素B_{12}测定。

萎缩性舌炎好发于患有系统性疾病的中老年人群。患者主诉常为疼痛、烧灼感、口干。典型的临床特点为舌面色红、光滑如镜，又称镜面舌。有时舌质绛红，俗称牛肉舌（图71）。有时舌质浅淡，且双颊及腭黏膜均呈现色质浅淡的外观。常伴有口角炎（图72）。

图71 萎缩性舌炎

图72 萎缩性舌炎伴口角炎

萎缩性舌炎的治疗包括补充营养成分,治疗系统性疾病。若萎缩性舌炎患者为大细胞性贫血,可口服叶酸,每次 10mg,3 次 /d;甲钴胺,每次 0.5mg,3 次 /d;或肌内注射维生素 B$_{12}$,每次 0.1mg,1 次 /d,0.5～1 个月为一疗程。若为缺铁性贫血,可服多糖铁复合物胶囊,每次 150mg,1 次 /d。还可酌情口服烟酰胺,每次 100mg,3 次 /d。局部用药以 4% 碳酸氢钠液含漱,口腔炎喷雾剂挤喷。若伴有真菌感染,可同时予以制霉菌素涂剂涂敷。

参 考 文 献

[1] REAMY B V，DERBY R，BUNT C W. Common tongue conditions in primary care. Am Fam Physician，2010，81（5）：627-634.

[2] CHI A C，NEVILLE B W，KRAYER J W，et al. Oral manifestations of systemic disease. Am Fam Physician，2010，82（11）：1381-1388.

[3] LEHMAN J S，BRUCE A J，ROGERS R S. Atrophic glossitis from vitamin B_{12} deficiency：a case misdiagnosed as burning mouth disorder. J Periodontol，2006，77（12）：2090-2092.

[4] TERAI H，SHIMAHARA M. Atrophic tongue associated with Candida. J Oral Pathol Med，2005，34（7）：397-400.

[5] BOHMER T，MOWÉ M. The association between atrophic glossitis and protein-calorie malnutrition in old age. Age Ageing，2000，29（1）：47-50.

病案89 正中菱形舌炎

图7-6-89 病案89患者的口腔黏膜病损：舌背中后份见菱形的丝状乳头萎缩区，界清，表面发红光滑

患者，男性，42岁。

主诉 舌部疼痛和局部无苔5个月。

病史 5个月前出现舌痛，进食刺激性食物时疼痛加重，遂发现舌背局部无苔。否认系统性疾病史及药物过敏史。

检查 舌背中后份见菱形丝状乳头萎缩区，界清，表面发红光滑（图7-6-89）。

初步诊断 正中菱形舌炎。

进一步检查

1. 血常规、血糖检查未见明显异常。

2. 舌背病损区真菌涂片检查阳性。

诊断 正中菱形舌炎。

诊断依据

1. 病损部位为舌背中后份。

2. 菱形丝状乳头萎缩区。

疾病管理

药物治疗

匹多莫德 0.4g × 24 片 Sig. 0.4g b.i.d. p.o.

叶酸 5mg × 100 片 Sig. 10mg t.i.d. p.o.

复合维生素 B 100 片 Sig. 2 片 t.i.d. p.o.

4% 碳酸氢钠（小苏打）溶液 250mL × 1 瓶 Sig. 含漱 t.i.d.

制霉素片 50 万单位 × 100 片 Sig. 1 片碾细与 15mL 纯净水混匀, 局部涂敷 t.i.d.

【述评】正中菱形舌炎

正中菱形舌炎（median rhomboid glossitis）是发生在舌背中份轮廓乳头之前的菱形红斑样区域, 舌乳头缺如。多无不适症状。患病率在 1% 左右[1,2]。好发于男性。

正中菱形舌炎的病损区一般位于舌背正中后 1/3 处, 轮廓乳头之前。其分为光滑型和结节型。光滑型表现为舌背中后份近似菱形的区域界限清楚, 表面光滑而有光泽, 色红质软。结节型表现为该区域表面呈结节状突起, 扪诊结节有坚硬感, 但基底柔软。结节型可为艾滋病的口腔表征（见第九章病案 103）。多数无症状, 可能偶有烧灼感或痒感[3], 或进食辛辣刺激性食物时疼痛。

正中菱形舌炎的病因不明。有人认为该病是发育异常而形成的先天畸形。由于念珠菌在病损区检出率较高, 而且抗真菌药物治疗该病有效, 现多认为与念珠菌感染有关。有研究者检查 4 244 例就诊于口腔医院患者的舌部, 发现正中菱形舌炎占 0.7%, 且其中 90% 的患者可检出念珠菌, 非正中菱形舌炎患者舌部念珠菌检出率则为 46.6%, 差异具有统计学意义。多元回归分析显示糖尿病等因素与其发病显著相关[4]。

关于念珠菌优先定植在舌背后份的原因, 有学者认为是人在休息、吞咽时, 舌头频繁与腭部接触, 这种持续的刺激, 加上适宜的环境, 适合念珠菌定植。腭部红斑型念珠菌病可继发于正中菱形舌炎, 原因可能为正中菱形舌炎患者的舌部病损与腭部的接触[5]。

正中菱形舌炎患者若排除了念珠菌感染, 无症状者不需要治疗。有症状者, 可口服免疫增强剂如匹多莫德, 每次 0.4g, 2 次/d, 连续服用 2 周, 或转移因子胶囊, 每次 6mg, 3 次/d; 复合维生素 B 或多维元素片。局部以 4% 碳酸氢钠液含漱, 制霉菌素涂剂局部涂敷。或可含化氟康唑片, 每次 50mg, 1 次/d, 连续 1 周。

参 考 文 献

[1] Espinoza I, Rojas R, Aranda W, et al. Prevalence of oral mucosal lesions in elderly people in Santiago, Chile. J Oral Pathol Med, 2003, 32（10）: 571-575.

[2] Darwazeh A M，Almelaih A A. Tongue lesions in a Jordanian population. Prevalence，symptoms，subject's knowledge and treatment provided. Med Oral Patol Oral Cir Bucal，2011，16（6）：e745-e749.

[3] Reamy B V，Derby R，Bunt C W. Common tongue conditions in primary care. Am Fam Physician，2010，81（5）：627-634.

[4] Goregen M，Miloglu O，Buyukkurt M C，et al. Median rhomboid glossitis: a clinical and microbiological study. Eur J Dent，2011，5（4）：367-372.

[5] Noonan V，Kabani S. Median rhomboid glossitis. J Mass Dent Soc，2011，59（4）：41.

第7单元 舌乳头炎

病案 90 菌状乳头炎

图 7-7-90 病案 90 患儿的口腔黏膜病损：舌背菌状乳头水肿，丝状乳头萎缩，舌质偏红，无舌苔，舌背表面呈草莓状

患儿，女性，5岁。

主诉 舌背呈草莓状3天。

病史 3天前发现舌背长有较多小颗粒，呈草莓状，无疼痛不适。较易"感冒"，偏食。否认系统性疾病史及药物过敏史。

检查 舌背菌状乳头水肿，丝状乳头萎缩，舌质偏红，无舌苔，舌背表面呈草莓状（图7-7-90）。

诊断 菌状乳头炎。

诊断依据 舌背菌状乳头增生，丝状乳头萎缩。

疾病管理

1. 药物治疗

复方氯己定含漱液 300mL×1 支 Sig. 1∶1 稀释后含漱 t.i.d.

2. 嘱患儿膳食均衡。

病案91 叶状乳头炎

图 7-7-91　病案91患者的口腔黏膜病损：左舌根叶状乳头稍红肿

患者，女性，59 岁。

主诉　左舌根不适 10 天。

病史　10 天前感觉左舌根不适，轻微疼痛，自检发现左舌根有数个红色小疱。否认系统性疾病史及药物过敏史。

检查　左舌根部叶状乳头较红肿（图 7-7-91），余口腔黏膜未见明显异常。

诊断　叶状乳头炎。

诊断依据

1. 患者有自觉症状。

2. 左舌根叶状乳头略红肿。

疾病管理

1. 药物治疗

复方氯己定含漱液 300mL×1 支 Sig. 含漱 t.i.d.

口腔炎喷雾剂 20mL×1 支 Sig. 挤喷 t.i.d.

2. 心理疏导。

【述评】舌乳头炎

舌乳头包括丝状乳头、菌状乳头、轮廓乳头、叶状乳头。丝状乳头炎以萎缩性损害为主,其他乳头炎均表现为充血、红肿、疼痛为主的非特异性炎症。

舌乳头炎的病因不明。丝状乳头炎主要与全身因素如贫血、血液疾病、真菌感染、抗生素应用、维生素缺乏等相关。菌状乳头炎可能是皮肤黏膜淋巴结综合征(又称川崎病[1])的表现,也可能与贫血相关,或同叶状乳头炎一样,与局部因素如牙尖过锐、牙石、不良修复体、进食辛辣或过烫食物等创伤刺激相关。叶状乳头炎还可能与咽部炎症有关。

丝状乳头炎主要表现为萎缩性舌炎,上皮变薄,舌背呈火红色,有浅沟裂隙。菌状乳头炎表现为菌状乳头肿胀、充血,患者有灼热、疼痛不适感,肿胀的乳头突起明显,上皮薄而呈深红,外观似草莓或杨梅[2]。可见于猩红热或皮肤黏膜淋巴结综合征(川崎病)患儿。轮廓乳头炎非常少见。叶状乳头位于舌缘后部,靠近咽部,为5～8条纵向并列皱襞,富于淋巴样组织。发生叶状乳头炎时乳头红肿,乳头间皱褶更显凹陷,患者常有明显的刺激痛或不适感,因担心其可能发展为肿瘤而常令症状加重[3]。

治疗方面,若舌乳头炎患者有贫血、维生素缺乏等明确病因,应给予纠正贫血、补充维生素等全身治疗。若未查及明确病因,可先予以对症治疗。局部可用抗菌含漱液如复方氯己定或复方硼砂含漱液(1:5稀释)含漱,口腔炎喷雾剂局用,并调磨锐利牙尖、牙周洁治等去除不良局部刺激。

参 考 文 献

[1] Grouteau E, Debuisson C, Brochard K, et al. Severe global inflammatory involvement of ocular segments and optic disc swelling in a 12-year-old girl with Kawasaki disease. Eur J Ophthalmol, 2011, 21(1): 112-114.

[2] Brannon R B, Flaitz C M. Transient lingual papillitis: a papulokeratotic variant. Oral Surg Oral Med Oral Pathol Oral Radiol Endod, 2003, 96(2): 187-191.

[3] 陈谦明. 口腔黏膜病学. 5 版. 北京: 人民卫生出版社, 2020.

第8单元　毛舌

病案 92　毛舌

【述评】毛舌

病案 92　毛舌

图 7-8-92　病案 92 患者的口腔黏膜病损：舌背丝状乳头增生，舌苔厚腻，呈棕黑色

患者，男性，61 岁。

主诉　舌苔厚 4 个月。

病史　4 个月前开始发现舌苔变厚发黑，之前曾因"肺炎"输注"抗生素"（具体不详）。无疼痛，有口臭，伴轻微异物感。近期血糖检查正常。患"慢性支气管炎"，否认其他系统性疾病史及药物过敏史。

检查　舌背丝状乳头增生，舌苔厚腻，呈棕黑色（图 7-8-92）。

诊断　毛舌。

诊断依据　舌部丝状乳头增生变长。

疾病管理

1. 药物治疗

匹多莫德 0.4g×18 片 Sig. 0.4g q.d. p.o.

复合维生素 B 100 片 Sig. 2 片 t.i.d. p.o.

4% 碳酸氢钠（小苏打）溶液 250mL×1 瓶 Sig. 含漱 t.i.d.

制霉素片50万单位×100片 Sig. 1片碾细与15mL纯净水混匀,局部涂敷 t.i.d.

2. 嘱刷牙时可用软毛牙刷轻刷舌背,用刮舌器清理舌苔。

【述评】毛舌

毛舌(hairy tongue 或 coated tongue)是舌背丝状乳头过度伸长和脱落延缓形成的毛发状损害(图73)。可呈黑、褐、白、黄、绿等多种颜色,由此分别称为黑毛舌、白毛舌(图74)、黄毛舌、绿毛舌等。

图73　毛舌:丝状乳头增生呈毛发状

图74　白毛舌

正常情况下，食物与舌黏膜的摩擦使丝状乳头角化层不停脱落，并由上皮基底新细胞所替代。当疾病或疼痛使舌运动减少时，丝状乳头延迟脱落并有细菌和真菌覆盖而形成毛舌。长期吸烟刺激上皮角化增生，长期滥用抗生素后引起口腔真菌感染，均为毛舌的病因，引起毛舌的真菌感染以黑根霉菌最常见。因头颈部放疗、糖尿病等使机体抵抗力下降时亦可发生毛舌[1,2]。长期使用会释放游离氧的过氧化氢等，能使口腔内的硫化氢透过黏膜微小创口与血液成分结合，变成沉积着色的硫化物，也可引起毛舌。

毛舌的组织病理表现为非特异性炎症。

毛舌多见于 30 岁以上成人，表现为丝状乳头增生伸长呈毛发状。过长的丝状乳头会刺激软腭引起反射性恶心。患者口臭明显，无其他不适感。

该病应与黑苔鉴别。黑苔无舌丝状乳头增生生长，一般常见于因某些食物或药物而染色，如利奈唑酮[3]。

毛舌的治疗首先应对因治疗，明确病因或诱因后加以纠正。例如，停用可疑药物和食物，积极治疗全身性疾病，纠正口腔酸性环境等。局部治疗可用牙刷轻刷舌部，或用刮舌器清洁舌苔，或用消毒剪刀仔细修剪过度伸长的丝状乳头。药物可用 2%～4% 碳酸氢钠溶液含漱，局部涂擦制霉菌素涂剂或用氟康唑 50mg 含服，2 次 /d，每次 1 片。

参 考 文 献

[1] REAMY B V，DERBY R，BUNT C W. Common tongue conditions in primary care. Am Fam Physician，2010，81（5）：627-634.

[2] NISA L，GIGER R. Black hairy tongue. Am J Med，2011，124（9）：816-817.

[3] JOVER-DIAZ F，CUADRADO-PASTOR J M，TALENTS-BOLOS A，et al. Black tongue associated with linezolid. Am J Ther，2010，17（4）：e115-e117.

第9单元 舌扁桃体肥大

病案93　舌扁桃体肥大
【述评】舌扁桃体肥大

病案93 舌扁桃体肥大

图 7-9-93　病案 93 患者的口腔黏膜病损：舌根部左侧缘见舌扁桃体肿大突起呈结节状，微红，表面光滑

患者，女性，57 岁。

主诉　左舌根部长"疱"2 个月。

病史　2 个月前发现左舌根部长"疱"，伴异物感，"感冒"时感觉该处轻微疼痛。否认系统性疾病史及药物过敏史。

检查　左舌根部侧缘见舌扁桃体肿大突起呈结节状，微红，表面光滑（图 7-9-93），质软。

诊断　舌扁桃体肥大。

诊断依据

1. 病损部位为舌根部界沟后方舌扁桃体处。

2. 表现为舌扁桃体肿大，质软。

疾病管理

1. 药物治疗

复方氯己定含漱液 300mL×1 支 Sig. 含漱 t.i.d.

口腔炎喷雾剂 20mL×1 支 Sig. 挤喷 t.i.d.

2. 心理疏导。

【述评】舌扁桃体肥大

舌扁桃体(lingual tonsil)是舌后部至咽喉呈环状分布的扁桃体组织,在舌根部侧缘紧靠叶状乳头,一般呈淡红色水滴状或小水疱状。

舌扁桃体肥大(lingual tonsil hypertrophy)是一种增生性改变。可能与上呼吸道感染或不良修复体刺激有关。组织病理学表现为黏膜固有层和黏膜下层有数个淋巴滤泡形成。文献报道其有可能造成困难气道[1,2]。

舌扁桃体肥大的临床表现为舌根侧出现结节状隆起,呈红色或淡红色,扪诊质软。多数患者无症状,少数有异物感或轻微疼痛[3]。发病率女性高于男性。患者常因恐癌而频繁伸舌自检。

无明显症状的舌扁桃体肥大者仅需解释以消除患者疑虑,无须治疗。伴上呼吸道感染有症状者可用具有抗菌作用的局部制剂,如复方氯己定含漱液、溶菌酶含片、西吡氯铵含片等。也可用西瓜霜含片、口腔炎喷雾剂等,还可酌情口服万应胶囊,每次 0.3g,2 次 /d。其他治疗措施包括:去除不良修复体,保持口腔卫生,积极治疗上呼吸道疾病,戒除伸舌习惯。该病预后良好,但若扪诊质较硬,或表面有溃疡,应及时活检明确诊断,排除癌变。

参 考 文 献

[1] OBATA R,OBATA Y,ADACHI Y U,et al. Successful intubation in a patient with extreme lingual tonsil hypertrophy using an intubating laryngeal mask. Acta Anaesthesiol Scand,2008,52(7):1030.

[2] ASBJØRNSEN H,KUWELKER M,SØFTELAND E. A case of unexpected difficult airway due to lingual tonsil hypertrophy. Acta Anaesthesiol Scand,2008,52(2):310-312.

[3] PATEL A B,DAVIDIAN E,REEBYE U. Complicated airway due to unexpected lingual tonsil hypertrophy. Anesth Prog, 2012,59(2):82-84.

第10单元 灼口综合征

病案 94　灼口综合征

【述评】灼口综合征

病案94 灼口综合征

图 7-10-94　病案 94 患者的口腔黏膜病损

A. 舌背后份正常轮廓乳头及其后方的舌扁桃体　B. 舌根侧缘正常叶状乳头和舌扁桃体

患者,女性,45 岁。

主诉 舌部长"疱"伴烧灼感 6 个月。

病史 6 个月前发现舌根部布满大小不等的"疱",且整个舌背均有烧灼不适感,晨起症状较轻,午后加重,进食时不适感缓解。否认系统性疾病史及药物过敏史。

检查 口腔黏膜未见明显异常(图 7-10-94)。

诊断 灼口综合征。

诊断依据 主诉为舌部烧灼样不适,但检查未发现阳性体征。

疾病管理

1. 药物治疗

谷维素 10mg×100 片 Sig. 20mg t.i.d. p.o.

甲钴胺 0.5mg×40 片 Sig. 0.5mg t.i.d. p.o.

维生素 E 100mg×60 片 Sig. 100mg q.d. p.o.

复方氯己定含漱液 300mL×1 支 Sig. 含漱 t.i.d.

2. 心理疏导,并解释患者所述"疱"为轮廓乳头、叶状乳头和舌扁桃体,均系舌根处正常结构。

【述评】灼口综合征

灼口综合征(burning mouth syndrome,BMS)以口腔黏膜烧灼痛为主要表现,不伴有器质性损害特征。患病率为 0.7%~5%,多数发生于处于更年期阶段的女性。病因复杂,主要有神经和精神因素、内分泌改变、局部刺激与系统因素等。患者常心理压力增大、生活质量下降[1,2]。

BMS 患者的症状常被描述为烧灼样疼痛、麻木、粗糙、干燥、肿胀、痒及异物感等各种不适感。主要累及舌前 2/3(占 BMS 患者的 71%~78%),其他部位如舌缘、硬腭、双颊、唇也可发生。常在下午和夜间疼痛加重,进食或注意力分散时疼痛缓解或至少不加重。2/3 以上的 BMS 患者同时伴有口干和味觉异常[2,3]。患者常将舌部正常结构如轮廓乳头和伞襞、舌边缘齿印、舌下襞、腮腺乳头等误认为肿瘤而情绪焦虑致病情加重(图 75~图 78)。本单元病案 94 患者就是将舌部正常乳头及扁桃体误认为新生物。

BMS 患者与健康对照者舌黏膜组织在外形、结构、基底膜的完整性、细胞间黏附物质桥粒芯蛋白 1 和 3,角蛋白 10、14、16,以及 P53 和活化 caspase-3 的表达等方面均无差别,研究结果支持 BMS 患者的舌黏膜无明显异常改变[4]。

虽然 BMS 有很多病因学说,但是真正的病因和发病机制尚不清楚。现认为精神心理因素、激素水平的改变、神经系统失调因素占重要地位。

抑郁和焦虑常见于 BMS,说明其与精神疾病相关。这种精神心理障碍可调节疼痛感觉,能够通过外周疼痛感受器来影响神经传导功能,降低个体的疼痛阈值,使正常刺激被感知为疼痛。而且,通过心理疏导和使用抗焦虑药物可缓解 BMS 症状,也说明精神因素可能引起 BMS[5,6]。对 115 位 BMS 患者的回顾性研究发现,抗焦虑药物疗效最为明显[7]。但也有研究者认为精神异常更像是 BMS 的结果而不是原因,而且有相当多的患者并没有精神疾病，说明其不是唯一的发病原因[8]。

由于 BMS 常见于女性，尤其是更年期和绝经期的中老年女性。而且，与年龄相关的雌激素和孕酮减少，容易引起口干，说明激素水平的改变可能会影响口腔黏膜的感觉，进而发病[9]。

有关神经系统失调因素的理论非常多。在 BMS 患者中可发现存在知觉改变，如对热耐受的改变、味觉减退、眨眼反射灵敏性增高，说明 BMS 有其生物学基础，可能伴有中央或周围神经系统的改变[10,11]。

图75 舌正常结构图

图76 舌腹伞襞（箭头示）

图 77 腮腺乳头

图 78 舌缘齿印

　　前期研究证明,慢性疼痛症状可能继发于中枢神经系统的改变。当神经元持续接受疼痛的信号,可引起相邻神经元 N-甲基-D-天冬氨酸(N-methyl-D-aspartic acid,NMDA)受体的激活,引起神经元敏感性升高,即使普通的刺激也被认为是有害的,因而感受到疼痛。这个理论可以解释在某些 BMS 患者,由于义齿的持续刺激,能够引起连续的无意识的舌运动,产生不断的感觉刺激,刺激过度后最终引起疼痛。还有免疫组织化学染色发现 BMS 患者出现小直径神经纤维的改变。在一些患者中存在多巴胺水平的降低,发病可能与多巴胺系统功能失调有关[6]。

　　神经元炎症是以慢性疼痛为主的多种疾病的主要病理生理改变,促使人们认为 BMS 在发病机制上可能与神经元炎症有关，相关研究目前主要集中于与调节神经源性的炎症相关的辣椒素受体（capsaicin receptors）[6,12]。

其他系统因素还包括代谢或内分泌疾病，如糖尿病、甲状腺功能减退症，缺乏铁、锌、B族维生素等。

除此之外，局部因素包括义齿、吸烟、咬颊、咬舌、牙石等刺激[3]。

BMS的诊断标准尚不统一[13,14]。但一般根据患者主诉口腔黏膜烧灼样疼痛或其他不适，但检查未见有明显阳性体征及器质性病变，即可诊断。目前BMS有两种分型方式。第一种分型方法根据BMS患者疼痛的节律性将其分为三种类型：①1型，指晨起时无症状，灼烧及疼痛感在白天逐渐加重，并在晚间到达顶峰者；②2型，指症状持续全天直到入睡者；③3型，指疼痛间歇性发作，可间歇性出现无症状时期者。第二种分型方法根据BMS患者有无原发疾病将其分为两种类型：①继发型BMS，指患者存在其他可能导致BMS症状的系统性疾病及口腔疾病，如糖尿病、某些营养元素缺乏、贫血、唾液腺功能障碍、真菌感染、口腔不良习惯等；②原发型BMS，指排除了其他可能的原发疾病。但因目前BMS的病因尚不清楚，虽然原发型BMS是一种排除性的诊断，但具体需排除哪些疾病，尚无统一定论。

BMS治疗首先要对患者进行心理疏导。口服药物可予以谷维素，每次20mg，3次/d；复合维生素B，2片/次，3次/d；维生素E，每次0.1g，1次/d；甲钴胺，每次0.5mg，3次/d。还可酌情加服中成药芦笋胶囊，每次0.3~0.6g，2~3次/d，或复方丹参滴丸，10丸/次，3次/d。0.5~1个月为1个疗程。还可口服α-硫辛酸胶囊，每次100~200mg，3次/d，1个月为1个疗程。局部可以复方氯己定含漱液、4%碳酸氢钠液含漱，制霉菌素涂剂涂敷，口腔炎喷雾剂挤喷。还可以维生素B_{12}注射液、维生素B_1注射液和2%利多卡因混合后行舌神经封闭治疗。治疗方案的制订可参考中华口腔医学会发布的《灼口综合征临床实践循证指南》。

参 考 文 献

[1] SOUZA F T, SANTOS T P, BERNARDES V F, et al. The impact of burning mouth syndrome on health-related quality of life. Health Qual Life Outcomes, 2011, 9: 57.

[2] KLASSER G D, EPSTEIN J B, VILLINES D, et al. Burning mouth syndrome: a challenge for dental practitioners and patients. Gen Dent, 2011, 59 (3): 210-220.

[3] MOCK D, CHUGH D. Burning mouth syndrome. Int J Oral Sci, 2010, 2 (1): 1-4.

[4] SARDELLA A, GUALERZI A, LODI G, et al. Morphological evaluation of tongue mucosa in burning mouth syndrome. Arch Oral Biol, 2012, 57 (1): 94-101.

[5] KENCHADZE R, IVERIELI M, OKRIBELASHVILI N, et al. The psychological aspects of burning mouth syndrome. Georgian Med News, 2011 (194): 24-28.

[6] MINGUEZ-SANZ M P, SALORT-LLORCA C, SILVESTRE-DONAT F J. Etiology of burning mouth syndrome: a review and update. Med Oral Patol Oral Cir Bucal, 2011, 16 (2): e144-e148.

[7] SILVESTRE-RANGIL J, SILVESTRE F J, TAMARIT-SANTAFÉ C, et al. Burning mouth syndrome: correlation of treatment to clinical variables of the disease. Med Oral Patol Oral Cir Bucal, 2011, 16 (7): e890-e894.

[8] BOGETTO F, MAINA G, FERRO G, et al. Psychiatric comorbidity in patients with burning mouth syndrome. Psychosom Med, 1998, 60 (3): 378-385.

[9] WARDROP R W，HAILES J，Burger H，et al. Oral discomfort at menopause. Oral Surg Oral Med Oral Pathol，1989，67（5）：535-540.

[10] JÄÄSKELÄINEN S K，FORSSELL H，TENOVUO O. Abnormalities of the blink reflex in burning mouth syndrome. Pain，1997，73（3）：455-460.

[11] SVENSSON P，KAABER S. General health factors and denture function in patients with burning mouth syndrome and matched control subjects. J Oral Rehabil，1995，22（12）：887-895.

[12] GUARNERI F，GUARNERI C，MARINI H. Contribution of neuroinflammation in burning mouth syndrome：indications from benzodiazepine use. Dermatol Ther，2008，21 Suppl 2：S21-S24.

[13] 中华口腔医学会口腔黏膜病学专业委员会，中华口腔医学会中西医结合专业委员会. 灼口综合征临床实践循证指南. 中华口腔医学杂志，2021，56（5）：458-467.

[14] CHEN Q，SHI Y，JIANG L，et al. Management of burning mouth Syndrome：A position paper of the Chinese Society of Oral Medicine. J Oral Pathol Med，2020，49（7）：701-710.

第11单元　不宁口综合征

病案 95　不宁口综合征

【述评】不宁口综合征

病案95　不宁口综合征

视频 7-11-95　病案 95 患者舌体频繁不自主活动

患者,女性,70 岁。

主诉　难以控制舌频繁活动 1 年。

病史　1 年前无明显诱因出现难以控制的舌频繁活动,伴舌前份烧灼感,进食等口腔活动及劳动时转移注意力时症状缓解,安静状态时及夜间症状出现或加重。夜间有时因口部不适睡眠很差,有明显睡眠障碍。四川大学华西医院神经内科行头部 MRI 示右侧椎动脉颅内段纤细,右侧椎动脉冗长,延髓前缘稍受压。左侧乳腺癌切除术后、乳腺癌化疗、焦虑症、抑郁症、不宁腿综合征(考虑为焦虑症引起肌张力障碍),青霉素过敏。

检查　舌体频繁不自主活动,口腔黏膜未见明显异常(视频 7-11-95)。

诊断　不宁口综合征。

诊断依据

1. 舌体不受控制、频繁不自主活动,伴舌前份烧灼感,进食等口腔活动及劳动时症状减轻,夜间有时因口部不适睡眠很差,既往患不宁腿综合征。

2. 头颅 MRI 示延髓前缘稍受压。

3. 焦虑抑郁状态。

疾病管理

建议四川大学华西医院神经内科进一步诊治。

后续　患者于神经内科服用氯硝西泮、多巴丝肼片、盐酸罗匹尼罗、普瑞巴林等药物后症状缓解。

【述评】不宁口综合征

不宁口综合征（restless mouth syndrome，RMS）是一种中枢神经系统多巴胺传导通路异常所致的感觉 - 运动障碍性疾病，临床少见[1]。RMS 的研究报道较少，目前尚无流行病学资料，该病的具体患病率及好发人群尚不明确。

RMS 属于变异型不宁腿综合征（restless leg syndrome，RLS），RLS 又称不安腿综合征、Willis-Ekbom病（Willis-Ekbom disease，WED），是临床常见的神经系统感觉运动障碍性疾病，其主要表现为强烈的、几乎不可抗拒的活动腿的欲望，大多发生在傍晚或夜间，安静或休息时加重，活动后症状缓解[2]。RLS由 Ekbom[3] 首次提出，随后的研究结果表明 RLS 累及部位广泛，常见的解剖部位包括腹部、膀胱、外生殖器、口腔、面部、后背部等，当不适感累及下肢以外的解剖部位，且符合国际不宁腿综合征研究组（International Restless Leg Syndrome Study Group，IRLSSG）诊断标准时，称之为变异型 RLS。IRLSSG 提出的 RLS 诊断标准共识中核心诊断标准包括以下 4 点：①强烈活动双腿的愿望，通常伴各种不适的感觉症状，如蚁走感、发热、触电、虫蠕动感等；②静息后可使症状出现或加重；③通过伸展肢体、来回走动等活动后可使不适症状部分或完全缓解；④傍晚症状较白天症状重，或不适症状仅在夜间出现。支持诊断 RLS 的证据包括：①阳性家族史；②周期性肢体运动；③多巴胺能药物治疗有效。RLS 的临床特点可总结为"URGES"，U 代表 urge to move the legs，指迫切想要活动双腿的愿望；R 代表 rest makes it moves，指静息状态下可引发症状；G 代表 get up and go to make it better，指起床活动后症状可有所缓解；E 代表evening and night are worst，指晚上症状会加重，S 代表 not solely from mimics，排除其他的病因。RLS 严重影响患者的生活质量，尤其可导致失眠、抑郁和焦虑。流行病学研究表明，RLS 与神经 - 精神疾病、心脑血管疾病、肾脏疾病、营养代谢性疾病及妊娠等存在明显的相关性。RLS 的诊断主要依靠相对缺乏特异性的临床症状，尚无明确的基因、生物学标志物等诊断金标准[4]。

RMS 的病理生理机制尚不完全清楚，与 RLS 的机制相似，与中枢神经系统多巴胺合成减少和代谢异常密切相关，部分患者合并铁缺乏，可能与铁参与调控多巴胺的合成和释放相关。

RMS 主要表现为局限于口腔内或面部的强烈的口面部活动欲望，可伴不适感，包括麻木、烧灼感、疼痛等；咀嚼、说话等口面部活动可使不适感暂时缓解，夜间症状加重，多巴胺激动剂药物治疗有效[5]。若口服小剂量普拉克索等多巴胺能药物试验性治疗有效，则可进一步印证诊断。

目前尚无 RMS 的诊疗指南，其诊断标准参照 RLS，必须同时满足以下全部 5 条诊断标准方能确立诊断（核心诊断标准）[6]：①强烈的口面部活动欲望，常伴不适感；②休息时出现症状或症状加重；③口面部活动可使症状全部或部分缓解；④症状夜晚加重或仅于夜晚出现；⑤症状不能用其他疾病或行为状况解释[5]。需要注意的是，症状严重的患者③④症状可能已不明显，但追问病史必定以前曾经出现[1]。支持诊断 RMS 的标准包括：①阳性家族史；②周期性口面部运动；③多巴胺能药物治疗有效。本单元病案 95 符合核心诊断标准中的①②③④⑤和支持诊断标准中的③。另外，该患者头颅 MRI 示延髓前缘稍受压，有研究发现有延髓前缘受压可能会引起运动感觉异常，从而引起不宁口综合征。临床有应用延髓减压术治疗不宁口综合征的尝试。

RMS 与灼口综合征（burning mouth syndrome，BMS）临床表现极为相似，均表现为口面部感觉异常，均缺乏阳性体征及有效的辅助检查方法，其诊断均属于症状学诊断，两者需要注意鉴别[1]。BMS 是一种口腔黏膜灼痛性疾病，好发于绝经后女性，主要表现为口腔内一处或多处灼痛感，常位于舌尖、舌侧、舌背、上腭、唇内侧黏膜等处，夜间加重，进食缓解。2012 年，Sanjay Prakash 等[7] 报道了一组（5 例）有 BMS 症状的患者且对左旋多巴治疗有效，其中，有 4 名患者符合 RLS 的诊断标准。2 例患者的 RLS 家族史为阳性。文献回顾发现 BMS 和 RLS 之间有明显的重叠。在流行病学概况、临床特征模式，甚至在神经生理学观察中（纹状体多巴胺能系统的改变）中都发现了重叠。基于此，研究者提出部分 BMS 患者可能是 RLS 的一种表型变异，对于有 RLS 病史的 BMS 患者或对 BMS 常规治疗无反应的患者，应给予多巴胺能药物的试验治疗[7]。2016 年，Youngsin Jung 等[5] 报道 1 例 60 岁老年男性患者，仅存在口腔不适感（口腔肿胀和麻木），晨轻暮重，下颌和舌头活动后口腔不适感缓解，患者通过数小时持续咀嚼口香糖来缓解症状，症状缓解有时只是部分或间歇性的，保持完全闭口或咬紧牙齿也能改善其症状。该患者无 RLS 病史，体格检查包括全身检查和神经系统检查均正常。临床病史及阴性检查结果提示该患者满足了仅累及口腔的 RLS 的基本特征，因此开始服用普拉克索，并在 1 个月的随访中，症状明显改善。在 5 个月的随访中，普拉克索治疗持续有效[5]。2021 年，苏彬等[1] 报道 1 例 55 岁男性患者，该患者无明显诱因出现口面部难以准确描述的不适感及难以抑制的口面部活动欲望，休息及夜间症状明显，说话、咀嚼、张口活动或拍揉面部可暂时减轻症状，日常劳作时症状不明显。患者口面部不适感及活动欲望强度逐渐加重，后因需反复张口活动及拍揉面部而无法有效睡眠。该患者的症状特点与不宁腿综合征一致，仅症状部位不同，诊断为 RMS。口服普拉克索 0.125mg 进行试验性治疗，服药当晚症状明显减轻，睡眠约 5h，进一步支持 RMS 诊断。1 周后普拉克索剂量增加至每晚 0.25mg，症状完全缓解。维持该剂量并随访至 34 个月，症状无复发。

RMS 的治疗与 RLS 相似，可用药物治疗。一般推荐至神经内科治疗。病史短、症状轻者推荐使用 α2δ 钙通道配体（加巴喷丁、普瑞巴林）。间歇型患者推荐使用短半衰期非麦角类多巴胺能药物（左旋多巴），且仅在症状出现或预感症状将出现时服用。病史较长、症状较重者推荐使用长半衰期非麦角类多巴胺能药物（普拉克索、罗替戈汀、罗匹尼罗）；上述药物无效者推荐使用麦角类多巴胺能药物（培高利特、卡麦角林）；配合辅助药物（合并铁缺乏者补充铁剂，睡眠紊乱者应用镇静催眠药物，疼痛明显者应用阿片类镇痛药物等）。由于研究观察不多，目前缺乏 RMS 长期随访资料，文献中 8 例病例随访期为 5～34 个月[1,7,8]。截至 2023 年 10 月，本单元病案 95 患者随访 12 个月，患者舌部不受控制的频繁活动症状明显缓解。

参 考 文 献

[1] 苏彬，李士荣，刘举. 不宁口综合征 1 例. 中华口腔医学杂志，2022，57（3）：294-296.

[2] 中国医师协会神经内科医师分会睡眠学组，中华医学会神经病学分会睡眠障碍学组，中国睡眠研究会睡眠障碍专业委员会. 中国不宁腿综合征的诊断与治疗指南（2021 版）. 中华医学杂志，2021，101（13）：908-925.

[3] EKBOM K，ULFBERG J. Restless legs syndrome. J Intern Med，2009，266（5）：419-431.

[4] 郭薇，黄光. 变异型不宁腿综合征研究进展. 中华神经科杂志，2020，53（7）：548-551.

[5] JUNG Y，HASSAN A，ST LOUIS E K，et al. Restless mouth syndrome. Neurol Clin Pract，2017，7（3）：e29-e30.

[6] Restless legs syndrome. Nat Rev Dis Primers，2021，7（1）：81.

[7] PRAKASH S，AHUJA S，RATHOD C. Dopa responsive burning mouth syndrome：restless mouth syndrome or oral variant of restless legs syndrome? J Neurol Sci，2012，320（1/2）：156-160.

[8] STUGINSKI-BARBOSA J，RODRIGUES G G R，BIGAL M E，et al. Burning mouth syndrome responsive to pramipexol. J Headache Pain，2008，9（1）：43-45.

第 12 单元　舌肌肌束震颤和舌萎缩

病案 96　舌肌肌束震颤和舌萎缩

【述评】舌肌肌束震颤和舌萎缩

病案 96 **舌肌肌束震颤和舌萎缩**

图 7-12-96　病案 96 患者的口腔黏膜病损：舌表面凹凸不平，舌体轻度萎缩

患者，男性，60 岁。

主诉　舌部颤动 2 年。

病史　2 年前发现舌部出现不自主颤动，逐渐加重，且逐渐出现吃饭时吞咽、喝水困难，说话吐字不清，无疼痛。10 年前因"鼻咽癌"行"放疗"，2 周前于肿瘤科复查"鼻咽癌"无复发。否认药物过敏史。

检查　舌表面凹凸不平，舌体轻度萎缩（图 7-12-96），质软。舌体不自主细微高频震颤，呈"虫蠕样"运动，伸舌时更明显。伸舌不灵活，无明显偏移。

诊断　舌肌肌束震颤和舌萎缩（放疗相关）。

诊断依据

1. 舌体不自主细微高频震颤，呈"虫蠕样运动"，舌体轻度萎缩。

2. 有因鼻咽癌放疗史，且已排除鼻咽癌复发。

疾病管理

1. 药物治疗

维生素 B_1 10mg×100 片 Sig. 10mg t.i.d. p.o.

甲钴胺 0.5mg×40 片 Sig. 0.5mg t.i.d. p.o.

2. 建议多做张口伸舌等运动,可借助口肌训练器进行肌肉功能训练。

3. 建议神经内科进一步排查相关疾病和诊治。

【述评】舌肌肌束震颤和舌萎缩

舌肌肌束震颤(tongue fasciculation)是指静息时舌肌出现的肌肉颤动,是由一个或多个运动单位自发性放电导致的短暂肌收缩,视诊和触诊可发现,可见于各种下运动神经元损伤疾病,也可见于正常人[1,2]。舌萎缩(tongue atrophy)是指由于舌肌营养不良而导致的体积缩小,肌纤维变细甚至消失,通常是下运动神经元病变或者肌肉病变的结果[2,3]。

舌肌肌束震颤和舌萎缩常伴发存在,表现为舌体体积变小,表面凹凸不平,呈"虫蠕样"运动。其病因复杂且常较隐匿。

舌肌肌束震颤和舌萎缩可表现为单侧或双侧,单侧常与占位性病变相关,双侧常与系统性疾病相关。但某些疾病或因素既可引起单侧又可引起双侧舌肌肌束震颤和萎缩。

(一)单侧舌肌肌束震颤和舌萎缩的原因

1. 占位性病变　占位性病变如延髓的原发肿瘤[4]、颈静脉窝化学感受器瘤(血管球瘤)[5]、舌下神经鞘瘤[6]、颈内动脉颅外部分感染性动脉瘤[7]、颈静脉球瘤[8]、颞骨巨细胞瘤[9]、舌下神经纤维瘤[10]、舌黏液表皮样癌[11]、舌腺样囊性癌[12]、脑膜瘤[13]、嗜铬细胞瘤[14]、发生在中耳的神经鞘瘤[15]、颅外脑膜瘤[16]、寰枢关节的滑膜囊肿[17]。这些占位性病变压迫延髓或舌下神经核时患者出现单侧舌肌肌束震颤和萎缩的病案均有零星报道。鼻咽癌侵犯后组脑神经[18]也可引起单侧舌肌肌束震颤和萎缩。

2. 血管神经冲突　舌下神经与周围神经、血管的解剖异常或供血营养的变化可引起舌肌肌束震颤和萎缩[19],如椎管狭窄致脊前动脉闭塞综合征[20]、舌下神经管内导静脉扩张压迫舌下神经[21]、异常的颈外动脉结构[22]。

3. 神经系统性疾病　伴有耳聋的桥延麻痹是以双侧神经性耳聋伴有Ⅶ、Ⅺ、Ⅻ脑神经麻痹为特征的一种罕见疾病[23]。进行性核上性麻痹是一种罕见的中枢神经系统变性疾病,以中脑和脑桥变性为主[24]。临床表现为轻度痴呆、延髓麻痹、中轴肌张力障碍、动作迟缓等。当这些神经系统性疾病病变累及延髓或舌下神经时可出现单侧舌肌肌束震颤和舌萎缩。

4. 放疗相关的舌下神经损伤　有零星报道称喉鳞癌、颈部黑色素瘤、鼻咽癌放疗后患者出现单侧舌肌肌束震颤和舌萎缩[25-27]。

5. 其他　特发性单侧舌下神经麻痹的患者出现单侧舌肌肌束震颤和舌萎缩[28],可自行缓解[29],也可能持续存在[30]。有零星报道称多发性骨髓瘤、传染性单核细胞增多症的患者出现单侧舌肌肌束震颤和舌萎缩[31,32]。

（二）双侧舌肌肌束震颤和舌萎缩的原因

1. 占位性病变　占位性病变包括颅内脊索瘤伴延髓麻痹[33]、表现为进行性延髓麻痹的唾液腺恶性肿瘤[34]、直接侵犯舌下神经的鼻咽癌[35]等。

2. 神经系统性疾病　运动神经元病是一组主要侵犯脊髓前角细胞、延髓运动神经核、大脑皮质锥体细胞和锥体束的神经系统慢性进行性变性疾病[36]。临床表现为上运动神经元和下运动神经元损害的不同组合。多数患者同时累及上运动神经元和下运动神经元，称为肌萎缩侧索硬化症[37]；若单纯累及下运动神经元，称为进行性肌肉萎缩症[38]；若单纯累及延髓运动核，称为进行性延髓麻痹[39]；若单纯累及上运动神经元，称为原发性侧索硬化[40]。此外，还有 Madras 型运动神经元病，是一种少见的以青少年起病，且具有独特临床表现的运动神经元病[41]。

伴有耳聋的桥延麻痹也可引起双侧舌肌震颤和萎缩[42]。

肯尼迪病又称为脊髓延髓性肌萎缩症，是一种成年发病的 X 连锁隐性遗传性神经肌肉疾病[43]。表现为累及四肢及球部肌肉（指延髓支配的肌肉）的进行性肌萎缩、无力、肌束颤动及雄激素功能低下。

脊髓性肌萎缩是一组因 *SMN1* 基因缺失导致的常染色体隐性或显性遗传病，临床表现为下运动神经元受累，即肌张力低下，肌无力和肌萎缩，近端重于远端[44]。运动脑神经受损时以舌下神经受累最常见，表现为舌肌萎缩及震颤。

小脑扁桃体延髓下疝畸形是一种先天性颅颈交界区畸形，常合并枕颈部骨性畸形和脊髓空洞[45]。常见的临床表现包括延髓及高颈髓受压表现、小脑损害症状、后组脑神经损害表现、合并的脊髓空洞表现、高颅压表现和其他症状等。

进行性核上性麻痹也可引起双侧舌肌震颤和萎缩[46]。

单纯的延髓麻痹是球部肌受累引起构音障碍、吞咽困难，伴或不伴下颌或面肌无力[47]。

成人亚历山大病又称纤维蛋白脑白质营养不良，是一种少见的致死性中枢神经系统进行性疾病[48]。该病为常染色体隐性遗传病。成年型表现为渐进性或发作性进行性症状如构音障碍、发声困难、吞咽困难、锥体束征、共济失调和软腭痉挛或腭肌震颤等。

其他神经系统性疾病还包括脊髓小脑共济失调[49]、格林 - 巴利综合征[50]、慢性炎性脱髓鞘性多发性神经病[51]等。

上述神经系统性疾病累及延髓或舌下神经核时均可出现双侧舌肌肌束震颤和舌萎缩，且有报道舌肌肌束震颤和舌萎缩可作为肌萎缩侧索硬化症的首发症状[52]。

3. 放疗相关的神经损伤　放疗相关的神经损伤如鼻咽癌放疗后[53]。多因放疗导致延髓后组脑神经受损所致。舌咽神经、迷走神经、副神经及舌下神经均起自延髓，离延髓后的行径又密切相邻，被合称为后组脑神经，常常同时受累，尤以舌下神经最常受累[54]。本单元病案 96 和图 79、视频 7-11-96 患者均为因鼻咽癌放疗后出现的舌萎缩和舌肌肌束震颤。

4. 其他系统性疾病　如重症肌无力[55]、肝豆状核变性[56]、家族性淀粉样变多发性神经病[57]，这些系统性疾病累及延髓或舌下神经核时均可出现舌肌肌束震颤和舌萎缩。

图 79　因鼻咽癌放疗后出现的舌萎缩，舌背表面凹凸不平

视频 7-12-96　鼻咽癌患者放疗后舌体不自主细微高频震颤

5. 副肿瘤综合征　如肺癌[58]、胃癌[59]引起的肌萎缩侧索硬化症，肺癌引起的枕髁综合征[60]、神经淋巴瘤病[61]等。

6. 罗哌卡因中毒的神经毒性[62]、有机磷中毒[63]、响尾蛇神经毒性[64]、沙林中毒[65]、慢性锗中毒[66]等引起神经系统临床表现，可包括双侧舌肌肌束震颤和舌萎缩。

7. 其他　如肉状瘤病[67]、椎基底动脉延长扩张症[68]、原发性延髓出血[69]、围产期缺氧脑损伤[70]、第四脑室间变性室管膜瘤切除术后[71]、ANCA-related 血管炎神经病[72]等。

综上所述，文中提到的与舌肌肌束震颤和舌萎缩相关的疾病大多伴有构音障碍、吞咽困难、四肢感觉障碍等异常，舌肌肌束震颤和舌萎缩仅仅是病程中很细微的表现。所以，对于首发表现为舌肌肌束震颤和舌萎缩的患者，口腔医师应当积极寻找病因，从占位性病变、神经系统性疾病、放疗相关病史等多方面逐一排查，并及时建议至口腔颌面外科、耳鼻咽喉科、神经内科进一步诊治。对于经颌面部、鼻咽部和神

经系统详细检查后仍不能找到引起舌肌肌束震颤和舌萎缩原因者,应建议其密切观察。图 80 即经各项检查均未查及原因的舌萎缩和舌震颤患者病损照片。

图 80 不明原因的舌萎缩和舌震颤患者

对于放疗相关舌下神经损伤的患者目前尚无很好的治疗手段,调强放疗(intensity modulated radiation therapy,IMRT)可预防其发生[73],也有个别报道称注射高剂量甲泼尼龙可改善患者的发音及吞咽困难[74]。可建议患者使用口肌训练器帮助舌肌功能恢复、改善发音及吞咽困难的症状。

参 考 文 献

[1] 王维治. 神经病学. 2 版. 北京:人民卫生出版社,2013.

[2] ROPPER A H,MAURICE A P,KLEIN J P. Adams-Victor 神经病学,10 版. 北京:北京联合出版公司,2017.

[3] 贾建平,陈生弟. 神经病学. 北京:人民卫生出版社,2016.

[4] 孙斌. 1 例延髓原发肿瘤表现纯运动偏瘫和后组颅神经麻痹并文献复习. 中国人民解放军军医进修学院学报,1985(2): 199-204.

[5] 惠周光,肖建平,徐国镇. 放射治疗化学感受器瘤一例并文献复习. 中国神经肿瘤杂志,2004,2(2):118-120.

[6] SATO K,SHIMIZU S,OKA H,et al. Usefulness of transcervical approach for surgical treatment of hypoglossal schwannoma with paraspinal extension:case report. Surg Neurol,2006,65(4):397-401.

[7] 李晓明,郭晓峰,杨占泉. 颈内动脉颅外部分感染性动脉瘤一例. 吉林医学,1988(1):44.

[8] GANZ J C,ABDELKARIM K. Glomus jugularetumours:certain clinical and radiological aspects observed following Gamma Knife radiosurgery. Acta Neurochir(Wien),2009,151(5):423-426.

[9] 张晓莺. 颞骨巨细胞瘤致多组颅神经损害(附 1 例报告). 中风与神经疾病杂志,1990,7(4):247-248.

[10] MANFREDI M,MERIGO E,PAVESI G,et al. Tongue lesions and isolated hypoglossal nerve palsy:a case report. Oral Surg Oral Med Oral Pathol Oral Radiol Endod,2007,104(2):e18-e20.

[11] ANDREWS K V, Eveson J W. Myokymia(fasciculation)of the tongue as a unique presentation of mucoepidermoid carcinoma. Int J Oral Maxillofac Surg, 2007, 36(1): 79-81.

[12] 赵军, 武城斌. 舌圆柱瘤至咽旁间隙综合征 1 例报告. 中国神经精神疾病杂志, 1988(2): 76.

[13] BLONDIN N A, HUTTNER A, BAEHRING J M. Unilateral tongue atrophy and fasciculation. Arch Neurol, 2011, 68(11): 1478-1479.

[14] BORGGRAEFE I, MUELLER-FELBER W, SCHMID I, et al. Unilateral tongue fasciculation associated with genetic paraganglioma syndrome. Neuropediatrics, 2018, 49(1): 78-79.

[15] TRALLA M, SCHINDLER R A. Twelfth nerve neurilemmoma occurring in the middle ear. Otolaryngol Head Neck Surg, 1982, 90(5): 662-664.

[16] ZULKIFLEE A B, PREPAGERAN N, RAHMAT O, et al. Hypoglossal nerve tumor: a rare primary extracranial meningioma of the neck. Ear Nose Throat J, 2012, 91(11): E26-E29.

[17] MENDES-ARAÚJO L, RANGEL C, DOMINGUES R C, et al. Case report. Atlantoaxial synovial cyst causing isolated unilateral hypoglossal nerve paralysis. Br J Radiol, 2010, 83(986): e35-e38.

[18] BOIA E R, BOIA M, BALICA N C, et al. Non-keratinizing undifferentiated carcinoma of the nasopharynx. Rom J Morphol Embryol, 2013, 54(3 Suppl): 839-843.

[19] TOLDO I, MANARA R, SARTORI S, et al. Unilateral hypoglossal nerve palsy due to neurovascular conflict in a child. Brain Dev, 2009, 31(6): 461-464.

[20] 赵力. 脊前动脉闭塞综合征(附 5 例报告). 中风与神经疾病杂志, 1987, 4(4): 227-228.

[21] SHIOZAWA Z, KOIKE G, SEGUCHI K, et al. Unilateral tongue atrophy due to an enlarged emissary vein in the hypoglossal canal. Surg Neurol, 1996, 45(5): 477-479.

[22] TAKASE K, KOHYAMA Y, UEDA S. Surgical management of peripheral hypoglossal nerve palsy caused by abnormal external carotid artery. No Shinkei Geka, 1983, 11(12): 1313-1318.

[23] 李雯, 吴中亮, 贾红阁, 等. Brown-Vialetto-Van Laere 综合征 2 例报告. 中国神经精神疾病杂志, 2012, 38(4): 211, 216, 221, 228.

[24] 王建军. 进行性核上性麻痹临床分析. 中国冶金工业医学杂志, 2009, 26(6): 649-650.

[25] MEMON A B, PLAYFOOT K A. Radiation-induced tongue myokymia with hypoglossal nerve damage, mimicker of motor neuron disease. Clin Case Rep, 2017, 5(6): 1056-1057.

[26] RICHARDSON R C, WEISS M D. Unilateral myokymia of the tongue after radiation therapy for cervical nodal melanoma. J Clin Neuromuscul Dis, 2009, 10(3): 122-125.

[27] LEUPOLD D, SCHILG L, FELBECKER A, et al. Unilateral tongue myokymia-a rare topodiagnostic sign of different clinical conditions. J Clin Neurosci, 2017, 45: 132-133.

[28] IBARRA V, JAUREGUIBERRY A, MORETTA G, et al. Idiopathic and unilateral hypoglossal nerve palsy. Medicina(B Aires), 2015, 75(3): 173-174.

[29] AHMED S V, AKRAM M S. Isolated unilateral idiopathic transient hypoglossal nerve palsy. BMJ Case Rep, 2014, 2014: bcr2014203930.

[30] SAYAN A, ABEYSINGHE A H, BRENNAN P A, et al. Persistent idiopathic unilateral hypoglossal [corrected] nerve palsy: a case report. Br J Oral Maxillofac Surg, 2014, 52(6): 572-574.

[31] 陈胜琦, 陈光涛. 以舌下神经麻痹为首发表现的多发性骨髓瘤一例. 海南医学, 2006, 17(10): 156.

[32] VAN BAALEN A, PETERSEN B, STEPHANI U. Infectious mononucleosis and unilateral tongue writhing. Neurology, 2006, 66(7): 1110.

[33] 赵建文，井丽娟，刘铁迎. 颅内脊索瘤 1 例. 实用儿科杂志，1991（6）：302.

[34] 吴海波，张云云，魏新. 表现为进行性延髓麻痹的唾液腺恶性肿瘤 1 例. 疑难病杂志，2012，11（6）：475.

[35] KING A D，LEUNG S F，TEO P，et al. Hypoglossal nerve palsy in nasopharyngeal carcinoma. Head Neck，1999，21（7）：614-619.

[36] WINHAMMAR J M，ROWE D B，HENDERSON R D，et al. Assessment of disease progression in motor neuron disease. Lancet Neurol，2005，4（4）：229-238.

[37] VANES M A，HARDIMAN O，CHIO A，et al. Amyotrophic lateral sclerosis. Lancet，2017，390（10107）：2084-2098.

[38] KOSAKA T，TAWARA S，HARADA M，et al. An autopsy case with progressive muscular atrophy：an subtype of lower motor predominant amyotrophic lateral sclerosis. Brain Nerve，2014，66（11）：1405-1409.

[39] CERERO LAPIEDRA R，MORENO LÓPEZ L A，ESPARZA GÓMEZ G C. Progressive bulbar palsy：a case report diagnosed by lingual symptoms. J Oral Pathol Med，2002，31（5）：277-279.

[40] MOCHIZUKI A，KOMATSUZAKI Y，IWAMOTO H，et al. Frontotemporal dementia with ubiquitinated neuronal inclusions presenting with primary lateral sclerosis and parkinsonism：clinicopathological report of an autopsy case. Acta Neuropathol，2004，107（4）：377-380.

[41] 苗锐，赵耀，邓艳春. 伴有认知障碍的散发变异型 Madras 型运动神经元病 2 例报告. 中风与神经疾病杂志，2015，32（4）：366.

[42] AYDIN O F，OZÇELIKEL D，SENBIL N，et al. Brown-Vialetto-van Laere syndrome：the first Turkish case. Acta Neurol Belg，2004，104（3）：111-113.

[43] KOUYOUMDJIAN J A，MORITA M P，ARAÚJO R G. X-linked spinal and bulbar muscular atrophy（Kennedy's disease）with long-term electrophysiological evaluation：case report. Arq Neuropsiquiatr，2005，63（1）：154-159.

[44] GORAYA J S，MEHRA B，SINGLA G. A vermiculate tongue. Pediatr Neurol，2014，51（5）：750.

[45] LUI T N，LEE S T. Surgical treatment of type I Chiari malformation with syringomyelia in adults. Zhonghua Yi Xue Za Zhi（Taipei），1993，51（1）：61-68.

[46] 詹霞，王远臣，隋秀梅. 进行性核上性麻痹 3 例并文献复习. 疑难病杂志，2006，5（4）：307-308.

[47] HAN T H，KIM D Y，PARK D W，et al. Transient isolated lower bulbar palsy with elevated serum anti-GM1 and anti-GD1b antibodies during aripiprazole treatment. Pediatr Neurol，2017，66：96-99.

[48] IWASAKI Y，SAITO Y，MORI K，et al. An autopsied case of adult-onset bulbospinalform Alexander disease with a novel S393R mutation in the GFAP gene. Clin Neuropathol，2015，34（4）：207-214.

[49] GIERGA K，BÜRK K，BAUER M，et al. Involvement of the cranial nerves and their nuclei in spinocerebellar ataxia type 2（SCA2）. Acta Neuropathol，2005，109（6）：617-631.

[50] ROUSSEFF R T，KHURAIBET A J，NEUBAUER D. The "Child in the Barrel syndrome"—severe pharyngeal-cervical-brachial variant of Guillain-Barre Syndrome in a toddler. Neuropediatrics，2008，39（6）：354-356.

[51] HEMMI S，KUTOKU Y，INOUE K，et al. Tongue fasciculations in chronic inflammatory demyelinating polyradiculoneuropathy. Muscle Nerve，2008，38（4）：1341-1343.

[52] TORO J，REYES S. Images in clinical medicine. Tongue fasciculations in amyotrophic lateral sclerosis. N Engl J Med，2014，371（5）：e7.

[53] 周曾同. 口腔黏膜病疑难病案分析. 北京：中国中医药出版社，2015.

[54] SHIN H Y，PARK H J，CHOI Y C，et al. Clinical and electromyographic features of radiation-induced lower cranial neuropathy. Clin Neurophysiol，2013，124（3）：598-602.

[55] BURCH J，WARREN-GASH C，INGHAM V，et al. Myasthenia gravis--a rare presentation with tongue atrophy and

fasciculation. Age Ageing, 2006, 35(1): 87-88.

[56] WOERWAG-MEHTA S, HINDLEY P, HEDDERLY T, et al. Complex psychiatric presentation in adolescent onset Wilson's disease. BMJ Case Rep, 2011, 2011: bcr0120102628.

[57] GOYAL N A, MOZAFFAR T. Tongue atrophy and fasciculations in transthyretin familial amyloid neuropathy: an ALS mimicker. Neurol Genet, 2015, 1(2): e18.

[58] 孙广友. 癌性肌萎缩侧索硬化症(附 3 例报告). 临床实用神经疾病杂志, 1995(1): 41-42.

[59] MEHRPOUR M, MOHEBI N, MOTAMED M R, et al. Amyotrophic lateral sclerosis as a paraneoplastic manifestation in the neuroendocrine tumor of stomach: a case report. Acta Med Iran, 2013, 51(10): 724-726.

[60] LIU M T, LIN G Y, LIN C C, et al. Occipital condyle syndrome as an initial presentation of lung cancer: a case report. Acta Neurol Taiwan, 2015, 24(1): 11-14.

[61] SUGAI A, KONNO T, YANO T, et al. Neurolymphomatosis presenting as bilateral tongue atrophy: a case report. Rinsho Shinkeigaku, 2012, 52(8): 589-591.

[62] BAGDURE D N, REITER P D, BHOITE G R, et al. Persistent hiccups associated with epidural ropivacaine in a newborn. Ann Pharmacother, 2011, 45(6): e35.

[63] CHHABRIA B A, BHALLA A. Tongue fasciculations in organophosphate poisoning. N Engl J Med, 2016, 375(23): e47.

[64] RICHARDSON W H, GOTO C S, GUTGLASS D J, et al. Rattlesnake envenomation with neurotoxicity refractory to treatment with crotaline Fab antivenom. ClinToxicol(Phila), 2007, 45(5): 472-475.

[65] SEKIJIMA Y, MORITA H, SHINDO M, et al. A case of severe sarin poisoning in the sarin attack in Matsumoto--one-year follow-up of clinical findings, and laboratory data. Rinsho Shinkeigaku, 1995, 35(11): 1241-1245.

[66] KAMIJO M, YAGIHASHI S, KIDA K, et al. An autopsy case of chronic germanium intoxication presenting peripheral neuropathy, spinal ataxia, and chronic renal failure. Rinsho Shinkeigaku, 1991, 31(2): 191-196.

[67] KOIDE T, KANAZAWA M, SHINBO J, et al. A patient with sarcoidosis needed differential diagnosis from motor neuron disease. Rinsho Shinkeigaku, 2005, 45(7): 485-489.

[68] 黄纯臣, 王钦, 马昱. 以吞咽困难和言语含糊为表现的椎基底动脉延长扩张症 2 例报告及文献复习. 中国临床医学, 2012, (19)3: 316-319.

[69] 汤洪川. 原发性延髓出血(附 2 例报告). 中风与神经疾病杂志, 1986, 3(2): 75-76.

[70] KANDA S, SAITO M, HAYASHI M, et al. Hypoglossal hypoplasia and hyperplasia of the area postrema following perinatal hypoxic brain damage. Brain Dev, 2010, 32(4): 285-288.

[71] DELROSSO L M, HOQUE R, GONZALEZ-TOLEDO E. Two-year-old with post-surgical hypoglossal nerve injury and obstructive sleep apnea. J Clin Sleep Med, 2014, 10(1): 97-98.

[72] LUIGETTI M, TASCA G, MIRABELLA M, et al. ANCA-related vasculitic neuropathy mimicking motor neuron disease. Acta Neurol Belg, 2008, 108(3): 109-111.

[73] LIN Y S, JEN Y M, LIN J C. Radiation-related cranial nerve palsy in patients with nasopharyngeal carcinoma. Cancer, 2002, 95(2): 404-409.

[74] MCDOWELL L J, JACOBSON M C, LEVIN W. High-dose intravenous steroid regimen for radiation-induced hypoglossal nerve palsy. Head Neck, 2017, 39(2): E23-E28.

第八章

梅 毒

病案 97　硬下疳（一期梅毒）

患者，男性，38 岁。

主诉　上唇溃烂 1 个月。

图 8-0-97　病案 97 患者的口腔黏膜病损：上唇内侧黏膜见圆形溃疡，边缘微隆，少许血痂，界清

病史 1个月前上唇出现溃烂,易渗血,伴疼痛,局部涂搽"消炎类软膏"(具体不详),有一定好转。有"肺结核"病史,诉已治愈。否认其他系统性疾病史及药物过敏史。

检查 上唇略肿胀,中份见直径1cm大小圆形溃疡性病损,边缘微隆,表面渗血,薄血痂,周缘界清(图8-0-97),质地较韧。

初步诊断 唇部溃疡待诊。

进一步检查

1. 血常规检查未见明显异常。

2. 梅毒血清学检查快速血浆反应素环状卡片试验(RPR)(+++),梅毒螺旋体酶联免疫吸附试验(TP-ELISA)(+);HIV抗体检测(−)。

诊断 硬下疳(一期梅毒)。

诊断依据

1. 唇黏膜上孤立圆形、质韧溃疡,病程较短。

2. 梅毒血清学检查证实。

3. 后经抗梅毒治疗后病损消退,进一步证实。

疾病管理

1. 于皮肤性病科行药物治疗

苄星青霉素G 240万U×3支 Sig.分双侧臀部注射,每周1次

复方氯己定含漱液 300mL×1支 Sig.含漱 t.i.d.

2. 用药结束后复诊,拟复查RPR。

3. 后续处理 用药结束后复诊时病损消退,复查RPR(−)。建议观察。

病案98 硬下疳(一期梅毒)

患者,女性,42岁。

主诉 上下唇"起疱"2个月。

病史 2个月前发现上下唇"起疱",疼痛,在外院诊断为"疱疹性口炎",服用"阿昔洛韦"无明显疗效。否认系统性疾病史及药物过敏史。

检查 上唇中份及下唇右份唇红黏膜各见一个直径8mm圆形突起,突出于唇红黏膜表面,较厚血痂覆盖,质地较硬,病损边缘黏膜可见线状鲜红色改变(图8-0-98A);湿敷去除痂壳后病损表面光滑充血发红,上皮变薄可见毛细血管(图8-0-98B)。

初步诊断 唇部肿物待诊(硬下疳?)。

图 8-0-98 病案 98 患者就诊各阶段口腔黏膜病损
A. 初诊时上唇中份及下唇右份唇红黏膜各见一个圆形突起,较厚血痂覆盖 B. 初诊时湿敷去除痂壳后病损表面光滑充血发红,上皮变薄可见毛细血管

进一步检查

1. 血常规检查未见明显异常。

2. 首次梅毒血清学检查甲苯胺红不加热血清试验(TRUST)(−),TP-ELISA(−);HIV 抗体检测(−)。局部涂搽醋酸泼尼松龙注射液抗炎治疗。

3. 1 周后复诊,病损略缩小(图 8-0-98C),追问病史患者未否认不洁性交史,再次行梅毒血清学检查 TRUST(+),TP-ELISA(+)。

图 8-0-98(续） C. 局部治疗 1 周后, 病损略缩小

诊断 硬下疳(一期梅毒)。

诊断依据

1. 临床表现为唇黏膜上两个孤立圆形质较硬突起样损害。

2. 梅毒血清学检查证实。

3. 后经抗梅毒治疗后病损消退, 进一步证实。

疾病管理

1. 于皮肤性病科行药物治疗

苄星青霉素 G 240 万 U×3 支 Sig. 分两侧臀部注射, 每周 1 次

复方氯己定含漱液 300mL×1 支 Sig. 含漱 t.i.d.

2. 用药结束后复诊, 拟复查 TRUST。

3. 后续处理 复诊时病损消退, 复查 TRUST(−)。建议观察。

病案 99 **梅毒黏膜斑(二期梅毒）**

患者, 女性, 25 岁。

主诉 双侧口角"上火"1 个月。

病史 1 个月前自觉"上火", 双口角内出现白色斑块, 后自觉稍微变硬, 平时无明显疼痛, 仅有轻微触痛。否认系统性疾病史和药物过敏史。

图 8-0-99　病案 99 患者的口腔黏膜病损

A. 左口角内侧黏膜见 2 处椭圆形白色斑块，表面光亮微凸　B. 右侧舌腭弓表面见椭圆形白色斑块，表面光亮微凸

检查　左口角内侧黏膜、右口角内侧黏膜、右侧舌腭弓表面共见 5 处面积为 3mm×4mm～6mm×8mm 的椭圆形白色斑块，表面光亮微凸（图 8-0-99），灰白色黏液样分泌物覆盖，质软。

初步诊断　梅毒黏膜斑？

进一步检查

梅毒血清学检查 TRUST（＋），TP-ELISA（＋）；HIV 抗体检测（－）。

诊断　梅毒黏膜斑（二期梅毒）。

诊断依据

1. 临床表现为数个圆形或椭圆形的稍隆起的光亮微凸斑块，灰白色黏液样分泌物覆盖。

2. 梅毒血清学检查证实。

3. 后经抗梅毒治疗后病损消退，进一步证实。

疾病管理

1. 于皮肤性病科行药物治疗

苄星青霉素 G 240 万 U×3 支 Sig. 分两侧臀部注射，每周 1 次

复方氯己定含漱液 300mL×1 支 Sig. 含漱 t.i.d.

2. 用药结束后复诊，拟复查 TRUST。

3. 后续处理　复诊时病损消退，复查 TRUST（−）。建议观察。

病案100　梅毒黏膜炎(二期梅毒)

患者，女性，32 岁。

主诉　口腔溃烂 1 个月。

病史　1 个月前无明显诱因口腔内出现 1 个红色"溃疡"，近来新增 3 个，不伴明显疼痛，否认皮肤出现类似病损。否认系统性疾病史和药物过敏史。

检查　上下唇内侧黏膜及右侧舌腹黏膜见 6 个直径 0.4～1.5cm 的椭圆形或半月形红色斑片，边缘呈圆弧状，伴少许糜烂（图 8-0-100），无触痛，质软。

初步诊断　梅毒黏膜炎？

进一步检查　梅毒血清学检查 TRUST（+），TP-ELISA（+）；HIV 抗体检测（−）。

诊断　梅毒黏膜炎（二期梅毒）。

诊断依据

1. 临床表现为非特异性的红斑伴浅表糜烂，边缘呈圆弧状。

2. 梅毒血清学检查证实。

3. 后经抗梅毒治疗后病损消退，进一步证实。

疾病管理

1. 于皮肤性病科行药物治疗

苄星青霉素 G 240 万 U×3 支 Sig. 分两侧臀部注射，每周 1 次

复方氯己定含漱液 300mL×1 支 Sig. 含漱 t.i.d.

2. 用药结束后复诊，拟复查 TRUST。

3. 后续处理　复诊时病损消退，复查 TRUST（−）。建议观察。

图 8-0-100 病案 100 患者的口腔黏膜病损
A、B. 上下唇内侧黏膜见多处椭圆形或半月形红色斑片,边缘呈圆弧状,伴少许糜烂

病案 101 多发性结节样肿物(二期梅毒)

患者,男性,47 岁。

主诉 口腔内"长包"10 余天。

病史 10 余天前觉舌部、上腭部长"包块",无疼痛及其他不适,咽喉部有干燥不适。患"前列腺炎"。否认其他系统性疾病史,有"青霉素"过敏史。

图 8-0-101　病案 101 患者的口腔
黏膜病损
A. 舌背中后份见结节样肿物, 表面
黏膜发红, 边界较清　B. 硬腭散在
分布 5 个小突起, 表面充血发红,
并见数个红色小斑点　C. 右侧舌
腭弓见椭圆形灰白色光亮微隆斑
块, 呈黏膜斑样

　　检查　舌背中后份见 6mm×10mm 的结节样肿物,质软,边界较清,无压痛,表面黏膜发红;硬腭散在分布 5 个直径 2～4mm 的小突起,表面充血发红,质软,无压痛,并见数个直径 1mm 红色斑点;右侧舌腭弓见椭圆形灰白色光亮微隆斑块,呈黏膜斑样(图 8-0-101)。

　　初步诊断

　　1. 咽部黏膜斑(二期梅毒)

　　2. 多发性结节样肿物(二期梅毒口腔表征?)

　　进一步检查

　　1. 血常规检查未见明显异常。

　　2. 梅毒血清学检查 TRUST(+),滴度 1∶32,TP-ELISA(+);HIV 抗体检测(−)。

　　诊断　二期梅毒口腔表征。

　　诊断依据

　　1. 临床表现可见咽部黏膜斑样病损。

　　2. 梅毒血清学检查证实。

　　3. 后经抗梅毒治疗后病损消退,进一步证实。

　　疾病管理

　　1. 于皮肤性病科行药物治疗

　　盐酸四环素 250mg×120 片 Sig. 500mg q.i.d. p.o.

　　复方氯己定含漱液 300mL×1 支 Sig. 含漱 t.i.d.

　　2. 用药结束后复诊,拟复查 TRUST。

　　3. 后续处理　复诊时病损消退,复查 TRUST(−)。建议观察。

【述评】梅毒

　　梅毒(syphilis)是由梅毒螺旋体(treponema pallidum)引起的一种性传播疾病(sexually transmitted disease,STD)。在过去几十年中,由于不洁性行为人群的蔓延扩散,梅毒的发病率显著提高,尤其在西方国家,每年新发感染者约 1 千万人。由于其还可促进人类免疫缺陷病毒(human immunodeficiency virus,HIV)的传播,在当代医学技术条件下,防治形势仍然严峻[1]。口腔病损可出现在梅毒发生的所有阶段,但多为二期梅毒的口腔表现。随着性传播概率的增大,胎传梅毒也逐渐增加,主要引起牙齿、骨、皮肤及面部神经异常。

　　梅毒螺旋体即苍白密螺旋体,细长、盘绕状,用暗视野显微镜观察时,呈变化的自旋运动。人是唯一已知的天然宿主,由于梅毒螺旋体缺乏合成自体生物营养的代谢功能,离开人体不易成活,难以在体外培养。梅毒螺旋体主要通过性接触传播,侵入生殖器黏膜或皮肤后,进入淋巴和血液循环,播散到各器官。其他传播方式主要包括口交、接吻、密切接触感染部位、输血、垂直传播等,少数患者可因接触带有梅毒螺旋体的内衣、被褥、毛巾、剃刀或因哺乳等而被间接感染。潜伏期长短与接种量有关,3～90 天不等。

易感人群暴露于感染源时,发生梅毒的可能性为50%。梅毒螺旋体天生有逃避宿主免疫系统的能力,其外膜整合蛋白数量很少,缺乏足够的免疫源性靶点,因此免疫系统不能激活并产生有效的根除感染的免疫应答。血清学检测发现针对梅毒螺旋体的抗体,出现在一期早期,感染过程中也可持续存在。细胞免疫应答可缓解一期、二期梅毒的症状。但是,如果缺少抗生素治疗,尽管有这些免疫应答,梅毒螺旋体仍能够在人体中长期存活[2-4]。

根据传染途径的不同,梅毒可分为获得性(后天)梅毒和胎传(先天)梅毒。根据病程所处的阶段,获得性梅毒分为早期梅毒和晚期梅毒。前者又分为一期梅毒、二期梅毒和早期潜伏梅毒;后者又分为三期梅毒和晚期潜伏梅毒。口腔病损常常是各期起始的临床表现。获得性梅毒尤其是二期,因其临床表现多种多样,常常非特异,被称为"大模仿家",与其他疾病难以鉴别。口腔医师应重视早期诊断,并注意与其他以白色病损或溃疡性病损为特点的口腔黏膜疾病进行鉴别诊断[5]。

一期梅毒(primary syphilis)主要表现为硬下疳(chancre),发生在梅毒螺旋体接种侵入部位。可发生于身体任意部位,生殖器多见。开始为丘疹或结节,可发展成较硬、无痛的溃疡。直径0.3~3cm,边缘清楚。多为单个,可在2~8周后自愈。硬下疳出现7~10天后,多达80%的患者局部淋巴结肿大[6]。

口腔硬下疳发生在4%~12%的一期梅毒患者,多由于口腔接触生殖器等部位感染。常见于唇部(图81、图82),也见于舌、牙龈、软腭。上下唇都可发生,但同时发病者少见。唇硬下疳表面有黄色薄痂或为光滑面,可形成溃疡,较硬,有红色、紫色或棕色基底,不规则的隆起边缘,伴下颌下和颈淋巴结肿大,持续3~7周。病损无症状,传染性强,常单发,可自愈而不留瘢痕。由于存在时间短暂,硬下疳常被患者和医师忽视,且容易与其他皮肤黏膜病如创伤性溃疡、鳞状细胞癌、非霍奇金淋巴瘤混淆。早期诊断比较困难,因早期非梅毒螺旋体抗原血清试验[如快速血浆反应素环状卡片试验(RPR)或性病研究实验

图81 一期梅毒:唇硬下疳

图82　一期梅毒：唇硬下疳

室试验（VDRL）]一般阴性，所以要注意不可仅凭一次梅毒血清学试验阴性结果排除梅毒。当怀疑一期梅毒时，应当进行梅毒螺旋体特异性 IgG 抗体的检测，该试验阳性表现会出现在非特异检测出现阳性之前。暗视野显微镜可见一期病损中存在梅毒螺旋体，但由于院内传播的危险，现一般不用该法。因无显著特异性组织学表现，故不常采用组织病理学检查 [2,7]。但也有国外研究者认为应行活检以辅助诊断和排除其他疾病。

　　二期梅毒（secondary syphilis）发生在首次接触病原体的 2～12 周后。这一期梅毒螺旋体大量定植于器官和组织，造成黏膜和 / 或皮肤病损。最常见的病损是各型皮疹，常发生在手臂、手掌、足底。一般不引起瘙痒，呈匀称的直径 3～10mm 粉红色或红色斑疹，可发展为丘疹或脓疱（图83）。几周后可自愈且不伴并发症。5%～22% 的患者生殖器或肛门区出现扁平湿疣，5%～6% 有斑块状脱发，还可见扁桃体炎症及肾、眼、肝、骨关节病变。累及中枢神经系统时发生脑膜炎。皮疹需与湿疹、银屑病、药疹、扁平苔藓等鉴别。

　　至少 30% 的二期梅毒患者有口腔病损，表现多种多样、呈高度非特异性。常见的临床表现为黏膜斑和黏膜炎。另可见斑丘疹病损，结节状病损少见。

　　二期梅毒最具代表性的口腔黏膜病损是黏膜斑。常见于软腭及舌部。表现为圆形或椭圆形、灰白色、光亮而微隆的斑块，直径 0.3～1cm 或更大，灰色黏液样分泌物覆盖（图84～图86），常为多个。多个黏膜斑还可融合表现为蜗牛迹样病损，也称蜗牛迹溃疡（图87、图88）。颈淋巴结常增大，扪及橡胶感，疼痛，伴非特异性咽炎、扁桃体炎。值得注意的是，软腭后份腭舌弓黏膜表面的黏膜斑在二期梅毒中特别常见，常常对其他非特异性梅毒口腔黏膜损害的诊断具有重要的提示意义。

　　梅毒性黏膜炎表现为黏膜充血、弥漫性潮红，可有糜烂。

图 83　二期梅毒患者的皮肤病损
A. 掌心皮肤红色斑疹　B. 足底皮肤红色斑疹

　　斑点样梅毒疹常发生在硬腭,表现为平伏或稍隆起、坚实的红色病损(图89)。丘疹样梅毒疹少见,呈红色、隆起、坚实的圆形丘疹,中心可能溃疡,于双颊或口角常见。结节样病损少见,好发于面部、手掌、脚心,发生于唇红时类似鳞状细胞癌或角化棘皮瘤。

　　二期梅毒的口腔表现非常多,临床类似其他疾病或不典型表现,相应的此类病案报道也不少见,如口腔多发性结节样肿物[8]、白斑样[5](图90)、天疱疮样病损[9]等。

图84　二期梅毒：黏膜斑

图85　二期梅毒：黏膜斑

图86　二期梅毒：黏膜斑

图 87　二期梅毒：黏膜斑呈蜗牛迹样病损

图 88　二期梅毒：黏膜斑呈蜗牛迹样病损

图 89　二期梅毒：斑点样梅毒疹

图 90　二期梅毒：白斑样病损

　　对二期梅毒，非梅毒螺旋体抗原血清试验和特异性梅毒螺旋体抗原血清试验一般均为阳性。病损在
3～12 周内自愈，25% 的未治疗患者会有二期病损的复发[10-12]。

　　二期梅毒之后，有一段潜伏期（latent syphilis），患者无临床症状。在二期梅毒病损出现后 12 个月，为
早期潜伏梅毒，具有传染性。在潜伏梅毒后期，传染性下降。此期通过梅毒血清学检测诊断。

　　三期梅毒（tertiary syphilis）发生于 1/3 未治疗的梅毒患者，进行性发展累及多器官，伴有长期的并发
症。皮损主要为树胶肿（gumma），表面呈暗红色的浸润斑块，中间逐渐软化形成溃疡，愈后留下瘢痕。

　　三期梅毒常见的口腔表现为发生在硬腭的树胶肿，还可见于舌和唇部。开始表现为一或多个无痛性
肿块，后破溃形成溃疡。最终会导致骨破坏、腭穿孔、口鼻腔贯通。树胶肿的 X 线表现为界限不清的射线
可透性，类似恶性病变。

　　三期梅毒少见的口腔表现有梅毒性白斑（syphilitic leukoplakia），表现为累及舌背的大面积均质白色
斑块，癌变率较高[5]。

　　神经梅毒可引起单侧或双侧三叉神经病变和面神经麻痹。心血管梅毒少见，主要表现为主动脉炎。

　　梅毒特征性的病理改变是血管内膜炎，可见于所有阶段。硬下疳的典型表现为多形核白细胞和巨噬
细胞形成的炎性浸润，见大量螺旋体。树胶肿是肉芽肿性浸润病损，中心可见坏死组织，还有血管内膜炎
和血管周围炎，螺旋体少见。

　　胎传梅毒又称先天梅毒（congenital syphilis），有其特定的临床表现。一般在怀孕 16 周后，梅毒螺旋
体穿越胎盘，因此根据感染及胎儿发育时间，病变主要累及面部结构。胎传梅毒口面部表现分为早期和
晚期。早期表现包括弥漫性斑丘疹、骨膜炎、鼻炎。晚期表现在出生后至少 24 个月，主要是哈钦森三联
征（Hutchinsonian triad），即牙齿异常、神经性耳聋、间质性角膜炎。上颌切牙比下颌更常受累，切缘比牙
颈部狭窄。第一磨牙牙尖皱缩，比邻近的第二磨牙小，牙尖向中央偏斜，牙釉质发育不全。少见的口面部

表现包括萎缩性舌炎、高而狭窄的上腭^[13]。

　　梅毒主要根据接触史、典型临床表现和实验室检查结果进行诊断。

　　梅毒血清学试验为诊断梅毒所必需。非梅毒螺旋体抗原血清试验是以心磷脂 - 胆固醇 - 卵磷脂为抗原，检测血清中的非特异抗体，用于筛查、疗效判定及后续随访。它包括性病研究实验室试验（VDRL）、快速血浆反应素环状卡片试验（RPR）、血清不加热的反应素玻片试验（USR）和甲苯胺红不加热血清试验（TRUST）。特异性的梅毒螺旋体抗原血清试验包括荧光螺旋体抗体吸收试验（FTA-ABS）、梅毒螺旋体血凝试验（TPHA）、梅毒螺旋体颗粒凝集试验（TPPA）、梅毒螺旋体酶联免疫吸附试验（TP-ELISA），这些试验用于确认非特异性试验的阳性结果[14]。梅毒的确认必须采用梅毒螺旋体抗原血清试验，最常用的是 TPPA 或 TPHA，也可采用 TP-ELISA。因特异性试验是检测血清中抗梅毒螺旋体 IgG 抗体，即使患者经过足够的治疗，该抗体仍能长期存在，甚至终身不消失，血清反应仍持续存在阳性，因此，特异性的梅毒螺旋体抗原血清试验不能用于观察疗效。

　　将梅毒螺旋体抗原血清试验和非梅毒螺旋体抗原血清试验组合在一起（如 RPR＋TPHA 或 TPPA）作为初筛试验可以最大限度地检出各期梅毒病案（除一期梅毒的极早期），同时保证了灵敏度和特异度，是最为理想的梅毒初筛方案。这是世界卫生组织（WHO）推荐的方案。若以梅毒螺旋体抗原血清试验进行初筛，阴性可基本排除梅毒，阳性时再加做非梅毒螺旋体抗原血清试验。两个试验均呈阳性反应，应考虑进行治疗。若梅毒螺旋体抗原血清试验阳性而非梅毒螺旋体抗原血清试验阴性，应询问患者是否有既往的梅毒感染和治疗史。若患者否认有既往史，则应进行随访观察或用另一方法学的梅毒螺旋体抗原血清试验进行重复测定，并结合临床情况做出最终的判断。

　　梅毒螺旋体和 HIV 共同感染常是由于性传播引起的，年轻人多见。梅毒的生殖器溃疡增加了 HIV 感染风险。病案和流行病学研究显示，HIV 能通过口 - 生殖器接触来传播，口腔梅毒伴有溃疡，可能通过口交增加 HIV 传播可能。但也发现非溃疡型梅毒也能增加感染率，故尽早诊断和治疗梅毒能够减少 HIV 传播。

　　HIV 也可能显著影响梅毒的临床过程。由于 HIV 产生免疫缺陷，所以共同感染比单独感染更具有侵袭性。有研究认为，除使二期梅毒生殖器溃疡的发生频率增高外，HIV 并不显著影响梅毒的临床表现。还有报道称感染 HIV 可延长一期和二期梅毒病程，使神经梅毒出现更快，溃疡结节型病损更容易发生[15,16]。

　　一旦确诊梅毒，应转入皮肤性病科治疗。通常的治疗方法根据梅毒分期不同而有所差异。

　　早期梅毒：苄星青霉素 G 240 万 U，分双侧臀部肌内注射，1 次 /w，连续 2～3 次。普鲁卡因青霉素 G 肌内注射，每次 80 万 U，1 次 /d，连续 10～15 天。对青霉素过敏者，选用头孢曲松钠，每次 1.0g，静脉滴注，连续 10～14 天，或盐酸四环素口服，每次 500mg，4 次 /d，连续 15 天。或米诺环素 100mg，2 次 /d，连续 15 天。或多西环素口服，每次 100mg，2 次 /d，连续 15 天。

　　晚期梅毒：苄星青霉素 G 240 万 U，分双侧臀部肌内注射，1 次 /w，连续 3～4 次。普鲁卡因青霉素 G 肌内注射，每次 80 万 U，1 次 /d，连续 20 天。对青霉素过敏者，盐酸四环素口服，每次 500mg，4 次 /d，连续 30 天。或米诺环素 100mg，2 次 /d，连续 30 天。或多西环素口服，每次 100mg，2 次 /d，连续 30 天。

　　梅毒患者经足量规则治疗后，还应复诊并进行非梅毒螺旋体抗原血清学试验，以了解是否治愈或复发,尽可能避免心血管梅毒、神经梅毒和严重并发症的发生。此后还应随访 3 年。第 1 年每 3 个月复查 1 次,以后每 6 个月复查 1 次,包括临床检查和梅毒血清学检测(非梅毒螺旋体抗原血清试验)。有活动性或潜伏性梅毒的患者可抵抗梅毒螺旋体的重复感染。梅毒治愈后不能获得免疫,仍有完全的易感性[17]。

参 考 文 献

[1] FRENCH P. Syphilis. BMJ, 2007, 334 (7585): 143-147.

[2] FICARRA G, CARLOS R. Syphilis: the renaissance of an old disease with oral implications. Head Neck Pathol, 2009, 3 (3): 195-206.

[3] PEELING R W, HOOK E W 3RD. The pathogenesis of syphilis: the Great Mimicker, revisited. J Pathol, 2006, 208 (2): 224-232.

[4] LUKEHART S A. Scientific monogamy: thirty years dancing with the same bug: 2007 Thomas Parran Award Lecture. Sex Transm Dis, 2008, 35 (1): 2-7.

[5] COMPILATO D, AMATO S, CAMPISI G. Resurgence of syphilis: a diagnosis based on unusual oral mucosa lesions. Oral Surg Oral Med Oral Pathol Oral Radiol Endod, 2009, 108 (3): e45-e49.

[6] MULLOOLY C, HIGGINS S P. Secondary syphilis: the classical triad of skin rash, mucosal ulceration and lymphadenopathy. Int J STD AIDS, 2010, 21 (8): 537-545.

[7] SCOTT C M, FLINT S R. Oral syphilis--re-emergence of an old disease with oral manifestations. Int J Oral Maxillofac Surg, 2005, 34 (1): 58-63.

[8] 王芳, 付纪, 朱晓寒, 等. 二期梅毒伴口腔多发性结节性肿物一例. 中华口腔医学杂志, 2010, 45 (10): 640.

[9] MIGNOGNA M D, FORTUNA G, LEUCI S, et al. Secondary syphilis mimicking pemphigus vulgaris. J Eur Acad Dermatol Venereol, 2009, 23 (4): 479-480.

[10] BAUGHN R E, MUSHER D M. Secondary syphilitic lesions. Clin Microbiol Rev, 2005, 18 (1): 205-216.

[11] SINGH A E, ROMANOWSKI B. Syphilis: review with emphasis on clinical, epidemiologic, and some biologic features. Clin Microbiol Rev, 1999, 12 (2): 187-209.

[12] DOMANTAY-APOSTOL G P, HANDOG E B, GABRIEL M T. Syphilis: the international challenge of the great imitator. Dermatol Clin, 2008, 26 (2): 191-202.

[13] FOLLETT T, CLARKE D F. Resurgence of congenital syphilis: diagnosis and treatment. Neonatal Netw, 2011, 30 (5): 320-328.

[14] VIÑALS-IGLESIAS H, CHIMENOS-KÜSTNER E. The reappearance of a forgotten disease in the oral cavity: syphilis. Med Oral Patol Oral Cir Bucal, 2009, 14 (9): e416-e420.

[15] JOHNS D R, TIERNEY M, FELSENSTEIN D. Alteration in the natural history of neurosyphilis by concurrent infection with the human immunodeficiency virus. N Engl J Med, 1987, 316 (25): 1569-1572.

[16] KUMAR B, GUPTA S, MURALIDHAR S. Mucocutaneous manifestations of secondary syphilis in north Indian patients: a changing scenario? J Dermatol, 2001, 28 (3): 137-144.

[17] LEAO J C, GUEIROS L A, PORTER S R. Oral manifestations of syphilis. Clinics (Sao Paulo), 2006, 61 (2): 161-166.

第九章

艾 滋 病

病案 102　艾滋病相关假膜型念珠菌病

患者,男性,49 岁。

主诉　口腔发白 6 个月。

病史　6 个月前发现舌体发白,后逐渐整个口腔内出现白色膜状物,伴疼痛。6 个月来体重下降 10kg,近期有腹泻,否认反复低热史。否认病损出现前长期服用药物史。否认系统性疾病史及药物过敏史。

检查　腭部、双颊、舌背舌腹均见广泛较厚白色假膜(图 9-0-102),用力可部分拭去。软腭后份及咽部充血发红。

初步诊断　假膜型念珠菌病(艾滋病相关?)。

进一步检查

1. 血常规未见明显异常,血糖正常。

2. HIV 抗体检测(+),梅毒血清学检测(−)。

诊断　艾滋病相关假膜型念珠菌病。

诊断依据

1. 口腔黏膜为假膜型念珠菌病表现。

2. 壮年男性,无长期应用抗菌药物或糖皮质激素史,无系统性疾病史但短期内体重骤降。

3. HIV 抗体检测证实。

疾病管理

1. 药物治疗

4% 碳酸氢钠(小苏打)溶液 250mL×4 瓶 Sig. 含漱 t.i.d.

制霉素片 50 万单位 × 100 片 Sig. 1 片碾细与 15mL 纯净水混匀，局部涂敷 t.i.d.

2. 建议转入综合医院感染科或疾病预防控制中心就诊。

图 9-0-102　病案 102 患者的口腔黏膜病损

A、B. 舌背、腭黏膜均见广泛较厚白色假膜

病案 103　艾滋病相关正中菱形舌炎

患者，男性，44 岁。

主诉　舌痛伴舌苔脱落 5 个月。

图 9-0-103　病案 103 患者的口腔黏膜病损：舌背中后份见菱形舌乳头萎缩区，其上有数个结节状突起

病史　5 个月前开始出现舌痛，进食辛辣食物疼痛加重，自检发现舌苔脱落，病情反复。近 6 个月来发热较以往频繁，并伴体重下降 5kg。否认系统性疾病史及药物过敏史。

检查　舌背中后份见 2.5cm×1.3cm 大小舌乳头萎缩区，其上有数个结节状突起（图 9-0-103），触之稍韧，触痛（-），周围舌苔厚腻。

初步诊断　正中菱形舌炎（结节型）。

进一步检查

1. 血常规未见明显异常，血糖正常。

2. HIV 抗体检测（+），梅毒血清学检测（-）。

诊断　艾滋病相关结节型正中菱形舌炎。

诊断依据

1. 口腔表现为结节型正中菱形舌炎。

2. 壮年男性，无系统性疾病史但短期内发热频率增高、体重下降。

3. HIV 抗体检测证实。

疾病管理

1. 药物治疗

4% 碳酸氢钠（小苏打）溶液 250mL×4 瓶 Sig. 含漱 t.i.d.

制霉素片 50 万单位×100 片 Sig. 1 片碾细与 15mL 纯净水混匀，局部涂敷 t.i.d.

2. 建议转入综合医院感染科或疾病预防控制中心就诊。

病案 104 艾滋病相关坏死性溃疡性牙周炎

患者,女性,39岁。

主诉 牙龈溃烂10天。

病史 10天前无明显诱因出现全口牙龈溃烂,伴发热(最高至40℃)、头痛、全身肿痛,于当地输液治疗(具体用药不详),现已退热,但口内溃烂未见好转,无法进食,体重下降。否认近期反复腹泻史。否认系统性疾病史及药物过敏史。

图 9-0-104 病案104患者的口腔黏膜病损
A. 上下颌唇颊侧牙龈多处充血糜烂或坏死,被覆较厚的黄色假膜 B. 14—22腭侧、16、17腭侧牙龈深溃疡,上覆较厚的黄色假膜

图9-0-104(续) C. 24、25、26腭侧牙龈溃烂、坏死,牙槽骨暴露

检查 面色苍白,痛苦面容。上下颌牙牙龈红肿伴糜烂,多处近龈缘处牙龈呈条带状坏死缺损,被覆较厚的黄色假膜,部分牙牙根和牙槽骨骨面暴露(图9-0-104)。牙齿未见明显松动。舌苔厚腻。

初步诊断 坏死性溃疡性牙周炎。

进一步检查

1. 血常规检查:白细胞计数 2.61×10^9/L↓(正常值 $3.8 \times 10^9 \sim 5.1 \times 10^9$/L)、血红蛋白浓度 77↓(正常值 110~160g/L)、红细胞压比容 23.6%↓(正常值 36%~45%)、单核细胞绝对值 1.42×10^9/L↑(正常值 $0.3 \times 10^9 \sim 0.8 \times 10^9$/L)、单核细胞百分比 16.8%↑(正常值 3%~10%);空腹血糖正常。

2. HIV 抗体检测(+),梅毒血清学检查 TRUST(-),梅毒特异性抗体(+)。

诊断 艾滋病相关坏死性溃疡性牙周炎。

诊断依据

1. 口腔表现为全口牙牙龈红肿糜烂,多处牙龈近龈缘处条带状坏死。

2. HIV 抗体检测证实。

疾病管理

1. 药物治疗

4%碳酸氢钠(小苏打)溶液 250mL×1瓶 Sig. 含漱 t.i.d.

复方氯己定含漱液 300mL×1瓶 Sig. 含漱 t.i.d.

2. 建议转入综合医院感染科或疾病防治控制中心就诊。

【述评】艾滋病

获得性免疫缺陷综合征(acquired immune deficiency syndrome,AIDS),简称艾滋病,是由人免疫缺陷

病毒（human immunodeficiency virus，HIV）感染所引起的一系列以严重的细胞免疫功能缺陷为特征，并由此导致各种感染或肿瘤的疾病。迄今为止，HIV 感染在世界范围内仍是一个重大的医疗难题。AIDS 在人类的流行已逾 40 年，截至 2022 年，全球 HIV 感染者有 3 900 万，其中 130 万是新 HIV 感染者，63 万人死于艾滋病相关疾病。2022 年，艾滋病每分钟夺走一条生命；大约 920 万人未获治疗，其中包括 66 万名艾滋病感染儿童。与此同时，近 1/4（23%）的新增 HIV 感染发生在亚洲和太平洋地区，一些国家的新感染人数正在惊人地上升。2023 年 1—8 月，我国新报告艾滋病 43 282 例，死亡 16 474 例。

HIV 属于反转录病毒科（retroviridae）的慢病毒，大致呈球形，直径约 120nm，由包膜、衣壳和核心部分构成。病毒基因组由两条正链 RNA 连接而成，两端是长末端重复序列（long terminal repeats，LTR），LTR 之间的序列编码至少 9 个蛋白，包括结构、调控、辅助蛋白三类。HIV 分为 HIV1 和 HIV2 两型，两型间核苷酸序列同源性为 40%，我国流行的主要为 HIV1 型。HIV 对热及各种消毒剂均敏感，但对紫外线和 γ 射线有较强的抵抗力。

HIV 侵入人体后，选择性侵犯表面表达 CD4$^+$ 抗原的细胞，主要有 Th 淋巴细胞、单核巨噬细胞、树突状细胞等。HIV 通过其表面蛋白与细胞表面 CD4 分子相互作用，造成细胞破坏。而 CD4$^+$ 细胞在免疫应答中起关键作用，随着其数目的不断减少，患者的免疫功能不断下降，易发生严重的机会感染和恶性肿瘤，最终导致死亡。

HIV 的传播途径比较明确。主要为：与 HIV 感染者无保护的性接触、共用注射器、HIV 污染血液或血液制品输血、人工授精、皮肤移植、器官移植、垂直传播（怀孕、生产、母乳喂养）。偶尔由于医务工作者的意外暴露引起[1]。

和其他病毒感染一样，HIV 的感染过程取决于宿主和病毒因素之间的平衡关系。从感染 HIV 到发展成 AIDS 要经历一个长期、复杂的过程。急性感染期是从开始感染到抗体生成之间的时期，显示的症状常类似单核细胞增多症，如发热、腹泻、淋巴结肿大。这些症状出现在感染 HIV 几天到几周之内，但并不是所有感染患者都会出现临床症状和体征[2]。

急性感染期后，病毒复制和宿主免疫应答之间达到平衡，很多感染者可能数年都不出现 HIV 感染的临床表现，潜伏期可能持续 8~10 年或更长[3]。"潜伏期"这个词可能有误导，实际上这个时期病毒量非常高，破坏 CD4$^+$ T 细胞速度非常快。在潜伏期末患者，开始出现一些症状或体征，包括免疫、皮肤、血液、神经、口面部等方面受累的临床表现[4,5]。

口腔表现一般是 HIV 感染的最初和最重要的征兆[6]。目前，与 HIV 感染密切相关的口腔病损主要包括 7 种：口腔念珠菌病、毛状白斑、卡波西肉瘤、牙龈线形红斑、坏死性溃疡性牙龈炎、坏死性溃疡性牙周炎、非霍奇金淋巴瘤。此外，还包括一些不典型溃疡、唾液腺疾病、病毒感染（巨细胞病毒、单纯疱疹病毒、人乳头状瘤病毒、水痘 - 带状疱疹病毒）等表现[7]。多数患者首发表现为口腔念珠菌病、卡波西肉瘤、溃疡性牙周疾病、毛状白斑。大多数病损与 CD4$^+$ T 细胞计数 <200/μL，血浆病毒负载量 >3 000copies/mL 有关。口腔病损不仅预示着 HIV 感染，也是观测接受高效抗反转录病毒治疗（highly active anti-retroviral therapy，HAART）后疗效的标志[8,9]。熟悉 HIV 感染的口腔表现对于早期诊断和治疗、防止感染进一步播散具有重要意义。

　　口腔念珠菌病在 HIV 感染人群中发生率很高。其中尤以假膜型口腔念珠菌病最为常见,该病的发生与 HIV 感染进一步发展为 AIDS 相关,可作为临床标志估计 HIV 感染的严重程度[10]。念珠菌感染在 HIV 感染成人中的发病率为 1.5%～56%,假膜型念珠菌病占 55.8%～69.7%,其次是红斑型念珠菌病(图 91),占 25.7%～50%,念珠菌性口角炎(图 92)占 13.7%～27.1%。HIV 感染的儿童中口腔念珠菌感染率为 22.5%～83.3%,假膜型念珠菌病最常见,其次也是红斑型念珠菌病和念珠菌性口角炎。口腔念珠菌的感染频率常与 CD4$^+$T 细胞计数下降、病毒量增多有关。其他的易感因素有年龄小于 35 岁、吸毒、每天吸烟超过 20 支[10]。

图 91　艾滋病相关红斑型念珠菌病

图 92　艾滋病相关念珠菌性口角炎

口腔毛状白斑（oral hairy leukoplakia，OHL）是 EB 病毒感染所致。几乎只发现在未经治疗的 HIV 感染者中，常发生在舌缘（图 93）。表现为双侧舌缘白色或灰白色斑块，有时可蔓延至舌背和舌腹。毛状白斑在 HIV 感染患者中的发病率为 0.42%～38%[11-13]。发病率升高与更多地暴露于 EB 病毒（Epstein-Barr virus）、CD4+ 计数下降、HIV 病毒量增多有关。

图 93　口腔毛状白斑
A. 舌背　B. 右舌缘

卡波西肉瘤（Kaposi sarcoma，KS）是恶性的多病灶系统性疾病，起源于血管内皮，目前认为 KS 由人疱疹病毒 8（HHV-8）引起，通过性接触、血液、唾液传播[14]。好发部位是皮肤，黏膜、淋巴系统、肺、胃肠道也均可受累[15]。在 HIV 感染者中，20% 的 KS 首发在口腔，临床表现为红紫色斑点、丘疹、斑块、结节，可能出现溃疡而造成局部组织破坏，常见于腭部和牙龈（图 94、图 95）[16]。

图94 艾滋病相关卡波西肉瘤
A. 皮肤　B. 舌背　C. 牙龈

图94(续) D. 牙龈 E、F. 腭部

图 95　艾滋病相关卡波西肉瘤

HIV 感染人群更容易发生人乳头瘤病毒（human papilloma virus, HPV）口腔感染, 感染率为 25.3%, 而免疫正常人群的 HPV 感染率为 7.6%。HIV 感染者也更容易发生多种 HPV 类型的感染。HIV 感染者人群发生 HPV 感染时, 高危型 HPV 基因型如 HPV16 常见 [17]。在 HIV 感染人群, 口腔 HPV 感染的危险因素包括男性、单纯疱疹病毒 2 型（HSV-2）血清阳性、口 - 生殖器接触 [18]。HIV 感染者中口腔 HPV 感染率升高的原因尚不清楚 [19]。

HIV 相关性牙龈炎和牙周炎在发展中国家更常见, 包括牙龈线形红斑、坏死性溃疡性龈炎、坏死性溃疡性牙周炎、坏死性口炎。牙龈线形红斑表现为沿游离龈界限清楚火红色的充血带, 易出血, 常规治疗无效。HIV 感染相关的牙龈炎和牙周炎与非感染的慢性牙周疾病类似, 更具有侵袭性。但其并不出现在所有的 HIV 感染患者, 说明单纯 HIV 感染并不会导致牙周袋形成、附着丧失、探诊出血, 出现牙龈炎和牙周炎还与其他的危险因素有关, 如吸烟、口腔卫生差 [1,7]。

正中菱形舌炎也可见于 HIV 感染者, 多表现为结节型（图 96）。

HIV 相关的唾液腺疾病主要是单侧或双侧腮腺肿大, 常伴有口干。HIV 患者口干时, 既有可能是出现了唾液腺疾病, 也有可能是药物的副作用。

非霍奇金淋巴瘤（non-Hodgkin lymphoma, NHL）是第二大常见的 HIV 相关性肿瘤。常以无痛性颈、锁骨上淋巴结肿大为首要表现。口内常见于牙龈和上腭, 表现为红色或紫色软组织包块, 伴或不伴溃疡和组织坏死 [20]。

儿童 HIV 感染者的口腔表现与成年人基本相同, 但与成年患者相关性高的 KS、NHL、OHL 少见于儿童。儿童常见的是口腔念珠菌病、腮腺肿大、复发性口腔溃疡、牙周和牙龈疾病。牙齿龋坏更易发生, 累及乳牙和恒牙, 可能由于 HIV 相关的口干所致。恒牙萌出延迟或加速 [21]。

图96 艾滋病相关正中菱形舌炎

出现上述口腔损害的患者若为青壮年,且伴近期体重持续下降10%以上,或伴有慢性腹泻或咳嗽1个月以上,或伴有间歇或持续发热1个月以上,应考虑口腔病损与HIV感染相关。

HIV抗体的检测是目前临床诊断HIV感染的金标准,酶联免疫吸附试验(ELISA)和免疫印迹(WB)方法是临床应用最广、敏感性和特异性均高的血清学方法。ELISA敏感性及特异性均较好,可作为初筛试验,需检测结果2次阳性才可确定为阳性。WB测定病毒的结构蛋白,特异性很高,常作为验证试验,其确认的3种主要抗原为核蛋白P24、包膜蛋白gP41和gP120/160。

HIV抗体阳性,又具有下述任何一项者,可确诊为艾滋病患者:①近期内(3~6个月)体重减轻10%以上,且持续发热,体温达38℃1个月以上;②近期内(3~6个月)体重减轻10%以上,且持续腹泻(每天3~5次)1个月以上;③卡氏肺孢子菌肺炎(PCP);④卡波西肉瘤;⑤明显的真菌或其他条件致病菌感染。

艾滋病患者通常由感染科医师进行抗病毒治疗。口腔医师主要针对其口腔表征进行对症治疗。

口腔念珠菌病采用2%~4%碳酸氢钠液含漱,局部涂搽制霉菌素涂剂即可获得良好的效果,病情较重者可口服伊曲康唑200mg/d,疗程为10~14天。

毛状白斑一般无症状,也无癌变潜能,不需治疗。有研究用阿昔洛韦或伐昔洛韦治疗毛状白斑,但容易产生耐药性[22]。

目前,尚没有疫苗或抗病毒药物治愈AIDS相关的KS。治疗目标只是消除或至少除去影响面容的病损,缓解疼痛、肿胀、淋巴结病。局限性KS局部治疗有效,播散性KS需要系统治疗。口腔KS治疗包括局部放疗、激光治疗、手术切除、化疗,化疗药物有长春碱类(长春新碱、长春碱、长春瑞滨)和博来霉素。但FDA认证的治疗KS的药物仅包括局部使用阿利维A酸凝胶,全身治疗使用柔红霉素脂质体、紫杉醇、干扰素-α[1,23]。

非霍奇金淋巴瘤尚无彻底的治疗方法，一般采取大剂量化疗和自体干细胞移植。

参考文献

[1] LEAO J C, RIBEIRO C M, CARVALHO A A, et al. Oral complications of HIV disease. Clinics (Sao Paulo), 2009, 64 (5): 459-470.

[2] MIRÓ J M, SUED O, PLANA M, et al. Advances in the diagnosis and treatment of acute human immunodeficiency virus type 1 (HIV-1) infection. Enferm Infecc Microbiol Clin, 2004, 22 (10): 643-659.

[3] JEENINGA R E, WESTERHOUT E M, VAN GERVEN M L, et al. HIV-1 latency in actively dividing human T cell lines. Retrovirology, 2008, 5: 37.

[4] HAN Y F, WIND-ROTOLO M, YANG H C, et al. Experimental approaches to the study of HIV-1 latency. Nat Rev Microbiol, 2007, 5 (2): 95-106.

[5] KAHN J O, WALKER B D. Acute human immunodeficiency virus type 1 infection. N Engl J Med, 1998, 339 (1): 33-39.

[6] GREENSPAN D, KOMAROFF E, REDFORD M, et al. Oral mucosal lesions and HIV viral load in the Women's Interagency HIV Study (WIHS). J Acquir Immune Defic Syndr, 2000, 25 (1): 44-50.

[7] NOKTA M. Oral manifestations associated with HIV infection. Curr HIV/AIDS Rep, 2008, 5 (1): 5-12.

[8] COOGAN M M, GREENSPAN J, CHALLACOMBE S J. Oral lesions in infection with human immunodeficiency virus. Bull World Health Organ, 2005, 83 (9): 700-706.

[9] HODGSON T A, NAIDOO S, CHIDZONGA M, et al. (A1) Identification of oral health care needs in children and adults, management of oral diseases. Adv Dent Res, 2006, 19 (1): 106-117.

[10] RANGANATHAN K, HEMALATHA R. Oral lesions in HIV infection in developing countries: an overview. Adv Dent Res, 2006, 19 (1): 63-68.

[11] ARENDORF T, HOLMES H. Oral manifestations associated with human immunodeficiency virus (HIV) infection in developing countries—are there differences from developed countries. Oral Dis, 2000, 6 (3): 133-135.

[12] GREENSPAN J S, GREENSPAN D. The epidemiology of the oral lesions of HIV infection in the developed world. Oral Dis, 2002, 8 (Suppl 2): 34-39.

[13] PATTON L L. Sensitivity, specificity, and positive predictive value of oral opportunistic infections in adults with HIV/AIDS as markers of immune suppression and viral burden. Oral Surg Oral Med Oral Pathol Oral Radiol Endod, 2000, 90 (2): 182-188.

[14] MARTRÓ E, ESTEVE A, SCHULZ T F, et al. Risk factors for human Herpesvirus 8 infection and AIDS-associated Kaposi's sarcoma among men who have sex with men in a European multicentre study. Int J Cancer, 2007, 120 (5): 1129-1135.

[15] LEÃO J C, HINRICHSEN S L, DE FREITAS B L, et al. Human herpes virus 8 and Kaposi's sarcoma. Rev Assoc Med Bras, 1999, 45 (1): 55-62.

[16] FELLER L, MASIPA J, WOOD N, et al. The prognostic significance of facial lymphoedema in HIV-seropositive subjects with Kaposi sarcoma. AIDS Res Ther, 2008, 5: 2.

[17] COUTLÉE F, TROTTIER A M, GHATTAS G, et al. Risk factors for oral human papillomavirus in adults infected and not infected with human immunodeficiency virus. Sex Transm Dis, 1997, 24 (1): 23-31.

[18] KREIMER A R, ALBERG A J, DANIEL R, et al. Oral human papillomavirus infection in adults is associated with sexual behavior and HIV serostatus. J Infect Dis, 2004, 189 (4): 686-698.

[19] ARORA A, CHIAO E, TYRING S K. AIDS malignancies. Cancer Treat Res, 2007, 133: 21-67.

[20] NAVARRO C M，SHIBLI J A，FERRARI R B，et al. Gingival primary extranodal non-Hodgkin's lymphoma as the first manifestation of acquired immunodeficiency syndrome. J Periodontol，2008，79（3）：562-566.

[21] YENGOPAL V，BHAYAT A，COOGAN M. Pediatric oral HIV research in the developing world. Adv Dent Res，2011，23（1）：61-66.

[22] WALLING D M，FLAITZ C M，NICHOLS C M，et al. Persistent productive Epstein-Barr virus replication in normal epithelial cells in vivo. J Infect Dis，2001，184（12）：1499-1507.

[23] DEZUBE B J. Management of AIDS-related Kaposi's sarcoma：advances in target discovery and treatment. Expert Rev Anticancer Ther，2002，2（2）：193-200.

第十章

人乳头状瘤病毒相关性口腔黏膜病损

病案 105　局灶性上皮增生（儿童唇颊）

患儿，女性，7岁。

主诉　发现口腔"起疱"1年。

病史　1年前发现患儿上唇"起疱"，逐渐增多，无疼痛等不适。否认系统性疾病史、药物过敏史及家族史。

检查　上下唇内侧黏膜见多个略凸起、柔软、无充血糜烂、直径 3～10mm 圆形病损，颜色与周围黏膜一致或略白（图 10-0-105）。颊部也见少量类似病损。

初步诊断　口腔黏膜多发性增生物待诊。

进一步检查

1．血液检查示血常规、血糖、凝血功能正常，梅毒血清学检测（−），HIV 抗体（−）。

2．取下唇内侧黏膜增生病损组织行活检，显示上皮棘层增厚明显，上皮钉突增长变宽，未见异常增生。上皮上层可见核分裂样细胞即细胞核增大、浓染类似于处于分裂期的细胞，提示病毒感染。

3．取病损组织行 HPV6、HPV11、HPV16 和 HPV18 聚合酶链反应（PCR）检测均为阴性。

4．从患儿病损组织的石蜡包埋块中提取 DNA，行 PCR 检测示 HPV13 阳性。

诊断　局灶性上皮增生。

诊断依据

1．临床表现为数个软而界限清楚的、无蒂的结节状突起。

2．口腔病损活检提示病毒感染。

3．病损组织 PCR 检测发现 HPV13 阳性。

图 10-0-105　病案 105 患儿的口腔黏膜病损

A、B. 上下唇内侧黏膜见多个略凸起的圆形病损，颜色与周围黏膜一致或略白，下唇缝线处为活检部位

疾病管理　建议观察，定期复诊。

病案 106　局灶性上皮增生（成人牙龈）

患者，女性，33 岁。

主诉　下颌牙龈长"小颗粒" 1 个月。

图 10-0-106　病案 106 患者的口腔黏膜病损：下颌前牙唇侧牙龈见多个苍白、凸出的丘疹样增生物

病史　1 个月来自觉下颌牙龈长"小颗粒"，有轻微不适感。否认系统性疾病史、药物过敏史及家族史。

检查　下颌前牙唇侧牙龈多个苍白、凸出、无症状的直径 1～3mm 的丘疹样增生物（图 10-0-106），病损表面覆盖的黏膜外观正常，不伴充血糜烂，扪诊柔软或稍韧。

初步诊断　口腔黏膜多发性增生物待诊。

进一步检查

1. 血液检查示血常规、血糖、凝血功能正常，梅毒血清学检测（−），HIV 抗体（−）。

2. 取下唇内侧黏膜增生病损组织行活检，常规 HE 染色显示上皮角化不全和严重的上皮棘层增厚，上皮钉突拉长增大。上皮上层细胞肿胀、水肿和空泡性变，提示可能有病毒感染。

3. 取病损组织行 HPV6、HPV11、HPV16 和 HPV18 PCR 检测均为阴性。

4. 从病损组织的石蜡包埋块中提取 DNA，行 PCR 检测发现 HPV32 阳性。

诊断　局灶性上皮增生。

诊断依据

1. 临床表现为数个软而界限清楚的、无蒂的结节状突起。

2. 口腔病损活检提示病毒感染。

3. 病损组织 PCR 检测发现 HPV32 阳性。

疾病管理　建议观察，定期复诊。

图 10-0-107　病案 107 患者的口腔黏膜病损：下唇内侧黏膜见 2 处增生物，偏右者表面为正常黏膜颜色，偏左者表面发白粗糙，见较多细小突起呈菜花状

患者，男性，42 岁。

主诉　下唇肿物 2 个月。

病史　2 个月前始发现下唇肿物，无痛，易咬到。肿物无明显变化。否认系统性疾病史、药物过敏史。近期有不洁性交史。

检查　下唇内侧黏膜见 2 处增生物，直径分别为 3mm、9mm，靠右者为正常黏膜颜色；靠左者发白，表面粗糙，见较多细小突起呈菜花状（图 10-0-107），质韧，无触痛。

初步诊断　口腔尖锐湿疣？

进一步检查

1. 取病损组织行 HPV6 PCR 检测为阳性。

2. 查血常规、血糖、凝血功能正常。切除病损活检显示上皮角化不全和棘层增厚，上皮钉突拉长呈乳头瘤样增生。上皮上部细胞肿胀、水肿和空泡性变，伴炎细胞浸润。

诊断　口腔尖锐湿疣。

诊断依据

1. 临床表现为数个表面呈菜花状的结节状增生物。

2. 有不洁性交史。

3. 病损组织 PCR 检测发现 HPV6 阳性。

疾病管理　活检时已完整切除，故建议观察，若复发即复诊。

病案 108 寻常疣

患者,女性,67 岁。

主诉 发现口内长异物 10 天。

病史 10 天前体检时发现口腔右侧上腭部有一肿物,无疼痛等不适。否认系统性疾病史和药物过敏史。

检查 硬腭右后份黏膜见一直径 4mm 增生物,质软,表面发白,见多个毛发状刺状凸起(图 10-0-108)。

初步诊断 寻常疣?

图 10-0-108　病案 108 患者的口腔黏膜病损

A、B. 硬腭右后份黏膜见一表面发白、有多个毛发状刺状凸起的增生物(箭头示)

进一步检查 查血常规、血糖、凝血功能正常。切除病损组织活检显示为口腔黏膜鳞状上皮乳头状增生。

诊断 寻常疣。

诊断依据

1. 临床表现为单个表面呈毛发状凸起的增生物。

2. 组织病理学检查证实。

疾病管理 活检时已完整切除，故建议观察。

【述评】人乳头状瘤病毒相关性口腔黏膜病损

人乳头状瘤病毒（human papilloma virus，HPV）感染十分普遍，感染率也呈逐年上升趋势。HPV 感染人皮肤和黏膜，引起上皮增生，形成疣状损害，甚至参与肿瘤的形成。

乳头状瘤病毒是小的双链 DNA 病毒，包含约 7 900 个碱基对，人类只感染其中的人乳头状瘤病毒。HPV 基因组包括 8 个开放阅读框架（open reading frames，ORFs），编码与病毒基因调控有关的 6 个早期蛋白（E1、E2、E4、E5、E6、E7）和形成病毒衣壳的 2 个晚期蛋白（L1、L2）。L1 在 8 个 ORF 中最为保守，可用于识别新的 HPV 型别。如果 L1 DNA 序列与已知 HPV 类型的同源性相差大于 10%，即被认为是一个新的 HPV 基因型。根据 HPV 基因序列的不同，分为 120 多种基因型。根据感染部位不同，HPV 被分为嗜皮肤型和嗜黏膜型。还可根据病损恶性程度，分为高危型和低危型，一般认为 E6 和 E7 的区别造成了这种差别，因为 HPV16 的 E7 蛋白比 HPV6 的 E7 蛋白更具有致瘤性。10 余年前报道已经鉴别了 30 种 HPV 基因型，分为 15 种高危型、3 种中间型、12 种低危型[1-3]。低危型以 HPV6 和 HPV11 最常见，高危型以 HPV16 和 HPV18 最常见。目前 HPV 根据 L1 DNA 序列的差异性可分为 200 余种基因型[4]。

HPV 的生命周期与宿主角化细胞的分化程序密切相关。HPV 通过表皮/上皮损伤部位进入表皮/上皮基底层，HPV 受体包括 α6 整合蛋白、细胞外层粘连蛋白 5、硫酸乙酰肝素蛋白多糖[5-7]。进入细胞后，作为游离基因定植于细胞核，在此阶段，病毒蛋白 E1、E2、E6、E7 低表达，不产生子代病毒颗粒。细胞分裂后，已感染的子细胞向基底上层区域迁移并分化，激活病毒基因组的转录调控。病毒蛋白 E6 和 E7 通过刺激细胞增殖和 DNA 合成，延迟终止分化；通过干扰和阻止细胞周期调控因子的表达，导致病毒基因组的高度扩增。在表皮/上皮上层，E1、E2、E4、E5 病毒蛋白含量增加，L1、L2 合成衣壳蛋白。在分化终点细胞内，病毒 DNA 包装进入病毒衣壳，于表皮/上皮表层散播[8,9]。

HPV 感染范围广泛，累及皮肤和黏膜，包括肛门、生殖器、尿道、皮肤、喉、气管支气管、鼻腔、口腔。口腔 HPV 感染与多种口腔疾病相关，具体传播方式仍然不清。HPV 会形成隐性的亚临床感染，可能起源于出生时母亲的产道感染。但水平传播仍是其主要途径，方式为通过密切接触，如性接触（口交）、非性传播（与患者共用湿毛巾等）和自身接种。有系统评价研究表明，在健康成年人口腔黏膜，HPV 总类型和高危型感染率分别为 4.5% 和 3.5%；且其中 28% 有 HPV16 的感染[10]。一项 HPV 和口腔癌关系的 meta 分析研究表明，正常口腔黏膜对照组中有 12% 为 HPV 阳性[11]。说明 HPV 感染可发生在正常口腔黏膜。

口腔 HPV 感染会导致不同的临床表现，低危型 HPV 基因型常引起良性口腔黏膜病损，如寻常疣、尖锐湿疣、局灶性上皮增生、口腔鳞状乳头瘤。最常见的低危型是 HPV6 和 HPV11，本单元病案中提到的 HPV13、HPV32 也为低危型。嗜皮肤型 HPV2、HPV4、HPV57 也见于口腔疣状病损[2]。

局灶性上皮增生（focal epithelial hyperplasia，FEH）是由 HPV 引起的良性口腔疾病。临床表现为数个软而界限清楚的、无蒂的结节状突起（图97～图100）。组织病理学检查可见上皮层内有凹空细胞。病损中可检测到病毒颗粒和 HPV 抗原，说明 HPV 病毒与其发病有关，已报道的 HPV 类型有 HPV1、HPV 6、HPV 13、HPV 32。存在人类白细胞抗原 β 链 1*0404 等位基因时，也可增加其发病危险。该病为良性病变，患者多无明显不适，且病损可能自行消退，一般以观察为主，无须治疗。但发生于牙龈者需排除 Cowden 综合征。

图97　局灶性上皮增生
A、B. 上下唇内侧黏膜见多个略凸起的圆形病损，颜色与周围黏膜一致

图98　局灶性上皮增生
A、B. 上下唇内侧黏膜见多个丘疹样病损,与周围黏膜颜色一致

　　寻常疣(verruca vulgaris)好发于腭部,表现为外突、边界清楚、表面有毛发状、明显发白的外生型病损,具有显著的上皮表层角化过度和棘层增厚。与口腔寻常疣相关的有嗜黏膜型 HPV6、HPV11、HPV16,嗜皮肤型 HPV1、HPV2、HPV4、HPV7。治疗多采用手术切除或观察。

　　口腔鳞状乳头瘤(oral squamous papilloma)是良性肿瘤,常见于 30～40 岁人群。由于病损中 HPV 病毒颗粒的存在,HPV 感染被认为是主要病因,HPV6 和 HPV11 常见。病损多为单发。病损表现为外突的边界清楚、乳头状或卵石样,正常粉红色或浅白色的增生物(图101)。治疗常采取手术切除或观察。

图 99 局灶性上皮增生
A、B. 上下唇内侧黏膜见多个丘疹样病损，呈灰白色

寻常疣与口腔鳞状乳头瘤的区别主要在于临床病损特征，二者的定义和归类在各文献或专著中均不甚清楚，存在混淆交叉。本书主要依据专著 *Clinical oral medicine and pathology* 进行区分[12]。

口腔尖锐湿疣（oral condyloma acuminatum）常表现为很多小的白色或粉红色结节，可增殖并结合形成软而无蒂的增生物，表面比口腔鳞状乳头瘤更像菜花状。口腔中少见。患者有不洁性交史。组织病理学检查示上皮层内见凹空细胞。电子显微镜可见病损细胞核内存在病毒包涵体。病损组织常检出 HPV6 和 HPV11。治疗可采用手术切除或激光治疗。因较易复发，须密切观察和复诊。尖锐湿疣若为单个，可能与口腔鳞状乳头瘤不易区分，须结合病史。

图 100　局灶性上皮增生
A、B. 牙龈唇颊腭侧多个丘疹样病损，
呈浅白色

图 101　悬雍垂表面的口腔鳞状乳头
瘤（箭头示）

HPV 与口腔潜在恶性疾患或口腔癌的关系并不像 HPV 与宫颈癌的关系一样确定,各研究间 HPV 感染率波动幅度很大,所以它们之间的关系仍然有争议。HPV 与口腔潜在恶性疾患的研究主要集中在口腔白斑病。有研究表明,22.2% 不伴异常增生的口腔白斑病病损中发现 HPV,其对照组正常黏膜中 10.0% 存在 HPV[13]。HPV 阳性的口腔白斑病病损中,HPV16/HPV18 占 28.8%,低危型 HPV6/HPV11 占 55.8%[14]。这些发现均为口腔白斑病发生发展的病毒学基础提供了证据。

研究认为,在口腔黏膜癌变过程中,HPV 大量的游离基因整合进入宿主基因组后,病毒 *E2* 基因表达中断,导致病毒 E6、E7 的 mRNA 表达失控。通过抑制 *p53*、*pRb* 的正常功能,直接刺激宿主细胞 DNA 突变,改变 DNA 修复机制,直接参与调控细胞周期。在高危型 HPV 中持续而异常的 *E6*、*E7* 基因表达,可导致宿主细胞基因组不稳定,突变物质的积累,最终癌变。上皮细胞的癌变是一个逐步的过程,还要有其他辅助因子和致癌物质的共同作用,如吸烟、辐射等。因此,与感染率相比,HPV 相关的癌变率很低[15]。

关于 HPV 与口腔黏膜癌变的关系,其中研究最多的是 HPV16 和 HPV18。一项对口腔和口咽异常增生病损(oral cavity and oropharyngeal dysplasia,OOPD)的 meta 分析发现 HPV16/HPV18 在 OOPD 中的总感染率是 24.5%,HPV16 感染率为 24.4%。HPV16 和 HPV18 更常见于异常增生和癌,约是正常组织感染率的 3 倍。而在异常增生和癌之间,或者在轻、中、重度异常增生之间,HPV16 和 HPV18 感染率无显著差别[16]。另有系统评价发现,HPV 在口腔鳞状细胞癌(OSCC)中的感染率为 38.1%,PCR 灵敏度高于原位杂交诊断方法[17]。有研究检测了 66 例 OSCC 的 HPV16 感染情况来评估其预后意义,5 年生存率显示瘤内 HPV16 感染的患者预后更佳,可能由于 HPV 阳性的 OSCC 更易形成外生型肿瘤,更早被发现切除,预后更好[18]。低危型 HPV 也可见于 OSCC,说明低危型引起的并不完全都是良性病损[19]。疣状癌是鳞状细胞癌的一型,临床表现为外生生长的菜花样疣状病损,与之相关的 HPV 包括 HPV6、HPV11、HPV16、HPV18[20]。

HPV 至今尚不能在体外培养,对其检测主要依赖于分子生物学技术。目前,HPV 检测方法主要有斑点印迹法、荧光原位杂交法、Southern 杂交法、PCR 法和杂交捕获法等。敏感度较高的方法有原位杂交、PCR 法。但 PCR 法特异性低,假阳性率较高。荧光原位杂交法复杂,不宜大规模临床使用。目前较为公认的灵敏度和特异度高的方法是杂交捕获二代法,为美国 FDA 批准的 HPV DNA 的检测方法[2]。但现阶段在国内,常用的仍为 PCR 法。

参 考 文 献

[1] RAUTAVA J, SYRJÄNEN S. Human papillomavirus infections in the oral mucosa. J Am Dent Assoc, 2011, 142(8): 905-914.

[2] KUMARASWAMY K L, VIDHYA M. Human papilloma virus and oral infections: an update. J Cancer Res Ther, 2011, 7(2): 120-127.

[3] LACOUR D E, TRIMBLE C. Human papillomavirus in infants: transmission, prevalence, and persistence. J Pediatr Adolesc Gynecol, 2012, 25(2): 93-97.

[4] 中华预防医学会肿瘤预防与控制专业委员会, 中国医师协会妇产科医师分会阴道镜与宫颈病变专业委员会, 中国优生科学协会阴道镜和子宫颈病理学分会, 等. 人乳头状瘤病毒核酸检测用于宫颈癌筛查中国专家共识(2022). 中华医学

杂志，2023，103（16）：1184-1195.

[5] JOYCE J G，TUNG J S，PRZYSIECKI C T，et al. The L1 major capsid protein of human papillomavirus type 11 recombinant virus-like particles interacts with heparin and cell-surface glycosaminoglycans on human keratinocytes. J Biol Chem，1999，274（9）：5810-5822.

[6] GIROGLOU T，FLORIN L，SCHÄFER F，et al. Human papillomavirus infection requires cell surface heparan sulfate. J Virol，2001，75（3）：1565-1570.

[7] YOON C S，KIM K D，PARK S N，et al. alpha（6）Integrin is the main receptor of human papillomavirus type 16 VLP. Biochem Biophys Res Commun，2001，283（3）：668-673.

[8] DOORBAR J，GRIFFIN H. Intrabody strategies for the treatment of human papillomavirus-associated disease. Expert Opin Biol Ther，2007，7（5）：677-689.

[9] MÜNGER K，HOWLEY P M. Human papillomavirus immortalization and transformation functions. Virus Res，2002，89（2）：213-228.

[10] KREIMER A R，BHATIA R K，MESSEGUER A L，et al. Oral human papillomavirus in healthy individuals：a systematic review of the literature. Sex Transm Dis，2010，37（6）：386-391.

[11] SYRJÄNEN S，LODI G，VON BÜLTZINGSLÖWEN I，et al. Human papillomaviruses in oral carcinoma and oral potentially malignant disorders：a systematic review. Oral Dis，2011，17 Suppl 1：58-72.

[12] BRUCH J M，TREISTER N. Clinical oral medicine and pathology ‖ normal anatomy. Springer international publishing switzerland，2017，1：1-16.

[13] MILLER C S，JOHNSTONE B M. Human papillomavirus as a risk factor for oral squamous cell carcinoma：a meta-analysis，1982-1997. Oral Surg Oral Med Oral Pathol Oral Radiol Endod，2001，91（6）：622-635.

[14] MILLER C S，WHITE D K. Human papillomavirus expression in oral mucosa，premalignant conditions，and squamous cell carcinoma：a retrospective review of the literature. Oral Surg Oral Med Oral Pathol Oral Radiol Endod，1996，82（1）：57-68.

[15] SINAL S H，WOODS C R. Human papillomavirus infections of the genital and respiratory tracts in young children. Semin Pediatr Infect Dis，2005，16（4）：306-316.

[16] JAYAPRAKASH V，REID M，HATTON E，et al. Human papillomavirus types 16 and 18 in epithelial dysplasia of oral cavity and oropharynx：A meta-analysis，1985-2010. Oral Oncol，2011，47（11）：1048-1054.

[17] TERMINE N，PANZARELLA V，FALASCHINI S，et al. HPV in oral squamous cell carcinoma vs head and neck squamous cell carcinoma biopsies：a meta-analysis（1988-2007）. Ann Oncol，2008，19（10）：1681-1690.

[18] SUGIYAMA M，BHAWAL U K，KAWAMURA M，et al. Human papillomavirus-16 in oral squamous cell carcinoma：clinical correlates and 5-year survival. Br J Oral Maxillofac Surg，2007，45（2）：116-122.

[19] MENDELSOHN A H，LAI C K，SHINTAKU I P，et al. Histopathologic findings of HPV and p16 positive HNSCC. Laryngoscope，2010，120（9）：1788-1794.

[20] WALVEKAR R R，CHAUKAR D A，DESHPANDE M S，et al. Verrucous carcinoma of the oral cavity：A clinical and pathological study of 101 cases. Oral Oncol，2009，45（1）：47-51.

第十一章

系统性疾病的口腔表征

第1单元 血小板减少性紫癜

病案109 血小板减少性紫癜

【述评】血小板减少性紫癜

病案109 血小板减少性紫癜

患者，女性，29岁。

主诉 口腔及皮肤起血疱半天。

病史 半天前无明显诱因口腔及上半身皮肤出现血疱，无疼痛等不适。否认系统性疾病史及药物过敏史。

检查 双颊及舌背、舌腹见多个直径0.1～2.5cm大小不等的血疱（图11-1-109A、B），胸部皮肤也见数十个针尖大小瘀点及数个直径1～4mm小血疱（图11-1-109C）。

初步诊断 出血性疾病？

进一步检查 血常规示血小板（PLT）10×10^9/L↓（正常值100×10^9～300×10^9/L），余未见明显异常；凝血酶原时间（PT）和部分凝血活酶时间（APTT）均正常。

诊断 血小板减少性紫癜。

疾病管理

1. 药物治疗

复方氯己定含漱液300mL×1支 Sig.含漱 t.i.d.

2. 立即转入血液科治疗。

图 11-1-109　病案 109 患者的口腔黏膜病损和皮肤病损

A、B. 左颊、舌背黏膜表面见多个大小不等的血疱　C. 前胸部皮肤见数十个针尖大小瘀点和数个小血疱

【述评】血小板减少性紫癜

血小板性紫癜（thrombocytic purpura）是由血小板疾病导致皮肤、黏膜或内脏出血的疾病，分为血小板减少性紫癜（thrombocytopenic purpura）和血小板功能异常引起的紫癜。血小板减少性紫癜包括免疫性血小板减少性紫癜、血栓性血小板减少性紫癜、药物相关性血小板减少性紫癜及某些原发病基础上发生的血小板减少性紫癜等。血小板功能异常的原因包括血小板病、血小板无力症、尿毒症、异常球蛋白血症、药物等。

药物相关性血小板减少性紫癜的症状可从无临床出血，到颅内出血导致死亡，所以应警惕药物的该类不良反应。引起血小板减少的药物很多，最常见的是抗感染药物，如氨苄西林、阿莫西林、头孢菌素、阿奇霉素、左氧氟沙星、莫西沙星、复方磺胺甲噁唑、利福平、氯霉素、磺胺等；解热镇痛药如阿司匹林、对乙酰氨基酚、双氯芬酸等；抗代谢和细胞毒药物，以及肝素等[1]。可引起血小板减少的原发性疾病包括：慢性淋巴细胞性白血病、各种急性白血病、淋巴瘤、系统性红斑狼疮、类风湿关节炎、甲状腺功能亢进、肝脏疾病等；还可能与细菌、真菌或病毒（风疹病毒、EB病毒、巨细胞病毒、甲型肝炎病毒）感染及脾功能亢进、弥散性血管内凝血等有关[2]。

口腔表现为牙龈自发性出血，刷牙、吮吸等轻微刺激即加重出血。口腔黏膜特别是颊、舌容易出现大小不等的多个瘀点、瘀斑或血肿。血肿可自行溃破或由于食物摩擦而破裂出血，遗留边缘清楚的圆形或椭圆形的糜烂面。

皮肤表现为瘀点、瘀斑、血疱或血肿，可伴鼻出血、月经过多。严重者可出现内脏出血，如咯血、呕血、血尿等，有致命危险，但非常少见。

该病根据临床表现和血常规检查可作出诊断。应将患者尽快转入综合医院血液科进一步检查和治疗，口腔症状行对症处理。

对药物相关性或原发病相关的血小板减少性紫癜，应停用可疑诱发药物，或积极治疗原发性疾病。血小板减少性紫癜的全身治疗由血液科医师进行，糖皮质激素为治疗首选。局部保持口腔清洁，可用1%～3%过氧化氢含漱。牙龈出血者可用牙周塞治剂、明胶海绵、纱布压迫止血，或用肾上腺素、凝血酶、云南白药等药物，或注射维生素 K_1、维生素 K_3 等止血剂，出血严重者可缝合止血。口腔黏膜出现糜烂或继发感染者，可局部用消炎防腐剂。

值得注意的是，部分系统性淀粉样变患者会以口腔黏膜反复血疱为首发临床表现于口腔黏膜病科就诊，此类患者表现为口腔黏膜较多反复出现的大小不等的血疱，而血小板和凝血功能均无明显异常（详见第十一章第6单元病案118），应注意鉴别。

参 考 文 献

[1] 侯明，戴克胜，彭军. 血小板疾病. 2版. 北京：科学技术文献出版社，2013.

[2] GUZELDEMIR E. The role of oral hygiene in a patient with idiopathic thrombocytopenic purpura. Int J Dent Hyg, 2009, 7（4）: 289-293.

第2单元　白血病

病案 110　急性单核细胞白血病

病案 111　造血系统恶性肿瘤（髓系肉瘤或白血病？）

【述评】白血病

病案 110　急性单核细胞白血病

患者，男性，22岁。

主诉　口腔"长疱"3天。

病史　3天前无明显诱因出现口腔黏膜"长疱"，继之溃烂疼痛。8天前曾出现"高热"（39.8℃），于当地医院"抗感染治疗"（具体不详），2天后退热。近5天未大便。平素体质佳，二便正常。否认系统性疾病史及药物过敏史。

检查　A、B、D区后牙颊腭（舌）侧牙龈黏膜大面积坏死溃疡，并延展至硬腭黏膜，上覆较厚光滑黄白色假膜，周围黏膜色泽形态正常（图11-2-110）。

初步诊断　牙龈溃疡待诊。

图 11-2-110　病案 110 患者的口腔黏膜病损

A. A区后牙腭侧牙龈黏膜大面积坏死溃疡，并延展至硬腭黏膜，溃疡表面被覆较厚光滑黄白色假膜，周围黏膜色泽形态正常

图 11-2-110(续) B. B 区后牙腭侧牙龈黏膜大面积坏死溃疡,并延展至硬腭黏膜,溃疡表面被覆较厚光滑黄白色假膜,周围黏膜色泽形态正常 C. D 区后牙颊侧牙龈黏膜大面积坏死溃疡,溃疡表面被覆较厚光滑黄白色假膜,周围黏膜色泽形态正常

进一步检查

1. 血常规示红细胞、白细胞、血红蛋白、血小板正常;白细胞正常,但分类比例异常:中性分叶核粒细胞百分率 2.0% ↓(正常值 50%～70%),单核细胞百分率 10% ↑(正常值 2%～8%),异常细胞 44% ↑(正常值 0)。

2. HIV 抗体(−),梅毒血清学检测(−)。

3. 骨髓穿刺和细胞免疫分型检验显示为急性单核细胞白血病(AML-M5)。

诊断　急性单核细胞白血病的口腔表征。

疾病管理

1. 药物治疗

复方氯己定含漱液 300mL×1 支 Sig. 含漱 t.i.d.

2. 转入血液科治疗。

病案 111 　造血系统恶性肿瘤（髓系肉瘤或白血病？）

患者，男性，47 岁。

主诉　双侧下颌肿胀 1 个月，牙龈疼痛 20 天。

病史　1 个月前突感双侧下颌肿胀，约乒乓球大小，疼痛明显，输注"消炎药"（具体不详）后减小至鸽蛋大小，疼痛减轻，但反复发作。20 天前突感牙龈疼痛，上腭肿胀，稍疼痛，并有麻木感。4 天前于当地医院查血常规示白细胞计数 15.2×10⁹/L↑（正常值 4×10⁹/L～10×10⁹/L），淋巴细胞比例 16.4%↓（正常值 20%～40%），血小板计数 82×10⁹/L↓（正常值 100×10⁹/L～300×10⁹/L），查血糖正常，肝功能、肾功能检查仅谷丙转氨酶 110U/L↑（正常值 0～40U/L）。睡眠饮食均可，二便正常，平素体质佳。否认系统性疾病史及药物过敏史。

图 11-2-111　病案 111 患者就诊各阶段口腔黏膜病损

A. 初诊时 A 区后牙颊侧牙龈肿胀，肿胀处表面光滑，近前庭沟区的牙槽黏膜表面不光滑，见细小颗粒样改变

图 11-2-111(续) B. 初诊时 B 区颊侧牙龈增生，表面不光滑，呈细小颗粒样增生，24、25 颊侧牙龈表面见浅表溃疡，黄白色假膜覆盖　C. 初诊时 A、B 区后牙腭侧呈半球状隆起

　　检查　A 区后牙颊侧牙龈肿胀，肿胀处表面光滑，近前庭沟区的牙槽黏膜表面不光滑，见细小颗粒样改变。B 区及 41、42、43 颊侧牙龈及 44、45、46、47 舌侧牙龈增生，表面不光滑，呈细小颗粒样增生，24、25 颊侧牙龈表面见浅表溃疡，黄白假膜覆盖；14、15、16、17、26、27 腭侧呈半球状隆起（图 11-2-111A～C），41、42 舌侧牙龈处见隆起，扪诊乒乓感，无触痛。双侧下颌下区略显丰满，各扪及一个肿大淋巴结（左侧直径 2cm，右侧约 1cm×1cm×2cm 大小），质地稍硬，无触痛。

初步诊断 牙龈增生及溃疡待诊。

进一步检查

1. 血常规、凝血功能、血糖未见明显异常。

2. HIV 抗体（－）；梅毒血清学检测 TRUST（－），TP-ELISA（＋）。

3. 颌面部 X 线片示上下颌骨未见明显骨质破坏。

4. 胸部 X 线片示心肺无明显异常。

5. 腹部 B 超示肝脏稍强回声结节（血管瘤？）；胆囊壁固醇沉积。

6. 上颌牙龈活检组织病理及免疫组织化学染色，HE 染色结果提示恶性肿瘤，考虑为髓系肉瘤或白血病浸润，建议检查骨髓；免疫组化的染色结果为肿瘤细胞髓过氧化物酶 MPO（＋）、白细胞共同抗原 LCA（＋）、CD56（部分肿瘤细胞 ＋）、人黑色素瘤相关抗原 HMB45（－）、黑色素瘤分化抗原 MART1（－）、广谱细胞角蛋白 PCK（－）、上皮膜抗原 EMA（－）、非特异性酯酶 NSE（－）、S-100（－），Ki 67 指数约 80%。

7. 骨髓穿刺涂片未见明显异常。

8. 骨髓涂片碱性磷酸酶染色积分 2↓（正常值 13～80）。

9. 患者在上述检查过程中病情迅速发展，初诊后 2 周复诊，口腔检查见 A 区颊侧牙龈呈现与 B 区牙龈类似的改变，即牙龈广泛增生，表面不光滑，呈细小颗粒样增生，并见不规则浅溃疡。左下颌下区肿胀明显（图 11-2-111D～F）。

10. 转入血液科行进一步诊断，患者尚未二次骨髓穿刺，即病逝。

图 11-2-111（续） D. 2 周后复诊时见 A、C 区牙龈广泛肿胀，表面不光滑，呈细小颗粒样增生，并见不规则溃疡

图 11-2-111（续） E. 2 周后复诊时见 B 区牙龈肿胀加重，表面不光滑，呈细小颗粒样增生　F. 2 周后复诊时见左侧下颌下区明显肿胀

诊断　造血系统恶性肿瘤（髓系肉瘤或白血病？）的口腔表征。

诊断依据

1. 广泛的牙龈增生及溃疡。

2. 牙龈黏膜组织病理及免疫组织化学染色结果。

3. 骨髓涂片碱性磷酸酶染色积分下降。

【述评】白血病

白血病（leukemia）是一种造血系统恶性肿瘤，主要表现为异常的白细胞及其幼稚细胞（即白血病细胞）在骨髓或其他造血组织中进行性异常增生，浸润体内各种组织。其临床表现包括贫血、发热、出血，肝、脾、淋巴结肿大，外周血白细胞有质和量的改变[1]。

白血病分为急性和慢性两大类。急性白血病患者常以发热为早期表现，出血可发生在全身各部位。由于白血病细胞浸润，导致全身淋巴结肿大、肝脾大及其他器官病变。慢性白血病病程较缓慢，患者常有低热、多汗、体重减轻、贫血、出血、脾大[2,3]。

各型白血病都可以出现口腔表现，且最容易侵犯的是牙龈组织，其症状以急性型更为明显，故有不少病案是由口腔科医师早期诊断；或者是患者接受拔牙、洁刮治术后出血不止而进一步确诊。主要表现为牙龈明显增生、肥大、水肿。由于白细胞浸润造成牙龈极度增生，增生高度可接近咬合面，而且外形不整齐，质地松软（图102）。牙龈和口腔黏膜常有自发性出血，检查时可见龈缘有血凝块，口腔黏膜形成瘀点、瘀斑或血肿等。有时可见牙龈和口腔黏膜颜色苍白，可有不规则的大的表浅溃疡，常不易愈合。还可出现牙龈红肿或坏死、牙周袋溢脓、牙齿松动等[4-8]。

白血病的诊断需根据临床表现、血常规检查、骨髓细胞学检查特点来进行。对于广泛累及口腔黏膜尤其是牙龈的多部位肿胀、糜烂或溃疡，应特别警惕。且应避免在对患者全身状况不明晰的情况下贸然进行活检。

图 102　急性粒单核细胞白血病
A. 左下颌前磨牙区舌侧牙龈增生、肥大，表面见溃疡

图102(续) B. 左下颌磨牙区舌侧牙龈增生,表面见溃疡

本单元病案111中提及的髓系肉瘤(myeloid sarcoma,MS)是由髓系前体细胞在骨髓外部位形成的实体性肿瘤,大多由急性髓系白血病原始细胞髓外浸润所形成,也可发生在急性髓系白血病发病之前并作为其先兆表现,但有少部分病案可始终不进展为急性白血病[9]。由于该肿瘤细胞内多存在髓过氧化物酶使瘤体切面呈绿色,故又称为"绿色瘤(chloroma)"。髓系肉瘤大多仅表现局部包块或包块引起的压迫症状,与淋巴瘤的临床表现类似,容易误诊为淋巴瘤[10]。口腔病损少见,有报道表现为牙龈和腭部包块伴溃疡[11,12]。最常见的类型是粒细胞肉瘤。诊断及分型主要依靠免疫组织化学染色及免疫表型检测。髓过氧化物酶(MPO)阳性染色对于诊断髓系肉瘤具有较强的提示意义,此外,免疫表型检测中尚有大量标志物有助于诊断及分型,如CD43及CD56常显示阳性、粒细胞系常表达相关抗原CD15、单核细胞系常为CD68阳性等[10]。需要注意的是,活检应当在血液检查无明显异常之后进行。

白血病和髓系肉瘤的治疗均须联合化疗及其他综合措施,局部注意保持口腔清洁,以复方氯己定含漱液等含漱防止继发感染[13]。

参 考 文 献

[1] JAVED F,UTREJA A,BELLO CORREA F O,et al. Oral health status in children with acute lymphoblastic leukemia. Crit Rev Oncol Hematol,2012,83(3):303-309.

[2] VARDIMAN J W,THIELE J,ARBER D A,et al. The 2008 revision of the World Health Organization(WHO)classification of myeloid neoplasms and acute leukemia: rationale and important changes. Blood,2009,114(5):937-951.

[3] BREED C D. Diagnosis,treatment,and nursing care of patients with chronic leukemia. Semin Oncol Nurs,2003,19(2):109-117.

[4] WU J,FANTASIA J E,KAPLAN R. Oral manifestations of acute myelomonocytic leukemia: a case report and review of the classification of leukemias. J Periodontol,2002,73(6):664-668.

[5] FATAHZADEH M, KRAKOW A M. Manifestation of acute monocytic leukemia in the oral cavity: a case report. Spec Care Dentist, 2008, 28 (5): 190-194.

[6] COOPER C L, LOEWEN R, SHORE T. Gingival hyperplasia complicating acute myelomonocytic leukemia. J Can Dent Assoc, 2000, 66 (2): 78-79.

[7] DEMIRER S, OZDEMIR H, SENCAN M, et al. Gingival hyperplasia as an early diagnostic oral manifestation in acute monocytic leukemia: a case report. Eur J Dent, 2007, 1 (2): 111-114.

[8] BÉGON E, BLUM L, BENRAMDANE R, et al. Oral manifestation of T-cell leukemia/lymphoma. Arch Dermatol, 2010, 146 (7): 804-805.

[9] AUDOUIN J, COMPERAT E, LE TOURNEAU A, et al. Myeloid sarcoma: clinical and morphologic criteria useful for diagnosis. Int J Surg Pathol, 2003, 11 (4): 271-282.

[10] CAMPIDELLI C, AGOSTINELLI C, STITSON R, et al. Myeloid sarcoma: extramedullary manifestation of myeloid disorders. Am J Clin Pathol, 2009, 132 (3): 426-437.

[11] PAPAMANTHOS M K, KOLOKOTRONIS A E, SKULAKIS H E, et al. Acute myeloid leukaemia diagnosed by intra-oral myeloid sarcoma. A case report. Head Neck Pathol, 2010, 4 (2): 132-135.

[12] GOTERI G, ASCANI G, MESSI M, et al. Myeloid sarcoma of the maxillary bone. J Oral Pathol Med, 2006, 35 (4): 254-256.

[13] SOARES A F, AQUINO A R, CARVALHO C H, et al. Frequency of oral mucositis and microbiological analysis in children with acute lymphoblastic leukemia treated with 0.12% chlorhexidine gluconate. Braz Dent J, 2011, 22 (4): 312-316.

第3单元 中性粒细胞减少症

病案 112 重型先天性中性粒细胞减少症

【述评】中性粒细胞减少症

病案 112 重型先天性中性粒细胞减少症

图 11-3-112 病案 112 患儿的口腔病损

A. 51、61 缺失，全口多数牙牙颈部龋坏，牙龈红肿　B. 54 颊侧牙龈退缩，牙根暴露

图 11-3-112(续) C. 74、75 颊侧牙龈退缩,牙根暴露 D. 84、85 颊侧牙龈退缩,牙根暴露

患儿,女性,4岁。

主诉 全口牙齿松动、牙龈退缩 1 个月。

病史 患儿家属诉 1 个月前发现患儿全口牙齿松动,牙龈退缩明显,严重影响进食。睡眠饮食一般,大便干,平素体质较差。否认系统性疾病史及药物过敏史、否认家族史。

检查 口腔卫生差。51、61 缺失,全口多数牙牙颈部龋坏,全口牙松动Ⅱ~Ⅲ度,牙龈红肿,探诊出血 BOP(+)。54、74、75、84、85 颊侧牙龈退缩,牙根暴露(图 11-3-112)。患儿颜面部左右对称,未触及淋巴结肿大,患儿面容未见明显异常。

初步诊断 牙龈退缩、牙齿松动原因待诊。

进一步检查

1. 血常规、快速血糖检查示中性粒细胞绝对值 0.22×10^9/L↓（正常值 $1.8 \times 10^9 \sim 6.3 \times 10^9$/L），中性粒细胞百分比 4.6%↓（正常值 50%～70%），单核细胞绝对值 1.63×10^9/L↑（正常值 $0.12 \times 10^9 \sim 0.8 \times 10^9$/L），单核细胞百分比 34.10%↑（正常值 1%～8%），淋巴细胞百分比 55.90%↑（正常值 20%～40%），血红蛋白浓度 117g/L↓（正常值 120～140g/L），平均红细胞体积 76.1fL↓（正常值 82～100fL），平均红细胞血红蛋白含量 24.8pg↓（正常值 27～34pg）。

2. 血清铁 2.90μmol/L↓（正常值 7.8～32.2μmol/L），转铁蛋白饱和度 6.8%↓（正常值 20%～55%），转铁蛋白 1.97g/L↓（正常值 2.0～3.6g/L），C反应蛋白 204.65mg/L↑（正常值 0～5mg/L）。

3. 颌面部全景片示全口牙槽骨吸收破坏至乳牙根尖。

4. 胸部X线片示双肺野小结节影。

5. 追问病史，患儿家属诉患儿自40天时即开始反复出现"感冒症状、脐带感染、脓毒血症、右颞部软组织感染、肺部感染、上呼吸道感染"等多次入院治疗，均予以抗感染等对症治疗。回顾患儿既往9个月的13次血常规检查报告，中性粒细胞绝对值均下降（波动于 $0.01 \times 10^9 \sim 1.1 \times 10^9$/L之间）。

6. 血液科骨髓穿刺涂片示骨髓有核细胞增生活跃，粒红比例倒置，粒：红 = 0.6：1；粒系细胞中性中幼粒及以下各阶段细胞比例降低，个别细胞有巨型变；嗜酸性粒细胞比例增高；红系细胞中、晚幼红细胞比例增高，可见双核、核分裂象和嗜碱性点彩细胞及豪-周氏小体，部分成熟红细胞中性淡染区扩大；淋巴细胞占34.5%，其中异常淋巴细胞占1.0%；浆细胞比例增高；全片查见巨核细胞719个；全片易见成堆血小板。

7. 全外显子基因检测示 *ELANE* 基因第2外显子 c.170C＞T（p.A57V）杂合突变。

诊断 重型先天性中性粒细胞减少症的口腔表征。

诊断依据

1. 幼儿出现广泛的牙周损害。

2. 自幼反复出现全身感染。

3. 中性粒细胞绝对值持续下降（$<0.5 \times 10^9$/L）。

4. 骨髓穿刺涂片示中性粒细胞成熟受损，全外显子基因检测示 *ELANE* 基因第2外显子 c.170C＞T（p.A57V）杂合突变。

疾病管理

1. 于牙周科行牙周基础治疗。

2. 小儿血液肿瘤科以重型先天性中性粒细胞减少症收治入院，入院后予抗感染、重组人粒细胞集落刺激因子皮下注射等对症支持治疗。

后续 因上述治疗疗效欠佳，于确诊后1年行造血干细胞移植，随访观察2年状况良好。

【述评】中性粒细胞减少症

中性粒细胞减少症是由于各种原因引起的中性粒细胞绝对值（absolute neutrophil count，ANC）低于正常水平下限的一组疾病，小于 1 周岁的患者 ANC 低于 2.0×10^9/L 时，或大于 1 周岁的患者 ANC 低于 1.5×10^9/L 时，即为中性粒细胞减少症，低于 0.5×10^9/L 时称为重度中性粒细胞减少，也称为中性粒细胞缺乏症[1]。

根据 ANC 减少的持续时间，中性粒细胞减少症可分为急性和慢性。ANC 在 3 个月内恢复正常称为急性中性粒细胞减少症，可因细菌、EB 病毒、巨细胞病毒、真菌等病原体感染[2]，也可由于抗生素、抗甲状腺药物、化疗药物等药物诱导[3]，临床表现以发热、咳嗽等呼吸道症状为主，经过抗感染等对症治疗后预后良好，也可出现无症状 ANC 降低[4]。ANC 超过 3 个月未恢复正常者称为慢性中性粒细胞减少症[5]，包括由于基因突变引起的先天性中性粒细胞减少症（congenital neutropenia，CN），体内存在针对中性粒细胞特异性抗原的抗体导致的自身免疫性中性粒细胞减少症等[6]。中性粒细胞减少会增加病原微生物感染的概率，感染多见于上呼吸道、肺部、胃肠道、泌尿道、皮肤及软组织[7]。

中性粒细胞减少症可出现口腔表现，主要表现为口腔溃疡和快速进展的牙周炎。口腔溃疡多表现为复发性阿弗他溃疡，严重者口腔黏膜出现深大溃疡伴坏死、出血[8]。牙周病损与感染相关，临床表现为牙龈红肿、退缩、探诊出血，附着丧失、牙周袋形成、牙槽骨吸收、牙根暴露、牙齿松动，严重者出现乳牙和恒牙早失[9]。

当检测到患者中性粒细胞减少时，应首先回顾病史，排查可能引起中性粒细胞减少的疾病。追问患者感染史、用药史有助于确定中性粒细胞减少的原因。对于中性粒细胞持续减少且伴有反复感染的患儿，还需进行骨髓穿刺涂片、基因检测，以有助于先天性中性粒细胞减少症的诊断。

先天性中性粒细胞减少症是一组由于遗传缺陷引起的以慢性中性粒细胞减少为特征的疾病，常在婴幼儿时期发病，包括重型先天性中性粒细胞减少症（severe congenital neutropenia，cyclic neutropenia，SCN）、周期性中性粒细胞减少症（cyclic neutropenia，CyN）等[6]。本病案患儿罹患的即 SCN，它是一组罕见的遗传性骨髓衰竭性疾病，其特征是中性粒细胞分化受损，进而导致外周血持续性中性粒细胞减少（6 个月内至少 3 次不同时间 ANC < 1.5×10^9/L），相关致病基因包括 *ELANE*、*SLC37A4*、*HAX1*、*G6PC3* 和 *WAS* 等[7]。SCN 患者从新生儿期出现全身反复感染，如脐带感染、中耳炎、皮肤感染、肺炎、深部脓肿、败血症等。口腔病损为早期诊断幼儿严重中性粒细胞减少症的重要线索，SCN 患儿 2 岁以内即出现严重的广泛牙周破坏，表现为牙龈红肿退缩、探诊出血、牙根暴露、牙周袋形成、牙槽骨吸收、牙齿松动，最终导致乳牙和恒牙早失[9]。口腔亦可表现为复发性口腔溃疡。若未及时诊治，SCN 会继续严重影响患者的生活质量，且可诱发骨髓增生异常综合征或急性髓系白血病[10]。CyN 的特征为周期性出现 ANC 减少及感染症状，持续 2～4 天，间隔 19～21 天。CyN 需通过 4～6 周的每日或每周至少 3 次血常规的连续测量确诊。CyN 患者可出现周期性发热伴口腔溃疡、牙龈炎[11]。CyN 预后优于 SCN，与骨髓增生异常综合征或急性髓系白血病无关[12]。

　　自身免疫性中性粒细胞减少症（autoimmune neutropenia，AIN）是外周血中存在抗中性粒细胞自身抗体，导致中性粒细胞破坏增加[13]。AIN 是儿童慢性中性粒细胞减少症的常见类型，原发性 AIN 发病较早，多为自限性[14]。继发性 AIN 在成人中更为常见，常与自身免疫性疾病、恶性肿瘤相关[15]。大多数 AIN 患者存在轻至中度中性粒细胞减少，表现为轻度上呼吸道感染、偶发牙龈炎与口腔溃疡，预后良好[16]。

　　中性粒细胞减少症须在对症治疗的同时尽快明确诊断，慢性中性粒细胞减少症患者确诊后可使用粒细胞集落刺激因子（granulocyte colony stimulating factor，G-CSF）治疗以升高 ANC，对于 G-CSF 无反应患者和转化为骨髓增生异常综合征或急性髓系白血病高风险患者，造血干细胞移植是唯一的治疗途径[17]。因中性粒细胞减少可引发牙龈感染及口腔溃疡等，应嘱患者保持口腔局部清洁，定期进行牙周治疗，配合使用局部药物以减少菌斑积聚。口腔溃疡的局部治疗同复发性阿弗他溃疡的局部治疗。

参 考 文 献

[1] 胡亚美，江载芳. 诸福棠实用儿科学. 8 版. 北京：人民卫生出版社，2015，604-605.

[2] DAVID O，FRUCHTMAN Y，SERGIENKO R，et al. The infectious and noninfectious etiology，clinical picture and outcome of neutropenia in immunocompetent hospitalized children. Pediatr Infect Dis J，2018，37（6）：570-575.

[3] ANDRÈS E，MOUROT-COTTET R，MALOISEL F，et al. Idiosyncratic drug-induced neutropenia & agranulocytosis. QJM，2017，110（5）：299-305.

[4] CAPSONI FRANCO，SARZI-PUTTINI P，ZANELLA A. Primary and secondary autoimmune neutropenia. Arthritis Res Ther，2005，7（5）：208-214.

[5] SCHELONKA R L，YODER B A，DESJARDINS S E，et al. Peripheral leukocyte count and leukocyte indexes in healthy newborn term infants. J Pediatr，1994，125（4）：603-606.

[6] DONADIEU J，BEAUPAIN B，FENNETEAU O，et al. Congenital neutropenia in the era of genomics：classification，diagnosis，and natural history. Br J Haematol，2017，179（4）：557-574.

[7] SKOKOWA J，DALE D C，TOUW I P，et al. Severe congenital neutropenias. Nat Rev Dis Primers，2017，3：17032.

[8] HASTÜRK H，TEZCAN I，YEL L，et al. A case of chronic severe neutropenia：oral findings and consequences of short-term granulocyte colony-stimulating factor treatment. Aust Dent J，1998，43（1）：9-13.

[9] TIRALI R E，YALÇINKAYA ERDEMCI Z，ÇEHRELI S B. Oral findings and clinical implications of patients with congenital neutropenia：a literature review. Turk J Pediatr，2013，55（3）：241-245.

[10] BEEKMAN R，VALKHOF M G，SANDERS M A，et al. Sequential gain of mutations in severe congenital neutropenia progressing to acute myeloid leukemia. Blood，2012，119（22）：5071-5077.

[11] 陈思思，杨志亮，孙桂莲. 周期性中性粒细胞减少症 1 例并文献复习. 中国实用儿科杂志，2018，33（5）：370-373.

[12] DALE D C，BOLYARD A A，NEWBURGER P E，et al. Cyclic neutropenia is not associated with transformation to MDS and AML. Blood，2007，110（11）：3306.

[13] AFZAL W，OWLIA M B，HASNI S，et al. Autoimmune neutropenia updates：etiology，pathology，and treatment. South Med J，2017，110（4）：300-307.

[14] FARRUGGIA P，FIOREDDA F，PUCCIO G，et al. Autoimmune neutropenia of infancy：data from the Italian neutropenia registry. Am J Hematol，2015，90（12）：E221-E222.

[15] MOJTABA A，BRIAN C，WALLER E K. Autoimmune neutropenia in adults. Autoimmunity Rev，2009，9（1）：62-66.

[16] JINCA C，SERBAN M，URSU E，et al. Primary autoimmune neutropenia of infancy and childhood in a cohort of patients from western Romania. Exp Ther Med，2021，21（3）：280.

[17] ZEIDLER C，WELTE K，BARAK Y，et al. Stem cell transplantation in patients with severe congenital neutropenia without evidence of leukemic transformation. Blood，2000，95（4）：1195-1198.

第 4 单元 淋巴瘤

【述评】淋巴瘤

病案 113 NK/T 细胞淋巴瘤（腭部溃疡）

图 11-4-113 病案 113 患者的口腔黏膜病损

A. 硬腭前份黏膜见大面积溃疡，被覆黄白色假膜　B. 舌乳头萎缩，舌面光滑患者,女性,63岁。

主诉 上腭长溃疡1个月。

病史 1个月前发现上腭长溃疡,疼痛明显,于当地医院活检,结果为"上腭大量炎性坏死组织伴灶性鳞状上皮轻度增生"。3周前出现虚弱"低热"。行"抗感染治疗"(具体不详)疗效不佳,溃疡至今未愈。患"胃溃疡",曾有"胃出血"。否认其他系统性疾病史及药物过敏史。

检查 硬腭前份黏膜见30mm×20mm溃疡,覆黄白色假膜,周围质软,未见腭部穿孔。舌乳头萎缩,舌面光滑(图11-4-113)。

初步诊断 萎缩性舌炎;腭部溃疡待诊。

进一步检查

1. 血常规示血象三系降低,尤以白细胞降低为主,红细胞 $3.23×10^{12}/L↓$(正常值 $3.5×10^{12}$～$5×10^{12}/L$),血红蛋白90g/L↓(正常值110～150g/L),血小板 $81×10^9/L↓$(正常值 $100×10^9$～$300×10^9/L$),白细胞 $2.12×10^9/L↓$(正常值 $4×10^9$～$10×10^9/L$),余未见明显异常。

2. 肝功能、肾功能检查示丙氨酸氨基转移酶99IU/L↑(正常值<38IU/L),天冬氨酸氨基转移酶218IU/L↑(正常值<37IU/L),乳酸脱氢酶573IU/L↑(正常值110～220IU/L),羟丁酸脱氢酶480IU/L↑(正常值72～182IU/L),余未见异常。

3. 胃镜示黏膜慢性中度萎缩性胃炎。

4. 胸部CT、腹部B超未见明显异常。

5. 血培养示需氧厌氧连续培养5天无细菌生长。

6. 骨髓穿刺示正常骨髓细胞,粒细胞系不低。

7. 鼻内镜检查未发现有坏死组织。鼻部螺旋CT示上颌窦、筛窦、额窦、右蝶窦软组织块影,怀疑结外NK/T细胞淋巴瘤。

8. 输注血小板至正常范围后于我院行二次活检,常规HE染色示大中型淋巴瘤样细胞弥漫分布。免疫组织化学染色示Ki67阳性(80%～90%),细胞质CD3ε、细胞质及细胞膜CD56、颗粒酶B均强阳性,原位杂交EBER-1强阳性,提示结外NK/T细胞淋巴瘤。

诊断 结外NK/T细胞淋巴瘤。

诊断依据

1. 口腔表现为腭部溃疡,对常规抗炎促愈合治疗无反应。

2. 活检后HE染色和免疫组织化学染色证实。

疾病管理

1. 药物治疗

复方氯己定含漱液300mL×1支 Sig.含漱 t.i.d.

2. 转入综合医院血液科或肿瘤科治疗。

病案114 NK/T细胞淋巴瘤(牙龈、腭、唇黏膜溃疡)

图 11-4-114　病案 114 患者就诊各阶段口腔黏膜病损和面部病损
A. 初诊时见 11、12、21、22 唇侧牙龈糜烂充血,被覆黄白色假膜,间杂组织坏死及淤
血,病损累及唇侧前庭沟

患者,女性,28岁。

主诉　牙龈肿胀 1 个月,面部肿胀半个月。

病史　1 个月前无任何诱因上颌前牙牙龈肿胀,缓慢向上颌左侧牙龈发展,半个月前面部开始肿胀、疼痛,影响进食。于当地医院行血液、胸片、B 超检查均正常。8 个月前行"鼻腔泪囊吻合术",否认其他系统性疾病史及药物过敏史。

检查　11、12、21、22 唇侧牙龈糜烂、充血,被覆黄白色假膜,间杂组织坏死及淤血,病损累及唇侧前庭沟,且有向上唇内侧黏膜蔓延的趋势(图 11-4-114A)。上唇及左侧面部轻微肿胀。

初步诊断　牙龈糜烂待诊。

进一步检查

1. 血常规示白细胞 $3.2 \times 10^9/L \downarrow$ (正常值 $4 \times 10^9 \sim 10 \times 10^9/L$),余未见明显异常;肝功能和肾功能未见异常;HIV 抗体(−)。

2. 建议行局部抗感染治疗(复方氯己定含漱液含漱),同时行病损组织活检。

3. 2 周后(患者因自身原因未及时复诊)携活检报告复诊,活检结果为牙龈炎性溃疡。口腔检查见左侧面颊部肿胀明显,大面积不规则溃疡面波及 11、12、21、22、23 唇腭侧牙龈、对应前庭沟黏膜及唇内侧黏膜、腭部前份黏膜,溃疡表面见坏死组织,黄白色假膜覆盖(图 11-4-114B~D)。

图 11-4-114(续) B. 2 周后复诊时见上颌前牙唇侧牙龈、对应前庭沟、唇内侧黏膜大面积不规则溃疡，表面见坏死组织，黄白色假膜覆盖 C. 2 周后复诊时见上颌前牙腭侧牙龈、硬腭黏膜大面积不规则溃疡，表面见坏死组织，黄白色假膜覆盖 D. 2 周后复诊时见左侧面颊部明显肿胀

4. 颌面部增强 CT 扫描示双侧鼻腔、鼻唇沟、左侧鼻翼及上唇大片软组织密度增高,考虑炎症;未见明显占位。

5. 建议患者行二次活检,活检 HE 染色和免疫组化染色支持结外 NK/T 细胞淋巴瘤。

诊断 结外 NK/T 细胞淋巴瘤。

诊断依据

1. 口腔表现为牙龈及腭部溃疡,对常规抗炎促愈合治疗无反应。

2. 活检后 HE 染色和免疫组织化学染色证实。

疾病管理

1. 药物治疗

复方氯己定含漱液 300mL×1 支 Sig. 含漱 t.i.d.

2. 转入综合医院血液科或肿瘤科治疗。

【述评】淋巴瘤

淋巴瘤(lymphoma)是一组起源于淋巴结或结外淋巴组织的恶性肿瘤。按照 2022 年 WHO 对淋巴瘤的分类,分为髓系增殖和肿瘤、树突细胞 / 组织细胞肿瘤(11 个实体 / 类型)、B 细胞淋巴增殖性疾病和肿瘤(78 个实体 / 类型)、T 和 NK 细胞淋巴增殖性疾病和肿瘤(39 个实体 / 类型)、淋巴组织间质源性肿瘤(7 个实体 / 类型)和遗传性肿瘤综合征 6 大类[1]。

国家癌症中心统计数据显示,我国每年新发淋巴瘤患者约 8.9 万人,死亡人数超过 5.2 万人,并以每年 5% 的速度上升,患者人群也越来越年轻化,多见于青壮年。因为 20～40 岁正是淋巴组织非常活跃的时期,高敏感性使青壮年很容易成为淋巴瘤的高危人群[2]。而在口腔颌面部恶性肿瘤中,淋巴瘤的病案数构成比为第 2 位,仅次于鳞状细胞癌,且有逐年上升趋势。

淋巴瘤病因未明。较为公认的是病毒学说,主要与 EB 病毒、HIV 感染关系密切,艾滋病患者中淋巴瘤的发病率远远高于普通人群。另外,机体免疫功能异常、自身免疫性疾病、反复感染、异体器官移植等均可引起对宿主抗原刺激的淋巴组织反应性增殖,由于 T 细胞缺失或功能障碍,机体缺少自动调节的反馈控制,淋巴组织无限增殖,导致淋巴瘤发生。环境污染也可诱发淋巴瘤,包括过多接触有机溶剂染料(如染发剂)、居住或工作在残留大量有毒有害化学物质的新装修房屋内、经常吸入汽车尾气等。此外,如果人长期工作压力大,导致精神紧张、心理压力大、生活作息不规律、劳累,造成人体抵抗力下降,也会诱发淋巴瘤[3,4]。

淋巴瘤中累及口腔黏膜的类型以结外鼻型 NK/T 细胞淋巴瘤(extranodal NK/T-cell lymphoma, nasal type, ENKTL)多见。ENKTL 属于 T 和 NK 细胞淋巴增殖性疾病和肿瘤大类中的成熟 T 细胞和 NK 细胞肿瘤亚类,是主要发生于淋巴结外的、有较宽的形态学谱系的一类淋巴瘤。之所以冠以“NK/T”,是因为其瘤细胞的属性尚不能确定,但多数人认为属 NK 细胞淋巴瘤。既往认为该肿瘤主要发生在鼻部,但具有相似的形态学、免疫表型和临床表现的淋巴瘤也可发生在淋巴结外的其他器官和组织,故用“结外鼻型

NK/T 细胞淋巴瘤"涵盖此类肿瘤[5]。但 ENKTL 也可发生在不同的结外部位,因此在 2022 年 WHO 对淋巴瘤的新分类中删除了旧版中的限定词"鼻型"[1]。

ENKTL 多原发于鼻腔,以鼻和面部中线部位的毁损性病变为特征,也可原发于腭部、眼眶、胃肠道、肺、皮肤甚至脊柱。发生于鼻腔的病案,临床症状常表现为鼻塞、流涕、血涕、鼻出血或咽痛、吞咽不适等。主要体征为病变局部溃疡性新生物形成,溃疡表面常有假膜,部分患者有局部骨质破坏,可表现为鼻中隔或硬腭穿孔、鼻梁塌陷等,甚至累及面部皮肤[6,7]。发生于口腔的病案,初起时多在腭咽部中线,常表现为腭部的坏死性溃疡(常多次病检而仅报告为慢性炎症),可有腭部骨组织破坏,破坏腭骨后,可造成口鼻穿孔,形成口鼻瘘,常伴有特殊臭味,可伴全身高热不适等症状[8]。有时除累及腭部外还伴有广泛的上颌牙牙龈红肿和增生,出现结节状增生物(图 103)。也偶见仅累及唇黏膜的病案(图 104)。

图 103 牙龈和腭部结外鼻型 NK/T 细胞淋巴瘤

A. 上颌牙牙龈多发结节状增生物 B. 腭黏膜广泛增生伴坏死

图 104 仅累及唇部的结外鼻型 NK/T 细胞淋巴瘤
A. 上唇肿胀明显,上唇中份及右侧可见大面积黄褐色痂壳
B. 侧面观可见上唇明显肿胀、膨出

　　淋巴瘤中累及口腔黏膜的类型还有外周 T 细胞淋巴瘤(图 105),外周 T 细胞淋巴瘤是一组有成熟 T 细胞免疫表型的异质性形态改变的侵袭性肿瘤,亦属于 T 和 NK 细胞淋巴增殖性疾病和肿瘤大类中的成熟 T 细胞和 NK 细胞肿瘤亚类。

　　淋巴瘤中的胃肠道惰性 T 细胞淋巴组织增生性疾病(indolent T-cell lymphoproliferative disorder of the gastrointestinal tract, T-LPD)也可累及口腔黏膜,表现为累及唇黏膜、牙龈、腭部、舌腹黏膜的多发性溃疡,伴明显坏死。T-LPD 来源于具有惰性病程的 T 细胞,多见于中年男性,常表现为腹痛、腹泻和便血等,极少数病例发展为侵袭性淋巴瘤[9]。2022 年第 5 版 WHO 淋巴造血系统肿瘤分类已将其更名为胃肠道惰性 T 细胞

图 105 舌部外周 T 细胞淋巴瘤
A. 舌背右份黏膜见不规则糜烂，被覆黄色假膜 B. 舌背右份和舌腹黏膜见不规则糜烂，被覆黄色假膜

淋巴瘤。同样属于 T 和 NK 细胞淋巴增殖性疾病和肿瘤大类中的成熟 T 细胞和 NK 细胞肿瘤亚类。该肿瘤的致病性和扩散能力是将其从保守的名称"淋巴增生性疾病"改为"淋巴瘤"的原因，而"惰性"二字则反映其漫长的自然病程。如图 106 所示患者既往因出现严重腹痛、腹泻、脱水、电解质紊乱，行肠镜及活检诊断为 T-LPD（仅服用肠道抗感染相关药物，医生建议暂无须化疗），后因"右舌腹溃疡 2 个月未愈"于我科就诊。经分别切取右舌腹和 35、36 颊侧牙龈溃疡病损行组织病理学检查，结果示"淋巴组织增生性病变伴坏死"。结合病史及临床表现、肠道病理结果，且口腔黏膜组织与肠道组织的 TRG 基因扩增峰的位置进行比较均查见 TRγ 基因扩增峰，最终确诊口腔黏膜病损系由 T-LPD 累及。

图 106　胃肠道惰性 T 细胞淋巴组织增生性疾病累及口腔黏膜

A. 下唇内侧见 3 个直径 3~5mm 的溃疡　B. 右舌腹前份见 1 个直径 20mm 的深大溃疡，周缘略隆起　C. 右下颌磨牙后垫见溃疡，软腭亦见溃疡

图 106(续) D. 左磨牙后垫和 38 舌侧牙龈见溃疡　E. 左下颌后牙颊侧牙龈溃疡伴坏死

　　NK/T 细胞淋巴瘤的典型病理改变是在凝固性坏死和多种炎症细胞混合浸润的背景上,具有明显多形性的肿瘤性淋巴样细胞簇状或呈弥漫性分布。外周 T 细胞淋巴瘤组织病理表现多样,淋巴结的结构有不同程度的破坏,肿瘤细胞在副皮质区浸润或呈弥漫浸润,有较多的高内皮血管及瘤细胞侵袭血管现象。根据典型的组织细胞形态学改变,并借助于免疫表型检测以及 EBER(EBV-encoded small nuclear RNA)原位杂交技术,能够准确诊断淋巴瘤种类。ENKTL 的免疫表型一般包括 CD2(+)、CD56(+)、细胞膜 CD3(-)、细胞质 CD3ε(+)、细胞毒颗粒抗原(如 TIA-1、颗粒酶 B 和穿孔素)(+)、EBER 原位杂交阳性,Ki67 强阳性 [4,7]。口腔的淋巴瘤容易误诊或延误诊断,主要是由于:①该病发病率低,医师对此认识不足、警惕性低,加之有时临床表现和体征不典型,尤其原发于口腔时,难以在早期得出准确的初步诊断;②该病以坏死性病变为主，故准确选择活检部位相对困难，必要时须多次活检；③肿瘤性浸润中可能混进小的淋巴细胞、浆细胞、嗜酸性粒细胞、组织细胞等，整个呈现浸润细胞多而杂的背景，尤其在并发感染时，极易被误诊为慢性炎症，难以作出准确的组织学诊断。

　　本单元病案 113 和病案 114 患者初次就诊时均未表现出典型的症状或体征，首次活检为炎症，但抗感染治疗无效，且口腔内病损不能诊断为其他常见溃疡性疾病，故建议患者行二次活检，并结合全身尤其是鼻腔检查，最终经多科会诊作出明确诊断。因此，临床对该类疾病的诊断须尤其注意二次甚至多次活检的必要性，重视与病理科、耳鼻咽喉科、口腔外科等多科间的紧密合作，也要注意与患者之间进行坦诚而又耐心的沟通，获得其对繁复诊断过程的理解与支持。

　　患者一般转入综合医院血液科或肿瘤科进一步治疗，多数采用放化疗综合治疗模式。预后不良，中位生存期 4.2 年，5 年存活率 46%，且原发于鼻外的 ENKTL 预后较差 [10]。本单元两个病案的患者在确诊后即转入血液科行正规治疗，但均于 6 个月后去世。

参 考 文 献

[1] ALAGGIO R，AMADOR C，ANAGNOSTOPOULOS I，et al. The 5th edition of the World Health Organization Classification of Haematolymphoid Tumours：Lymphoid Neoplasms. Leukemia，2022，36（7）：1720-1748.

[2] ZHENG R，ZHANG S，ZENG H，et al. Cancer incidence and mortality in China，2016. J Natl Cancer Cent，2022，2（1）：1-9.

[3] HONG J，PARK S，BAEK H L，et al. Tumor cell nuclear diameter and CD30 expression as potential prognostic parameter in patients with extranodal NK/T-cell lymphoma，nasal type. Int J Clin Exp Pathol，2012，5（9）：939-947.

[4] YU W W，HSIEH P P，CHUANG S S. Cutaneous EBV-positive gammadelta T-cell lymphoma vs. extranodal NK/T-cell lymphoma：a case report and literature review. J Cutan Pathol，2013，40（3）：310-316.

[5] PONGPRUTTIPAN T，SUKPANICHNANT S，ASSANASEN T，et al. Extranodal NK/T-cell lymphoma，nasal type，includes cases of natural killer cell and αβ，γδ，and αβ/γδ T-cell origin：a comprehensive clinicopathologic and phenotypic study. Am J Surg Pathol，2012，36（4）：481-499.

[6] KAWAKAMI K，ITO R，TONO Y，et al. Orbital inflammatory lesion as an initial manifestation of systemic nasal type NK/T-cell lymphoma. J Clin Exp Hematop，2012，52（2）：137-139.

[7] MENG W X，ZHOU Y，ZHANG H Y，et al. Nasal-type NK/T-cell lymphoma with palatal ulcer as the earliest clinical manifestation：a case report with literature review. Pathol Oncol Res，2010，16（1）：133-137.

[8] 张志愿. 口腔颌面外科学. 8 版. 北京：人民卫生出版社，2020.

[9] 邹诗诗，陈琼荣，黄梅芳，等. 胃肠道惰性 T 细胞淋巴组织增生性疾病一例. 中华炎性肠病杂志，2020，4（1）：71-74.

[10] LI S Y，FENG X L，LI T，et al. Extranodal NK/T-cell lymphoma，nasal type：a report of 73 cases at MD Anderson Cancer Center. Am J Surg Pathol，2013，37（1）：14-23.

病案 115　朗格汉斯细胞组织细胞增生症

图 11-5-115　病案 115 患儿就诊各阶段口腔黏膜病损
A. 初诊时见腭部中后份和双侧上颌后牙腭侧黏膜呈大面积膨隆状，表面凹凸不平，见多处大小不等溃疡面，被覆黄白色假膜

患儿，女性，1岁9月龄。

主诉　上腭溃烂1个月。

病史　1个月前发现患儿上腭有黄豆大小"脓疱"样突起，于当地医院切开，有少量脓液及血液流出。之后切开处溃烂且一直未愈。自患病以来患儿体温正常，且进食睡眠等均未受影响。否认系统性疾病史及药物过敏史。

检查　腭部中后份及双上颌后牙腭侧呈大面积增生膨隆状，表面凹凸不平，见多处大小不等溃疡面，覆黄白色假膜（图 11-5-115A）。全口牙未查及松动，未扪及肿大淋巴结，未查及皮肤病损及外耳道病损。

初步诊断　腭部溃疡待诊。

进一步检查

1. 全血图示白细胞 7.05×10^9/L↓（正常值 $11 \times 10^9 \sim 12 \times 10^9$/L），单核细胞百分比 18.2%↑（正常值 3%～8%）。

2. 服用镇静药物睡眠后行颌面（上腭、上颌、下颌）CT 平扫,示颧骨及其上颌突和左侧眶板、左侧上颌骨骨质破坏,脂肪间隙模糊,考虑朗格汉斯细胞组织细胞增多症可能。

3. 全麻下行腭部病损活检,常规 HE 染色示腭黏膜下成片中等大小、核圆形或椭圆形细胞浸润,部分细胞有核沟,背景中有散在嗜酸性粒细胞及淋巴滤泡形成,未见多核巨细胞,倾向朗格汉斯细胞组织细胞增生症,建议行免疫组织化学染色。免疫组织化学染色示上述细胞为 CD1a（+）、酸性钙结合蛋白 S-100（+）、朗格汉斯细胞标志物 Langerin（+）、CD68PGM1（−）、Ki67 阳性率约为 10%,结合以上改变,病理学诊断为朗格汉斯细胞组织细胞增生症。

诊断 朗格汉斯细胞组织细胞增生症。

诊断依据

1. 患者为幼儿,腭部溃疡不具有其他疾病的特点。

2. CT 检查和病理学检查证实。

疾病管理

1. 药物治疗

复方氯己定含漱液 300mL×1 支 Sig. 1∶1 稀释后局部清洗 t.i.d.

2. 转入综合医院血液科进一步检查和治疗。经长春新碱与泼尼松联合化疗后,腭部病损愈合（图 11-5-115B）。

图 11-5-115（续） B. 化疗后腭部黏膜溃疡病损愈合,增生膨隆状病损消退

【述评】朗格汉斯细胞组织细胞增生症

朗格汉斯细胞组织细胞增生症（langerhans cell histiocytosis,LCH）曾被称为组织细胞增生症 X（histiocytosis X）,是一组可广泛侵犯多个系统和器官的肿瘤性疾病。以骨髓来源的朗格汉斯细胞重度或

异常增生造成组织破坏为特征，且病损部位伴有不同数量的白细胞、嗜酸性细胞、中性粒细胞、浆细胞、多核巨细胞浸润。可累及骨、皮肤、黏膜和内部脏器。临床较为少见，每百万居民每年新发病案为 2～5 例。多发生于幼儿，男多于女[1-3]。

LCH 病因不明。可能与免疫功能失调有关，表现为组织细胞 - 巨噬细胞系统对不明抗原刺激的超敏反应[4,5]。在所有进展性 LCH 患者中，均发现有抑制性 T 细胞缺乏、自身抗体、对有丝分裂原的异常淋巴细胞性反应以及胸腺的结构性变化[6]。有学者认为，LCH 的光镜下特征和临床进程提示其具有炎症起源或与细菌感染有关[4,5]。也有研究者认为其与病毒如人类疱疹病毒 6 型、EBV、单纯疱疹病毒等感染有关。朗格汉斯细胞在不同部位的聚集浸润使 LCH 患者的多系统损害呈现出不同的临床特征[7]。

该病分类方法较多，文献中最常见的是 Lichtenstein 根据病损首次出现的年龄和破坏情况将其分为三型，包括慢性局灶性 LCH 即嗜酸性肉芽肿（eosinophilic granuloma）、慢性播散性 LCH 即汉 - 许 - 克病（Hand-Schüller-Christian disease）、急性或亚急性播散性 LCH 即莱特勒 - 西韦病（Letterer-Siwe disease）。后又增加了先天性网状组织细胞增生症（congenital reticulohistiocytosis）这一新类型[1-3]。

嗜酸性肉芽肿在三型中最为常见。表现为单一或偶尔在多处骨内出现单灶性或多灶性损害，以长骨和颅骨多见，下颌骨亦可受累。伴或不伴软组织损害，不伴系统性损害，可发生于任何年龄[3]。病损局部可有肿胀及疼痛，X 线片显示局限性骨质破坏，呈圆形或卵圆形，边缘清楚，无死骨形成。预后良好。

汉 - 许 - 克病见于儿童和年轻人，起病缓慢，多因颅骨肿块、牙松动脱落而就诊。骨组织被大量增生的朗格汉斯细胞和肉芽组织破坏。病变侵犯颅骨、硬脑膜及邻近骨组织，可累及颅底、蝶鞍及眼眶。增生的组织侵犯压迫神经垂体和下丘脑可引起尿崩症。病变累及眼眶可压迫眼球引起眼球突出。颅骨缺损、尿崩症和眼球突出是本病的三大特征。皮肤病变包括皮肤瘀点、紫癜、脂溢性皮炎样损害。可出现肺功能障碍，表现为呼吸急促、呼吸困难和发绀[3,8]。

莱特勒 - 西韦病多见于 3 岁以下幼儿，进展迅速，表现为多器官多系统损害，包括肝、肺、淋巴结、皮肤、骨和骨髓等，表现为湿疹、肝脾大、中耳炎、贫血、出血、淋巴结病和溶骨性破坏等。预后极差，可在数月内死亡。

先天性网状组织细胞增生症（Hashimoto-Pritzker 综合征）一般只侵犯皮肤和黏膜，表现为躯干、面部或头皮表面的黑色结节[9]。

对于本单元病案，根据目前的检查结果我们暂不能明确其类型。因为除病案中提到的检查外，还需肿瘤科医师会诊其全身症状与体征，综合意见后作出 LCH 分型诊断，用于判断预后。

口腔损害可能是 LCH 的最初表现，有时甚至是唯一损害[7]。LCH 口腔损害的发生率为 77%[6]，主要包括骨、黏膜和牙周损害。

骨损害最易累及颅骨和上下颌骨，通常同时累及。在 LCH 的三种类型中，下颌骨损害最为常见。有研究发现，损害多位于下颌骨后份和下颌支，若有多处损害则往往位于牙槽嵴，且在同一患者可出现不同类型的骨破坏[2]。孤立的骨内损害常出现于疾病初期，表现为圆形或椭圆形，位于牙槽嵴突以外，患者可有明显疼痛，面部肿胀，也可因偶然的 X 线检查发现。牙槽骨损害包括多发性牙槽骨损害、萌出形

（scooped-out）牙槽骨损害、伴骨硬化的牙槽骨损害、伴新骨形成的牙槽骨损害。

口腔黏膜损害多表现为卵圆形或圆形的溃疡，有炎性发红的边缘，触痛。多位于颊黏膜和前庭沟后份，也可发生于硬腭（图 107A）。另有报道口腔黏膜损害表现为前牙区前庭沟的红白损害[10]。常伴有皮肤损害，包括典型的湿疹样皮疹或类似于脂溢性皮炎的表现（图 107B～F），有时会出现皮下结节。因此，有必要早期对可疑患者行仔细的皮肤检查[11]。此外，还可伴有颈淋巴结肿大。

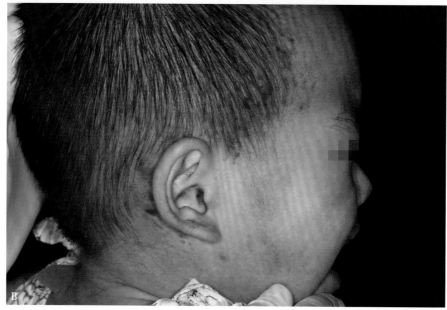

图 107　LCH 患儿的口腔黏膜和皮肤病损

A. 硬腭黏膜溃疡　B. 右耳前区皮肤的湿疹样病损

图 107(续) C. 右耳前区皮肤
的湿疹样病损 D. 胸腹部皮肤
的湿疹样病损 E. 背部皮肤的
湿疹样病损 F. 右下肢皮肤的
湿疹样病损

牙周损害因牙槽骨损害所致，表现为牙龈溃疡和牙龈炎、牙龈退缩、牙周袋形成和出血、牙松动脱落，可伴肿痛（图 108）。

图 108 朗格汉斯细胞组织细胞增生症的牙龈萎缩和溃疡病损

LCH 的诊断需根据组织病理学检查，并结合临床表现、X 线检查和 CT。组织学表现为增生的细胞中等大小，界限不清，细胞质透亮或嗜酸性，细胞核卵圆形或不规则，常有切迹，可见特征性核沟，呈巢状、簇状或弥漫分布；常伴大量嗜酸性粒细胞、淋巴细胞、中性粒细胞及浆细胞浸润；免疫组织化学染色示 S-100 蛋白和 / 或 CD1a 阳性。

LCH 常有缓解期和复发期交替。疾病进程常不可预测且受多种因素影响，是否累及内脏如肝、肺、骨髓等是影响预后的重要因素，发病年龄低于 2 岁的患者死亡率可增至 50%，此外，当疾病波及多骨或软组织时预后更差。通常情况下，患者年龄愈小，预后愈差[1,3]。

LCH 的治疗方法包括抗菌疗法、化疗、放疗、手术、促肾上腺皮质激素（ACTH）和糖皮质激素（全身应用或病损内应用）治疗。口腔黏膜和牙周损害的治疗包括去除牙石、根面刮治和平整、保持口腔清洁。全身治疗后口腔黏膜的溃疡性损害可能愈合。有报道采用曲安奈德局部注射于口腔黏膜溃疡性损害周围（每次 25mg，每 3 周注射 1 次，共 8 次）后溃疡愈合。也有报道局部放疗治疗 LCH 的口腔黏膜损害[9]。但由于该病为肿瘤性疾病，建议确诊后尽快转入血液科或肿瘤科治疗，口腔黏膜病科仅予以对症辅助和配合治疗。

参 考 文 献

[1] PACINO G A，SERRAT A，REDONDO L M，et al. Langerhans cell histiocytosis: clinical diagnostic features and current concepts. Med Oral，1999，4（5）: 607-618.

[2] DAGENAIS M，PHAROAH M J，Sikorski P A. The radiographic characteristics of histiocytosis X. A study of 29 cases that involve the jaws. Oral Surg Oral Med Oral Pathol，1992，74（2）：230-236.

[3] DUNCAN W K，POST A C，MCCOY B P. Eosinophilic granuloma. Oral Surg Oral Med Oral Pathol，1988，65（6）：736-741.

[4] HARTMAN K S. Histiocytosis X: a review of 114 cases with oral involvement. Oral Surg Oral Med Oral Pathol，1980，49（1）：38-54.

[5] EGELER R M，D'ANGIO G J. Langerhans cell histiocytosis. J Pediatr，1995，127（1）：1-11.

[6] HERNÁNDEZ-JUYOL M，BOJ-QUESADA J R，GALLEGO M S. Oral manifestations of Langerhans cell histiocytosis. Case study of a two-year-old boy. Med Oral，2003，8（1）：19-25.

[7] MINGUEZ I，MINGUEZ J M，BONET J，et al. Oral manifestations of chronic disseminated histiocytosis. A report of 10 cases. Med Oral，2004，9（2）：152-154，149-152.

[8] BECELLI R，CARBONI A，GIANNI C，et al. A rare condition of Hand-Schüller-Christian disease. J Craniofac Surg，2002，13（6）：759-761.

[9] MILIÁN M A，BAGÁN J V，JIMÉNEZ Y，et al. Langerhans' cell histiocytosis restricted to the oral mucosa. Oral Surg Oral Med Oral Pathol Oral Radiol Endod，2001，91（1）：76-79.

[10] MADRIGAL-MARTINEZ-PEREDA C，GUERRERO-RODRIGUEZ V，Guisado-Moya B，et al. Langerhans cell histiocytosis: literature review and descriptive analysis of oral manifestations. Med Oral Patol Oral Cir Bucal，2009，14（5）：E222-E228.

[11] ZHANG K，ZENG H，CHEN W Q. Clinical features and diagnosis of langerhans cell hyperplasia. Ai Zheng，2006，25（1）：88-91.

病案 116 淀粉样变性（巨舌、口腔黏膜黄白色颗粒病损）

图 11-6-116 病案 116 患者的口腔黏膜病损

A. 舌体肿大，不能伸出口外

B. 舌体边缘齿印明显，舌体不能伸出口外

图 11-6-116（续） C. 舌系带发白 D、E. 下唇内侧、左颊黏膜见散在黄白色颗粒样物质沉积

患者,男性,48岁。

主诉 舌体运动受限9个月。

病史 9个月前突感舌体运动受限,8个月前曾于当地住院,舌部组织活检示纤维组织增生,诊断为"舌黏膜下纤维化"。住院期间查血常规示 RBC 略低、肝功能和肾功能、血糖、凝血功能未见明显异常,小便常规示尿蛋白(+)。HIV 抗体(-),梅毒血清学检测 TPHA(+)、TRUST(-)。否认系统性疾病史及药物过敏史。否认嚼槟榔史。

检查 舌体运动重度受限,不能伸出口外;舌体肿大,边缘齿痕明显,扪诊质硬,弹性差;舌系带发白,质韧;双侧舌缘、下唇内侧、双颊见散在黄白色颗粒样物质沉积于黏膜内(图11-6-116),质较硬。

初步诊断 口腔黏膜淀粉样变性?

进一步检查

1. 左颊颗粒样突起病损、舌部组织活检示符合淀粉样变,刚果红染色(+)。

2. 骨髓穿刺涂片 目前骨髓未见明显异常。

3. 骨髓穿刺组织病理学诊断 三系细胞形态未见明显异常,目前骨髓造血细胞增生偏低下,未见淀粉样变;有一些浆细胞散在或灶性分布,需行免疫表型检测协助判断有无肿瘤浸润。

4. 免疫表型检测示浆细胞 CD138(+)、PC(+)、Ig(+)、Igλ(-),约占有核细胞的20%,考虑为浆细胞瘤浸润。

5. 细胞免疫分型检验,未见明显克隆性 B 淋巴细胞或浆细胞。

6. 体液免疫及细胞免疫检查、胸片、腹部 B 超检查均未见明显异常。

诊断 口腔黏膜淀粉样变性(浆细胞瘤相关?)。

诊断依据

1. 舌体积增大,质地变硬。

2. 口腔黏膜表面黄白色颗粒样突起。

3. 口腔黏膜病损组织活检证实为淀粉样变。

4. 骨髓组织免疫表型检测提示为浆细胞瘤浸润。

疾病管理

1. 曲安奈德注射液与等量2%利多卡因混匀,于病损基底多点小剂量局部注射。

2. 转入血液科继续检查和治疗。

病案117 淀粉样变性(口腔黏膜广泛紫红色、蓝紫色疱样病损)

患者,男性,65岁。

主诉 口内"起疱"伴舌体不灵活1年。

图 11-6-117 病案 117 患者的口
腔黏膜病损和下颌下区表现
A. 上唇内侧黏膜见紫红色疱样突
起 B. 下唇内侧黏膜见广泛的紫
红色、蓝紫色或黄色疱样突起
C. 右颊黏膜见广泛的紫红色、蓝紫
色或黄色疱样突起

图 11-6-117(续) D. 左颊黏膜见广泛的紫红色、蓝紫色或黄色疱样突起 E. 舌背黏膜见广泛的紫红色、蓝紫色或黄色疱样突起 F. 舌腹黏膜见密集紫红色或黄白色颗粒样丘疹

图 11-6-117（续） G. 下颌下区见包块，边界不清

病史 1 年前口内出现广泛"疱"样突起，伴舌体不灵活，稍有异物感，无明显疼痛。6 个月前开始加重。5 个月前下颌下区出现包块，无疼痛。患"腰椎损伤"1 年，患"胃溃疡和中度贫血"约 3 个月。否认其他系统性疾病史及药物过敏史。

检查 唇、双颊黏膜见广泛的蓝紫色、紫红色和黄色的疱样突起，部分病损质地软、部分质地中等。舌体略肿大，活动度正常，舌背舌乳头萎缩，遍布紫红色或黄色疱样增生物，增生物表面光滑，质软，舌背还见数条较深沟纹，舌腹部见密集紫红色和黄白色颗粒样丘疹，质稍韧。下颌下区见 75mm×40mm×30mm 无痛性包块，边界不清，质地中等（图 11-6-117）。

初步诊断 口腔黏膜疱样突起物待诊；舌淀粉样变性？

进一步检查

1. 血常规示血红蛋白 73.00↓（正常值 130～175g/L），为中度正细胞性贫血。血细胞沉降率 48↑（正常值＜43mm/h）。血糖、凝血功能正常。

2. 取舌部和颊部病损组织行活检，示符合淀粉样变，刚果红染色（+）。

3. 头颈部加强 CT 显示颅骨（包括顶骨、枕骨和蝶骨）及下颌骨见溶骨性病损，并且颈椎骨密度不均一，提示多发性骨髓瘤？转移瘤？

4. 体液免疫及细胞免疫检查、胸片、腹部 B 超检查均未见明显异常。

5. 建议患者行骨髓穿刺和血清、尿轻链蛋白检测，患者未及检查即因胃出血去世。

修正诊断 口腔黏膜淀粉样变性（合并多发性骨髓瘤？）。

诊断依据

1. 舌腹质地较硬，可见黄白色颗粒样丘疹。

2. 口腔病损活检证实为淀粉样变性。

3. 下颌下区肿大。

4. 头颈部加强 CT 提示溶骨性病损可能系多发性骨髓瘤所致,其他检查未查及其他原发肿瘤。

5. 血常规检查示中度正细胞性贫血。

6. 红细胞沉降率升高。

7. 胃出血。

病案 118 淀粉样变性(口腔黏膜多发性血疱和黏膜下出血性病损)

图 11-6-118 病案 118 患者的口腔黏膜病损
A. 下唇内侧黏膜见数处小血疱、瘀点和紫癜 B. 舌背黏膜见数处小血疱、瘀点和紫癜

图 11-6-118(续) C. 舌腹黏膜见数处小血疱和瘀点 D. 右舌腹黏膜见血疱、紫癜和 1 处糜烂(箭头示) E. 左舌腹黏膜见瘀点、紫癜和瘀斑

图 11-6-118(续) F. 左颊黏膜见紫癜和瘀斑　G. 右颊黏膜见瘀斑和糜烂(箭头示)

患者,男性,76 岁。

主诉　口内反复"起疱"10 个月。

病史　10 个月前开始出现进食稍粗糙食物后口内反复"起疱",进食辛辣刺激食物后疼痛不适。曾于当地医院就诊服用"葡萄糖酸锌口服液"后自觉缓解。患者有"轻度贫血"。否认其他系统病史及药物过敏史。

检查　下唇内侧、舌背、舌腹、双颊、软腭后份黏膜散布数十处直径约 1～7mm 大小的血疱、瘀点、紫癜和瘀斑(图 11-6-118)。舌体大小、活动度正常,扪诊质软。18、27 颊尖锐利,37、47、48 舌尖锐利。

初步诊断　口腔多发性血疱、瘀点和瘀斑待诊。

进一步检查

1. 血液检查示轻度正细胞性贫血 94.00↓（正常值 130～175g/L），血小板计数、红细胞沉降率、凝血功能检查无异常。

2. 取右颊黏膜病损组织行活检，切取组织分为两块，一块组织置入福尔马林溶液行组织病理学检查：HE 染色示鳞状上皮增生伴慢性炎细胞浸润，纤维组织增生；铁染色见含铁血黄素沉积；刚果红染色（±）。另一块组织置入戊二醛溶液行电镜检查，结果查见淀粉样纤维沉积。

3. 血清免疫固定电泳见 λ 型轻链 M 蛋白带，与抗 λ 形成特异性反应沉淀带。

4. 尿免疫固定电泳见 λ 型轻链 M 蛋白带，与抗 λ 和抗游离 λ 形成特异性反应沉淀带。

5. 血清免疫球蛋白轻链定量检测　血清 κ 型轻链 5.07↓（正常值 6.98～13.00g/L）、血清 λ 型轻链 7.19↑（正常值 3.80～6.50g/L）、血清 κ/λ 轻链 0.71↓（正常值 1.50～2.56）。

6. 尿免疫球蛋白轻链定量检测示尿 κ 型轻链 <0.02（正常值 <0.02g/L）、尿 λ 型轻链 45.70↑（正常值 <0.05g/L）。

7. 血清蛋白电泳定量检测示 α1- 球蛋白 5.80%↑（正常值 2.9%～4.9%）、β1- 球蛋白 3.70%↓（正常值 4.7%～7.2%）、M- 蛋白 6.00%（正常值为无）。

8. 骨髓穿刺组织病理诊断　骨髓有核细胞增生活跃[骨髓纤维组织及造血组织增生取代部分脂肪组织。增生的有核细胞部分为髓过氧化物酶（MPO）（-）之属性不明细胞]，需行免疫表型等检测协助诊断。

9. 骨髓组织免疫表型检测　浆细胞 CD38（+）、CD138（+）、Igκ（-）、Igλ（-），考虑浆细胞增生性疾病。

10. 骨髓组织刚果红染色（+）。

11. 心脏检查　脑钠肽（BNP）、心肌损伤标志物（肌钙蛋白、肌红蛋白和肌酸激酶同工酶）未见特殊异常。

12. 肾脏检查　尿常规示隐血（+）、蛋白质（+）；尿蛋白定量 20.59g/L；肾功能检查未见明显异常。

13. 肝脏检查　肝功能示总蛋白 52.8↓（正常值 65.0～85.0g/L）、白蛋白 35.5↓（正常值 40.0～55.0g/L）、球蛋白 17.3↓（正常值 20.0～40.0g/L），腹部彩超示肝脏囊肿。

14. 神经查体阴性。

诊断　口腔黏膜淀粉样变性（浆细胞增生性疾病相关？）。

诊断依据

1. 口腔黏膜多发性血疱、瘀点、紫癜和瘀斑损。

2. 口腔黏膜病损组织活检刚果红染色结果示可疑，电镜查见淀粉样纤维沉积。

3. 尿常规查见隐血（+）、蛋白质（+）；尿蛋白定量 20.59g/L。

4. 血清及尿免疫固定电泳查见 λ 型 M 蛋白带。

5. 血清及尿免疫球蛋白轻链定量检测出 λ 型轻链增多。

6. 骨髓穿刺组织病理学检查未见特征性改变。

7. 骨髓组织免疫表型检测提示浆细胞增生性疾病。

8. 骨髓组织活检刚果红染色（+）。

9. 血常规检查示轻度正细胞性贫血。

疾病管理

1. 调磨 18、27 锐利颊缘，37、47、48 锐利舌缘。

2. 药物治疗

复方硼砂含漱液 250mL×1 瓶 Sig. 含漱 t.i.d.

曲安奈德口腔软膏 5g×1 支 Sig. 局部涂敷 t.i.d.

3. 转入血液科继续检查和治疗。

【述评】淀粉样变性

淀粉样变性（amyloidosis）是由于淀粉样蛋白（amyloid protein）沉积在细胞外基质，累及包括肾脏、心脏、肝脏、皮肤、黏膜、外周神经、肺等全身多器官及组织，并造成其功能障碍的一组代谢紊乱性疾病[1]。当淀粉样蛋白沉积于口腔时，称为口腔淀粉样变性（oral amyloidosis）。

淀粉样蛋白形成和沉积的确切机制尚不明确。作为一组疾病，虽然淀粉样蛋白的来源各异，但其均具有类似的、稳定的核心结构，即 β 片层结构（β pleated sheet）。一般认为，当可溶性前体蛋白（precursor protein）产生过量或结构异常时，经错误折叠，可聚集形成具有 β 片层结构的淀粉样原纤维，其与血清淀粉样 P 蛋白（serum amyloid P protein，SAP）及黏多糖（glycosaminoglycans）等成分共同沉积于细胞外间隙，形成不溶性的淀粉样蛋白[2]。

淀粉样变性的分类主要根据形成淀粉样原纤维的前体蛋白类型不同，目前已发现 30 余种。各类型名称以 A 作为前缀代表淀粉样蛋白，后接前体蛋白类型的缩写。主要包括免疫球蛋白轻链淀粉样变性（immunoglobulin light chain amyloidosis，AL），和淀粉样蛋白 A 淀粉样变性（amyloid aamyloidosis，AA）两种类型，以及甲状腺素运载蛋白淀粉样变性（transthyretin amyloidosis，ATTR）和 β2 微球蛋白淀粉样变性（β2 microglobulin amyloidosis，Aβ2M）等。根据淀粉样物质产生部位和沉积部位的远近，又可分为系统性和局限性淀粉样变性。淀粉样变性绝大多数是系统性的，即淀粉样蛋白产生的部位远离其沉积部位，如单克隆免疫球蛋白轻链产生于骨髓，却沉积在心脏；或者遗传突变蛋白产生于肝脏，却沉积在肾脏。若淀粉样蛋白的产生部位即是沉积部位，称之为局限性淀粉样变性，绝大多数局限性淀粉样变性为 AL 型淀粉样变性，即一些单克隆浆细胞在局部分泌单克隆免疫球蛋白轻链后，沉积于周围[3]。

AL 型的沉积物来源于不稳定的单克隆免疫球蛋白轻链（包括 λ 型或 κ 型轻链的可变区域或整条轻链），其中 λ 链多见，主要与克隆性浆细胞异常增殖（plasma cell dyscrasia）有关。AA 型与慢性炎症或感染相关，如炎性关节炎、肺结核、克罗恩病、家族性地中海热等，沉积物来源于炎症状态下产生的血清淀粉样蛋白 A（serum amyloid A，SAA）。ATTR 型的沉积物来源于甲状腺素运载蛋白（transthyretin，TTR），主要在肝脏合成，以可溶性四聚体形态参与转运甲状腺素和维生素 A，而其单体状态可形成淀粉样蛋白。野生型 TTR 沉积可导致老年性系统性淀粉样变性，发生机制不清。突变型 TTR 不稳定，易从四聚体解离为单体，折叠形成 β 片层结构沉积在多个组织器官，目前已知的 TTR 基因突变有 100 余种，表现为常染色体显性遗传方式,是遗传性淀粉样变性中最常见的种类。Aβ2M 型又称透析相关性淀粉样变性,β2 微球蛋白为 I 类主要组织相容性抗原的轻链,其氨基酸组成及构象与免疫球蛋白的轻链极为相似,经肾小球滤过被重吸收后降解,但其不能通过透析膜,长期做血液透析的肾衰患者血浆中 β2 微球蛋白增多并沉积为淀粉样原纤维。此外,还有 β 蛋白沉积所致的 Aβ 型,与阿尔茨海默病、Down 综合征有关,但其与神经功能障碍之间的关系不明[2,3]。

根据侵犯器官的不同,淀粉样变性有多种临床表现。始发症状多不特异,如疲劳和体重下降,但随着疾病进展,逐渐出现受累器官的相应症状和体征。

系统性 AL 型多发生于中老年,最常累及肾脏和心脏。肾脏病变主要表现为大量蛋白尿或肾病综合征,多不伴血尿。心脏病变常表现为心力衰竭、心室增厚、N 末端脑钠肽前体(NT-proBNP)升高等。此外,还可见肝大伴碱性磷酸酶升高、体位性低血压、假性肠梗阻、腹泻与便秘、眶周紫癜、巨舌症、凝血因子X缺乏等[4]。

局限性 AL 型可累及几乎所有的组织器官,常见于气道(鼻咽部、喉、支气管)、肺部、眶周、膀胱、胃肠道、淋巴结和皮肤,造成相应的局部临床表现[3]。

头颈部淀粉样变性主要表现为 AL 型,可累及头颈部任意位置,包括眶周[自发性眶周紫癜(图 109、图 110)]、鼻窦、口腔、唾液腺、咽和喉。喉是头颈部淀粉样蛋白最常沉积的部位,常表现为声嘶[5]。淀粉样变性累及口腔非常少见,巨舌症(macroglossia)是其典型的临床表现,常常提示系统性 AL 型淀粉样变性,有时可为其首发表现。早期舌体尚软,活动不受限制,随淀粉样物质沉积,舌体逐渐肿大变硬、广泛而对称,舌缘见齿痕及丘疹状、粟粒状或结节状突起(图 111、图 112)。晚期舌体庞大而突出口外,口唇闭合困难,舌系带增厚僵硬、失去弹性,舌体活动受限,以致影响言语、进食和吞咽,仰卧时因舌后坠而发出鼾声。也可表现为口腔黏膜(主要是口底、牙龈、颊部,腭部非常少见)的微黄色结节(图 113),或突起的

图 109　淀粉样变性:眶周和眼睑紫癜

图 110 淀粉样变性: 眶周和眼睑紫癜

图 111 淀粉样变性
A. 舌背边缘黏膜丘疹状、粟粒状和结节样病损　B. 右舌腹黏膜丘疹状、粟粒状和结节样病损

图 112 淀粉样变性：舌部结节状病损

白色病损，如本单元病案 116；或广泛的蓝紫色疱样突起[6]，如本单元病案 117；或多发性的血疱和黏膜下出血点，如本单元病案 118；或瘀斑、丘疹、溃疡等。双下颌下区、颏下区肿大变硬、边界不清。若淀粉样变性累及唾液腺，则表现为口干症；累及脉管时，可表现为血管病变和出血。上述各种口腔表现均可能出现在系统性或局限性 AL 型淀粉样变性中，对于鉴别系统性或局限性淀粉样变性并无特异性[7]。口腔黏膜淀粉样变性应注意与血管瘤和脉管畸形（图 114～图 116）进行鉴别。本单元病案 118 系处于相对早期的系统性淀粉样变性，仅表现为口腔黏膜多发性血疱和黏膜下出血点，尚未表现出明显的系统性淀粉样变性相关的临床症状和体征。这种临床表现的口腔淀粉样变性应注意与血小板异常或凝血功能异常等相关的疾病（如血小板减少性紫癜）进行鉴别诊断（详见第十一章第 1 单元）。有文献报道类似的淀粉样变性的口腔黏膜出血性病损，但极少见，通常被描述为出现在颊部、唇部、舌部、腭部黏膜及牙龈上的血疱、瘀点、瘀斑和紫癜病损[8-14]。在报告的病案中，这些临床表现被称为口腔疱性淀粉样变性（bullous amyloidosis，BA）病损。口腔黏膜出血性病损的发生机制可能是由于小血管周围淀粉样物质沉积以及血管壁内淀粉样蛋白浸润，导致毛细血管组织结构和脆性的改变[9,12]。

AA 型最常累及肾脏，出现肾病综合征、肾衰竭等，还可出现肝脾大及胃肠道症状，心脏及周围神经受累罕见。

ATTR 型主要累及心脏和外周神经系统，肾脏损害罕见。野生型 ATTR 导致的老年性系统性淀粉样变性，一般发生在 80 岁之后的老年人，通常心脏为唯一受累的脏器，因此又被称为老年性心脏淀粉样变性，常合并腕管综合征。感觉运动多神经病变为多数突变型 ATTR 患者的标志性神经性改变，也称为家族性淀粉样多发性神经病变（familial amyloid polyneuropathy，FAP）。突变型 ATTR 以心脏受累为主，轻微或无神经疾病时，称为家族性淀粉样心肌病（familial amyloid cardiomyopathy，FAC）。玻璃体混浊可见于一些特殊 TTR 基因突变者。

图113 淀粉样变性

A. 腭部后份黏膜微黄色结节病
损   B. 48 舌侧牙龈结节病损
C. 左磨牙后垫黏膜结节病损

图 114　脉管畸形：舌缘前份（箭头示）

图 115　脉管畸形：舌背前份

图 116　脉管畸形：舌背后份

Aβ2M 型淀粉样蛋白主要沉积在关节、关节周围组织、骨,表现为关节炎、腕管综合征和骨囊性改变等。

淀粉样变性的诊断需要组织活检。刚果红染色时淀粉样蛋白呈橙红色,在偏振光下呈现特异性的"苹果绿"双折光,是组织病理学的金标准。理想的活检部位应阳性率高、易获得和创伤小。对于口腔淀粉样变性,活检组织即为口腔病损部位。若无口腔病损,且受累器官不适合活检(如肾脏、心脏、肝脏和周围神经),那么也可选择易获取的组织(如腹部皮下脂肪、舌部、牙龈、小唾液腺、骨髓、直肠黏膜)进行活检,其中以腹部脂肪抽吸较为多用。多个易获取部位的组合活检可以提高诊断阳性率,但阴性也并不能排除淀粉样变性的诊断。若上述多个易获取部位的活检均阴性,且临床上高度怀疑淀粉样变性,则考虑行受累器官活检,包括肾脏活检、心脏活检、肝脏活检等[3,15]。在本单元病案 118 中,HE 染色结果无特异性,刚果红染色结果报告可疑,最终通过电镜检查证实了淀粉样变性。电镜下淀粉样蛋白沉积呈现典型的纤维状外观[16]。因此,经戊二醛固定后的电镜检查对淀粉样变性的早期诊断具有重要意义。

由于淀粉样蛋白的来源和性质不同,治疗手段和预后也截然不同。因此,一旦诊断确立,准确鉴定淀粉样变性类型至关重要,须综合患者的受累器官临床表型、是否患有相关潜在疾患、免疫组织化学染色或免疫荧光染色、质谱分析、基因检测结果等。

淀粉样变性的各种临床表型对分型有一定的提示作用,受累器官评估包括心脏[心电图、超声心动图、心脏 MRI、NT-proBNP、心肌损伤标志物(肌钙蛋白、肌红蛋白和肌酸激酶同工酶)]、肾脏(尿常规、肾功能、尿蛋白定量)、肝脏(肝功能)、软组织(查体)、神经系统(查体、神经传导、自主神经功能检测)等[1,3]。

绝大多数淀粉样变性均为系统性,因此须对患者进行全面筛查评估以找寻相关的潜在疾患,如浆细胞病、慢性炎症等。这不仅有助于鉴定淀粉样变性的类型,对治疗和预后判断也有指导作用。筛查系统性 AL 型淀粉样变性相关的免疫球蛋白轻链异常需要结合血清蛋白电泳(主要检测 M 蛋白,即浆细胞或 B 淋巴细胞单克隆异常增殖所产生的一种大量的异常的免疫球蛋白,其本质是一种免疫球蛋白或免疫球蛋白的片段)、血清和尿免疫固定电泳(主要检测轻链免疫球蛋白的类型和比例,系统性淀粉样变性患者常表现为单一型轻链增多,即 κ 增多或 λ 增多。若 κ、λ 同时增多,可见于自身免疫性疾病、感染、肿瘤、急慢性肝炎、肝硬化等疾病)、本周蛋白(Bence-Jones protein,BJP)检测(检测尿中存在的游离的免疫球蛋白轻链,除可用尿免疫固定电泳进行检测外,还可采用加热沉淀法进行检测,但该法灵敏度较低,也不能确定轻链的型别)等。

若血清蛋白电泳阴性,同时免疫球蛋白轻链比例(κ:λ)正常(0.26～1.65),则基本可排除 AL 型淀粉样变性。但若检查结果阳性也不能完全确诊为 AL 型淀粉样变性,还须与单克隆丙种球蛋白病(monoclonalgammopathy of uncertain significance,MGUS)进行鉴别,该病在 50 岁以上人群中的发生率约为 3%。因此还可进一步采用骨髓穿刺和活检定量分析浆细胞含量[17]。

可导致 AA 型淀粉样变性的炎症种类很多,如慢性炎性关节炎、慢性败血症、肺结核、家族性地中海热、克罗恩病、血管炎、支气管扩张、慢性骨髓炎,以及少数恶性肿瘤等,故应仔细询问相关病史。淀粉样变性在出现临床表现之前,炎症常常已存在数年,也可能与炎症的严重程度和持续时间相关。因此,若怀疑 AA 型淀粉样变性,也需要一系列专科检查结果支持。此外,在少数 AA 型淀粉样变性患者中,找不到确切的炎症证据[3]。

确立淀粉样变性类型,除上述受累器官评估和相关疾病筛查外,还需要组织学证据。对活检样本石蜡切片的免疫组化染色可采用抗 λ 型或 κ 型免疫球蛋白轻链抗体、抗 SAA 抗体、抗 TTR 抗体等鉴别蛋白类型,冰冻切片的免疫荧光结果更加可靠[18]。若常规方法对分型有困难,质谱分析能够更加敏感和精确地进行鉴别。突变基因检测有助于鉴定遗传性淀粉样变性类型[1,3]。淀粉样变性简易诊断流程如下(图 117)。

图 117 淀粉样变性简易诊断流程

对于口腔淀粉样变性,由于大多数来源于系统性 AL 型,少数为局限性 AL 型淀粉样变性,因此口腔损害组织活检确诊为淀粉样变性后,必须细致询问患者临床表现,对心脏、肾脏等易受累器官进行仔细评估,同时对浆细胞异常增殖进行详尽筛查,并配合免疫组织化学染色、免疫荧光染色等技术确定分型。通过上述系列检查,若排除了系统性受累,方可确诊为局限性淀粉样变性。

淀粉样变性尚缺乏特效疗法。目前临床治疗方法主要是通过干扰前体蛋白的产生,从而阻止淀粉样原纤维的形成和淀粉样物质的产生和沉积。对于系统性 AL 型淀粉样变性的治疗,主要是对恶性单克隆浆细胞的清除,包括以硼替佐米、来那度胺、沙利度胺、马法兰为主的化疗,自体外周血造血干细胞移植,以及对于受累脏器的对症支持治疗。AA 型淀粉样变性主要是治疗基础的炎症性或感染性疾病,通过抑制或减轻炎症或感染,降低 SAA 水平,如使用秋水仙碱治疗家族性地中海热,苯丁酸氮芥治疗类风湿关节炎。肝移植是有效抑制 TTR 合成的治疗手段,两种 TTR 四聚体稳定剂二氟尼柳(diflunisal)和氯苯唑酸(tafamidis)近年来也被证明可有效治疗 ATTR 型淀粉样变性。对 Aβ2M 型淀粉样变性患者进行肾移植后,β2 微球蛋白含量降低,骨关节症状可随之缓解[1,2]。

口腔局部以对症治疗为主。可试用曲安奈德混悬液 40mg 加等量 2% 利多卡因或注射用水混匀,于病损区局部注射,每周 1 次。对于局限性淀粉样变性,一般进行局部治疗,如手术或激光切除,无须系统性治疗。治疗后症状消失、功能损伤小,但易复发[7]。

　　系统性 AL 型淀粉样变性预后较差，但随着化疗方案的改进，中位生存期已从 1～2 年延长至 5 年以上，器官累及范围和程度、是否累及心脏是影响预后的最重要因素。局限性 AL 淀粉样变性预后良好，迄今尚无进展为系统性 AL 淀粉样变性的报道 [1,2]。AA 型淀粉样变性预后主要受潜在疾病的影响。ATTR 型淀粉样变性患者生存时间与基因突变类型和发病时间相关。

　　值得注意的是，AL 型淀粉样变性与多发性骨髓瘤（multiplemyeloma，MM）这两种疾病虽然临床表现不同，但由于均起源于克隆性浆细胞，因此同属于浆细胞异常增殖性疾病。临床上应警惕 MM 合并 AL 型淀粉样变性的可能（如本单元病案 117），10%～20% 的 AL 型淀粉样变性患者可合并 MM，也有大约 10% 的 MM 患者可合并 AL 型淀粉样变性。由于 MM 常伴有多发性溶骨性损害、高钙血症、贫血、肾脏损害，AL 型淀粉样变性合并 MM 意味着预后更差 [19-21]。若遇到可疑患者，应尽快行淀粉样变性多学科会诊，以期尽快确诊。

　　口腔淀粉样变性较为罕见，早期症状虽常不是很典型，易与其他疾病混淆，但由于其病损表浅、易于观察和活检，诊断相对不难。淀粉样变性作为系统性疾病，口腔病损常常为其首发表现。在临床工作中，一旦口腔淀粉样变性确诊后，更重要的是鉴定淀粉样变性的类型、鉴别其为局限性还是系统性、是否有相关疾病，以及根据患者临床表现对其应进行哪些专科检查和治疗给出建议。因此，提高对本病的认识、熟悉各种临床表现非常重要，对于口腔专科医师来说，详细地采集病史和认真的临床检查是正确诊断的第一步。笔者对上述问题做了系统总结，以期对确诊淀粉样变性后的鉴定分型、排查相关疾病提供思路，帮助患者规划排查路径，也提高医者自身对于口腔与全身性疾病关系的认识 [22]。

参 考 文 献

[1] 中国系统性淀粉样变性协作组，国家肾脏疾病临床医学研究中心. 系统性轻链型淀粉样变性诊断和治疗指南. 中华医学杂志，2016，96（44）：3540-3548.

[2] KHAN M F，FALK R H. Amyloidosis. Postgrad Med J，2001，77（913）：686-693.

[3] MOLLEE P，RENAUT P，GOTTLIEB D，et al. How to diagnose amyloidosis. Intern Med J，2014，44（1）：7-17.

[4] DESPORT E，BRIDOUX F，SIRAC C，et al. Al amyloidosis. Orphanet J Rare Dis，2012，7：54.

[5] PENNER C R，MULLER S. Head and neck amyloidosis: a clinicopathologic study of 15 cases. Oral Oncol，2006，42（4）：421-429.

[6] LI Y Z，LIU N，XU Y，et al. Widespread purple bulla-like masses of the oral mucosa. Oral Surg Oral Med Oral Pathol Oral Radiol，2012，114（5）：552-557.

[7] O'REILLY A，D'SOUZA A，LUST J，et al. Localized tongue amyloidosis: a single institutional case series. Otolaryngol Head Neck Surg，2013，149（2）：240-244.

[8] GONZALEZ-RAMOS J，GARRIDO-GUTIÉRREZ C，GONZÁLEZ-SILVA Y，et al. Relapsing bullous amyloidosis of the oral mucosa and acquired cutis laxa in a patient with multiple myeloma: a rare triple association. Clin Exp Dermatol，2017，42（4）：410-412.

[9] WANG X D，SHEN H，LIU Z H. Diffuse haemorrhagic bullous amyloidosis with multiple myeloma. Clin exp dermat，2008，33（1）：94-96.

[10] NORTHOVER J M，PICKARD J D，MURRAY-LYON I M，et al. Bullous lesions of the skin and mucous membranes in primary amyloidosis. Postgrad Med J，1972，48（560）：351-353.

[11] MULLER SA，SAMS W M JR，DOBSON R L. Amyloidosis masquerading as epidermolysis bullosa acquisita. Arch Dermatol，1969，99（6）：739-747.

[12] REIMANN H A，SAHYOUN P F，CHAGLASSIAN H T. Primary amyloidosis；relationship to secondary amyloidosis and report of a case. AMA Arch Intern Med，1954，93（5）：673-686.

[13] MOSCHCOWITZ E. The clinical aspects of amyloidosis. Ann Intern Med，1936，10（1）：73-88.

[14] STOOPLER E T，ALAWI F，LAUDENBACH J M，et al. Bullous amyloidosis of the oral cavity：a rare clinical presentation and review. Oral Surg Oral Med Oral Pathol Oral Radiol Endod，2006，101（6）：734-740.

[15] 中国抗癌协会血液肿瘤专业委员会，中华医学会血液学分会白血病淋巴瘤学组. 原发性轻链型淀粉样变的诊断和治疗中国专家共识（2016 年版）. 中华血液学杂志，2016，37（9）：742-746.

[16] GERTZ M A，LACY M Q，DISPENZIERI A，et al. Amyloidosis：diagnosis and management. Clin Lymphoma Myeloma，2005，6（3）：208-219.

[17] GERTZ M A. Immunoglobulin light chain amyloidosis：2016 update on diagnosis，prognosis，and treatment. Am J Hematol，2016，91（9）：947-956.

[18] PICKEN M M. Amyloidosis-where are we now and where are we heading? Arch Pathol Lab Med，2010，134（4）：545-551.

[19] LANDGREN O，RAJKUMAR S V. New developments in diagnosis，prognosis，and assessment of response in multiple myeloma. Clin Cancer Res，2016，22（22）：5428-5433.

[20] FALK R H. AL amyloidosis or multiple myeloma? An important distinction. Br J Haematol，2014，164（5）：748-749.

[21] DINNER S，WITTELES W，WITTELES R，et al. The prognostic value of diagnosing concurrent multiple myeloma in immunoglobulin light chain amyloidosis. Br J Haematol，2013，161（3）：367-372.

[22] DENG J，CHEN Q，JI P，et al. Oral amyloidosis：a strategy to differentiate systemic amyloidosis involving the oral cavity and localized amyloidosis. Oral Dis，2019，25（3）：670-675.

病案 119　增殖性化脓性口炎（尚未查及炎症性肠病）

图 11-7-119　病案 119 患者就诊各阶段口腔黏膜病损

A、B. 初诊时硬腭、牙龈均见小不等浅糜烂面，糜烂面不规则，被覆黄色假膜，凸出于黏膜，似由小的粟粒状增殖性脓疱融合形成，部分区域（尤其是硬腭）的糜烂病损呈蜗牛迹样

图 11-7-119(续) C~E. 初诊时牙龈、舌腹、口底均见小不等浅糜烂面,糜烂面不规则,被覆黄色假膜,凸出于黏膜,似由小的粟粒状增殖性脓疱融合形成,部分区域的糜烂病损呈蜗牛迹样

图 11-7-119(续) F～H. 初诊时舌腹、口底、双颊黏膜均见小不等浅糜烂面,糜烂面不规则,被覆黄色假膜,凸出于黏膜,似由小的粟粒状增殖性脓疱融合形成,部分区域的糜烂病损呈蜗牛迹样

患者，女性，34岁。

主诉 口腔黏膜反复"溃疡"2个月。

病史 2个月前开始口腔黏膜反复"溃疡"，疼痛明显。外院以"沙利度胺、白芍总苷胶囊、康复新液、复方氯己定溶液及抗真菌药物"治疗，效果不佳。换服"醋酸泼尼松"每天20mg治疗，病情稍控制后逐渐减量。10天前于外院就诊，查血常规示嗜酸性粒细胞百分比15.2%↑（正常值0.5%～5%），嗜酸性粒细胞绝对数1.4×10^9/L↑（正常值0.05×10^9～0.5×10^9/L）。免疫检查示抗中性粒细胞胞浆抗体ANCA（−），免疫球蛋白IgA 1.15g/L↓（正常值1.45～3.45g/L），IgM 0.44g/L↓（正常值0.92～2.04g/L），IgG 8.0g/L↓（正常值10.13～15.13g/L），C3 0.7g/L↓（正常值0.79～1.17g/L）。红细胞沉降率、HPV、自身免疫抗体检查均未见明显异常。并于该院行左舌腹活检，报告示黏膜局部溃疡形成，其余区域上皮内及上皮下可见嗜酸性粒细胞、淋巴细胞及浆细胞呈弥散式灶性浸润，其余炎性浸润见于肌层，符合嗜酸性肉芽肿。1周前开始服用"醋酸泼尼松"每天5mg。饮食可，睡眠一般，大小便正常，平素体质可。患"外阴白斑"及"阴道炎"10余年。否认药物过敏史。

检查 硬腭、牙龈、舌尖、舌腹、口底、双颊黏膜均见小不等浅糜烂面，糜烂面不规则，似由小的粟粒状增殖性脓疱融合形成，部分区域尤其是硬腭的糜烂病损呈蜗牛迹样（图11-7-119A～H）。触痛（+），尼氏征（−）。舌背苔薄，见数条沟纹，基底完整。

初步诊断 口腔糜烂待诊（增殖性化脓性口炎？）。

进一步检查

1. 四川大学华西医院病理科会诊 患者于外院所行活检的病理组织块，报告示左舌腹嗜酸性粒细胞为主的炎症细胞背景中散在卵圆形细胞。再发报告示：黏膜糜烂、溃疡形成，上皮内及上皮下见较多混合炎症细胞浸润（嗜酸性粒细胞、中性粒细胞、淋巴细胞、浆细胞），其周围的鳞状上皮呈假上皮瘤样增生。请结合临床。免疫组织化学报告示组织细胞CD68（PGM-1）（+）、S-100（−）、CD1a（−）、langerin（−）；增生的鳞状上皮呈PCK（+）、EMA（+）、P63（+）、Ki-67（MIB-1）阳性率20%。

2. 复查血常规示嗜酸性粒细胞百分比12.90%↑（正常值0.5%～5%），嗜酸性粒细胞绝对值1.20×10^9/L↑（正常值0.02×10^9～0.5×10^9/L），余未见明显异常；C反应蛋白和红细胞沉降率正常；输血五项（乙肝、丙肝、梅毒、HIV、丙氨酸氨基转移酶）检查均未见明显异常；血糖、肝功能和肾功能未见明显异常；小便常规示尿白细胞酯酶500（3+），尿蛋白0.5（1+），细菌2 264↑（正常值<230）。彩超示肝、胆、胰、脾、双肾、输尿管、子宫未见明显异常。

3. 于口腔外科切取右颊糜烂病损及邻近外观正常组织行二次活检，本院病理科常规HE染色检查报告示右颊部送检黏膜上皮假上皮瘤样增生，局部糜烂，固有层纤维、血管增生伴淋巴细胞、中性粒细胞、嗜酸性粒细胞浸润，可见嗜酸性粒细胞和中性粒细胞形成的微脓肿。四川大学华西医院病理科直接免疫荧光检查（DIF）报告示右颊黏膜IgA（−），IgG（−），IgM（−），C3（−）。

4. ELISA检测血清大疱性疾病特异性抗体抗Dsg1抗体、抗Dsg3抗体、抗BP180抗体均未见增高。

5. 肠镜检查见结肠多发息肉。

诊断 增殖性化脓性口炎（尚未查及炎症性肠病）。

诊断依据

1．口腔黏膜多发不规则糜烂，似由小脓疱融合形成，部分区域呈现典型的蜗牛迹样外观。

2．外周血中嗜酸性粒细胞数量增多。

3．颊黏膜组织病理学检查显示黏膜上皮假上皮瘤样增生，可见嗜酸性粒细胞和中性粒细胞形成的微脓肿。DIF 排除增殖型天疱疮等大疱性疾病。

疾病管理

1．积极治疗肠道息肉。

2．将外院所用醋酸泼尼松逐渐减量至停用。

3．药物治疗

复方氯己定含漱液 300mL×1 支 Sig. 含漱 t.i.d.

地塞米松针剂 5mg×10 支 Sig. 1∶50 兑水稀释后含漱 t.i.d.

4% 碳酸氢钠溶液 500mL×1 支 Sig. 含漱 t.i.d.

制霉素片 50 万单位×100 片 Sig. 1 片碾细与 15mL 纯净水混匀，局部涂敷 t.i.d.

后续 2 个月后复诊，口腔黏膜病损消退（图 11-7-119I～M）。

图 11-7-119(续) I. 治疗 2 个月后复诊见硬腭黏膜病损消退

图 11-7-119（续） J~L. 治疗 2
个月后复诊见牙龈、舌腹、口底、右
颊黏膜病损消退

图 11-7-119（续） M. 治疗 2 个月后复诊见左颊黏膜病损消退

病案 120 增殖性化脓性口炎（溃疡性结肠炎的口腔表征）

患者，女性，31 岁。

主诉 右颊反复长"溃疡"伴肿胀 1 年。

图 11-7-120 病案 120 患者就诊各阶段口腔黏膜病损
A. 初诊时见右颊黏膜肿胀明显，表面有粟粒样脓疱，部分破溃后形成糜烂

图 11-7-120（续） B. 初诊时见右侧口底及舌系带黏膜表面有少许蜗牛迹样病损

病史 1 年前开始右颊反复长"溃疡"伴肿胀，一直未完全愈合和消退。近半年病情加重，进食刺激痛。大便稀，每日 2～3 次，否认腹痛、腹泻、便血和体重下降。曾患有"宫颈糜烂"（现已愈），否认其他系统性疾病史、药物过敏史及家族史。

检查 右颊黏膜广泛肿胀、增厚，扪诊质韧，触痛。表面见粟粒样脓疱，部分破溃后形成糜烂，中下份见少许"蜗牛迹"样病损，后份不规则增生呈卵石样改变。右侧口底及舌系带黏膜见少许"蜗牛迹"样病损，尼氏征（-）。皮肤检查未见明显异常。

初步诊断 口腔糜烂待诊（增殖性化脓性口炎待排）。

进一步检查

1. 血常规示嗜酸性粒细胞百分比 12.9%↑（正常值 0.5%～5%）、嗜酸性粒细胞绝对值 1.42×10^9/L↑（正常值 0.02×10^9～0.5×10^9/L）；红细胞沉降率 28.0mm/h↑（正常值＜20mm/h）；大便常规示隐血（+）；肝肾功能、血糖、凝血功能、C 反应蛋白、HIV 抗体、梅毒血清学检测、自身免疫性疾病和大疱性疾病相关抗体检测均未见明显异常。

2. 切取右颊病损及邻近外观正常的组织活检，本院病理科常规 HE 染色检查报告示右颊部黏膜上皮慢性炎症，上皮增生与萎缩共存，上皮过度不全角化，灶性轻 - 中度上皮异常增生。四川大学华西医院病理科 DIF 报告示右颊黏膜基底膜带线状 IgG（+）、C3（+）、IgM（+）、IgA（-）。

3. 于四川大学华西医院消化内科行肠道检查。①肠镜：结肠黏膜病变，炎症性肠病？②肠道黏膜活检：回盲部及结肠黏膜中至重度炎，伴糜烂及溃疡形成，部分区域腺体减少、消失，灶性淋巴组织增生，间质见少至中等量嗜酸性粒细胞浸润，巨细胞病毒结合蛋白（cytomegalovirus binding protein，CMVbp）（-），抗酸染色（-），结核杆菌 qPCR（-）；③炎症性肠病血清学检测：抗乙糖苷甘露糖抗体（anti-mannobioside

carbohydrate antibody，AMCA)（+）、抗乙糖苷壳糖抗体（anti-chitobioside carbohydrate antibody，ACCA）
（+）、抗酿酒酵母抗体（anti-saccharomyces cerevisiae antibody，ASCA）（-）、抗荧光假单胞菌相关序列 I2 抗
体（-）、核周型抗中性粒细胞胞浆抗体（perinuclear antineutrophil cytoplasmic antibody，p-ANCA）（-）。结
合肠镜和炎症性肠病血清学检测结果，确诊为溃疡性结肠炎。

4. 3 周后患者携各项检查报告复诊时，口腔病情加重，右侧面颊肿胀更为明显，导致面部不对称，颊
部病损呈现鹅卵石样外观（图 11-7-120C、D）。

图 11-7-120（续） C. 初诊 3 周后患者携各项检查报告复诊时右面颊部明显肿胀，面部
不对称 D. 初诊 3 周后患者携各项检查报告复诊时右颊黏膜病损突起呈鹅卵石样

5．请口腔病理科会诊，结合临床再次读片，发现上皮内及上皮下大量中性粒细胞、嗜酸性粒细胞浸润形成微脓肿，修正病理诊断为符合增殖性化脓性口炎。

诊断　增殖性化脓性口炎（溃疡性结肠炎的口腔表征）。

诊断依据

1．口腔黏膜多发粟粒性脓疱，部分脓疱破溃融合成浅溃疡，呈典型蜗牛迹样改变。

2．病理组织学检查发现上皮内及上皮下可见大量中性粒细胞、嗜酸性粒细胞、淋巴细胞浸润形成的微脓肿。

3．外周血中嗜酸性粒细胞数量增多，红细胞沉降率升高。

4．伴发炎症性肠病。

5．大疱性疾病特异性抗体检查排除了增殖型天疱疮，免疫组织病理学检查虽提示右颊黏膜基底膜带线状 IgG（+）和 C3（+），但相关文献报道部分增殖性化脓性口炎患者可出现与黏膜类天疱疮相同的免疫荧光表现。

疾病管理

1．完善糖皮质激素使用前相关检查：电解质、免疫、乙肝标志物、PPD 试验、胸腹部 CT 及骨密度检查均正常。

2．药物治疗（消化内科和口腔黏膜病科联合治疗）

醋酸泼尼松 5mg×84 片 Sig. 30mg q.d. 晨起顿服

柳氮磺吡啶肠溶片 0.25g×84 片 Sig. 0.5g t.i.d.

碳酸钙 D_3 片 14 片 Sig. 1 片 q.d. p.o.

氯化钾缓释片 0.5g×28 片 Sig. 1.0g q.d.

4% 碳酸氢钠溶液 500mL×1 支 Sig. 含漱 t.i.d.

后续　患者定期于口腔黏膜病科和消化内科随访，用药期间无药物不良反应。治疗 2 周后复诊，口腔病情明显缓解，仅右颊及右侧下唇内侧黏膜残余少许病损。治疗 8 周后复诊，口腔病损基本愈合，糖皮质激素开始逐渐减量，每 4 周减量 5mg/d。患者在治疗 16 周后（此时醋酸泼尼松剂量为 20mg/d 时）口腔黏膜病损完全消失（图 11-7-120E～G），并在之后随访中逐渐减量，患者病情稳定，无复发。

图 11-7-120（续） E~G. 治疗 16 周后右颊肿胀消退，右颊及口底黏膜病损完全消退

【述评】增殖性化脓性口炎

增殖性化脓性口炎(pyostomatitis vegetans，PSV)是一种罕见疾病，任何年龄均可发生，好发于15～30岁[1]，特征为充血口腔黏膜表面多发易碎的小脓疱样病损。部分患者伴有增殖性化脓性皮炎(pyodermatitis vegetans，PDV)，好发于间擦部位(皮肤褶皱部位，如腹股沟、腋下、乳房下)。部分患者也可出现全身症状，如发热、下颌下淋巴结肿大和压痛等[2]。PSV 和 PDV 均常与炎症性肠病(inflammatory bowel disease，IBD)伴发，其主要症状常为腹泻、腹痛、体重减轻、发热、继发性贫血和胃肠道瘘管[1]。

PSV 的发病机制不明确[3]。有研究者推测，PSV 是肠道和黏膜抗原之间的交叉反应[4]。另有研究发现，BP180 抗体可能与本病的发病机制相关[5]。该研究中，在患者 PDV-PSV 发病期，通过酶联免疫吸附试验检测 BP180 抗体为阳性，在疾病缓解过程中 BP180 抗体慢慢转为阴性。还有学者发现，在 PSV 病损组织中 IL-6、IL-8 和 TNF-α 同时过表达，推测 PSV 与促炎机制相关[5]。还有研究认为，PSV-PDV 是由于对一些尚未查明因素的异常免疫反应[6]。

PSV 可累及口腔内所有部位，多发于唇侧牙龈、颊黏膜、唇内侧黏膜、前庭沟和扁桃体，也可见于腭部尤其是硬腭黏膜，口底和舌少见。病损特点为口腔黏膜充血红肿，表面见多发粟粒性无菌性针尖样脓疱，部分脓疱可连续排列成线状，破溃后形成直径 2～3mm 的糜烂或浅溃疡，被覆黄白色假膜，高出黏膜表面，部分病损融合，形成典型蜗牛轨迹样外观。口腔黏膜还可见颗粒样的病损、赘生物或鹅卵石样外观。牙龈和牙槽嵴黏膜常出现微小的结节性增生。患者可能出现口腔疼痛及不适，可能会伴发热及下颌下淋巴结增大，压痛[7]。部分患者症状不明显。本单元病案 120 的病损主要局限于单侧颊部，且肿胀明显，这种非典型病损在以前的文献中尚未报道，属于罕见疾病的罕见表现。此外，该病案口内蜗牛迹样病损少，临床中容易忽略而漏诊和误诊。

除口腔黏膜外，PSV 还可累及其他黏膜，如眼睑、结膜、肛周、会阴等。眼部黏膜表现为沿眼睑形成的脓疱，并可伴发睑缘炎和结膜炎[8]。肛周及会阴可表现为红色斑块结痂及增殖性红斑[9]。

PSV 有时可伴有皮肤病损，表现为 PDV。皮肤病损可累及任何部位，如头皮、躯干、四肢、脚趾等，好发于间擦部位。表现为不均匀的红斑性丘疹，并向外围扩展，形成大的疣状生长斑块。可出现疼痛。

PSV 和 PDV 的关系为：在口腔病损出现不久后或出现之前，常发生皮肤病损。McCarthy[7] 推测口腔病变是 PDV 在口腔中的表现。两病有相同的组织学特征并都常伴发炎症性肠病，有学者认为两病为同一种病。

PSV 的伴发疾病主要为 IBD。IBD 主要包括溃疡性结肠炎(ulcerative colitis，UC)和克罗恩病(Crohn's disease，CD)。70%～78% PSV 伴 UC，约 11% PSV 伴 CD[8]。PSV 是炎症性肠病的高度特异性标志，对 PSV 的正确诊断有助于炎症性肠病的诊断，所以对于疑似 PSV 的患者应建议做肠道检查[7]。

炎症性肠病可先于口腔病变数年或数月，也可发生在口腔出现损害之后，有时肠道症状轻微而不易被患者觉察，必须通过肠镜及肠黏膜活检才可发现。Bardasi G[2] 等人认为虽然 IBD 与 PSV 不同步出现，常间隔数月甚至数年；但在大多数情况下，口腔损害常在肠道受累后发生。Jajam M[10] 等人认为 IBD 患者不一定出现口腔表现，需要仔细检查口腔是否存在相应病损。若口腔出现疑似病损，应积极行胃肠道相关检查，有助于早期发现 IBD 并及时诊治。肠道症状常表现为腹痛、腹泻、直肠出血、体重减轻和营养不良。本单元病案 120 的口腔表征先于肠道出现，且患者无明显肠道症状，经口腔病损提示行肠镜检查才发现溃疡性结肠炎。说明口腔黏膜作为部分全身疾病首发、早发、必发部位，对系统性疾病早期发现与有效诊治具有重要意义。

有文献报道约 1/3 的炎性肠病患者具有肠道以外表现[11]。根据病损的组织病理学特征是否有肉芽肿，将克罗恩病的肠外口腔表征分为了特异性损害和非特异性损害两类（见表4）[12]。溃疡性结肠炎的肠外口腔表征主要是增殖性化脓性口炎和复发性阿弗他溃疡[13]。

表4　克罗恩病肠外口腔表征

特异性损害	非特异性损害
黏膜赘生物（mucosal tags）	复发性阿弗他溃疡
鹅卵石样病损	增殖性化脓性口炎
膜龈炎（累及整个牙龈，可达膜龈联合处，表现为水肿、颗粒样增生，可伴有溃疡）	口角炎
口面部肉芽肿病（肉芽肿性唇炎，常伴有纵行裂隙）	舌炎
线状深溃疡（伴增生性皱褶）	顽固性下颌下淋巴结病

有研究者总结伴发溃疡性结肠炎的 14 例 PSV 病案中，1 例还伴发胆管硬化症合并癌症、1 例伴发胆管硬化症、1 例伴发肝炎、1 例合并胆管周围炎、1 例伴发胰腺癌、1 例伴发肝硬化、1 例伴发溃疡性食管炎、1 例伴发阻塞性黄疸；伴发克罗恩病的 3 例 PSV 病案中，1 例伴发胆管硬化症、1 例伴发慢性胰腺炎、1 例伴发肝炎[3]。表明 PSV 与消化道疾病密切相关。

值得注意的是，有部分 PSV 病案并无伴发疾病。如 Shah S[4] 等人报道 1 例只累及唇部黏膜的增殖性化脓性口炎。Nico MM[14] 等人报道 1 例只累及唇颊部黏膜的增殖性化脓性口炎，均并无伴随疾病。文献指出此类患者尚不能判定在之后是否会发生炎性肠病，也无法知晓对口腔病损的治疗（通常采用口服糖皮质激素）会否阻止炎性肠病的发生。本单元病案 119 也仅有口腔病损，并无皮肤病损且并未查及炎性肠病。

PSV 的诊断除依据临床表现外，还需考虑下列诊断要点：外周血嗜酸性粒细胞增多，红细胞沉降率升高；组织病理学特征表现为中性粒细胞或嗜酸性粒细胞组成的上皮内或上皮下微脓肿[15]，脓肿破裂留下溃疡区，底层结缔组织有大量的淋巴细胞、中性粒细胞和嗜酸性粒细胞浸润，上皮棘层肥厚和角化过度，可出现假上皮瘤样增生，也可能出现部分上皮细胞分离，时间较久的病损出现嗜酸性粒细胞浸润减少，无水疱、血管炎和肉芽肿[16]，常伴有炎症性肠病等。本单元病案 119、120 在首次进行组织病理学诊断时均未发现 PSV 的典型病理特征，病理科医师在结合临床表现的前提下再次阅片发现上皮内及上皮下大量中性粒细胞、嗜酸性粒细胞浸润形成微脓肿，提示 PSV 的病理特征极易被忽视，口腔临床医师需要结合临床表现并与病理科医师互相协作方可诊断。

很多文献将 DIF 和 IIF 检查阴性作为诊断 PSV 的依据之一。但也有部分 PSV 患者免疫荧光检查呈阳性。Hegarty 等人 [16] 回顾了 48 例诊断为 PSV 的患者，其中 13 例 PSV 患者同时进行了 DIF 和 IIF 检查，结果显示 6 例 DIF 和 IIF 均为阴性；4 例 DIF 和 IIF 细胞间 IgG 呈阳性；2 例 DIF 细胞间 IgG 呈阳性，IIF 为阴性；1 例 DIF 基底膜带 IgG 和 C3 呈阳性，IIF 为阴性。以上研究表明，若存在典型临床特征和组织病理学特征，即使免疫病理学的检查结果为阳性仍不能完全排除 PSV。本单元病案 120 根据临床表现、实验室检查、肠道检查高度提示增殖性化脓性口炎，但 DIF 和 HE 染色暂不支持。由于部分增殖性化脓性口炎患者可出现与黏膜类天疱疮相同的免疫荧光表现，该病案的 DIF 结果排除了增殖型天疱疮，但不能排除 PSV。因此，对疑似 PSV 的患者，除常规组织病理学检查外，还需进行免疫病理学检查、血清大疱性疾病特异性抗体检查，以排除大疱性疾病。

对于部分 PSV 患者免疫荧光检查呈阳性的现象，不同研究者给出了不同解释：有研究者认为 PSV 与自身抗体之间存在某种潜在联系，有待进一步研究，并认为 IgG 和 C3 在基底膜沉积可能是一种表位扩散现象 [17]。有研究者认为是因为很多病案并未做免疫荧光检查，加之 PSV 病案较少，导致对该病的特点和分类误解 [18]。另有研究者认为，增殖型天疱疮（分为 Neumann 型和 Hallopeau 型）、IgA 型天疱疮、PSV 等疾病临床表现的相似性，可能混淆了组织病理学检查和 DIF/IIF 检查结果 [14]。有研究者认为，DIF、IIF 的弱阳性不能排除 PSV，并可以根据 IgG 和 IgA 未在表皮 / 上皮细胞间沉积排除增殖型天疱疮 [5,8]，且认为在某些情况下，基底膜出现的非典型免疫荧光可能是对上皮损伤的反应，而不是病变本身的反应 [7,8]。

PSV 病变组织脓液细菌培养为阴性。

PSV 需特别注意与增殖型天疱疮的鉴别。可通过组织病理学检查和免疫荧光检查（后者直接和间接免疫荧光检查应显示阳性）、血清大疱性疾病特异性抗体 ELISA 检测等进行鉴别。

PSV 治疗棘手，目前并无统一可靠的治疗方法。药物治疗首选糖皮质激素。对于伴有肠道疾病的患者，PSV 的治疗首先应控制肠道疾病，尤其是控制炎症性肠病，有利于口腔病损好转。炎症性肠病的治疗方法包括药物（如柳氮磺吡啶、5- 氨基水杨酸、糖皮质激素、免疫抑制剂、美沙拉嗪等）治疗和手术治疗。

对于伴有炎症性肠病的 PSV，局部或全身糖皮质激素联合免疫调节剂治疗是最常见的一线疗法。除少数仅用局部糖皮质激素制剂即可控制口腔病损外，多数研究者认为需口服中等剂量甚至大剂量的糖皮质激素。糖皮质激素通常可以较快（1～3 周）控制病情，但减量时容易反复。减量过程中，还需配合氨苯砜和免疫抑制剂等药物，以避免复发。有报道显示，醋酸泼尼松与柳氮磺吡啶联用在治疗 PSV 具有较好疗效 [19]。

对于不伴有炎症性肠病的 PSV，有报道认为可仅用局部糖皮质激素制剂如曲安奈德软膏涂抹或者用倍他米松液进行口腔冲洗 [20]。本单元病案 119 不伴有炎症性肠病，故确诊后仅采用局部糖皮质激素治疗。

为了降低临床上对 PSV 的误诊率，对疑似 PSV 的患者应建议做肠道检查，如结肠镜和肠壁活检，并酌情行直接和间接免疫荧光检查以排除增殖型天疱疮可能。值得注意的是，PSV 的口腔病变可不伴发皮肤病变，但是不伴有胃肠道疾病的很少见。本单元病案 119 患者目前的检查就暂未查及炎症性肠病，应注意观察，密切随访。

参 考 文 献

[1] LAURITANO D, BOCCALARI E, DI STASIO D, et al. Prevalence of oral lesions and correlation with intestinal symptoms of inflammatory bowel disease: a systematic review. Diagnostics(Basel), 2019, 9(3): 77.

[2] BARDASI G, ROMAGNOLI A, FOSCHINI M P, et al. Pyostomatitis vegetans in a pediatric patient with ulcerative colitis: case report of a rare pediatric inflammatory bowel disease extraintestinal manifestation and review of the literature. Eur J Gastroenterol Hepatol, 2020, 32(7): 889-892.

[3] 王红梅, 乔树芳. 增殖性化脓性口炎. 国际口腔医学杂志, 2013(6): 826-828.

[4] SHAH S, COTLIAR J. Images in clinical medicine. Pyostomatitis vegetans. N Engl J Med, 2013, 368(20): 1918.

[5] STINGENI L, TRAMONTANA M, BASSOTTI G, et al. Pyodermatitis-pyostomatitis vegetans and antibullous pemphigoid antigen 180 autoantibodies: a casual association? Br J Dermatol, 2015, 172(3): 811-813.

[6] FICARRA G, BARONI G, MASSI D. Pyostomatitis vegetans: cellular immune profile and expression of IL-6, IL-8 and TNF-alpha. Head Neck Pathol, 2010, 4(1): 1-9.

[7] FEMIANO F, LANZA A, BUONAIUTO C, et al. Pyostomatitis vegetans: a review of the literature. Med Oral Patol Oral Cir Bucal, 2009, 14(3): E114-E117.

[8] DUPUIS E C, HABER R M, ROBERTSON L H. Pyoblepharitis vegetans in association with pyodermatitis-pyostomatitis vegetans: expanding the spectrum of a rare, multisystem disorder. J Cutan Med Surg, 2016, 20(2): 163-165.

[9] MESQUITA K C, COSTA I M. Case for diagnosis. An Bras Dermatol, 2012, 87(6): 929-931.

[10] JAJAM M, BOZZOLO P, NIKLANDER S. Oral manifestations of gastrointestinal disorders. J Clin Exp Dent, 2017, 9(10): e1242-e1248.

[11] GREUTER T, BERTOLDO F, RECHNER R, et al. Extraintestinal manifestations of pediatric inflammatory bowel disease: prevalence, presentation, and anti-TNF treatment. J Pediatr Gastroenterol Nutr, 2017, 65(2): 200-206.

[12] TROIANO G, DIOGUARDI M, GIANNATEMPO G, et al. Orofacial granulomatosis: clinical signs of different pathologies. Med Princ Pract, 2015, 24(2): 117-122.

[13] KATSANOS K H, TORRES J, RODA G, et al. Review article: non-malignant oral manifestations in inflammatory bowel diseases. Aliment Pharmacol Ther, 2015, 42(1): 40-60.

[14] NICO M M, HUSSEIN T P, AOKI V, et al. Pyostomatitis vegetans and its relation to inflammatory bowel disease, pyoderma gangrenosum, pyodermatitis vegetans, and pemphigus. J Oral Pathol Med, 2012, 41(8): 584-588.

[15] BERTLICH I, GAUSS A, SCHÄKEL K, et al. Pyodermatitis-pyostomatitis vegetans with histological and immunohistological aspects of autoimmune blistering disease treated with infliximab. J Dtsch Dermatol Ges, 2019, 17(5): 540-542.

[16] HEGARTY A M, BARRETT A W, SCULLY C. Pyostomatitis vegetans. Clin Exp Dermatol, 2004, 29(1): 1-7.

[17] CLARK LG, TOLKACHJOV S N, BRIDGES A G, et al. Pyostomatitis vegetans(PSV)-pyodermatitis vegetans(PDV): a clinicopathologic study of 7 cases at a tertiary referral center. J Am Acad Dermatol, 2016, 75(3): 578-584.

[18] WOLZ M M, CAMILLERI M J, MCEVOY M T, et al. Pemphigus vegetans variant of IgA pemphigus, a variant of IgA pemphigus and other autoimmune blistering disorders. Am J Dermatopathol, 2013, 35(3): e53-e56.

[19] LI S, LI Z L, FENG S Y. Low-dose sulfasalazine in a case of pyodermatitis-pyostomatitis vegetans. J Am Acad Dermatol, 2020, 82(5): e149-e150.

[20] GONZALEZ-MOLES M A, GIL-MONTOYA J A, RUIZ-AVILA I, et al. Pyostomatitis vegetans: dramatic clinical response to clobetasol propionate treatment in aqueous solution. J Eur Acad Dermatol Venereol, 2008, 22(2): 252-253.

第 8 单元　恶性黑棘皮病和菜花状乳头瘤病

病案 121　恶性黑棘皮病和菜花状乳头瘤病

图 11-8-121　病案 121 患者的口腔黏膜病损和皮肤病损

A、B. 上唇内侧、右颊黏膜遍布白色绒毛状凸起

图 11-8-121（续） C. 左颊黏膜遍布白色绒毛状凸起，还可见红色菜花样乳头瘤状增生物　D、E. 舌背正常舌乳头结构消失，呈天鹅绒状改变

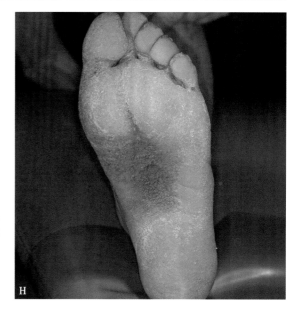

图 11-8-121(续) F. 硬腭黏膜遍布红色绒毛状凸起,并可见红色菜花样乳头瘤状增生物 G. 足背皮肤见密集疣状增生,凸出于皮肤表面 H. 掌跖皮肤广泛角化过度

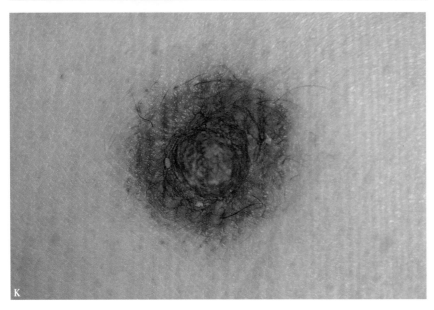

图 11-8-121(续) I. 手背皮肤见密集疣状增生,凸出于皮肤表面 J. 腋窝皮肤呈灰棕色并有黑色色素沉着 K. 乳晕处皮肤见明显灰棕色和黑色色素沉着

患者,男性,72岁。

主诉　口腔增生物6个月。

病史　6个月前无明显诱因口腔黏膜开始出现疣状赘生物,范围逐渐增大,蔓延成片波及全口黏膜,进食略疼痛,同时伴四肢皮肤增厚变色。3个月前于当地医院行右颊黏膜活检示黏膜鳞状上皮乳头状增生,上皮下充血,水肿伴炎症细胞浸润,符合黏膜白斑。于当地医院行血常规、血糖、肝功能、肾功能检查、梅毒血清学检查和HIV抗体检测均未见明显异常。否认系统性疾病史及药物过敏史。

检查

1. 口腔　上下唇内侧、双颊、硬腭黏膜大面积多发性生长茂盛的绒状或疣状突起物,布满黏膜表面,色泽正常,质软,似天鹅绒样;舌背正常,舌乳头结构消失,呈天鹅绒状改变;左颊前份及腭部后份见红色菜花样乳头瘤状增生物,无压痛(图11-8-121A～F)。

2. 皮肤　面颈部、背部、腋窝、乳晕等处皮肤见灰棕色或黑色素沉着,增厚、粗糙呈疣状和小乳头状,触之似天鹅绒。双上肢及足背皮肤可见密集疣状增生,凸出皮肤表面,掌跖皮肤广泛角化过度,扪之若毡(图11-8-121G～K)。

初步诊断　口腔黏膜广泛增生性病损待诊(黑棘皮病?)。

进一步检查

1. 切取右颊和舌背病损活检,结果示鳞状细胞乳头状增生。

2. 四川大学华西医院皮肤病科会诊皮肤病损为黑棘皮病。

3. 胸部CT示右肺上叶前后段片团及空洞影,右肺门及纵隔内淋巴结肿大。

4. 肿瘤标志物血清学检查示癌胚抗原31.27ng/mL(正常值0～5ng/mL),细胞角蛋白19片段17.47ng/mL(正常值0～5ng/mL)。

5. 进一步支气管镜检明确为低分化肺腺癌。

诊断　恶性黑棘皮病伴菜花状乳头瘤病(肺腺癌相关)。

诊断依据

1. 口腔黏膜广泛的疣状增生及数个乳头瘤。

2. 口腔黏膜病损活检示鳞状细胞乳头状增生,排除其他疾病。

3. 四肢皮肤密集疣状增生,腋窝及乳晕色素沉着。

4. 检查证实有肺腺癌。

疾病管理

1. 药物治疗

复方氯己定含漱液300mL×1支 Sig. 含漱 t.i.d.

2. 转入综合医院肿瘤科进一步治疗。

病案122 恶性黑棘皮病

图 11-8-122　病案 122 患者的口腔黏膜病损和皮肤病损
A～C. 上唇唇红、上下唇内侧、口角、牙龈黏膜广泛乳头瘤状红色凸起

图 11-8-122(续)　D. 舌背黏膜正
常舌乳头结构消失，见广泛细颗粒
状增生，似杨梅样，并可见深裂沟
纹，但基底部完整　E、F. 双颊黏膜
可见广泛细颗粒状增生，似杨梅样

图 11-8-122（续） G. 硬腭黏膜可见广泛细颗粒状增生，似杨梅样 H、I. 足背、足踝皮肤广泛角化过度，可见密集疣状增生，突出于皮肤表面

图 11-8-122(续) J. 下肢皮肤广泛角化过度,可见密集疣状增生,质硬,凸出于皮肤表面, K、L. 外阴、腹股沟、肛周皮肤皱褶处见明显深棕色色素沉着

图 11-8-122(续) M~O. 腋窝、背部以及眼周皮肤皱褶处见深棕色色素沉着

患者,女性,76岁。

主诉 口腔出现增生物3个月。

病史 3个月前行鼻窦恶性肿瘤切除术后,逐渐发现脚踝部位皮肤粗糙增厚,伴瘙痒及色素沉着;继而口腔出现颗粒样增生物,波及全口黏膜,进食时略有疼痛;同时皮肤病变范围扩大至全身。3个月前于外院行血常规、血糖、凝血功能、术前四项(乙肝、丙肝、梅毒血清学检查和HIV抗体检测)均未见明显异常。

既往史 重症肌无力20余年;鼻窦恶性肿瘤(浸润性鳞状细胞癌)切除术后3个月,否认放化疗史;否认药敏史。

检查

1. 口腔 上唇唇红、上下唇内侧、双侧口角、牙龈、双颊、腭黏膜见广泛细颗粒状增生,似杨梅样,布满黏膜表面;舌背黏膜正常舌乳头结构消失,呈细颗粒状增生,似杨梅样,色泽正常,质软,无压痛(图11-8-122A～G)。

2. 皮肤 眼周、颈窝、外阴、腹股沟、肛门、背部、下肢及脚踝广泛深棕色色素沉着、粗糙呈疣状斑块,扪之若毡(图11-8-122H～O)。

初步诊断 恶性黑棘皮病?

进一步检查

1. 血常规、血糖、肝功能、肾功能、凝血功能、感染标志物(乙肝、丙肝、梅毒、艾滋病)检查均未见明显异常。

2. 切取左下唇内侧黏膜病损活检,常规HE染色示上皮黏膜向表面增生呈乳头状突起,表面不全角化,出现一层以上基底细胞,核浆比例升高,核分裂可见,基底层见少许黑色素颗粒沉着。组织病理检查结果:结合临床符合黑棘皮病,伴轻度上皮异常增生。

3. 杭州市第三人民医院皮肤病科会诊皮损,诊断为黑棘皮病。

4. 浙江省台州医院PET/CT检查结果:①鼻窦恶性肿瘤术后,右侧上颌窦区软组织灶,糖代谢增高,考虑肿瘤复发可能;②两侧颈部及两侧锁骨上区多发淋巴结显示,部分糖代谢增高,考虑转移瘤可能,建议右颈部区淋巴结活检;③口腔弥漫性糖代谢增高,食管壁稍增厚,食管全程管壁弥漫性糖代谢增高,考虑黑棘皮病相关改变;④右肺上叶结节,糖代谢不高,建议CT随访,两肺散在炎性灶,部分主动脉壁钙化;⑤两侧腹股沟区多发淋巴结显示,部分糖代谢增高,考虑炎性增生可能性大。

5. 肿瘤标志物血清学检查示鳞状上皮细胞癌相关抗原5.0ng/mL(正常值≤1.5ng/mL)。

诊断 恶性黑棘皮病(鼻窦恶性肿瘤相关)。

诊断依据

1. 口腔黏膜广泛的乳头状增生,似杨梅样。

2. 口腔黏膜病损活检常规HE染色示鳞状细胞乳头状增生,结合临床符合黑棘皮病。

3. 四肢皮肤密集疣状增生及色素沉着。

4. PET/CT提示鼻窦恶性肿瘤复发及颈部淋巴结转移。

疾病管理

1. 药物治疗

复方氯己定含漱液 300mL×1 支 Sig. 含漱 t.i.d.

2. 转入综合医院耳鼻咽喉科进一步诊治鼻窦恶性肿瘤复发。

【述评】恶性黑棘皮病和菜花状乳头瘤病

黑棘皮病（acanthosis nigricans，AN）是以皮肤角化过度、色素沉着及乳头瘤样增生为特征的一种少见的皮肤病。病因不明，可能与肿瘤、遗传、内分泌及药物等因素有关。可分为良性型、肥胖相关型（假性型）、综合征型（与糖尿病或自身免疫疾病相关，如红斑狼疮）、肢端型、单侧型、药物诱导型（糖皮质激素、烟酸、己烯雌酚、胰岛素等）、混合型以及恶性型（malignant AN）八种类型。大多数（80%）病案为非恶性型，一般具有可逆性[1,2]。良性型黑棘皮病发生于新生儿或幼儿期，有家族倾向，病损较轻。病程进展缓慢，青春期后保持稳定或消退。肥胖和药物相关型患者一般减轻体重，停用可疑药物后病变即可缓解或消失[3,4]。恶性型与肿瘤相关，常发生于中老年，主要与腹腔恶性肿瘤相关，肺部肿瘤少见，多数为腺癌，如胃腺癌、前列腺癌、乳腺癌等[5]。也有极少数报道称与头颈部肿瘤相关，主要为喉和鼻咽部的鳞状细胞癌[6-8]。恶性黑棘皮病可能先于、伴随或者后于体内肿瘤发作[9]。

黑棘皮病的皮肤损害多发生于皮肤皱褶部位，如颈部、腋窝、腹股沟、乳晕、脐窝等处，表现为患处皮肤有灰棕色或黑色色素沉着，表面干燥、粗糙，逐渐增厚成疣状、细小乳头状或绒毛状，亦可进展成疣状赘生物。据报道，恶性黑棘皮病的皮肤病损表现为突发和迅速蔓延，常可伴剧烈的瘙痒[9-12]，如本单元病案 122。极少数情况可累及口腔黏膜，但累及口腔黏膜病损的黑棘皮病中恶性型更常见。本单元的 2 例病案均属于恶性黑棘皮病。口腔黏膜病损表现为黏膜上较细的皱褶或绒毛状，似天鹅绒样[3]，如本单元病案 121；或可表现为广泛乳头瘤样增生，质地柔软，似杨梅样，如本单元病案 122。病损均可累及口腔黏膜的任何部分，并可延伸至咽部和食管黏膜[13,14]。

各型黑棘皮病的主要组织病理学表现相同，皮肤病损表现为角化过度，棘层增厚，表皮乳头瘤样增生，基底细胞层色素沉着，真皮乳头向上呈指状凸起[9-11]。口腔黏膜病损组织学上无明显特异性，主要表现为上皮乳头状增生伴过度角化，棘层不规则增厚。组织学鉴别诊断包括人乳头状瘤病毒相关口腔病变、疣状癌等[3,10,15,16]。

菜花状乳头瘤病（florid cutaneous papillomatosis）以快速发生大量生长茂盛的疣状、乳头状增生物为特点，可汇集成斑块状或疣状赘生物。临床上与病毒疣难以鉴别，但与病毒感染无关。主要发生于面部、躯干、四肢、眶周、黏膜皮肤交界处、唇部、口腔黏膜、眼结膜等[1,17]。易发生于中老年腺癌患者，常见于胃腺癌[18]。有人认为它只是一种特殊类型的恶性黑棘皮病[17]，或只是用来形容恶性黑棘皮病中繁茂的疣状增生物这一临床表现[1]。

恶性黑棘皮病和菜花样乳头瘤病均属于副肿瘤综合征[4]。副肿瘤综合征（paraneoplastic syndrome，PNS）是发生在某些恶性肿瘤患者体内，在未出现肿瘤转移的情况下即已产生能引起内分泌、神经、消化、造血、骨关节、肾脏及皮肤等远隔系统发生病变的物质。它并不是由肿瘤直接侵犯该组织或器官而产生的一组症状。副肿瘤综合征的病因和发病机制尚不清楚，目前认为免疫因素（尤其是自身免疫）是重要的发病因素之一。肿瘤抗原引起机体对肿瘤本身产生抗原抗体反应，产生大量的抗体，这些抗体可以与机体各系统内某些类似肿瘤抗原的正常成分产生交叉免疫反应，导致系统损伤或功能障碍[19]。

副肿瘤综合征所造成的远隔器官系统损害的出现时间常较肿瘤本身被发现更早，其造成的皮肤黏膜损害可视为内脏恶性肿瘤的外部标志，因此它对恶性肿瘤的早期诊断具有重要意义。口腔临床医师接诊黏膜广泛疣状病损或多发性乳头瘤状病损的患者时，应予以高度重视，及时利用肿瘤标志物检查、CT或病理活检等有效方式排查潜在恶性疾病。口腔黏膜病损的发生和变化可能与肿瘤的进展相关[6,8]。

对于黑棘皮病的诊断，特征性的临床病损是最直接的诊断依据，依靠组织病理学检查和相关辅助检查可明确诊断。重要的是根据病史对患者的致病因素进行分析，包括肥胖、疾病、药物、肿瘤等，可以帮助我们对黑棘皮病进行分型。良性黑棘皮病一般不须治疗。皮肤病损引起美容缺陷者，可做美容手术。对于恶性黑棘皮病，积极治疗肿瘤是唯一手段，在切除肿瘤或化疗后病损可减退，但复发常见。

参 考 文 献

[1] BOTTONI U, DIANZANI C, PRANTEDA G, et al. Florid cutaneous and mucosal papillomatosis with acanthosis nigricans revealing a primary lung cancer. J Eur Acad Dermatol Venereol, 2000, 14（3）: 205-208.

[2] YEH J S, MUNN S E, PLUNKETT T A, et al. Coexistence of acanthosis nigricans and the sign of Leser-Trélat in a patient with gastric adenocarcinoma: a case report and literature review. J Am Acad Dermatol, 2000, 42（2 Pt 2）: 357-362.

[3] TYLER M T, FICARRA G, SILVERMAN S J R, et al. Malignant acanthosis nigricans with florid papillary oral lesions. Oral Surg Oral Med Oral Pathol Oral Radiol Endod, 1996, 81（4）: 445-449.

[4] BRINCA A, CARDOSO J C, BRITES M M, et al. Florid cutaneous papillomatosis and acanthosis nigricans maligna revealing gastric adenocarcinoma. An Bras Dermatol, 2011, 86（3）: 573-577.

[5] WEGER W, GINTER-HANSELMAYER G, HAMMER H F, et al. Florid cutaneous papillomatosis with acanthosis nigricans in a patient with carcinomas of the lung and prostate. J Am Acad Dermatol, 2007, 57（5）: 907-908.

[6] FERLITO A, ELSHEIKH M N, MANNI J J, et al. Paraneoplastic syndromes in patients with primary head and neck cancer. Eur Arch Otorhinolaryngol, 2007, 264（3）: 211-222.

[7] FERLITO A, RINALDO A. Paraneoplastic syndromes in patients with cancer of the larynx and hypopharynx. Ann Otol Rhinol Laryngol, 2007, 116（7）: 502-513.

[8] FASUNLA J A, IJADUOLA G T. Acanthosis nigricans in the head and neck region. Ann Ib Postgrad Med, 2008, 6（1）: 53-56.

[9] BRADY M F, RAWLA P. Acanthosis Nigricans. Treasure Island（FL）: StatPearls Publishing, 2023.

[10] CHU H W, LI J M, CHEN G F, et al. Oral malignant acanthosis nigricans associated with endometrial adenocarcinoma. Int J Oral Sci, 2014, 6（4）: 247-249.

[11] YU Q, LI X L, JI G, et al. Malignant acanthosis nigricans: an early diagnostic clue for gastric adenocarcinoma. World J Surg Onc, 2017, 15（1）: 1-4.

[12] SINHA S, SCHWARTZ R A. Juvenile acanthosis nigricans. J Am Acad Dermatol, 2007, 57（3）: 502-508.

[13] LIU Y, XU X, YANG Y, et al. Malignant acanthosis nigricans and diseases with extensive oral papillary hyperplasia. Clin Exp Dermatol, 2022, 47（4）: 651-657.

[14] CANJUGA I，MRAVAK-STIPETIĆ M，KOPIĆ V，et al. Oral acanthosis nigricans：case report and comparison with literature reports. Acta Dermatovenerol Croat，2008，16（2）：91-95.

[15] HALL J M，MORELAND A，COX G J，et al. Oral acanthosis nigricans：report of a case and comparison of oral and cutaneous pathology. Am J Dermophatol，1988，10（1）：68-73.

[16] CAIRO F，RUBINO I，ROTUNDO R，et al. Oral Acanthosis nigricans as a marker of internal malignancy. A case report. J Periodontol，2001，72（9）：1271-1275.

[17] CSETE B，MOEZZI M，LENGYEL Z，et al. Florid cutaneous papillomatosis leading to social exclusion. Br J Dermatol，2005，153（3）：667-669.

[18] JANNIGER E J，SCHWARTZ R A. Florid cutaneous papillomatosis. J Surg Oncol，2010，102（6）：709-712.

[19] KOYAMA S，IKEDA K，SATO M，et al. Transforming growth factor-alpha（TGF alpha）-producing gastric carcinoma with acanthosis nigricans：an endocrine effect of TGF alpha in the pathogenesis of cutaneous paraneoplastic syndrome and epithelial hyperplasia of the esophagus. J Gastroenterol，1997，32（1）：71-77.

第9单元　局限性真皮发育不全综合征

病案 123　局限性真皮发育不全综合征

【述评】局限性真皮发育不全综合征

病案 123　局限性真皮发育不全综合征

图 11-9-123　病案 123 患儿的口腔黏膜病损和皮肤病损

A、B. 口角区、上唇内侧黏膜见数个乳头状突起，表面呈菜花状

图 11-9-123（续）　C. 舌背遍布乳头状突起，质软，色红　D. 舌腹、右下颌后牙颊侧牙龈黏膜见数个乳头状突起，表面呈菜花状；多数牙唇颊面见纵形沟槽，牙釉质发育不全　E. 后牙咬合面牙尖呈锥形突起

图 11-9-123(续) F. 面中份发育不全；左侧颈部网状色素减退；右侧腹部皮肤大面积发红变薄区域，并见鸽子蛋大小红色结节；左手拇指指甲发育不良，右足趾各趾甲均发育不良，右足第二趾远端趾关节缺失，左足第三趾趾甲缺失；右下肢见红色皮损呈疣样突起，伴少许鳞屑和块状结痂

患儿，女性，12岁。

主诉 口腔多发性乳头状增生物8年余。

病史 8余年前患者口角出现乳头状增生物，在外院行"激光切除术"。6年前复发再行"激光切除术"。4年余前，患者舌部出现片状乳头状增生物，无自觉症状，未予特殊治疗和处理。3年前，双侧口角乳头状增生物再次复发，并且右侧腹部皮肤病损发现乳头状增生物。出生时即发现肩部、左侧腋下、手臂、右腹部等多处皮肤表层缺失，仅有极透明薄膜，未进行特殊治疗和处理。否认其他系统性疾病史、遗传史及药物过敏史。

检查

1. 口腔 舌背满布乳头状突起，色红，质软，无触痛，无出血和糜烂。口角、上唇内侧、舌背、舌腹、右下颌后牙颊侧牙龈黏膜见散在乳头状突起，表面呈菜花状，有蒂，无溃烂（图11-9-123A～E）。切牙及磨牙牙釉质发育不全，多数牙唇颊面见纵形沟槽，右下颌前磨牙及磨牙X线片示轻度牙槽骨吸收。面中份发育不全（图11-9-123F），眼距增宽。

2. 皮肤 左侧颈部网状色素减退；右侧腹部见5cm×8cm大面积皮肤变薄发红区域，并见鸽子蛋大小红色结节；左手拇指指甲发育不良，右足趾各趾甲均发育不良，右足第二趾远端趾关节缺失，左足第三趾趾甲缺失；右下肢见红色皮损呈疝样突起，伴少许鳞屑和块状结痂（图11-9-123F）。

3. 其他 脊柱略侧弯畸形。智力正常。

初步诊断 口腔多发性乳头瘤待诊（发育异常性疾病？）。

进一步检查

1. 血常规、生化、腹部B超、输血前全套、大便常规、免疫全套均未见明显异常。

2. 分别夹取左口角区和舌背增生物少量组织行HPV PCR检测，结果示HPV6、HPV11、HPV16、HPV18阴性。

3. 左口角、舌背增生物活检病理报告均示乳头状瘤。

4. 右侧腹部红色结节活检病理报告示局限性真皮发育不全综合征的可能性较大。

5. 全口牙位曲面体层片示下颌骨44—47牙槽间隔骨质轻度吸收。

6. 心脏彩超示先天性肺动脉瓣狭窄（轻度）。双侧全下肢X线片示双侧髋臼密度增高，左侧髋关节间隙稍增宽。骨龄相当于12.1岁，与实际年龄基本一致。

诊断 局限性真皮发育不全综合征。

诊断依据

1. 口腔表现为多发性乳头瘤，牙釉质发育不全。

2. 特征性的皮肤病损。

疾病管理

建议切除口角区乳头瘤及腹部增生明显的结节，密切观察，定期复查。复诊时建议行基因检测，患儿家长拒绝。

【述评】局限性真皮发育不全综合征

局限性真皮发育不全综合征(focal dermal hypoplasia，FDH)，又称为Goltz-Gorlin综合征，可同时影响中胚层和外胚层发育而来的器官和系统，呈现出多个器官和系统病变，如皮肤、眼、骨骼和牙齿，患者约90%为女性[1,2]。目前研究发现，其发病机制与定位于Xp11.23的*PORCN*(porcupine homolog)基因突变有关[3]。多数病案均存在该基因的突变，Lombardia为此建立了一个数据库，包含*PORCN*十二大基因重组的信息，使得可确定的*PORCN*基因突变类型达到80种[4]。

FDH的常见临床表现包括[5]：①皮肤黏膜病损，约95%的患者表现出皮肤病损。其特征性的损害是沿Blaschko线分布的皮肤真皮发育不全。患者皮肤可表现出萎缩、色素沉着、脂肪疝。另外，可发生指(趾)甲萎缩、秃头和乳头状瘤。出生时皮肤真皮发育不全的区域可呈透明，可逐渐形成瘢痕愈合。乳头状瘤可发生于身体的多个部位，如皮肤、口腔(舌、软腭)、口周、咽喉、食管、肛周、生殖器(阴道、阴唇)和眼(眼睑、结膜)等，甚至可导致相应的功能障碍[6]。②骨骼系统病变，通常表现多样且不对称。超过50%的患者发生肢端病损如并指(趾)、少指(趾)、屈指(趾)和手(足)裂。条纹状骨病(osteopathia striata)是另一种典型表现，X线检查示长骨干骺端有助于诊断。③颅面部病损，患者可表现出特征性的尖下颌、鼻翼凹陷。④口腔病损，包括口腔黏膜病损和牙齿病变。前者主要表现为乳头状瘤，口腔各部位黏膜均可发生，往往是患者首先就诊于口腔科的原因。约20%的患者有牙齿的病变，可表现为牙釉质发育不全、小牙畸形、牙齿萌出、位置和数目异常等[7-9]。⑤眼部病损，约15%的患者发生眼部病损。病情严重程度可从轻微的影响眼部美观到致盲，病变也常呈不对称性。最常见的病变为小眼畸形，还可表现为虹膜和视网膜缺损、无眼畸形、鼻泪管畸形或角膜畸形[10,11]。

FDH的少见临床病损发生率较低，但是可能会造成危及生命的严重后果。这些病损包括：①消化系统病损，可表现为腹部疝气、膈疝[12]。②泌尿系统病损，包括肾发育不全、肾异位、马蹄肾、肾盂扩张和输尿管分裂，甚至有肾脏缺失的报道等[13-15]。③神经和精神系统病损，最常见的病变为智力缺陷。还有学者报道FDH患者还可并发大脑结构改变、脑积水和癫痫[16]。④心血管系统病损，可发生多种病变，包括室中隔缺损、肺动脉/肺静脉发育不全、肺动脉瓣狭窄、纵隔右移和心脏异位等[17]。⑤生殖系统病损，大多数发生于女性患者，最常见的为双角子宫，还可发生中隔状处女膜、无乳头畸形和乳腺发育不全[15,18]。

FDH可涉及多系统，且临床病变表现多样，容易诊断延迟或者误诊。患者如果有典型的临床表现，例如：皮肤、骨骼、眼部和口腔的病变，可以临床诊断为FDH。结合基因检测可最终确诊。本单元病案123患儿初诊时因当时技术条件所限，未行基因检测，故为临床诊断。对患者全面的评价有利于临床医师作出正确诊断，避免误诊、漏诊并及时发现可能危及生命的并发症。

有一些疾病的临床表现与FDH相似，应注意鉴别。

痣样基底细胞癌综合征(nevoid basal cell carcinoma syndrome)是因*PTC*(*patched*)基因突变而引起的遗传性疾病，可造成多种病变。临床表现包括多位点的基底细胞癌、下颌骨囊肿、手掌/足底凹陷、脊柱和肋骨畸形和大脑镰钙化[19]。这种疾病又被称为Gorlin-Goltz综合征，与FDH(Goltz-Gorlin syndrome)类似。为避免诊断上的误解，笔者建议使用疾病的全称来称呼这两种不同的疾病。

眼-脑-皮肤综合征（oculo-cerebro-cutaneous syndrome）可累及皮肤、眼和中枢神经系统，临床表现与FDH类似。但是，这种先天性病变必须具有大脑的病变才可诊断[20]。

里格尔综合征（Rieger's syndrome）是一种少见的常染色体显性遗传病。其临床表现包括典型的口腔、眼部和脐周病变。基本的眼部病变为前房角发育不全。口腔系统异常可见面中份发育不全、乳恒切牙以及第二磨牙缺失[21]。

MIDAS综合征为小眼畸形（microphthalmia）、真皮发育不全（dermal aplasia）和巩角膜异常（sclerocornea）的首字母缩写。患者表现出线状红斑样皮肤发育不全，可累及下颌、颈部和头部。此症状可与小眼畸形、角膜混浊和眼窝囊肿同时发生。其他的临床表现有胼胝体发育不全、巩膜和角膜发育不全、脉络膜视网膜异常、脑积水、癫痫、智力缺陷和指（趾）甲异常。此病的某些临床表现与FDH重叠，但致病基因定位于Xp22.3，这与FDH不同[22]。

FDH目前尚无有效根治方法，因其可伴有多系统的病变，治疗主要是为改善患者受损系统的功能和美观。治疗方式包括重建手术和整形手术，多需要较长的治疗周期。皮肤病损的基本治疗方式是促进愈合和预防感染。有学者报道可使用激光来减轻患者瘙痒和红斑症状[23]，也见有报道使用光动力疗法治疗顽固性增生的组织[24]。严重的系统性病变需由专科医师进行治疗。口腔黏膜乳头状瘤损害多采用手术切除，但因其易复发，故建议仅对影响美观和功能的乳头状瘤进行切除。症状轻微者一般可有正常寿命。但若累及重要脏器或症状较重，预后不佳。

参 考 文 献

[1] GOLTZ R W, PETERSON W C, GORLIN R J, et al. Focal dermal hypoplasia. Arch Dermatol, 1962, 86: 708-717.

[2] LASOCKI A L, STARK Z, ORCHARD D. A case of mosaic Goltz syndrome (focal dermal hypoplasia) in a male patient. Australas J Dermatol, 2011, 52 (1): 48-51.

[3] GRZESCHIK K H, BORNHOLDT D, OEFFNER F, et al. Deficiency of PORCN, a regulator of Wnt signaling, is associated with focal dermal hypoplasia. Nat Genet, 2007, 39 (7): 833-835.

[4] LOMBARDI M P, BULK S, CELLI J, et al. Mutation update for the PORCN gene. Hum Mutat, 2011, 32 (7): 723-728.

[5] WANG L, JIN X, ZHAO X, et al. Focal dermal hypoplasia: updates. Oral Dis, 2014, 20 (1): 17-24.

[6] QUAIN R D, MILITELLO G, JUNKINS-HOPKINS J, et al. Erythematous atrophic macules and papules following the lines of Blaschko. Focal dermal hypoplasia (FDH), or Goltz syndrome. Arch Dermatol, 2007, 143 (1): 109-114.

[7] BAXTER A M, SHAW M J, WARREN K. Dental and oral lesions in two patients with focal dermal hypoplasia (Goltz syndrome). Br Dent J, 2000, 189 (10): 550-553.

[8] BALMER R, CAMERON A C, ADÈS L, et al. Enamel defects and Lyonization in focal dermal hypoplasia. Oral Surg Oral Med Oral Pathol Oral Radiol Endod, 2004, 98 (6): 686-691.

[9] SEOANE J, GIBSON R L, ALMAGRO M, et al. Oral manifestations associated with focal dermal hypoplasia. Dermatology, 2009, 219 (4): 368-370.

[10] MARCUS D M, SHORE J W, ALBERT D M. Anophthalmia in the focal dermal hypoplasia syndrome. Arch Ophthalmol, 1990, 108 (1): 96-100.

[11] PRENNER J L, CIACCIA S, CAPONE A JR, et al. Retinal detachment in focal dermal hypoplasia. Eur J Ophthalmol, 2004, 14(2): 166-168.

[12] BHATIA A M, CLERICUZIO C L, MUSEMECHE C A. Congenital ventral hernia in association with focal dermal hypoplasia. Pediatr Dermatol, 1995, 12(4): 336-339.

[13] HAN X Y, WU S S, CONWAY D H, et al. Truncus arteriosus and other lethal internal anomalies in Goltz syndrome. Am J Med Genet, 2000, 90(1): 45-48.

[14] SUSKAN E, KÜRKÇÜOĞLU N, ULUOĞLU O. Focal dermal hypoplasia (Goltz syndrome) with horseshoe kidney abnormality. Pediatr Dermatol, 1990, 7(4): 283-286.

[15] LOPEZ-PORRAS R F, ARROYO C, SOTO-VEGA E. Focal dermal hypoplasia with uterus bicornis and renal ectopia: case report andreview of the literature. Case Rep Dermatol, 2011, 3(2): 158-163.

[16] KANEMURA H, HATAKEYAMA K, SUGITA K, et al. Epilepsy in a patient with focal dermal hypoplasia. Pediatr Neurol, 2011, 44(2): 135-138.

[17] SMIGIEL R, JAKUBIAK A, LOMBARDI M P, et al. Co-occurrence of severe Goltz-Gorlin syndrome and pentalogy of Cantrell-case report and review of the literature. Am J Med Genet A, 2011, 155A(5): 1102-1105.

[18] REDDY J, LAUFER M R. Congenital anomalies of the female reproductive tract in a patient with Goltz syndrome. J Pediatr Adolesc Gynecol, 2009, 22(4): e71-e72.

[19] KIMONIS V E, GOLDSTEIN A M, PASTAKIA B, et al. Clinical manifestations in 105 persons with nevoid basal cell carcinoma syndrome. Am J Med Genet, 1997, 69(3): 299-308.

[20] BLEEKER-WAGEMAKERS L M, HAMEL B C, HENNEKAM R C, et al. Oculocerebrocutaneous syndrome. J Med Genet, 1990, 27(1): 69-70.

[21] Prabhu N T, John R, Munshi A K. Rieger's syndrome: a case report. Quintessence Int, 1997, 28(11): 749-752.

[22] Happle R, Daniëls O, Koopman R J. MIDAS syndrome (microphthalmia, dermal aplasia, and sclerocornea): an X-linked phenotype distinct from Goltz syndrome. Am J Med Genet, 1993, 47(5): 710-713.

[23] Alster T S, Wilson F. Focal dermal hypoplasia (Goltz's syndrome). Treatment of cutaneous lesions with the 585-nm flashlamp-pumped pulsed dye laser. Arch Dermatol, 1995, 131(2): 143-144.

[24] Liu J, Hsu P T, Vanderwielen B A, et al. Treatment of recalcitrant excessive granulation tissue with photodynamic therapy in an eight-year-old patient with focal dermal hypoplasia syndrome. Pediatr Dermatol, 2012, 29(3): 324-326.

第10单元　先天性角化不良

病案 124　先天性角化不良

病案 125　先天性角化不良（仅有舌背糜烂表现）

【述评】先天性角化不良

病案 124　先天性角化不良

患儿,男性,8岁。

主诉　"地图舌"3年。

病史　家长诉患儿 3 年前出现"地图舌",平时及进食时无疼痛不适,现口内无自觉不适症状。1 年前始发现患儿指(趾)甲薄脆、不光滑。平素体质佳,智力发育无异常。睡眠饮食欠佳,二便正常。两天前于外院查血常规及血中微量元素示红细胞 $2.78 \times 10^9/L \downarrow$(正常值 $3.82 \times 10^9 \sim 5.5 \times 10^9/L$),白细胞 $3.5 \times 10^9/L \downarrow$(正常值 $3.6 \times 10^9 \sim 9.7 \times 10^9/L$),血小板 $70 \times 10^9/L \downarrow$(正常值 $100 \times 10^9 \sim 450 \times 10^9/L$),血红蛋白 90g/L↓(正常值 $110 \sim 146g/L$),红细胞平均体积 95.7fL↑(正常值 $76 \sim 90fL$),血细胞比容 0.266↓(正常值 $0.332 \sim 0.428$),红细胞分布宽度 52.5fL↑(正常值 $32.6 \sim 46.6fL$),血小板比容 0.09↓(正常值 $0.142 \sim 0.378$)。否认家族史。否认系统性疾病史及药物过敏史。

检查　舌背丝状乳头萎缩,舌背前份见大面积不规则糜烂面,上覆黄白色假膜,周缘充血明显;双颊下份近口角处、舌系带及双舌腹近口底处黏膜见少许细条样白纹,右颊下份近口角处黏膜还伴有少许糜烂;余口内黏膜未见明显异常。全口牙龈未见增生,牙列不齐,下颌尖牙区反𬌗。头颅无畸形,全身皮肤无皮疹、出血点及色素沉着;毛发无明显异常;双侧指、趾甲薄脆、大部分见纵嵴(图 11-10-124)。

初步诊断　舌部糜烂待诊(血液系统疾病口腔表征?)。

进一步检查

1. 全血图示红细胞 $3.05 \times 10^9/L \downarrow$(正常值 $3.82 \times 10^9 \sim 5.5 \times 10^9/L$),血小板 $81 \times 10^9/L \downarrow$(正常值 $100 \times 10^9 \sim 450 \times 10^9/L$),血红蛋白 102g/L↓(正常值 $110 \sim 146g/L$),血细胞比容 0.298↓(正常值 $0.332 \sim 0.428$);肝功能和肾功能未见明显异常。

2. 骨髓穿刺活检示粒细胞与有核红细胞比例倒置,产血小板型巨核细胞 4/30,血小板可见。病理报告示(骨髓)部分为骨密质,在脂肪背景上见少数粒细胞、红细胞散在分布,巨核细胞未查见,网状纤维未增加。骨髓造血细胞增生极低下,三系细胞均低,符合再生障碍性贫血骨髓象。

3. 于血液科给予再生障碍性贫血药物及口腔局部治疗,定期复诊。3 个月后,口内黏膜无明显好转,且多次复查全血图仍显示外周血象异常,考虑进一步排查全身原因。

4. 抽血检测大疱性疾病特异性抗体报告示抗 BP180 抗体、抗 Dsg1 抗体、抗 Dsg3 抗体均未见增高。

图 11-10-124　病案 124 患儿的口
腔病损和指、趾甲病损
A. 舌背丝状乳头萎缩，舌背前份见
大面积不规则糜烂，上覆黄白色假
膜，周缘充血明显　B. 右颊下份近
口角处黏膜见少许细条样白纹，伴
有少许充血糜烂　C. 左颊下份近
口角处黏膜见少许细条样白纹

图 11-10-124（续）　D、E. 双侧指、趾甲薄脆、大部分见纵嵴　F. 牙列不齐

5. 再生障碍性贫血病情控制后住院切取糜烂及周缘外观正常的黏膜组织活检行组织病理及直接免疫荧光检查。HE 染色示送检黏膜慢性炎症，局部黏膜上皮剥脱，上皮下疱形成，固有层淋巴细胞、浆细胞密集浸润，小血管周围炎。DIF 示 IgA、IgG、IgM、C3 均为阴性。

6. 胸部 X 线片示双肺纹理稍增多、模糊，余心膈未见明显异常。

7. 腹部 B 超示肝脏、胆囊、胰腺、脾脏未见明显异常。

8. 于血液病科住院治疗期间，医师发现患儿皮肤逐渐出现色素沉着，结合其口腔和再生障碍性贫血病情，建议行遗传性血液病基因筛查。验证报告示 *DKC1* 位点纯合改变（ChrX, exon1：c.C5T, p.A2V）；患儿母亲行基因筛查，同样存在 *DKC1* 位点突变；患儿年长 5 岁的健康胞姐 *DKC1* 位点正常。

修正诊断 先天性角化不良。

诊断依据

1. 童年发病，男性。

2. 口腔黏膜经久不愈的糜烂伴白色斑纹、牙列不齐、指（趾）甲异常、皮肤色素沉着。

3. 骨髓涂片及活检符合再生障碍性贫血（骨髓衰竭）。

4. *DKC1* 基因位点突变。

疾病管理

1. 口腔局部药物治疗。

复方氯己定含漱液 300mL×1 支 Sig. 含漱 t.i.d.

2. 于血液科行同胞异基因造血干细胞移植。移植后未出现急性移植物抗宿主反应。术后 7 年余，口内黏膜糜烂无明显改善。现仍在随访中。

病案 125 先天性角化不良（仅有舌背糜烂表现）

图 11-10-125 病案 125 患儿的口腔黏膜病损和皮肤病损

A. 舌背中份及双侧舌缘、舌腹见大面积不规则糜烂面，上覆黄白色假膜

图 11-10-125(续) B. 腹部皮肤见少许轻微色素沉着　C. 头发略显稀疏

患儿，男性，1岁2月龄。

主诉　舌背及右舌边缘溃疡7个月。

病史　7个月前，患儿吮吸奶嘴致舌背出现血疱，后逐渐形成溃疡，面积逐渐变大。1个月前于当地医院全麻下行舌背和右舌缘口腔黏膜溃疡"曲安奈德注射液"注射术，无明显效果（未行活检）。患儿自出生后，大便量多时出现便血，口服益生菌后有所改善，有乳糖不耐受。1个月前将氨基酸奶粉更换为普通奶粉后，大便恢复正常且每天一次至今。1月余前于当地医院查血常规示白细胞 3.1×10^9/L↓（正常值 $5.1 \times 10^9 \sim 14.1 \times 10^9$/L），红细胞 3.81×10^{12}/L↓（正常值 $4.0 \times 10^{12} \sim 5.5 \times 10^{12}$/L）；尿常规及大便常规未见明显异常；HIV 抗体（−）；肝功能、肾功能未见明显异常；胸片、心电图检查无异常。早产儿、卵圆孔未闭。否认其他系统性疾病史及药物过敏史。否认家族史。

检查　舌背及双侧舌缘、舌腹大面积糜烂面，被覆较厚黄白色假膜，边缘略发白，余口腔黏膜未见明显异常。腹部皮肤可见少许轻微色素沉着（患儿母亲诉为膏药所致）。仅萌出 71、81。指趾甲未见异常。头发略显稀少，质软偏黄（图 11-10-125）。

初步诊断　舌黏膜糜烂待诊（先天性角化不良待排）。

进一步检查

1. 全血图示白细胞 3.36×10^9/L↓（正常值 $5.1 \times 10^9 \sim 14.1 \times 10^9$/L），红细胞 3.71×10^{12}/L↓（正常值 $4.0 \times 10^{12} \sim 5.5 \times 10^{12}$/L）。

2. 结合舌背舌腹黏膜顽固性糜烂、白细胞红细胞降低和毛发稀少的特征，建议行全外显子检测。验证报告示 *DKC1* 基因的一个半合子变异（ChrX, exon11: c.1077, p.D359E）。

3. 抽血行实时聚合酶链反应（real-time PCR）验证患儿端粒长度发现端粒长度情况：患儿（2021 年出生）＜患儿母亲（1994 年出生）＜志愿者 1（1981 年出生）＜志愿者 2（1996 年出生）。

诊断　先天性角化不良。

诊断依据

1. 童年发病，男性。

2. 口腔黏膜经久不愈的糜烂。

3. 血常规示白细胞和红细胞降低。

4. 头发略稀疏。

5. *DKC1* 基因位点突变。

6. 端粒异常变短。

疾病管理

1. 口腔局部药物治疗

2% 碳酸氢钠溶液 250mL×1 瓶 Sig. 含漱 t.i.d.

复方甘菊利多卡因凝胶 10g×1 支 Sig. 局涂 t.i.d.

2. 建议血液科会诊全血图异常，进一步排查或监测血液病。

3. 建议定期复查，监测口腔黏膜病损，避免出现癌变。

4. 建议注意观察皮肤、指甲、趾甲的变化。

【述评】先天性角化不良

先天性角化不良（dyskeratosis congenita，DC）又称 Zinsser-Cole-Engman 综合征[1]，是一种典型的端粒生物学疾病（telomere biology disorder，TBD），由端粒维持相关基因缺陷所致的先天性外胚层及中胚层发育不良综合征，属累及多系统的遗传性疾病，主要累及更新速度较快的组织，如上皮、黏膜及骨髓组织等。TBD 是一组由端粒维持相关基因缺陷所致的遗传性疾病，由于端粒的稳态受到干扰，可导致一系列如早衰、骨髓衰竭、肺纤维化、肝硬化、患癌风险增加等病理改变。DC 的患病率为 $1/10^6$，男女比例 13 : 1。典型临床表现为口腔黏膜白斑、皮肤网状色素沉着、指（趾）甲发育不良三联征，常可伴有生长发育迟滞、毛发稀疏、溢泪、溢出性视网膜炎、口腔溃疡、牙齿缺失、骨骼畸形、骨质疏松、掌跖多汗及泌尿生殖系统发育不良等[2]。部分患者随着病程演进，可出现骨髓衰竭（bone marrow failure，BMF）、肺纤维化和实体瘤，这些情况是导致患者死亡的主要原因[3]。DC 患者的致死原因占比为骨髓衰竭 60%～70%、肺纤维化 10%～15% 和恶性肿瘤 10%[4]。DC 患者的多系统临床体征见表 3。

表 3　典型 DC 的多系统临床体征[4]

临床体征 / 异常	患病率 /%
主要体征	
异常皮肤色素沉着	89.0
指（趾）甲发育不良	88.0
骨髓衰竭	85.5
口腔黏膜白斑	78.0
其他体征	
溢泪	30.5
学习障碍 / 发育迟滞 / 智力障碍	25.4
肺部疾病	20.3
身材矮小	19.5
多发性龋齿 / 牙齿缺失	16.9
食管狭窄	16.9
过早脱发 / 过早白发 / 睫毛稀疏	16.1
多汗	15.3
恶性肿瘤	9.8
宫内发育迟缓	7.6
肝脏疾病 / 消化道溃疡 / 肠道疾病	7.3
共济失调 / 小脑发育不全	6.8
生殖系统发育不良 / 睾丸未降	5.9
小头畸形	5.9
尿道狭窄 / 包茎	5.1
骨质疏松 / 无菌性坏死 / 脊柱侧弯	5.1
听力障碍	0.9

DC 是一种遗传性短端粒综合征。端粒维持与人体生命事件密切相关，包括衰老（人的端粒长度会随着年龄的增长而逐渐变短[5]）和肿瘤倾向[6]，因此 DC 越来越受到关注。DC 患者存在过早的端粒缩短和复制老化，导致细胞早衰和组织损伤。人类细胞端粒缺陷是 DNA 损伤的独特形式，这种损伤的修复极其有限，病理状态下端粒异常变短可导致细胞过早衰老、死亡或绕过衰老途径继续分裂，导致再生障碍性贫血（是一组由多种病因所致的骨髓造血功能衰竭性综合征）、骨髓衰竭、肺纤维化、肝疾病、肿瘤形成等。正常人细胞中端粒酶活性较低，80%～90% 的人肿瘤细胞中端粒酶高表达[7]，因此端粒酶异常与 DC 患者癌变倾向性有关。端粒长度的检测方法有 3 种[8]：Southern 印迹杂交法（southern blot）、实时聚合酶链反应（real-time PCR）、流式荧光原位杂交（flow-FISH），其中流式荧光原位杂交方法的灵敏度和特异度均较好。研究显示，检测淋巴细胞及其亚类端粒长度对区分 DC 患者和患者亲属具有一定的灵敏度和特异度，而检测全血淋巴细胞、$CD45RA^{+}/CD20^{-}$ 幼稚 T 细胞和 $CD20^{+}$ B 细胞的端粒长度诊断 DC 的特异度和敏感度高达 90%[9]。

DC 具有遗传异质性，分为 X 连锁的隐性遗传、常染色体显性遗传及常染色体隐性遗传 3 种遗传模式，X 连锁遗传的 DC 通常被认为比常染色体遗传者更严重[10]。目前认为，导致 DC 相关突变的基因至少有 14 种，均与编码端粒酶复合体、维持端粒蛋白复合体稳定性和端粒长度相关，包括 *DKC1*、*TERC*、*TINF2*、*TERT*、*RTEL1*、*NOP10*、*NHP2*、*STN1*、*NAF1*、*CTC1*、*WRAP53*、*RPA1*、*PARN*、*TPP1*、*POT1* 等[6,11]。其中 X 连锁的隐性遗传为 *DKC1* 基因，常染色体显性遗传包括 *TERC*、*TINF2*、*POT1*，常染色体隐性遗传包括 *NOP10*、*NHP2*、*WRAP53*、*PARN*、*CTC1*、*STN1*，常染色体隐性及显性遗传为 *TERT*、*RTEL1*、*TPP1*。但目前仍有 20% 的 DC 患者遗传基础不明（还不属于目前已知的相关突变）[12]。30% 的 DC 患者表现为 *DKC1* 基因突变[13]，*DKC1* 基因为最常见的 DC 突变基因，该基因定位于染色体 Xq28，包含 15 个外显子，长度为 16kb，与细胞周期及核仁功能相关，编码角化不良蛋白，亦称角化不良素（dyskerin）。*DKC1* 基因突变引起端粒酶 RNA 水平减低及端粒长度明显缩短。角化不良蛋白是小核仁核糖核酸酶蛋白微粒和端粒酶复合体的共同成分，也是维持端粒酶功能活性的一种必需蛋白，其表达水平与肿瘤的进展相关，低表达往往提示预后较好。

临床上大约 90% 的 DC 患者有指（趾）甲病变及皮肤异常色素沉着，通常在 10 岁以前可发生，甲异常表现为甲纵嵴沟裂、甲营养不良、甲萎缩变性，甚至缺甲、无甲等，皮肤异常表现为网状色素沉着或伴有色素脱失。其皮肤病损的组织病理学检查无明显特异性，表现为角化过度或角化不全，表皮萎缩，真皮层黑素颗粒沉着及噬黑素细胞聚集。超过 80% 的 DC 患者可出现不同程度的外周血细胞降低，骨髓检查可显示典型的再生障碍性贫血特征，可进展至重型再生障碍性贫血、骨髓造血功能衰竭甚至骨髓增生异常综合征或白血病等恶性疾病。骨髓衰竭在 20 岁以前会发生，80% 以上的患者在 30 岁前会出现骨髓衰竭的表现。DC 患者发生肿瘤的概率是正常人群的 11 倍[14]，肿瘤（造血系统及非造血系统）通常在出生后的 30 年后发生，50 岁以下恶性肿瘤的累积发病率为 40%～50%，如鳞状细胞癌、霍奇金淋巴瘤、胃肠道腺癌、支气管喉癌以及泌尿生殖系统癌等[15,16]。DC 患者患神经精神疾病的概率高于一般人群，确诊 DC 的 50% 儿童患者和 75% 成人患者患有神经精神疾病[17]。

DC 患者口腔黏膜病损的组织病理学检查亦无特异性。临床表现除白斑外，也可表现为与本单元病案 124 和病案 125 患儿相似的顽固性口腔黏膜糜烂[18]。临床也观察到有部分患儿糜烂周缘有珠光白纹，极易误诊为口腔扁平苔藓（图 118）。值得注意的是，笔者所在课题组近 10 年来诊断和接诊的所有 DC 患者（共 6 例，发病年龄 7 月龄～5 岁，初诊年龄 1 岁 2 月龄～6 岁），舌部（尤其是舌背）黏膜大面积顽固性糜烂均为其早发口腔损害，甚至是唯一的典型体征。如本单元病案 125，初诊时 1 岁 2 月龄的患儿在其 7 月龄时即开始出现舌部大面积糜烂，初诊时皮肤色素沉着和头发稀疏均非常轻微，无白斑、指甲、趾甲损害。基于笔者此前积累的幼儿舌背经久不愈的大面积糜烂可能提示先天性角化不良的经验，建议患儿家属对其行基因检测，继之行端粒长度检测，从而最终确诊。因此，对于舌背（和舌腹）顽固性广泛糜烂的儿童患者（尤其是男性），即使无指甲、趾甲和毛发病损、无皮肤色素沉着、无明显血液疾患，笔者建议也应早期进行基因检测排除先天性角化不良。

据报道，DC 患者的平均诊断年龄为 15 岁（0～75 岁）[19]。但 DC 患者出生可能就存在临床体征，1 岁内就可能因该病危及生命[20,21]，所以我们亟须关注更早期的口腔临床体征，帮助 DC 患者早期诊断。文献个案报道，DC 患者口腔损害亦可表现为牙列不齐、严重牙周破坏、多发性龋齿、牙冠根比失调、牙槽骨缺失等[16]，但目前尚无 DC 患者累及的口腔不同组织患病率的统计。

DC 患者具有遗传及临床表现异质性。从遗传学角度，突变基因不同，DC 患者的临床表现及其严重程度有所不同，且即使同家族中具有相同的基因突变，临床表现也可能不同。端粒维持障碍和缩短是导致 DC 的原因，与年龄匹配的健康对照组相比，几乎所有的 DC 患者端粒长度都低于健康对照组的第 100 分位长度，但端粒长度缩短不是 DC 必需和特异的表现，如 C16orf57 突变的 DC 患者端粒长度并不缩短[22]，非 DC 引起的骨髓衰竭综合征患者也会出现端粒缩短的现象[23]，如 Shwachman-Diamond 综合征等。但相较而言，DC 患者的端粒长度是最短的，因此检测端粒长度在一定程度上具有诊断意义。从临床表现来看，并非每例 DC 患者均有典型的皮肤黏膜三联征。从发病年龄来看，儿童 DC 患者通常具有典型三联征中的 1～3 项和 / 或多系统异常，而伴发肿瘤发病较晚，具有隐匿性[24]。因此，DC 诊断较困难。

2014 年，Dokal 等学者根据 DC 累及多系统的临床表现，提出符合以下两点临床特征即可确诊 DC[4]：①存在 4 个主要特征（皮肤异常色素沉着、口腔黏膜白斑、甲营养不良和骨髓衰竭）中的至少 2 个；②合并 2 个系统（呼吸系统、免疫系统、泌尿系统等）受累。2015 年，Dokal 等学者又提出具备以下特征的任意一项即可考虑 DC[25]：①具有典型的皮肤黏膜三联征的体征（甲营养不良、异常皮肤色素沉着和黏膜白斑）；②具有三联征中的 1 个体征 + 骨髓衰竭 + 2 个其他系统受累体征；③具有与端粒酶基因突变相关的再生障碍性贫血或骨髓增生异常综合征（myelodysplastic syndromes，MDS）或肺纤维化的表现；④具有 Hoyeraal-Hreidarsson 综合征的临床症状（如发育落后、生长发育迟缓、小头畸形、小脑发育不全、骨髓衰竭和免疫缺陷）中的 4 个或更多体征；⑤具有 2 个或多个临床症状，同时合并端粒变短（小于第一个百分位数）。本单元病案 124 患儿符合第三点，即 DKC1 基因突变导致的先天性角化不良伴再生障碍性贫血。

Dokal 等学者[25] 也指出，DC 病变涉及全身多系统，体征复杂多变，仅依靠临床体征进行诊断会出现诊断困难和延误，因此需要结合端粒长度检测和 DC 相关基因分析等手段，达到早诊早治的目的。由此，

图 118　4 岁男性先天性角化不良患儿的舌背和舌腹见大面积不规则糜烂面,上覆黄白色假膜,周缘见珠光白色斑纹,极易将其误诊为口腔扁平苔藓

A. 舌背黏膜病损　B. 右舌腹黏膜病损　C. 左舌腹黏膜病损

笔者认为，随着实验检测技术（如全外显子测序、全基因组测序和端粒长度检测）的发展和普及、检测费用的降低，DC 的诊断应根据特征性的临床表现、基因突变检测、实验室检查（如全血细胞计数、胸部 X 线检查、腹部 CT、肺功能试验、大便隐血试验、免疫功能检查等）、端粒长度检测及组织病理学检查等进行综合判断。本单元病案 125 患儿并不完全符合上文提到的临床诊断标准，但因其具有舌黏膜顽固性糜烂、白细胞及红细胞降低和毛发稀少等临床体征，同时合并端粒变短和 *DKC1* 基因突变，因此笔者认为该患儿仍可确诊为 DC。

Hoyeraal-Hreidarrson 综合征和 Revesz 综合征[26,27]是 DC 的两种严重亚型，二者除了可有 DC 经典的皮肤黏膜病变，前者常伴有神经系统发育的异常、小脑发育不全、胎儿生长受限和免疫缺陷等，与 *DKC1*、*TERT*、*RTEL1* 基因突变有关；后者以双眼渗出性视网膜病变为标志，可伴发溢泪、视网膜剥脱、眼血管病变等，与 *TINF2* 基因突变有关。

DC 属于遗传性骨髓衰竭综合征（inherited bone marrow failure，IBMF）[28]，IBMF 是一组临床表现各异的遗传性疾病，它们具有共同的临床特征：骨髓造血功能衰竭、先天发育异常及发展为恶性疾病的风险高。包括先天性角化不良、范科尼贫血（Fanconi anemia，FA）、戴 - 布二氏贫血（Diamond-Blackfan anemia，DBA）、舒 - 戴二氏综合征（Shwachman-Diamond syndrome，SDS）、重型先天性中性粒细胞减少症（severe congenital neutropenia，SCN）等。因此，以骨髓造血功能衰竭为主要临床表现的 DC 患者应与 IBMF 的其他各类疾病鉴别。DC 皮肤色素异常应与有皮肤异色表现的皮肤病如 Kindler 综合征、Rothmund-Thomson 综合征、Civatte 皮肤异色症、持久性发疹性毛细血管扩张、遗传性泛发性色素异常、皮肤异色病样淀粉样变病等鉴别。

目前，DC 尚无特异性治疗措施，大多采取对症治疗措施。口腔局部应注意保持清洁，以复方氯己定含漱液 1∶1 稀释后或 2%～4% 碳酸氢钠液漱口防止继发感染，同时密切观察白斑或糜烂区域，必要时于口腔外科行活检。DC 患者血细胞下降可采用药物对症治疗的方式，文献推荐方法主要包括低剂量雄性激素[29]、造血因子和输血治疗。对于 DC 伴有骨髓衰竭患者，异基因造血干细胞移植（allo-HSCT）是唯一的治疗方法[30]，但移植并不能改善患者其他系统的症状（包括舌黏膜的顽固性大面积糜烂）及易患恶性疾病（头颈部鳞状细胞癌最常见[4]）的倾向。对于已经出现血细胞持续明显降低，或家族中有类似病案并继发恶性肿瘤史的患者，以及虽然造血功能下降并不严重，但具备异基因造血干细胞移植（allo-HSCT）条件者，均应该及时考虑进行移植。为降低移植并发症的发生率和病死率，可改善移植前预处理方案（包括非清髓性预处理方案等[31]），将移植前期和移植后带来的毒性降至最低。若患者出现恶性肿瘤，放疗、化疗对患者本身病情是一种负担，因此应权衡利弊，优化放化疗方案，以提高 DC 患者的生存率。针对致病基因的治疗手段（如外源性 TERC 基因疗法[32]）仍在研究中。

由于 DC 尚无特异性治疗措施，故治疗效果不理想，预后较差，但也有患者生存至 70 岁。应警惕 DC 患者恶性疾患的发病可能。DC 患者多有口腔黏膜白斑（图 119A），发病年龄常在 5～14 岁[33]。口腔黏膜白斑的癌变率约为 9.5%[34]，但同时约 30% 的口腔黏膜白斑会在 10～50 年间发生癌变[33]。据报道，DC 患者最主要的恶性疾患为头颈部鳞状细胞癌，最常见的发病部位为舌黏膜（图 119B、C），颊黏膜次之[33]。因

图 119 女性 16 岁先天性角化不良患者的口腔黏膜病损癌变

A. 舌背左份、左舌腹黏膜白色斑块，凸出于黏膜表面　B. 舌背左份黏膜白斑，凸出于黏膜表面，舌背右份鳞状细胞癌　C. 舌背右份鳞状细胞癌此，对口腔黏膜白斑的癌变和对其他易罹患肿瘤的长期监测非常重要，及时进行组织病理学检查也十分必要。DC 作为典型的 TBD，其筛查措施可以参考对 TBD 儿童和成人患者的筛查建议（表 4、表 5[35]）。总之，医师应通过全面检查以期早诊断、早治疗，提高 DC 患者的生活质量或延长生存时间。

对 DC 患者及其家族成员行基因检测不仅有助于确定其遗传类型，同时对遗传咨询、产前诊断均可提供帮助[36]。

表 4　对端粒生物学疾病（TBD）高危儿童患者的筛查建议[35]

筛选的专业类型		初始筛查时间	随访筛查的频率 （如果初始筛查正常）
血液科	全血细胞计数	初次诊断	半年一次
	骨髓	初次诊断	每年一次，从 10 岁开始
风湿免疫科	免疫功能评估	初次诊断	感染频率改变或骨髓衰竭进展时重复
内分泌科	生长和骨髓健康	初次诊断	每年一次
	内分泌科咨询	10 岁①	每年一次
	骨密度检查	12～14 岁	3～5 年一次
肝病科	肝功能测试	初次诊断	每年一次
	肝脏超声	5 岁	每年一次②
呼吸内科	肺活量测定	10 岁③	2～3 年一次
	高分辨率 CT	若有相关病史和症状，在初次诊断时检查	根据症状决定
口腔科	口腔检查	3 岁	每半年
耳鼻咽喉科	鼻咽镜检查	10 岁	每 2～3 年
	听力检查	出现相关症状时	根据症状决定
消化内科和营养科	营养评估	初次诊断时	每半年一次
	营养指导	出现生长发育异常时	每年一次
	消化道内镜检查	出现相关症状时或 18 岁	至少每 3～5 年一次，如果出现症状则每年一次
皮肤科	皮肤病科医师筛查	5 岁	每年一次
眼科	常规眼科检查	5 岁	每年一次
	视网膜检查	特异性 TBD 患者初次诊断时④	每年一次
神经内科	脑部 MRI 检查	特异性 TBD 患者初次诊断时④	根据症状决定
心理卫生专科	行为评估	初次诊断时	根据症状决定
	心理健康评估	10 岁	每年

注：本表适用于未接受过造血干细胞移植的高危 TBD 患者。
①生长迟缓、骨骼健康受损或接受雄激素治疗的患者需要尽早开始内分泌治疗。
②接受雄激素治疗的患儿需要每 6 个月进行一次肝脏超声筛查。
③儿童早期有窦肺感染或有肺部疾病史的患儿应在 5 岁时开始进行肺活量测定。初始肺功能检查的年龄也取决于发育进度。
④特异性 TBD 包括 Revesz 综合征、Hoyeraal-Heidarsson 综合征和 Coats Plus 综合征。

表 5　对端粒生物学疾病（TBD）成人患者的筛查建议[35]

专业类型	评估内容	建议
心血管内科	高血压	基线血压,定期随访监测生命体征,根据公认的指南进行管理 使用雄激素(如达那唑)的患者可能需要更频繁的监测和治疗
	高血脂	基线血脂,根据公认的指南进行管理 使用雄激素(如达那唑)的患者可能需要更频繁的监测和治疗
	心力衰竭	对症处理
呼吸内科	肺纤维化	基线风险评估,可能包括:肺活量、吸气和呼气相高分辨率 CT、胸片、气促和不明原因的咳嗽,及时转诊至专科医师处,针对尼古丁依赖和二手烟暴露进行咨询
	肺动静脉畸形	经胸造影超声心动图(气泡超声心动图),核医学扫描
消化内科	食管狭窄	有症状则行食管造影或内镜检查,球囊扩张 / 支架植入
	肠病或小肠结肠炎	影像学检查、肠镜、活检,评估感染和恶性肿瘤
消化内科 / 肝病专科	肝硬化	基线风险评估;年度肝功检测;基线纤维化扫描;若提示风险则酌情行磁共振弹性成像 / 活检;若临床表现提示非肝硬化性门静脉高压,转诊至肝病专科进行静脉曲张的评估和肝活检 * 接受雄激素治疗的患者需要更频繁地到肝病专科复查
血液病科	细胞减少 再生障碍性贫血 髓系肿瘤	基线全血细胞计数、网织红细胞计数和白细胞分类计数,基线骨髓评估(骨髓穿刺活检、流式细胞术、常规细胞遗传学和分子细胞遗传学检测、髓系基因包的高通量测序以筛查体细胞突变)
风湿免疫科	免疫缺陷	流式细胞检测外周血淋巴细胞亚群,血清免疫球蛋白水平测定
眼科	前段	角膜检查
	后段	视网膜检查
	附件	鼻泪管、眼睑检查
骨科	骨质疏松症	确诊时进行基线骨密度扫描,然后根据需要进行扫描

参 考 文 献

[1] PENMATSA C, JAMPANAPALLI S R, BEZAWADA S, et al. Zinsser-cole-engman syndrome: a rare case report. J Clin Diagn Res, 2016, 10(6): ZD07-ZD09.

[2] NELSON N D, BERTUCH A A. Dyskeratosis congenita as a disorder of telomere maintenance. Mutat Res, 2012, 730(1/2): 43-51.

[3] WARD S C, SAVAGE S A, GIRI N, et al. Progressive reticulate skin pigmentation and anonychia in a patient with bone marrow failure. J Am Acad Dermatol, 2017, 77(6): 1194-1198.

[4] DOKAL I. Stiehm's Immune Deficiencies. London: Academic Press, 2014.

[5] SAVAGE S A. Dyskeratosis congenita and telomere biology disorders. Hematology Am Soc Hematol Educ Program, 2022, 2022(1): 637-648.

[6] PUSCEDDU I, FARRELL C J, DI PIERRO A M, et al. The role of telomeres and vitamin D in cellular aging and age-related diseases. Clin Chem Lab Med, 2015, 53（11）: 1661-1678.

[7] GADALLA S M, SAVAGE S A. Telomere biology in hematopoiesis and stem cell transplantation. Blood Rev, 2011, 25（6）: 261-269.

[8] CANELA A, KLATT P, BLASCO M A. Telomere length analysis. Methods Mol Biol, 2007, 371: 45-72.

[9] ALTER B P, BAERLOCHER G M, SAVAGE S A, et al. Very short telomere length by flow fluorescence in situ hybridization identifies patients with dyskeratosis congenita. Blood, 2007, 110（5）: 1439-1447.

[10] WALNE A J, MARRONE A, DOKAL I. Dyskeratosis congenita: a disorder of defective telomere maintenance? Int J Hematol, 2005, 82（3）: 184-189.

[11] ISLAM A, RAFIQ S, KIRWAN M, et al. Haematological recovery in dyskeratosis congenita patients treated with danazol. Br J Haematol, 2013, 162（6）: 854-856.

[12] NIEWISCH M R, SAVAGE S A. An update on the biology and management of dyskeratosis congenita and related telomere biology disorders. Expert Rev Hematol, 2019, 12（12）: 1037-1052.

[13] CARRILLO J, GONZÁLEZ A, MANGUÁN-GARCÍA C, et al. p53 pathway activation by telomere attrition in X-DC primary fibroblasts occurs in the absence of ribosome biogenesis failure and as a consequence of DNA damage. Clin Transl Oncol, 2014, 16（6）: 529-538.

[14] ALTER B P, GIRI N, SAVAGE S A, et al. Cancer in dyskeratosis congenita. Blood, 2009, 113（26）: 6549-6557.

[15] GRAMATGES M M, BERTUCH A A. Short telomeres: from dyskeratosis congenita to sporadic aplastic anemia and malignancy. Transl Res, 2013, 162（6）: 353-363.

[16] SINHA S, TRIVEDI V, KRISHNA A, et al. Dyskeratosis congenita- management and review of complications: a case report. Oman Med J, 2013, 28（4）: 281-284.

[17] RACKLEY S, PAO M, SERATTI G F, et al. Neuropsychiatric conditions among patients with dyskeratosis congenita: a link with telomere biology? Psychosomatics, 2012, 53（3）: 230-235.

[18] ALGERI M, COMOLI P, STROCCHIO L, et al. Successful T-cell-depleted haploidentical hematopoietic stem cell transplantation in a child with dyskeratosis congenita after a fludarabine-based conditioning regimen. J Pediatr Hematol Oncol, 2015, 37（4）: 322-326.

[19] SAVAGE S A, ALTER B P. Dyskeratosis congenita. Hematol Oncol Clin North Am, 2009, 23（2）: 215-231.

[20] VULLIAMY T J, MARRONE A, KNIGHT S W, et al. Mutations in dyskeratosis congenita: their impact on telomere length and the diversity of clinical presentation. Blood, 2006, 107（7）: 2680-2685.

[21] SZNAJER Y, BAUMANN C, DAVID A, et al. Further delineation of the congenital form of X-linked dyskeratosis congenita （Hoyeraal-Hreidarsson syndrome）. Eur J Pediatr, 2003, 162（12）: 863-867.

[22] FERNÁNDEZ GARCÍA M S, TERUYA-FELDSTEIN J. The diagnosis and treatment of dyskeratosis congenita: a review. J Blood Med, 2014, 5: 157-167.

[23] ALTER B P, GIRI N, SAVAGE S A, et al. Telomere length in inherited bone marrow failure syndromes. Haematologica, 2015, 100（1）: 49-54.

[24] PARRY E M, ALDER J K, LEE S S, et al. Decreased dyskerin levels as a mechanism of telomere shortening in X-linked dyskeratosis congenita. J Med Genet, 2011, 48（5）: 327-333.

[25] DOKAL I, VULLIAMY T, MASON P, et al. Clinical utility gene card for: dyskeratosis congenita - update 2015. Eur J Hum Genet, 2015, 23（4）.

[26] FINZI A, MORARA M, PICHI F, et al. Vitreous hemorrhage secondary to retinal vasculopathy in a patient with dyskeratosis

congenita. Int Ophthalmol，2014，34（4）：923-926.

[27] GLOUSKER G，TOUZOT F，REVY P，et al. Unraveling the pathogenesis of Hoyeraal-Hreidarsson syndrome，a complex telomere biology disorder. Br J Haematol，2015，170（4）：457-471.

[28] WILSON D B，LINK D C，MASON P J，et al. Inherited bone marrow failure syndromes in adolescents and young adults. Ann Med，2014，46（6）：353-363.

[29] KHINCHA P P，WENTZENSEN I M，GIRI N，et al. Response to androgen therapy in patients with dyskeratosis congenita. Br J Haematol，2014，165（3）：349-357.

[30] GADALLA S M，SALES-BONFIM C，CARRERAS J，et al. Outcomes of allogeneic hematopoietic cell transplantation in patients with dyskeratosis congenita. Biol Blood Marrow Transplant，2013，19（8）：1238-1243.

[31] DIETZ A C，ORCHARD P J，BAKER K S，et al. Disease-specific hematopoietic cell transplantation：nonmyeloablative conditioning regimen for dyskeratosis congenita. Bone Marrow Transplant，2011，46（1）：98-104.

[32] KIRWAN M，BESWICK R，VULLIAMY T，et al. Exogenous TERC alone can enhance proliferative potential，telomerase activity and telomere length in lymphocytes from dyskeratosis congenita patients. Br J Haematol，2009，144（5）：771-781.

[33] OHASHI N，IWAI T，OGAWA M，et al. Malignant transformation of buccal mucosa leukoplakia in a patient with dyskeratosis congenita. Ear Nose Throat J，2022，101（1）：27-29.

[34] IOCCA O，SOLLECITO T P，ALAWI F，et al. Potentially malignant disorders of the oral cavity and oral dysplasia：a systematic review and meta-analysis of malignant transformation rate by subtype. Head Neck，2020，42（3）：539-555.

[35] AGARWAL S，SAVAGE S A，STEVENS K B，et al. Telomere Biology Disorders：Diagnosis and Management Guidelines. [2023-05-23]. https：//teamtelomere.org/telomere-biology-disorders-diagnosis-and-management-guidelines-downloads/.

[36] SAVAGE S A，BERTUCH A A. The genetics and clinical manifestations of telomere biology disorders. Genet Med，2010，12（12）：753-764.

第11单元 透明纤维瘤病综合征

病案126 透明纤维瘤病综合征

【述评】透明纤维瘤病综合征

图 11-11-126 病案 126 患儿的口腔黏膜病损

A. 全口唇颊侧牙龈不同程度增生,上下颌前牙唇颊侧牙龈增生覆盖牙冠 1/2 至 2/3,牙龈边缘略充血,牙龈色泽暗红 B. 左侧牙龈前牙区牙龈增生较后牙区严重(反光板镜像)

图 11-11-126（续）　C. 右侧牙龈前牙区牙龈增生较后牙区严重（反光板镜像）　D. 上颌牙舌侧牙龈不同程度增生，上前牙区更严重（反光板镜像）　E. 下颌牙舌侧牙龈不同程度增生，下前牙区更严重（反光板镜像）

病案126 透明纤维瘤病综合征

患儿，男性，6岁。

主诉 牙龈增生5年。

病史 家长诉患儿自5年前萌牙起即发现牙龈增生，包裹乳牙牙冠1/3～1/2，曾于牙周科就诊，行全口牙周基础治疗和右上颌前牙增生牙龈切取活检术，病理诊断为"51牙龈上皮增生，上皮下纤维血管增生伴慢性炎症细胞浸润"。活检术后1周术区牙龈增生复发。4个月前外院查乙肝、梅毒、艾滋病感染标志物均为阴性，血常规、空腹血糖、肝功能、肾功能、凝血功能均未见明显异常。平素体质可，胃口可，睡眠可，大小便正常，否认呼吸道症状。否认家族史。否认系统性疾病史及药敏史。

检查 口腔卫生欠佳，龈上牙石(+)，色素(+)，菌斑软垢(+++)。全口牙龈不同程度增生(图11-11-126)，上下颌前牙牙龈增生覆盖牙冠1/2至2/3，牙龈边缘略充血，牙龈色泽暗红，探诊出血(-)；有假性牙周袋形成，袋内牙石(+)，附着丧失(-)。

初步诊断 牙龈增生待诊(遗传性牙龈纤维瘤病待排)。

进一步检查

1. 行外周血全外显子基因检测和验证，结果示 *ANTXR2* 有2个位点突变，第一个突变位点c.524(exon6)G>A[p.C175Y(p.Cys175Tyr)](遗传自母亲)；第二个突变位点loss1(exon：1-2)(遗传自父亲)，符合致病基因 *ANTXR2* 突变导致的复合杂合隐性遗传方式。该基因突变提示透明纤维瘤病综合征。

2. 切取上颌前牙区增生牙龈行二次活检，HE染色示上皮细胞轻度增生，伴中度炎症细胞浸润和毛细血管增生，同时上皮下纤维组织增生；过碘酸-雪夫(periodic acid-schiff，PAS)染色示PAS阳性的透明物质沉积在固有层和血管周围间，符合透明纤维瘤病综合征的病理改变。

修正诊断 透明纤维瘤病综合征。

诊断依据

1. 全口牙龈不同程度增生，专科检查未见牙周出血等的表现。

2. 患儿无用药史，无其余黏膜、皮肤和关节等病损，血象、生化和骨骼影像检查未见显著异常，发育正常。

3. 全外显子基因检测示 *ANTXR2* 基因位点突变。

4. 牙龈二次活检提示纤维组织增生，均匀无定型嗜酸性物质沉积。

疾病管理

1. 口腔卫生宣教。

2. 建议定期复查，行牙周基础治疗，并监测牙龈病损变化，酌情行增生牙龈切除术。

3. 建议于儿科会诊，并行骨骼影像学检查，排查该病的其他系统表征。

后续 骨骼影像学检查无异常，继续随访观察。

【述评】透明纤维瘤病综合征

透明纤维瘤病综合征（hyaline fibromatosis syndrome，HFS）是一种罕见的结缔组织常染色体隐性遗传病，由位于染色体 4q21 的炭疽毒素受体 -2（ANTXR2）基因突变引起，编码毛细血管形态发生蛋白 2[1-3]。该疾病目前被认为是一种胶原代谢紊乱，其中成纤维细胞中的 I 型胶原合成和降解，III 型胶原的整体代谢降低[4]。透明样物质在皮肤、黏膜、关节和内脏器官中的异常沉积是该病的典型特征。HFS 的口腔表现类似牙龈纤维瘤的口腔表现，即非出血性的纤维性牙龈过度增生，可覆盖全部或部分牙齿；非口腔临床表现包括皮肤增厚伴肉质结节、珍珠色丘疹和斑块、溶骨性损害和屈曲性关节挛缩。皮下结节、丘疹和斑块等皮损是 HFS 最常见的体征，这些皮损通常发生在头皮、耳朵、颈部、面部、手和脚。严重的 HFS 以前被称作婴儿全身性玻璃样变性，显示内部器官受累，部分患者婴儿期肠黏膜受累致反复化脓性感染、顽固性腹泻甚至早夭[5,6]。

HFS 的严重程度简单分为轻度（皮肤有限受累）和重度（发病年龄早、内脏受累且早期致死）[5,7]。其分级经历了不断发展的阶段[5,7]，现将 HFS 分为 1 级或轻度（皮肤和 / 或牙龈受累），2 级或中度（关节和 / 或骨骼受累），3 级或重度（内脏受累伴或不伴临床表现），以及 4 级或致命（严重临床失代偿）。大多数 HFS 患者会出现皮下结节和牙龈增生，只有少数 HFS 患者表现为单纯的皮肤和 / 或黏膜表现，并被归类为 1 级或轻度 HFS。重要的是，所有报道的 1 级 HFS 患者均有特征性皮肤病变[2,3,7-15]。

HFS 的诊断通常基于临床表现和组织病理学特征。HFS 的典型组织病理学特征为增多的成纤维细胞嵌入透明结缔组织基质中，尤其是在固有层和血管周围间异常沉积。PAS 染色可标记透明结缔组织基质[16]。PAS 染色是一种检测糖原（如多糖等）和黏性物质（如糖蛋白、糖脂和黏蛋白等）的染色方法[17]。

当特征性的皮损或关节病变发生时，HFS 不难诊断。本单元病案 126 的 HFS 患儿仅以牙龈增大为唯一临床表现，无皮下结节[18]。这种罕见的情况会导致 HFS 与其他以牙龈纤维瘤病为特征的疾病之间的鉴别诊断困难。

牙龈纤维瘤病是一组罕见的疾病，表现为游离龈和附着龈或龈乳头出现缓慢的、进行性、局部或弥漫性增大。在严重的情况下，多余的牙龈组织可能会覆盖牙冠，导致口腔功能和美观的问题。根据病因，牙龈纤维瘤病可分为遗传性、药物诱导性和特发性三类，其中遗传性牙龈纤维瘤病可以作为孤立的疾病或遗传综合征的一部分出现。

遗传性牙龈纤维瘤病（hereditary gingival fibromatosis，HGF）是一种罕见的家族遗传性疾病，以常染色体显性遗传为主，也有常染色体隐性遗传，多数病例可能发生在同一个家庭，但约 20% 的病例无家族史。HGF 表现为全口牙龈呈弥漫性增生，增生程度不一致，增生的牙龈颜色正常，触之坚实，表面光滑或呈结节状。HGF 目前分为单一症状的非综合征型 HGF 和综合征型 HGF。HGF 作为表型之一，与近 50 种伴有全身多处病变的罕见综合征相关联，包括龈纤维瘤、耳、鼻、骨及甲缺陷病（Zimmermann Laband 综合征）、癫痫智力障碍牙龈纤维瘤病 - 多毛综合征、Murray-Puretic-Drescher 综合征、Rutherfurd 综合征、Ramon 综合征、Jones 综合征、Cowden 综合征、Cross 综合征等。该病的组织病理学特征为胶原纤维束在各个方向上均发生增生，且几乎不存在成纤维细胞[19]。由于牙龈增大可能是 HFS 和 HGF 病例的初始和唯一表现，且 HE 染色显示牙龈透明样物质很难与胶原纤维束区分。所以，对于牙龈广泛增生的幼儿，首先需要了解牙龈增生相关疾病的鉴别诊断（表6），然后应当考虑遗传性疾病，借助基因检测的手段进一步排查综合征。

本单元病案 126 的患儿根据病史和常规查血结果，我们首先怀疑其为遗传性牙龈纤维瘤病，但全外显子基因组测序提示 HFS，再行 PAS 染色发现病损组织固有层和血管周围有 PAS 阳性透明物质，符合 HFS 的组织学诊断标准[20]，从而最终确诊。确诊有助于对患儿全身其他临床表现进行监测和评估，也有助于先证者及其家系成员评估生育风险。

迄今为止，HFS 尚无有效的治疗方法，对症治疗是治疗 HFS 的主要手段[6]。增生牙龈可能需要反复切除，并且在青春期存在恶化的风险[5,21]。近期一些研究显示针对 *ANTXR2* 突变不同分子机制的个性化治疗潜力，如蛋白酶体抑制剂给药[22]和抑制无义介导的 mRNA 衰变途径的疗法[23]。

表6　牙龈增生相关疾病的鉴别诊断

疾病		特征	遗传方式	染色体区域/基因位点
牙龈炎		牙龈增生通常发生在局部区域	—	—
药物性牙龈增生		服用抗癫痫药、免疫抑制剂、钙通道阻滞剂等与牙龈增生相关的药物，停药后多可缓解[24]	—	—
激素相关牙龈炎		妊娠期或青春期因激素水平变化，牙龈对局部刺激更敏感。此时增生的牙龈多质软、充血且多质地脆弱[25]	—	—
维生素 C 缺乏症		血清抗坏血酸水平小于 2μg/mL 被定义为维生素 C 缺乏症。其临床表现包括贫血、骨骼肌肉疼痛、肿胀、牙龈增生、伤口愈合困难和自发性出血等[25]	—	—
全身性疾病相关的牙龈增生	白血病	口腔病损可能是白血病人的首发甚至唯一表现，其口腔表现包括出血、牙龈增生、溃疡等[26,27]	—	—
	肉芽肿性血管炎	红紫色外生性牙龈肿胀，形似草莓，是其特征性口腔表现。该疾病常侵害皮肤、口腔、肾脏和肺部[28,29]	—	—
	克罗恩病	牙龈多粉红，质韧，具有特征性的"鹅卵石表面"[30]。克罗恩病是一种复发性全身炎症性疾病，主要影响胃肠道，伴有肠外表现和相关免疫紊乱[31]	—	—

续表

	疾病	特征	遗传方式	染色体区域 / 基因位点
遗传疾病和综合征	遗传性牙龈纤维瘤病（MIM135300、605544、609955 等）	良性、缓慢生长的非出血性上下颌牙龈增生	常染色体显性遗传	2p22.1、5q13-q22、2p23.3-p22.3 等[32-34]
	先天性遗传多毛症（MIM135400）	多毛症、牙龈增生、畸形和粗糙面容	常染色体显性遗传、常染色体隐性遗传	17q24.2-q24.3[35,36]
	黏脂质症（MIM252500、252600）	身材矮小、骨骼异常、心脏肥大、发育迟缓和牙龈增生	常染色体隐性遗传	12q23.2[37]
	温彻斯特综合征（MIM 277950）	特征是广泛性骨质疏松症、多中心骨质溶解和进行性关节破坏，可能存在牙龈肥大表现	常染色体隐性遗传	14q11.2[38,39]
	齐默尔曼 - 拉班德综合征（MIM135500、616455、618658）	牙龈纤维瘤病、指甲和远端指骨缺损 / 再生障碍、肝脾肿大、多毛症、关节过度活动和鼻软骨异常和 / 或耳朵	常染色体显性遗传	1q32.2、8p21.3、1q21.3[40-42]
	弗兰克特哈尔综合征（MIM249420）	皮肤增厚、骨质溶解、牙龈肥大、颅颌面畸形、骨骼发育不良和心脏缺陷	常染色体隐性遗传	5q35.1[43]
	IG 型牙釉质发育不全（MIM204690）	广泛性薄型牙釉质发育不全或缺失、髓石、牙齿萌出延迟、阻生牙根弯曲、牙龈增生和肾脏钙质沉着	常染色体隐性遗传	17q24.2[44]
	雷恩综合征	广泛性骨硬化、颅颌面发育不良、胸廓发育不全和牙龈增生	常染色体隐性遗传	7p22.3[45]
	牙龈纤维瘤病伴进行性耳聋（MIM135550）	牙龈纤维瘤病相关进行性神经性听力损伤	常染色体显性遗传	—[46]
	伴独特面容的牙龈纤维瘤病（MIM228560）	牙龈纤维瘤病、巨头畸形、浓眉、连眉、睑裂下斜、鼻梁扁平等	常染色体隐性遗传	—[47]
	雷蒙综合征（MIM266270）	牙龈纤维瘤病、巨颌症、身材矮小、智力缺陷、多毛症、幼年类风湿性关节炎和癫痫	常染色体隐性遗传	—[48,49]
	卢瑟福综合征（MIM180900）	牙齿萌出障碍、牙龈增生、致密角膜混浊	常染色体显性遗传	—[50]

参 考 文 献

[1] RAHMAN N，DUNSTAN M，TEARE M D，et al. The gene for juvenile hyaline fibromatosis maps to chromosome 4q21. Am J Hum Genet，2002，71（4）：975-980.

[2] DOWLING O，DIFEO A，RAMIREZ M C，et al. Mutations in capillary morphogenesis gene-2 result in the allelic disorders juvenile hyaline fibromatosis and infantile systemic hyalinosis. Am J Hum Genet，2003，73（4）：957-966.

[3] HANKS S，ADAMS S，DOUGLAS J，et al. Mutations in the gene encoding capillary morphogenesis protein 2 cause juvenile

hyaline fibromatosis and infantile systemic hyalinosis. Am J Hum Genet, 2003, 73（4）: 791-800.

[4] ZHU Y, DU X, SUN L, et al. Hyaline fibromatosis syndrome with a novel 4.41-kb deletion in ANTXR2 gene: A case report and literature review. Mol Genet Genomic Med, 2022, 10（8）: e1993.

[5] DENADAI R, RAPOSO-AMARAL CE, BERTOLA D, et al. Identification of 2 novel ANTXR2 mutations in patients with hyaline fibromatosis syndrome and proposal of a modified grading system. Am J Med Genet A. 2012, 158（4）: 732-742.

[6] CASAS-ALBA D, MARTÍNEZ-MONSENY A, PINO-RAMÍREZ R M, et al. Hyaline fibromatosis syndrome: clinical update and phenotype-genotype correlations. Hum Mutat, 2018, 39（12）: 1752-1763.

[7] NOFAL A, SANAD M, ASSAF M, et al. Juvenile hyaline fibromatosis and infantile systemic hyalinosis: a unifying term and a proposed grading system. J Am Acad Dermatol, 2009, 61（4）: 695-700.

[8] ALDRED M J, CRAWFORD P J. Juvenile hyaline fibromatosis. Oral Surg Oral Med Oral Pathol, 1987, 63（1）: 71-77.

[9] SCIUBBA J J, NIEBLOOM T. Juvenile hyaline fibromatosis（Murray-Puretic-Drescher syndrome）: oral and systemic findings in siblings. Oral Surg Oral Med Oral Pathol, 1986, 62（4）: 397-409.

[10] JACYK W K, WENTZEL L F. Juvenile hyaline fibromatosis in two South African black children. Int j dermatolo, 1996, 35（10）: 740-742.

[11] KO C J, BARR R J. Calcospherules associated with juvenile hyaline fibromatosis. Am J Dermatopathol, 2003, 25（1）: 53-56.

[12] KALGAONKAR P S, WADE M, WARKE C, et al. Juvenile hyaline fibromatosis-a rare autosomal recessive disease. J Clin Diagn Res, 2017, 11（7）: SD04.

[13] RASHMI M V, GEETHA J P, ARAVA S, et al. Juvenile hyaline fibromatosis（JHF）: a rare case with recurrence. J Clin Diagn Res, 2014, 8（2）: 161-162.

[14] MOMIN Y A, BHARAMBE B M, D'COSTA G. Juvenile hyaline fibromatosis: a rare lesion. Indian J Pathol Microbiol, 2011, 54（4）: 838-839.

[15] KRISHNAMURTHY J, DALAL B S, GUBANNA M V. Juvenile hyaline fibromatosis. Indian J Dermatol, 2011, 56（6）: 731.

[16] YAYLI S, UNCU S, ALPAY K, et al. A case of juvenile hyaline fibromatosis. J Dermatol, 2006, 33（4）: 260-264.

[17] STEINKE H, WIERSBICKI D, SPECKERT M L, et al. Periodic acid-Schiff（PAS）reaction and plastination in whole body slices. A novel technique to identify fascial tissue structures. Ann Anat, 2018, 216: 29-35.

[18] LIU Y Y, ZENG X, DING Y, et al. Hyaline fibromatosis syndrome: a case presenting with gingival enlargement as the only clinical manifestation and a report of two new mutations in the ANTXR2 gene. BMC Oral Health, 2021, 21（1）: 508.

[19] COLETTA R D, GRANER E. Hereditary gingival fibromatosis: a systematic review. J periodontol, 2006, 77（5）: 753-764.

[20] OSWAL R M, PRASAD S S, MANOHAR N, et al. Overlapping hyaline fibromatosis syndrome: a rare case of juvenile hyaline fibromatosis and infantile systemic hyalinosis. Cureus, 2022, 14（8）: e27947.

[21] EL-MAAYTAH M, JERJES W, SHAH P, et al. Gingival hyperplasia associated with juvenile hyaline fibromatosis: A case report and review of the literature. J Oral Maxillofac Surg. 2010, 68（10）: 2604-2608.

[22] DEUQUET J, LAUSCH E, GUEX N, et al. Hyaline fibromatosis syndrome inducing mutations in the ectodomain of anthrax toxin receptor 2 can be rescued by proteasome inhibitors. EMBO mol med, 2011, 3（4）: 208-221.

[23] YAN S E, LEMMIN T, SALVI S, et al. In-depth analysis of hyaline fibromatosis syndrome frameshift mutations at the same site reveal the necessity of personalized therapy. Hum mutat, 2013, 34（7）: 1005-1017.

[24] TRACKMAN P C, KANTARCI A. Molecular and clinical aspects of drug-induced gingival overgrowth. J Dent Res, 2015, 94（4）: 540-546.

[25] AGRAWAL A A. Gingival enlargements: differential diagnosis and review of literature. World J Clin Cases, 2015, 3（9）: 779-788.

[26] DA SILVA SANTOS P S, FONTES A, DE ANDRADE F, et al. Gingival leukemic infiltration as the first manifestation of acute myeloid leukemia. Otolaryngol Head Neck Surg, 2010, 143(3): 465-466.

[27] HASAN S, KHAN N I, REDDY L B. Leukemic gingival enlargement: report of a rare case with review of literature. Int J App Basic Medl Res, 2015, 5(1): 65-67.

[28] STEWART C, COHEN D, BHATTACHARYYA I, et al. Oral manifestations of Wegener's granulomatosis: a report of three cases and a literature review. J Am Den Assoc, 2007, 138(3): 338-348.

[29] Lutalo P M, D'Cruz D P. Diagnosis and classification of granulomatosis with polyangiitis (aka Wegener's granulomatosis). J autoimmun, 2014, 48-49: 94-98.

[30] Álvarez-Garrido H, Pericet-Fernández L, Martínez-García G, et al. Crohn's disease and cheilitis granulomatosa: Role of silicone fillers. J Am Acad Dermatol, 2011, 65(1): 239-241.

[31] Baumgart D C, Sandborn W J. Crohn's disease. The Lancet, 2012, 380(9853): 1590-1605.

[32] HART T C, PALLOS D, BOWDEN D W, et al. Genetic linkage of hereditary gingival fibromatosis to chromosome 2p21. Am J Hum Genet, 1998, 62(4): 876-883.

[33] YE X, SHI L, CHENG Y, et al. A novel locus for autosomal dominant hereditary gingival fibromatosis, GINGF3, maps to chromosome 2p22.3-p23.3. Clin genet, 2005, 68(3): 239-244.

[34] XIAO S, BU L, ZHU L, et al. A new locus for hereditary gingival fibromatosis (GINGF2) maps to 5q13-q22. Genomics, 2001, 74(2): 180-185.

[35] CANÚN S, GUEVARA-SANGINES E, ELVIRA-MORALES A, et al. Hypertrichosis terminalis, gingival hyperplasia, and a characteristic face: a new distinct entity. Am J Med Genet A, 2003, 116(3): 278-283.

[36] SUN M, LI N, DONG W, et al. Copy-number mutations on chromosome 17q24. 2-q24. 3 in congenital generalized hypertrichosis terminalis with or without gingival hyperplasia. Am J Hu Genet, 2009, 84(6): 807-813.

[37] KHAN S A, TOMATSU S C. Mucolipidoses overview: past, present, and future. Int J Mol Sci, 2020, 21(18): 6812.

[38] SIDWELL R U, BRUETON L A, GRABCZYNSKA S A, et al. Progressive multilayered banded skin in Winchester syndrome. J Am Acad Dermatol, 2004, 50(2 Suppl): S53-S56.

[39] EVANS B R, MOSIG R A, LOBL M, et al. Mutation of membrane type-1 metalloproteinase, MT1-MMP, causes the multicentric osteolysis and arthritis disease Winchester syndrome. Am J Hum Genet, 2012, 91(3): 572-576.

[40] KORTÜM F, CAPUTO V, BAUER C K, et al. Mutations in KCNH1 and ATP6V1B2 cause Zimmermann-Laband syndrome. Nat genet, 2015, 47(6): 661-667.

[41] BAUER C K, SCHNEEBERGER P E, KORTÜM F, et al. Gain-of-function mutations in KCNN3 encoding the small-conductance Ca^{2+}-activated K^+ channel SK3 cause Zimmermann-Laband syndrome. Am J Hum Genet, 2019, 104(6): 1139-1157.

[42] CASTORI M, VALIANTE M, PASCOLINI G, et al. Clinical and genetic study of two patients with Zimmermann-Laband syndrome and literature review. Eur J Med Genet, 2013, 56(10): 570-576.

[43] WILSON G R, SUNLEY J, SMITH K R, et al. Mutations in SH3PXD2B cause Borrone dermato-cardio-skeletal syndrome. Eur J Hum Genet, 2014, 22(6): 741-747.

[44] DE LA DURE-MOLLA M, QUENTRIC M, YAMAGUTI P M, et al. Pathognomonic oral profile of Enamel Renal Syndrome (ERS) caused by recessive FAM20A mutations. Orphanet J Rare Dis, 2014, 9: 84.

[45] SHETH J, BHAVSAR R, GANDHI A, et al. A case of Raine syndrome presenting with facial dysmorphy and review of literature. BMC Med Genet, 2018, 19(1): 76.

[46] JONES G, WILROY JR R, MCHANEY V. Familial gingival fibromatosis associated with progressive deafness in five generations of a family. Birth Defects Orig Artic Ser, 1977, 13(3B): 195-201.

[47] GOLDBLATT J，SINGER S L. Autosomal recessive gingival fibromatosis with distinctive facies. Clin genet，1992，42（6）：306-308.

[48] PINA-NETO J M，MORENO A F，SILVA L R，et al. Cherubism，gingival fibromatosis，epilepsy，and mental deficiency（Ramon syndrome）with juvenile rheumatoid arthritis. Am j med genet，1986，25（3）：433-441.

[49] RAMON Y，BERMAN W，BUBIS J J. Gingival fibromatosis combined with cherubism. Oral Surg Oral Med Oral Pathol，1967，24（4）：435-448.

[50] HIGGS J E，CLAYTON-SMITH J. Rutherfurd syndrome revisited：intellectual disability is not a feature. Clin Dysmorphol，2015，24（3）：125-127.

第12单元 结节性硬化症

病案 127 结节性硬化症

【述评】结节性硬化症

病案 127 结节性硬化症

图 11-12-127 病案 127 患者的口腔及皮肤病损

A. 下唇唇红右份黏膜肿胀,颏部皮肤可见数十个粉红色丘疹 B. 右下唇可扪及一质地较硬肿物

图 11-12-127（续） C. 上颌前牙唇侧牙龈龈缘可见数个直径 1～2mm 大小的粉红色增生物（黄色箭头示），12、21 唇面牙釉质可见点状凹陷（黑色箭头示） D. 面部可见百余个粉红色丘疹 E. 额部皮肤可见局限性色素脱失区（箭头示）

图 11-12-127(续) F、G. 颈部、腹部皮肤可见局限性色素脱失区（箭头示） H. 右侧腰部皮肤鲨鱼皮样斑

患者，女性，13岁。

主诉 发现下唇包块2个月。

病史 2个月前发现下唇内侧出现包块，逐渐增大，无明显不适。曾于外院就诊，行口腔曲面体层片未见明显异常；行唇部包块活检，病理报告示黏膜固有层及黏膜下层纤维组织广泛增生玻璃样变。平素体质较差，睡眠一般，二便正常。患者自幼起面部出现粉红色丘疹，体格发育基本正常，但智力发育较同龄人落后。否认系统性疾病史和药物过敏史。患者母亲面部有类似病损，有癫痫病史，已去世6年。

检查 下唇唇红右份黏膜肿胀，可扪及2cm×1cm大小的椭圆形肿物，与周围组织粘连，扪质硬，无触痛。上颌前牙唇侧牙龈龈缘可见数个直径1～2mm大小的粉红色增生物，质地稍韧。12、21唇面牙釉质可见点状凹陷。面部皮肤可见百余个直径1～3mm大小的粉红色丘疹，质地较软。额部、颈部、腹部皮肤可见局限性色素脱失区。右侧腰部皮肤可见褐色斑以及略突起于皮肤的鲨鱼皮样斑（图11-12-127）。

初步诊断 下唇肿物待诊（遗传性疾病待排）。

进一步检查

1. 血常规、血糖、肝功能、肾功能、甲状腺功能、细胞免疫、体液免疫、凝血功能、感染性疾病标志物（乙肝、丙肝、梅毒、HIV）、小便常规、心电图检查均未见明显异常。

2. 于口腔颌面外科切取下唇肿物以及面部红色丘疹病损行活检，四川大学华西医院病理科常规HE染色报告示下唇肿物鳞状上皮增生，棘层肥厚，灶区真皮内梭形细胞增生，束状排列，血管增生，血管周围见少数淋巴细胞浸润。面部皮肤灶区表皮基底层色素细胞增加，真皮层内见胶原纤维增生，小血管周围见少数淋巴细胞浸润。免疫组织化学染色报告下唇肿物梭形细胞EMA（-）、Des（-）、SMA（-）、CD34（-）、S-100（-）、β-C（-）、P53（-）、Ki-67（少+，1%～2%）、Rb（+，无缺失）。结合形态学及免疫组织化学染色结果，考虑为纤维/肌纤维母细胞增生性病变，低增殖活性，符合血管纤维瘤。

3. 抽取患者及其父亲的外周血行全外显子组高通量测序，患者*TSC2*基因突变（NM_000548.5：exon17：c.1760_1761del：p.Y587*），为致病突变位点，与常染色体显性遗传疾病结节性硬化症2型相关。患者父亲未检测到该基因突变。

诊断 结节性硬化症。

诊断依据

1. 患者母亲有类似损害具有遗传背景，患者检测到*TSC2*基因致病性突变。

2. 皮肤出现色素脱失斑、血管纤维瘤以及鲨鱼皮样斑的典型病损。

3. 下唇肿物为血管纤维瘤，上颌前牙唇侧牙龈增生物符合纤维瘤临床表现，牙釉质有点状凹陷的典型病损。

疾病管理

1. 建议于眼科、神经内科、心内科、肾内科及呼吸内科就诊，进一步排查其他系统病变。

2. 建议定期于口腔颌面外科随访，若下唇肿物持续增大，必要时行手术治疗。

3. 若病情稳定，半年后于我科复查。

【述评】结节性硬化症

结节性硬化症（tuberous sclerosis complex，TSC）是一种罕见的常染色体显性遗传性多器官受累疾病，其特征是多器官良性肿瘤，包括皮肤、脑、肾、肺和心等，导致器官功能障碍[1]。由于 TSC 在不同器官系统的疾病表现不同，甚至在同一家系的个体之间也存在很大差异，这种疾病的多变性使临床诊断困难，现已纳入我国颁布的《第一批罕见病目录》中。TSC 的发病率为 1/6 000～1/10 000[2]，该病的主要致病基因为 *TSC1* 和 *TSC2*[3,4]，其可过度激活哺乳动物雷帕霉素靶蛋白（mammalian target of rapamycin，mTOR）信号转导通路，从而引起结节蛋白和错构瘤蛋白的功能异常导致外胚层细胞生长分化异常，约 1/3 的患者有家族史。患者出现损害的年龄不同，表现不同，受损伤器官的程度也不同[5]。在胎儿期，产前检查可发现其存在心脏横纹肌瘤或皮质结节。在婴幼儿或儿童期可能出现发育迟缓、皮肤病损或癫痫发作，而肾性、肺性或骨性等病变，通常在成年后才被诊断。TSC 的中枢神经系统表现主要出现在儿童期，约 85% 的患者受影响[6]，常导致难治性癫痫、智力障碍、孤独症、注意缺陷多动障碍和行为问题[1]。肾脏疾病是成人 TSC 患者死亡的主要原因[7]。

目前，TSC 的诊断可依据遗传诊断标准和临床诊断标准[2]。由于 TSC 的临床表现会随着时间的推移在不同年龄出现，因此无论临床表现如何，只要发现了 *TSC1* 和 *TSC2* 的致病突变即可诊断[8]。在符合 TSC 临床标准之前进行 TSC 的遗传诊断有助于确保个体接受必要的监测，尽早识别 TSC 的表现，实现患者最佳预后。由于 *TSC1* 和 *TSC2* 突变对蛋白质功能的影响不确定，不具有绝对的致病性，因此 TSC 基因的单纯突变无法为诊断提供依据，需评估其致病性。如果已知患者亲属的致病突变，则对该家族进行有针对性的基因检测，对家庭成员具有非常高的预测价值[2]。在符合临床诊断标准的 TSC 患者中，也有 10%～15% 的患者无法通过常规基因检测发现致病突变[9]。因此，若未发现 *TSC1* 或 *TSC2* 的致病突变并不能排除 TSC 的诊断。

口腔典型损害包括牙釉质点状凹陷和口内纤维瘤。牙釉质点状凹陷在 TSC 患者中比一般人群更常见，有报告显示 50 例成人 TSC 患者中 100% 有牙釉质点状凹陷，而 250 例成人对照组中牙釉质点状凹陷率只有 7%[10]。在 20%～50% 的 TSC 患者中出现牙龈纤维瘤[11]，成人的发病率高于儿童。此外，也可在唇、舌等部位观察到纤维瘤[12]。因此，临床中需进行详细的口腔检查。

皮肤典型损害包括色素脱失斑、血管纤维瘤、头部纤维性斑块、指（趾）甲纤维瘤、鲨鱼皮样斑和"斑斓"皮损。虽然所有年龄段 90% 的患者都存在皮肤损害，但在儿童早期就可发现色素脱失斑，指（趾）甲纤维瘤出现在近青春期，而面部血管纤维瘤则在青春期更为常见。色素脱失斑在大约 90% 的 TSC 患者中都可以观察到，通常出现在新生儿或婴儿期[13]。面部血管纤维瘤发生在约 75% 的 TSC 患者中，发病年龄通常在 2～5 岁之间[14]，患者可仅出现数个面部血管纤维瘤，也可多发，而儿童期多发面部血管纤维瘤是 TSC 的主要特征之一。在约 25% 的 TSC 患者中观察到前额斑块，由于这些斑块也可在面部或头皮等部位观察到，现统一为头部纤维性斑块[7]。指（趾）甲纤维瘤的总体发生率约为 20%，但在老年人中高达 80%[15]。鲨鱼皮样斑通常出现于下背部，表现为凹凸不平或橙皮样改变，但其对 TSC 的特异性较低，因为其也可能作为孤立的病损或其他遗传综合征的表现（如多发性内分泌腺瘤病 1 型、Birt-Hogg-Dubé 综合征、Cowden 综合征）[1,16,17]。"斑斓"皮损是指大量 1～3mm 的色素脱失斑，散布在身体的各个部位，如手臂和腿部，出现率差异较大，3%～58% 均有报道[18,19]。因此，临床中须进行详细的皮肤检查。

眼部典型损害包括多发性视网膜错构瘤和视网膜色素脱失斑。多发性视网膜错构瘤可在 30%～50% 的 TSC 患者中观察到，并且在同一患者可出现多个病变[20]。视网膜色素脱失斑是视网膜上色素减退的区域，可出现在 39% 的 TSC 患者中，而一般人群的发病率估计为 1/20 000[21]。对疑似 TSC 患者需进行完整的眼科检查，包括检眼镜检查，以评估视网膜（排查多发性视网膜错构瘤、视网膜色素脱失斑）和视野缺陷[2]。

中枢神经系统典型损害包括皮质发育不良、室管膜下结节（subependymal nodules，SEN）和室管膜下巨细胞星形细胞瘤（subependymal giant cell astrocytoma，SEGA），常会导致致残性神经缺陷，如癫痫、智力残疾和孤独症，在婴儿或儿童期即可出现。在约 90% 的 TSC 患者中可观察到皮质结节，是一种局灶性皮质发育不良的病理表现。白质放射状移行线与皮质结节和其他形式的皮质发育不良的病理过程相似，在 TSC 患者中，结节和白质迁移异常同时出现并不罕见[7]。两种类型的皮质发育不良通常与顽固性癫痫和学习困难有关。SEN 和 SEGA 病变在组织学上较为相似，属于相对特异的 TSC 表现。SEN 可在 80% 的 TSC 患者中观察到，而 SEGA 在 TSC 中的发病率为 5%～15%，二者均可在产前或出生时被检测到[7]。对疑似 TSC 患者须进行头部磁共振成像（magnetic resonance imaging，MRI）以排查皮质发育不良、SEN 和 SEGA[2]。

心血管典型损害为心脏横纹肌瘤。心脏横纹肌瘤是一种良性肿瘤，小的肿瘤一般无症状，较大的肿瘤可阻塞心腔或瓣膜导致显著的血流动力学损害，易引起血流梗阻和心律失常。在非 TSC 患者中很少观察到，因此对 TSC 具有高度特异性。心脏横纹肌瘤与 75%～80% 的 TSC 风险相关，且出现多发性横纹肌瘤的风险更高[22]。对于胎儿和儿童疑似患者须行超声心动图检查以排查横纹肌瘤，对所有年龄段疑似 TSC 患者须进行心电图检查，以评估潜在的传导缺陷[2]。

肺典型损害为淋巴管肌瘤病（lymphangioleiomyomatosis，LAM）。LAM 为不典型平滑肌细胞的过度增生浸润所有肺结构，几乎所有的病例均发生于女性，以育龄期妇女多见，典型表现为进行性呼吸困难以及反复发作的气胸。在 30%～40% 的女性 TSC 患者中观察到 LAM，肺部受累可能随着年龄的增长而增加[23]；而男性 TSC 患者中仅 10%～12% 的患者出现 LAM，且较少出现症状[24]。对于 18 岁以上疑似 TSC 的患者需进行胸部 CT 检查和肺功能检查以排查 LAM[2]。

肾典型损害包括血管平滑肌脂肪瘤和多发性肾囊肿。血管平滑肌脂肪瘤是由血管、平滑肌和脂肪组织组成的良性肿瘤，但由于其血管性质可引起严重的出血问题，并可能导致患者需要透析甚至肾移植。其最常见于 TSC 患者的肾脏，但也可发生在其他器官[7]。血管平滑肌脂肪瘤是 TSC 的特异性特征，可在 80% 的 TSC 患者中观察到富含脂肪的血管平滑肌脂肪瘤，脂肪缺乏的血管平滑肌脂肪瘤在 TSC 患者中也很常见，但在普通人群中的发生率不到 0.1%[25]。多发性肾囊肿在普通人群中并不常见，但可以在 *TSC1* 或 *TSC2* 突变的 TSC 患者中看到[26]。对疑似 TSC 的患者需进行腹部 MRI 以排查血管平滑肌脂肪瘤和多发性肾囊肿，并通过测定肾小球滤过率评估肾功能[2]。

2021 年，国际结节性硬化症共识小组制定并颁布了最新的 TSC 诊断标准[2]：①遗传诊断标准，致病性 TSC 基因突变可作为独立诊断标准；②临床诊断标准见表 7。

表 7　结节性硬化症的临床诊断标准

主要标准	次要标准
色素脱失斑(≥3 处，直径≥5mm)	"斑斓"皮损
面部血管纤维瘤(≥3 处)或头部纤维斑块	牙釉质点状凹陷(>3 处)
指(趾)甲纤维瘤(≥2 处)	口内纤维瘤(≥2 处)
鲨鱼皮样斑	视网膜色素脱失斑
多发性视网膜错构瘤	多发性肾囊肿
脑皮质结节和/或白质放射状移行线	非肾性错构瘤
室管膜下结节(≥2 处)	骨骼硬化性病变
室管膜下巨细胞星形细胞瘤	
心脏横纹肌瘤	
淋巴血管肌瘤病 *	
血管平滑肌脂肪瘤(≥2 处)*	

注：TSC 确定诊断需至少 2 项主要表现，或 1 项主要表现 + 2 项次要表现；TSC 可能诊断需 1 项主要表现，或 2 项次要表现。
* 仅满足淋巴血管肌瘤病和血管平滑肌脂肪瘤这两种临床表现，而无其他临床表现不能作为 TSC 的确定诊断。

本单元病案 127 患儿满足遗传诊断标准，且满足临床诊断标准[主要标准 3 项：①色素脱失斑(≥3处，直径≥5mm)；②面部血管纤维瘤(≥3 处)；③鲨鱼皮样斑。次要标准 2 项：①牙釉质点状凹陷(>3 处)；②口内纤维瘤(≥2 处)]，最终确诊为结节性硬化症。

由于 TSC 属于遗传性疾病，尚无根治方法，但若能对 TSC 进行早期诊断和积极治疗，可以明显改善患者的生活质量。TSC 患者通常需口腔科、皮肤科、眼科、神经内科、心内科、肾内科、呼吸内科等多学科联合治疗。由于 TSC1 和 TSC2 蛋白参与调节 mTOR 激酶活性，因此 mTOR 抑制剂如雷帕霉素、西罗莫司和依维莫司等已成为特异性靶向治疗药物。对于口腔病损，建议患者至少每 6 个月进行一次详细的口腔检查。牙釉质点状凹陷可通过一级预防措施(如使用氟化物)加以管理，若发生龋齿或患者对美观有要求，可进行树脂修复或者冠修复。口腔纤维瘤通常观察即可，若纤维瘤持续增大或患者对美观有要求，可考虑通过手术切除。由于部分患者可能因其他系统病变导致自理能力较差，无法有效维护口腔卫生，还需定期进行牙周治疗。

参 考 文 献

[1] NORTHRUP H, KRUEGER D A, INTERNATIONAL TUBEROUS SCLEROSIS COMPLEX CONSENSUS GROUP. tuberous sclerosis complex diagnostic criteria update: recommendations of the 2012 iinternational tuberous sclerosis complex consensus conference. Pediatr Neurol, 2013, 49(4): 243-254.

[2] NORTHRUP H, ARONOW M E, BEBIN E M, et al. Updated international tuberous sclerosis complex diagnostic criteria and surveillance and management recommendations. Pediatr Neurol, 2021, 123: 50-66.

[3] EUROPEAN CHROMOSOME 16 TUBEROUS SCLEROSIS CONSORTIUM. Identification and characterization of the tuberous sclerosis gene on chromosome 16. Cell, 1993, 75(7): 1305-1315.

[4] VAN SLEGTENHORST M, DE HOOGT R, HERMANS C, et al. Identification of the tuberous sclerosis gene TSC1 on chromosome 9q34. Science, 1997, 277(5327): 805-808.

[5] ANNEAR N M P, APPLETON R E, BASSI Z, et al. Tuberous sclerosis complex(TSC): expert recommendations for provision of coordinated care. Front Neurol, 2019, 10: 1116.

[6] CURATOLO P, CUSMAI R, CORTESI F, et al. Neuropsychiatric aspects of tuberous sclerosis. Ann N Y Acad Sci, 1991, 615: 8-16.

[7] SHEPHERD C W, GOMEZ M R, LIE J T, et al. Causes of death in patients with tuberous sclerosis. Mayo Clin Proc, 1991, 66(8): 792-796.

[8] DAVIS P E, FILIP-DHIMA R, SIDERIDIS G, et al. Presentation and diagnosis of tuberous sclerosis complex in infants. Pediatrics, 2017, 140(6): e20164040.

[9] TYBURCZY M E, DIES K A, GLASS J, et al. Mosaic and Intronic Mutations in TSC1/TSC2 explain the majority of tsc patients with no mutation identified by conventional testing. PLoS Genet, 2015, 11(11): e1005637.

[10] MLYNARCZYK G. Enamel pitting: a common symptom of tuberous sclerosis. Oral Surg Oral Med Oral Pathol, 1991, 71(1): 63-67.

[11] LYGIDAKIS N A, LINDENBAUM R H. Oral fibromatosis in tuberous sclerosis. Oral Surg Oral Med Oral Pathol, 1989, 68(6): 725-728.

[12] SPARLING J D, HONG C H, BRAHIM J S, et al. Oral findings in 58 adults with tuberous sclerosis complex. J Am Acad Dermatol, 2007, 56(5): 786-790.

[13] STALEY B A, VAIL E A, THIELE E A. Tuberous sclerosis complex: diagnostic challenges, presenting symptoms, and commonly missed signs. Pediatrics, 2011, 127(1): e117-e125.

[14] JÓZWIAK S, SCHWARTZ R A, JANNIGER C K, et al. Usefulness of diagnostic criteria of tuberous sclerosis complex in pediatric patients. J Child Neurol, 2000, 15(10): 652-659.

[15] ALDRICH C S, HONG C H, GROVES L, et al. Acral lesions in tuberous sclerosis complex: insights into pathogenesis. J Am Acad Dermatol, 2010, 63(2): 244-251.

[16] DARLING T N, SKARULIS M C, STEINBERG S M, et al. Multiple facial angiofibromas and collagenomas in patients with multiple endocrine neoplasia type 1. Arch Dermatol, 1997, 133(7): 853-857.

[17] TORO J R, GLENN G, DURAY P, et al. Birt-Hogg-Dubé syndrome: a novel marker of kidney neoplasia. Arch Dermatol, 1999, 135(10): 1195-1202.

[18] AU K S, WILLIAMS A T, ROACH E S, et al. Genotype/phenotype correlation in 325 individuals referred for a diagnosis of tuberous sclerosis complex in the United States. Genet Med. 2007, 9(2): 88-100.

[19] WEBB D W, CLARKE A, FRYER A, et al. The cutaneous features of tuberous sclerosis: a population study. Br J Dermatol, 1996, 135(1): 1-5.

[20] ARONOW M E, NAKAGAWA J A, GUPTA A, et al. Tuberous sclerosis complex: genotype/phenotype correlation of retinal findings. Ophthalmology, 2012, 119(9): 1917-1923.

[21] ROWLEY S A, O'CALLAGHAN F J, OSBORNE J P. Ophthalmic manifestations of tuberous sclerosis: a population based study. Br J Ophthalmol, 2001, 85(4): 420-423.

[22] BEGHETTI M，GOW R M，HANEY I，et al. Pediatric primary benign cardiac tumors：a 15-year review. Am Heart J，1997，134（6）：1107-1114.

[23] CUDZILO C J，SZCZESNIAK R D，BRODY A S，et al. Lymphangioleiomyomatosis screening in women with tuberous sclerosis. Chest，2013，144（2）：578-585.

[24] ADRIAENSEN M E，SCHAEFER-PROKOP C M，DUYNDAM D A，et al. Radiological evidence of lymphangioleiomyomatosis in female and male patients with tuberous sclerosis complex. Clin Radiol，2011，66（7）：625-628.

[25] KOZŁOWSKA J，OKOŃ K. Renal tumors in postmortem material. Pol J Pathol，2008，59（1）：21-25.

[26] PEI Y. Practical genetics for autosomal dominant polycystic kidney disease. Nephron Clin Pract，2011，118（1）：c19-c30.

第十二章

口腔黏膜色素沉着

病案128 口腔黏膜黑斑

患者,女性,63岁。

主诉 口腔黑斑10年。

病史 10年前开始出现口腔黑斑,逐渐增多,无不适。否认重金属接触史,否认便血史,否认全身乏力及体重下降,否认系统性疾病史及药物过敏史。

图 12-1-128 病案 128 患者的口腔黏膜病损

A. 下唇黏膜见散在棕黑色斑片,平伏,质软,无糜烂

图 12-1-128(续) B. 舌背见散在棕黑色斑片,平伏,质软,无糜烂 C. 牙龈见散在棕黑色斑片,平伏,质软,无糜烂 D. 硬腭黏膜见散在棕黑色斑片,平伏,质软,无糜烂

检查 上下唇、双颊、舌背、牙龈、硬腭黏膜均见散在棕黑色斑片，平伏，质软，无糜烂（图 12-1-128）。

初步诊断 口腔黏膜黑斑？

进一步检查

1. 血清重金属（铅、汞）含量正常。

2. 肠镜检查未见肠道息肉等病变。

3. 血清皮质醇检测未见异常。

诊断 口腔黏膜黑斑。

诊断依据

1. 口腔黏膜多处散在平伏黑色斑片。

2. 病史询问和多种检查排除了系统性疾病或外源性物质所致的色素沉着。

疾病管理 建议观察，若病情稳定，定期复查（6 个月 1 次）；若出现黑斑迅速扩大、凸起或溃烂，及时复诊。

病案 129 Laugier-Hunziker 综合征

患者，女性，49 岁。

主诉 唇黑斑 10 年，舌背黑斑 3 年。

病史 10 年前开始上下唇出现黑斑，3 年前舌背出现黑斑，均无不适。否认重金属接触史，否认全身乏力及体重下降，否认反复腹痛、腹泻、呕吐和便血史，否认系统性疾病史及药物过敏史。

图 12-1-129 病案 129 患者的口腔黏膜病损和指趾甲病损

A. 上下唇唇红和唇内侧交界处黏膜见广泛棕黑色斑片，平伏，质软，无糜烂

图 12-1-129（续） B. 舌背黏膜见广泛棕黑色斑片，平伏，质软，无糜烂　C. 牙龈黏膜见广泛棕黑色斑片，平伏，质软，无糜烂　D. 硬腭和上颌牙腭侧牙龈黏膜见棕黑色斑片，平伏，质软，无糜烂

图 12-1-129（续） E. 右颊黏膜见棕黑色斑片，平伏，质软，无糜烂 F. 左颊黏膜见棕黑色斑片，平伏，质软，无糜烂 G. 指甲见纵行黑线

图 12-1-129(续) H. 趾甲见纵行黑线

检查 上下唇唇红和唇内侧交界处、舌背、牙龈、硬腭、双颊黏膜见广泛棕黑色斑片,平伏,质软,无糜烂。指(趾)甲和趾甲见纵行黑线(图 12-1-129)。

初步诊断 口腔黏膜黑斑?

进一步检查

1. 血清重金属(铅、汞)含量正常。

2. 肠镜检查未见肠道息肉等病变。

3. 血清皮质醇检测未见异常。

诊断 Laugier-Hunziker 综合征(LHS)。

诊断依据

1. 中年患者,慢性发病,无胃肠道多发性息肉及全身症状。

2. 口腔黏膜、指甲和趾甲广泛黑色素沉着。

3. 病史询问和多种检查排除了系统性疾病或外源性物质所致色素沉着,包括色素沉着息肉综合征、Addison 病等疾病。

疾病管理 建议观察,若病情稳定,定期复查(6 个月 1 次);若出现黑斑迅速扩大、凸起或溃烂,及时复诊。

【述评】口腔黏膜色素沉着

根据色素的来源,口腔黏膜色素沉着分为内源性色素沉着和外源性色素沉着。前者包括黏膜黑斑、色素沉着息肉综合征、原发性慢性肾上腺素皮质功能减退症、Albright 综合征、口腔黑棘皮瘤、色素痣、黑色素瘤等。后者包括由重金属、药物、慢性炎症、吸烟等因素所致的色素沉着。

根据导致色素沉着的因素，口腔黏膜色素沉着大体上可归纳为 3 类：①综合征；②系统性疾病；③其他（表8）[1]。

表8 导致口腔黏膜色素沉着的因素

综合征		系统性疾病	其他
色素沉着息肉综合征（Peutz-Jeghers syndrome）	侏儒面部毛细管扩张综合征（bloom syndrome）	肾上腺皮质功能减退症（如 Addison's 病）	黏膜黑斑
劳吉尔 - 亨齐克尔综合征（Laugier-Hunziker syndrome）	豹皮综合征（Leopard syndrome）	甲状腺功能亢进	口腔黑棘皮瘤
McCune-Albright 综合征	Gardner 综合征（Gardner syndrome）	血色病	黑棘皮病
纳尔逊综合征（Nelson syndrome）	Dunnigan 综合征（Dunnigan syndrome）	维生素 B_{12} 缺乏病	黑色素痣
库欣综合征（Cushing syndrome）	Carney 综合征（Carney complex）	艾滋病相关的色素沉着	黑色素瘤
Zinsser-Cole-Engman 综合征	Rothmund-Thomson 综合征（Rothmund-Thomson syndrome）		重金属中毒
内分泌念珠菌病综合征	von Recklinghausen 氏综合征		银汞文身
Bloch-Sulzberger 综合征	Weary 综合征		吸烟者色素沉着
DE Sanctis-Cacchione 综合征	Plummer-Vinson 综合征		药物引起的色素沉着
			炎症后色素沉着
			长期接触多氯联苯
			舌背色素沉着（舌部色素性菌状乳头、先天性舌背黑斑、表皮迷芽瘤）

在上述这些可能导致口腔黏膜色素沉着的因素中，最常见的是黏膜黑斑（melanoplakia, melanotic macule）。它是指与系统性疾病、外源性物质所致的口腔黏膜色素沉着无关的黑色素沉着斑，为良性的色素沉着。口腔黏膜黑斑表现为口腔黏膜上棕色至黑色的均匀一致的椭圆形斑片，边界清楚，不高出黏膜表面，多孤立散在分布，直径一般小于 1cm。最常见于唇黏膜，亦见于牙龈、颊、腭等部位。常发生于中年，女性常见[2]。患者一般无自觉症状，多偶然发现。其病因不明，有学者报道有家族病史，可能具有基因易感性[3]。该病为良性病变，不需治疗。病理特征为基底层黑色素沉着增加，但黑色素细胞的分布和数量正常[4]。

口腔黏膜黑斑的诊断须排除其他疾病或因素导致的内外源性黏膜黑色素沉着，以下列举其中部分疾病。

色素沉着息肉综合征（pigmentation polyposis syndrome）又名波伊茨 - 耶格综合征（Peutz-Jeghers syndrome），为一种常染色体显性遗传性疾病，与 *STK11/LKB1* 位点的基因突变有关。其特征为口腔黏膜、口周皮肤等部位小而多发的黑色素斑，常小于 1mm，下唇多见，也可见于鼻内、结膜、直肠黏膜和四肢皮肤等(图120)。随年龄增加,颜色逐渐减退或消失。临床特征还有胃肠道多发性息肉,并有家族遗传性。胃肠道、胰腺、甲状腺癌变风险增加。患者常有慢性腹痛、呕吐、腹泻、贫血和黑便等症状。该病诊断需行胃肠镜检查和基因检测。除针对胃肠道息肉进行治疗外,还需定期复诊,防止其他器官癌变[5,6]。黑色素斑不须治疗。

图 120　色素沉着息肉综合征
A. 下唇唇红黏膜见小且多发的黑色斑点　B. 指腹见小且多发的黑色斑点

Laugier-Hunziker 综合征(Laugier-Hunziker syndrom,LHS)又名劳吉尔 - 亨齐克尔综合征,是一种少见的唇部、口腔黏膜、皮肤和指(趾)甲色素沉着性良性疾病,病程进展缓慢。一般来说,LHS 患者的色素沉着变化不会自然消失,随着年龄的增长而缓慢增加[7]。LHS 多为散发性病例,偶呈家族性发病,通常在成年期发病。LHS 多表现为圆形、卵圆形或不规则形的色素沉着斑,可单发、群集或融合成片,表面光滑,呈黑褐色、褐色或灰色,界限清楚或不清。黑斑好发于唇部、软腭、硬腭和牙龈[8]。有少量文献报道外生殖器(如外阴)也出现黑斑[9]。约 60% 的患者有指(趾)甲纵向色素沉着。色素沉着可由指甲近端蔓延至周围皮肤[10]。而 40% 无指(趾)甲损害但有口腔黏膜色素沉着的患者,诊断为 LHS 的依据现有文献并未做出解释。目前,LHS 的病因及发病机制不清楚,但有文献报道 LHS 患者局部色素沉着可能与慢性炎症刺激有关。LHS 的组织病理学改变缺乏特异性表现,大多数关于 LHS 的文献报道发现表皮 / 上皮基底层细胞内黑色素增多,而黑色素细胞的数量和形态正常。但也有个别报道发现基底层黑色素细胞数量增加。由于目前暂无针对 LHS 的特异性检查,所以其诊断属于排除性诊断[11]。有的患者有口腔黏膜色素沉着和指甲、趾甲纵行黑线,并无皮肤色素沉着,在排除其他疾病后,亦可诊断为 LHS,如本单元病案 129。

LHS 与 Peutz-Jeghers 综合征在临床上不易区分。事实上,二者在起病时间、皮损进展、腹部表现及基因突变等多方面有明显差异。LHS 绝大多数为散发病案,多见于中年人,色素斑随年龄增大而逐渐加重,不伴有结肠息肉,无胃肠道症状,无 *STK11/LKB1* 位点的基因突变[12,13]。LHS 无恶变倾向,若患者无美观需求,建议观察,若病情稳定,定期复查(通常 6 个月 1 次)。最重要的是,LHS 患者无须监测恶性肿瘤的发生发展,而 Peutz-Jegher 综合征患者患癌症的风险增加,需定期进行胃肠镜检查(表 9)[14]。

表 9　Peutz-Jeghers 综合征与 Laugier-Hunziker 综合征的鉴别

鉴别项目		Peutz-Jeghers 综合征	LHS
病因		常染色体显性	非遗传性,病因不明
发病年龄		婴儿期或幼儿期	中年
皮肤黏膜色素沉着	皮肤	雀斑样,数量多	散在分布,数量少
	口腔黏膜	常见,并累及口周	常局限于口腔黏膜
指(趾)甲		罕见	常见
系统性疾病		错构瘤性胃肠道息肉病	无
罹患恶性肿瘤的风险		胃肠道(大肠、十二指肠、胃)和肠外(乳腺、子宫、子宫颈、卵巢、睾丸、胰腺)恶性肿瘤高风险	无
疾病监测		每年两次全胃肠道检查,早期乳房筛查和每年一次妇科评估	无需

艾迪生病(Addison disease),又称原发性慢性肾上腺皮质功能减退症(chronic primary adrenal insufficiency),是由于肾上腺结核、自身免疫反应、恶性肿瘤转移、淋巴瘤、白血病或全身真菌感染等各种原因破坏双侧肾上腺的绝大部分,引起糖皮质激素分泌不足,刺激垂体分泌促肾上腺皮质激素(adrenocorticotropic hormone,ACTH)增多,进而导致促黑激素增多,表现为皮肤和口腔黏膜弥漫的黑斑。色素沉着是本病早期症状之一,也是最具特征性的表现。色素沉着最明显的是暴露部位和易受摩擦之处,亦可见于黏膜。此外,还可出现全身乏力、虚弱、消瘦、血压下降、食欲减退、精神失常等。该病多见于成年人,老年人和幼儿较少见[15,16]。该病的诊断须检测血尿皮质醇的基础水平、血 ACTH 水平及行 ACTH 兴奋试验。

Albright 综合征又称为 McCune-Albright 综合征(McCune-Albright syndrome,MAS),是以骨纤维异样

增殖症、牛奶咖啡斑和内分泌腺体功能亢进三联征为特征的散发性综合征。符合三联征中的两条即可诊断。内分泌功能异常可以包括性早熟、甲状腺功能亢进症、库欣综合征、甲状旁腺功能亢进症、高泌乳素血症、生长激素分泌过多等。MAS 患者多因性早熟或病理性骨折就诊,对于这些患者应进行详细的体格检查,观察皮肤色素沉着情况,筛查内分泌腺体受累及骨骼病变情况。必要时,针对病变组织进行 *GNAS* 基因突变检测,有助于确定诊断。患者一般出生时即有牛奶咖啡斑,色素沉着出现年龄相较于 LHS 早。口腔黏膜色素沉着表现为褐色斑,以唇部多见[17]。

其他可并发口腔黏膜色素沉着的内分泌疾病包括甲状腺功能亢进症、纳尔逊综合征(Nelson syndrome)。后者为治疗库欣综合征行双侧肾上腺切除术后出现的进行性的皮肤黑色素沉着及垂体瘤。这些与系统性疾病相关的口腔黏膜色素沉着一般不须治疗,治疗相关系统性疾病后口腔黏膜黑斑会逐渐消失[2,18]。

血色病(hemochromatosis)又称为血色素沉着病、血红蛋白沉着症,是由于高铁饮食、大量输血或系统性疾病造成体内铁质储积过多,而发生的铁质代谢障碍所致的疾病。也可见于珠蛋白生成障碍性贫血等溶血性疾病。好发于中年男性,女性少见。临床表现为面部、上肢、手背、腋窝、会阴部皮肤呈青铜色或灰黑色,口腔黏膜可有蓝灰色或蓝黑色的色素斑,常见于软硬腭交界处。由于铁质沉积于肝、胰腺等部位,损害其功能,所以还可有肝功能异常及糖尿病的临床表现。根据肝功能异常、血糖升高及皮肤黏膜色素沉着、血清铁含量增高等进行诊断[18,19]。

口腔黑棘皮瘤(oral melanoacanthoma,OMA)少见,表现为棕色、棕黑色,边界清楚的斑片或斑块,多为单发,类似皮肤黑棘皮瘤。病因不清,大多数学者认为 OMA 是一种反应性疾病,可能与局部慢性创伤有关,如磨牙症、咬颊症、不良修复体等。牙膏和漱口水中的化学刺激物(如氟化铵、小苏打、过氧化氢等)和石油衍生物(如月桂醇硫酸酯钠等)被认为是 OMA 的潜在原因。部分病例在去除局部刺激因素或活检后可自行消退。WHO 将 OMA 纳入其 2022 头颈部肿瘤分类中。口内最常见于颊(51%)、腭部(22%)、唇部(15%)、牙龈黏膜(5%)。OMA 好发于女性,女性比男性约为 2.6∶1。OMA 病损通常突然出现并迅速向周围弥漫性扩大,在几周内直径达到数厘米,因此会被怀疑为恶性肿瘤。OMA 的典型病理特征为棘层增生、树突状黑色素细胞在基底层及棘层分布。OMA 为良性病损,无恶变潜能,可通过活检与黏膜黑斑和黑色素瘤进行鉴别[2,20-23]。

黑棘皮病(acanthosis nigricans)又称为黑角化病或色素性乳头状营养不良,是以皮肤角化过度、色素沉着及乳头瘤状增生或天鹅绒状增厚为特征的一种少见的皮肤黏膜病,包括良性黑棘皮病和恶性黑棘皮病。多见于有家族史的婴幼儿、青春期儿童、黑皮肤成人等。口腔黏膜可被累及,颊、舌背、咽肥厚不平或呈天鹅绒状或乳头瘤状增生,可伴有不同程度的色素沉着[24,25]。

黑色素痣(melanocytic nevus)是黑色素细胞的良性增生。根据黑色素细胞巢-痣细胞在黏膜中的位置,分为交界痣、黏膜内痣、复合痣,少见于口腔黏膜。临床上,口腔色素痣表现为较小的、边界清楚、色泽均匀、略突起的棕色、灰蓝色、黑色丘疹或斑疹(图 121)。临床上难以区分色素痣和早期黑色素瘤,尤其是腭部病损。

图 121 左上颌牙龈复合痣

黑色素瘤又称恶性黑色素瘤（malignant melanoma），是口腔颌面部恶性程度很高的一种恶性肿瘤，可发生于皮肤和黏膜，黏膜较皮肤多见。颌面部的恶性黑色素瘤常在色素痣的基础上发生，主要由交界痣或混合痣中的交界痣恶变而来，也可由黏膜黑斑恶变而来[26]。紫外线、遗传、内分泌、慢性刺激与损伤和黑色素瘤的发病有一定的关系。黑色素瘤好发于 40 岁左右者，无显著性别差异。早期多表现为色素痣样病损或黏膜黑斑，发生恶变时，则迅速增大，色素加深，呈放射状扩展，且溃破渗血，周围出现卫星结节，所属区域的淋巴结骤然增大。口腔黑色素瘤多发生于腭、牙龈及颊部（图 122、图 123）。常呈蓝黑色，为扁平状凸起的肿块，表面常溃破，生长迅速。侵犯牙槽突及颌骨时，可引起牙松动、脱落。黑色素瘤常发生早期而广泛的淋巴结转移，首先至下颌下、颈深上淋巴结群。血行转移率高，可达 40%，主要是肺、肝、骨、脑等器官。主要依据其临床表现作出诊断。黑色素瘤的 ABCDE 原则有助于对其进行早期诊断，即 A（asymmetry）指非对称性、B（border irregularity）指边缘不规则、C（color variartion）指颜色不均匀、D（diameter）指直径大于 5mm、E（elevation）指隆起。因切取活检可促使肿瘤扩散与转移，一般不宜行活组织检查。但确因诊断困难时，可手术中行病灶冷冻活检，确诊后同期完成根治性切除术[27-29]。

需要注意的是，黑色素瘤还有一种较为少见的类型即无色素性黑色素瘤（amelanotic malignant melanoma），约占黑色素瘤的 2.3%[30]。此病无显著性别差异，好发于 60 岁以上患者。口腔黏膜无色素性黑色素瘤极为罕见，多发生于腭、牙龈及颊部（图 124），临床表现为无痛性结节，边界不规则，结节呈肉色或周缘散在微弱的浅棕色或褐色斑点，结节表面可出现溃疡或糜烂[31]。无色素性黑色素瘤的生长模式多为垂直浸润生长，较色素性黑色素瘤更具侵略性。另外，由于无色素性黑色素瘤临床表现缺乏特异性，多数在非冰冻切除活检后获得诊断，治疗时机较晚，预后较色素性黑色素瘤更差。据报道，无色素黑色素瘤 3 年存活率为 20%，远低于色素性黑色素瘤 3 年存活率（58%）[32]。

图 122　腭部黑色素瘤

图 123　黑色素瘤
A. 硬腭　B. 牙龈

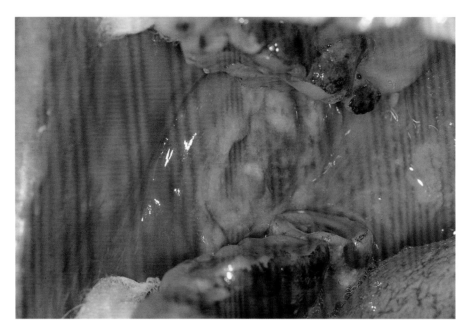

图124　无色素性黑色素瘤：右颊黏膜见直径2cm结节，表面凹凸不平，中心见直径3mm
溃疡，结节周缘见棕褐色色素沉着，质硬

重金属中毒如慢性铅中毒、铋中毒、汞中毒时，可在牙龈边缘分别形成铅线、铋线、汞线，表现为蓝黑色或灰蓝色的色素沉着带，严重时在唇、舌、颊黏膜亦可有灰黑或灰蓝色色素沉着斑，并伴有口腔黏膜炎症。诊断须进行血尿重金属含量测定[17]。

过度吸烟可使口腔黏膜出现棕色至黑色的不规则黑色素斑，可见于25%～31%的吸烟者，主要见于唇、颊及下颌前牙唇侧附着龈。有报道戒烟后3年可逐渐消退[2,4]。

多种药物可引起口腔黏膜色素沉着，停用药物后，色素斑仍可持续一定时间。此外，某些含漱剂如氯己定或中药也可使黏膜一过性色素沉着。引起口腔黏膜色素沉着的药物包括：艾滋病相关药物、盐酸胺碘酮、阿莫地喹、砒霜、齐多夫定、铋、博来霉素、白消安、氯喹、氯硫二苯胺、氯苯吩嗪、雌激素、羟氯喹、羟基脲、伊马替尼、丙咪嗪、酮康唑、麦帕克林、美他环素、甲基多巴、米诺环素、酚酞、奎纳克林、奎尼丁等[1]。

长期的口腔黏膜炎症，如口腔扁平苔藓、天疱疮等可以引起黏膜色素沉着。临床上，棕黑色着色区域邻近网状、溃疡、疱状口腔黏膜病损区。一般来说，炎症缓解过后色素沉着也会好转[2]。

舌色素性菌状乳头（pigmented fungiform papillae of the tongue，PFPT）是一种罕见的特发性疾病，仅舌背菌状乳头出现色素沉着，发病机制不清，良性且基本无症状。PFPT的临床特征是深棕色、蓝灰色或蓝黑色的菌状乳头。该病在有色人种中相当常见，文献报道在非裔美国人中的患病率高达33%，普通人群患病率为1%～3%，发病年龄多为10～20岁[33,34]。

其他一些与血管病变相关的口腔黏膜颜色异常疾病常见于以下疾病[4]。

卡波西肉瘤（Kaposi sarcoma，KS）主要发生在HIV感染患者。早期病变可能呈现出平伏或略突起的棕色、紫色病变。进展期可见深红或紫色斑块、结节，可能出现溃疡出血坏死（图94）。

血管瘤（hemangioma）是血管内皮细胞增生所致的良性病变（图125）。血管畸形（vascular malformation）

指血管结构异常,无内皮细胞增生。两种病变均属于发育畸形,常发生于婴幼儿,血管瘤随年龄增加可缓解,血管畸形则无明显变化。舌部是口腔中最常发生的部位。两种血管病变临床表现类似,平伏或略突起。颜色取决于血管类型和病变在组织中的深度,红色到蓝紫色不定。一般玻片压诊褪色。

图 125 腭部血管瘤

静脉曲张(varix)是异常膨大的静脉血管,常见于 60 岁以上的患者。口内最常见部位是舌腹黏膜,表现为大量的蓝紫色、不规则、柔软的突起,压诊褪色(图 126)。若血管内含有血栓,则表现为坚实的蓝紫色结节,按压不褪色,血栓常见于下唇和颊黏膜。

图 126 舌腹静脉曲张

血肿（hematoma）和瘀点、瘀斑等出血性疾病，为血液溢出到软组织形成。病损突起或平伏，按压不褪色。可能出现于血小板减少性紫癜或创伤后，颜色取决于血液溢出血管后时间的长短，因血红蛋白降解，产生红色、紫色、蓝色、蓝黑色等。一般2周内颜色会逐渐正常。若未检查到创伤刺激因素，应考虑血小板病变和凝血障碍疾病（图11-1-109），有时也可为早期口腔淀粉样变导致（图11-6-118）。

在排除上述疾病之后，可作出口腔黏膜黑斑的诊断。目前认为它是良性病变，多主张慎行常规活检。暂无有效疗法，建议患者观察，若病情稳定，定期复查；若黑斑出现色泽、大小的改变，尤其是发生表面凸起、溃疡、出血等，则立即复诊排除黑色素瘤。

参 考 文 献

[1] ZAKI H, SABHARWAL A, KRAMER J, et al. Laugier-Hunziker syndrome presenting with metachronous melanoacanthomas. Head Neck Pathol, 2018, 13（2）: 257-263.

[2] GONDAK R O, DA SILVA-JORGE R, JORGE J, et al. Oral pigmented lesions: Clinicopathologic features and review of the literature. Med Oral Patol Oral Cir Bucal, 2012, 17（6）: e919-924.

[3] HO K K, DERVAN P, O'LOUGHLIN S, et al. Labial melanotic macule: a clinical, histopathologic, and ultrastructural study. J Am Acad Dermatol, 1993, 28（1）: 33-39.

[4] KAUZMAN A, PAVONE M, BLANAS N, et al. Pigmented lesions of the oral cavity: review, differential diagnosis, and case presentations. J Can Dent Assoc, 2004, 70（10）: 682-683.

[5] HIGHAM P, ALAWI F, STOOPLER E T. Medical management update: Peutz Jeghers syndrome. Oral Surg Oral Med Oral Pathol Oral Radiol Endod, 2010, 109（1）: 5-11.

[6] DALEY T D, ARMSTRONG J E. Oral manifestations of gastrointestinal diseases. Can J Gastroenterol, 2007, 21（4）: 241-244.

[7] WEI Z, LI G Y, RUAN H H, et al. Laugier-Hunziker syndrome: A case report. J Stomatol Oral Maxillofac Surg, 2018, 119（2）: 158-160.

[8] WANG W M, WANG X, DUAN N, et al. Laugier-Hunziker syndrome: a report of three cases and literature review. Int Jf Oral Sci, 2012, 4（4）: 226-230.

[9] LENANE P, SULLIVAN D O, KEANE C O, et al. The Laugier-Hunziker syndrome. J Eur Acad Dermatol Venereol, 2001, 15（6）: 574-577.

[10] TOEDTLING V, CRAWFORD F C. Clinical and histopathological differential diagnosis of Laugier-Hunziker syndrome: an extremely rare case with unusual extensive oral hyperpigmentation. Clin Case Rep, 2020, 9（1）: 309-313.

[11] NICOL M, MCCOURT C. Pigmented macules on the hands and lower lip. BMJ, 2022, 377: e068335.

[12] MA D L, VANO-GALVAN S. Hyperpigmentation in Laugier-Hunziker syndrome. CMAJ, 2011, 183（12）: 1402.

[13] WANG W M, WANG X, DUAN N, et al. Laugier-Hunziker syndrome: a report of three cases and literature review. Int J Oral Sci, 2012, 4（4）: 226-230.

[14] KIM E J, CHO S H, LEE J D. A case of Laugier-Hunziker syndrome. Ann Dermatol, 2008, 20（3）: 126-129.

[15] CHI A C, NEVILLE B W, KRAYER J W, et al. Oral manifestations of systemic disease. Am Fam Physician, 2010, 82（11）: 1381-1388.

[16] SHAH S S, OH C H, COFFIN S E, et al. Addisonian pigmentation of the oral mucosa. Cutis, 2005, 76（2）: 97-99.

[17] COLLINS M T, SINGER F R, EUGSTER E. McCune-Albright syndrome and the extraskeletal manifestations of fibrous dysplasia. Orphanet J Rare Dis, 2012, 7（Suppl 1）: S4.

[18] MELETI M，VESCOVI P，MOOI W J，et al. Pigmented lesions of the oral mucosa and perioral tissues：a flow-chart for the diagnosis and some recommendations for the management. Oral Surg Oral Med Oral Pathol Oral Radiol Endod，2008，105（5）：606-616.

[19] PIETRANGELO A. Hereditary hemochromatosis：pathogenesis，diagnosis，and treatment. Gastroenterology，2010，139（2）：393-408.

[20] TANDON A，SRIVASTAVA A，JAISWAL R，et al. A rare case of oral melanoacanthoma. J Oral Maxillofac Pathol，2018，22（3）：410-412.

[21] TAVARES T S，DA COSTA A A S，DA MATA CAMARGOS F，et al. Oral melanoacanthoma：clinicopathological and immunohistochemical features of a case series and a scoping review. J Oral Pathol Med，2023，52（10）：1013-1020.

[22] MULLER S，TILAKARATNE W M. Update from the 5th edition of the World Health Organization Classification of Head and neck tumors：tumours of the oral cavity and mobile tongue. Head Neck Pathol，2022，16（1）：54-62.

[23] ABED S S，FITZPATRICK S G，BHATTACHARYYA I，et al. Oral melanoacanthoma：case series of 33 cases and review of the literature. Head Neck Pathol，2022，17（2）：364-370.

[24] CHRISTINA，SCHNOPP，JULIA，et al. Oral acanthosis nigricans. N Engl J Med，2007，357（9）：e10.

[25] LEE H C，Ker K J，CHONG W S，et al. Oral malignant acanthosis nigricans and tripe palms associated with renal urothelial carcinoma. JAMA Dermatol，2015，151（12）：1381-1383.

[26] CHAN R C，CHAN J Y，WEI W I. Mucosal melanoma of the head and neck：32-year experience in a tertiary referral hospital. Laryngoscope，2012，122（12）：2749-2753.

[27] MIHAJLOVIC M，VLAJKOVIC S，JOVANOVIC P，et al. Primary mucosal melanomas：a comprehensive review. Int J Clin Exp Pathol，2012，5（8）：739-753.

[28] KNIGHT D A，NGIOW S F，LI M，et al. Host immunity contributes to the anti-melanoma activity of BRAF inhibitors. J Clin Invest，2013，123（3）：1371-1381.

[29] BHULLAR R P，BHULLAR A，VANAKI S S，et al. Primary melanoma of oral mucosa：a case report and review of literature. Dent Res J（Isfahan），2012，9（3）：353-356.

[30] TANAKA N，MIMURA M，KIMIJIMA Y，et al. Clinical investigation of amelanotic malignant melanoma in the oral region. J Oral Maxillofac Surg，2004，62（8）：933-937.

[31] NOTANI K，SHINDOH M，YAMAZAKI Y，et al. Amelanotic malignant melanomas of the oral mucosa. Br J Oral Maxillofac Surg，2002，40（3）：195-200.

[32] NANDAPALAN V，ROLAND N J，HELLIWELL T R，et al. Mucosal melanoma of the head and neck. Clin Otolaryngol Allied Sci，1998，23（2）：107-116.

[33] ROSS C L，RING C，YANG S. Pigmented fungiform papillae of the tongue. JAMA Dermatol，2020，156（11）：1249.

[34] SURBOYO M D C，SANTOSH A B R，HARIYANI N，et al. Clinical utility of dermoscopy on diagnosing pigmented papillary fungiform papillae of the tongue：a systematic review. J Oral Biol Craniofac Res，2021，11（4）：618-623.

第2单元 先天性舌背黑斑与舌背表皮迷芽瘤

病案130 先天性舌背黑斑与舌背表皮迷芽瘤

【述评】先天性舌背黑斑与舌背表皮迷芽瘤

病案130 先天性舌背黑斑与舌背表皮迷芽瘤

图12-2-130 病案130患儿就诊各阶段口腔黏膜病损
A、B. 初诊时见舌背黏膜有2处大小约6mm×7mm的不规则黑色斑片,病损中央见部分乳白色舌苔覆盖;斑片前方见4处散在直径0.5~3mm的黑色斑点

患儿，男性，1月龄。

主诉 发现患儿舌背黑斑1个月。

病史 1个月前患儿出生时，父母发现患儿舌背黑斑，其前方有2处黑点，黑斑和黑点面积逐渐增大、颜色加深。否认身体其他部位皮肤或黏膜有类似病损。否认系统性疾病史、药物过敏史和家族史。

检查 舌背见2处大小约6mm×7mm的不规则黑色斑片，病损中央见部分乳白色舌苔覆盖；斑片前方见4处散在直径0.5~3mm的黑色斑点（图12-2-130A、B）；舌背丝状乳头增生，舌苔厚腻；皮肤、指趾甲未见明显异常。

诊断 先天性舌背黑斑？舌背表皮迷芽瘤？

诊断依据

1. 舌背多发的黑斑。

2. 出生时存在。

3. 病损随年龄增长增大。

4. 其他部位皮肤、黏膜、指（趾）甲未见异常。

5. 无色素沉着相关的家族史。

疾病管理

1. 建议患者观察，定期复诊（6个月1次）。

2. 若出现黑色病损迅速增大、变硬、破溃等变化，及时就诊。

后续 患儿未遵医嘱于6个月后复诊。3年后复诊，舌背黏膜见3处大小分别为10mm×6mm、7mm×6mm和7mm×3mm淡褐色斑片，病损面积较初诊时增大，但所有病损颜色均较初诊时明显变浅（图12-2-130C、D）。

图12-2-130（续） C.3年后复诊时见舌背黏膜病损较初诊时明显变浅

图 12-2-130（续）　D. 3 年后复诊时见舌背黏膜病损较初诊时明显变浅

【述评】先天性舌背黑斑与舌背表皮迷芽瘤

先天性舌背黑斑（congenital melanotic macule of the tougue，CMMT）于 2003 年在 5 例系列病例研究中被首次报道 [1]。其病因尚不明确，据推测，可能是在黑色素产生过程中具有局部功能改变的黑素细胞错构瘤，目前文献中已将 CMMT 列为一种单独的疾病。迄今为止，文献报道的大多数 CMMT 病例来自美国和法国，其中 70.6% 患者为男性，50% 患者为白人，中位年龄为 2.7 月龄 [2]。

CMMT 的临床表现为位于舌背的单发或多发的黑棕色或黑色斑片，病损随着年龄增大成一定比例增大，文献报道的大小为 3.0～30.0mm。目前尚无文献报道口腔先天性黑色素瘤。口腔先天性黑色素细胞痣极为罕见，多为女性，常见部位是牙龈、硬腭、唇部和颊黏膜，目前未有累及舌黏膜的报道。主要临床特征为边界清楚的斑块或丘疹，呈均匀或散在色素沉着，病灶直径一般不超过 15mm，多为单发病损，目前仅有 1 例发生于颊部的多发病损的报道。根据病损部位、大小和病损变化情况等，本病案未考虑口腔先天性黑色素瘤和口腔先天性黑色素细胞痣 [3]。CMMT 的组织病理学表现包括上皮不同程度角化，颗粒层明显，基底层黑色素沉着明显增多，黑色素细胞数量、分布和形态学特征均正常。部分病例上皮下散在充满黑色素的巨噬细胞（噬黑色素细胞），形态学正常。通过组织病理学表现可与先天性舌黑色素瘤（病理表现为梭形或树突状细胞黑色素瘤细胞在鳞状上皮基底层呈雀斑样增生，黑色素瘤细胞具有显著的异型性，核分裂增多，且浸润黏膜下层）或先天性舌黑色素细胞痣进行鉴别 [3,4]。

CMMT 尚无明确诊断标准，其诊断要点包括：①舌背单发或多发的黑斑 / 棕褐色斑；②出生时存在；③病损随年龄增长缓慢增大；④不伴有其他色素沉着相关的全身性疾病及家族史；⑤病理结果。出生时舌背色素沉着和随之而来的比例生长是 CMMT 诊断的两个重要临床特征 [4]。CMMT 是极为罕见的舌良性疾病，目前暂无类似病例癌变的报道。

目前文献报道的病例中有 50% 进行了舌背黑斑病损活检以明确诊断。一旦病理结果支持 CMMT 的诊断，则无须进一步治疗。其他病例为避免对婴幼儿进行不必要的侵入性手术，选择密切观察病情变化，进行定期复诊。应强调对舌背黑斑的长期随访，包括摄影记录[4]。

迷芽瘤（choristoma）又称为迷离瘤，是正常组织在异常部位先天性过度生长形成的一种常见良性瘤样新生物，可以发生在全身各个系统，头颈部较其他部位更多见，其中口腔受累最多[5]。口腔迷芽瘤即异位于口腔内的分化正常的组织，包括骨、软骨、舌甲状腺、胃肠黏膜、呼吸道黏膜、唾液腺、神经胶质、皮脂腺等[6-7]。口腔表皮迷芽瘤是一种极其罕见的良性病变，其特征是在口腔内存在皮肤和分化良好的附件结构（皮脂腺和毛囊等），可能由发育异常引起。口腔表皮迷芽瘤大多数表现为舌背先天性单发或多发、棕色或黑色色素斑。由于表皮迷芽瘤和 CMMT 具有相似的临床表现和病程，这两种疾病可能只能通过活检进行鉴别诊断。口腔表皮迷芽瘤的病理特征为正常口腔黏膜上皮被皮肤表皮取代，伴有角化过度、颗粒增多和基底层色素沉着，以及黏膜下存在皮脂腺、毛囊（汗腺少见）等附件结构[8,9]。口腔表皮迷芽瘤一般不会自然消退，也很少明显增大，多选择观察。若有症状或影响美观可手术切除。

本单元病案 130 根据临床表现尚不能区分为先天性舌背黑斑或为表皮迷芽瘤，考虑到二者均为良性疾病，患儿初诊时年仅 1 月龄，复诊时为 3 岁，故建议其观察，定期复查，酌情行活检以最终确诊。

参 考 文 献

[1] DOHIL M A, BILLMAN G, PRANSKY S, et al. The congenital lingual melanotic macule. Arch Dermatol, 2003, 139（6）: 767-770.

[2] CHAPUT L, SAMIMI M, MARUANI A. Congenital melanotic macules of the tongue. J Pediatr, 2016, 174: 270.

[3] MARANGON JÚNIOR H, SOUZA P E, SOARES R V, et al. Oral Congenital Melanocytic Nevus: A Rare Case Report and Review of the Literature. Head and Neck Pathol, 2015, 9（4）: 481-487.

[4] DE ARRUDA J A A, GÓMEZ R, BRACHO V, et al. Congenital melanotic macule of the tongue: report of two cases and literature review. Head Neck Pathol, 2023, 17（2）: 581-586.

[5] 罗叶芳, 马瑞欣, 王钰娇, 等. 眼部迷芽瘤的研究进展. 中国医师杂志, 2022, 24（9）: 1428-1432.

[6] 秦丹青, 汤亚玲, 任东萍, 等. 舌体骨软骨迷离瘤 1 例. 华西口腔医学杂志, 2014, 32（1）: 96-98.

[7] SEMWAL S, JOSHI D, GUPTA V, et al. Cartilaginous choristoma of tongue: a rare case report. J Oral Maxillofac Pathol, 2019, 23（Suppl 1）: 40-42.

[8] CURTO-BARREDO L, VICENTE A, ROVIRA C, et al. Epidermal choristoma of the tongue mimicking a congenital melanotic macule. Pediatr Dermatol, 2015, 32（4）: 536-538.

[9] HUGHES C, FERRO A, DUBB S, et al. Epidermal choristoma: a case series and review of the literature. Pediatr Dermatol, 2021, 38（5）: 1243-1246.

第 3 单元　口腔黏膜色素脱失

病案 131　唇红黏膜及唇周皮肤色素脱失（白癜风）

【述评】口腔黏膜色素脱失

病案 131　唇红黏膜及唇周皮肤色素脱失（白癜风）

图 12-3-131　病案 131 患者的口腔黏膜和皮肤病损：上下唇唇红黏膜颜色不均匀，见
较多色浅发白区，唇红缘外侧皮肤也可见色素脱失区，周围褐色素沉着

患者，男性，41 岁。

主诉　上下唇干燥、变色 2 年。

病史　2 年前，觉双唇干燥，后出现上下唇变色，一直未恢复。患"白癜风" 3 年。否认药物过敏史。

检查　上下唇干燥，颜色不均匀，见较多色素脱失区，唇红缘外侧皮肤也可见色素脱失区，周围褐色色素沉着（图 12-3-131）。

诊断　唇红黏膜及唇周皮肤色素脱失（白癜风）。

诊断依据　唇红黏膜及唇周皮肤部分区域色质明显浅淡。

疾病管理

1. 药物治疗

维生素 E 0.1g×60 粒 Sig. 局部涂敷 t.i.d.

2. 嘱勿擅用糖皮质激素制剂涂搽唇红部和唇周皮肤。

【述评】口腔黏膜色素脱失

口腔的色素脱失常位于唇红黏膜和唇周皮肤。

皮肤色素脱失一般指白癜风(vitiligo),白癜风是一种常见的后天性色素脱失性皮肤黏膜病。病因尚未明了,可能是具有遗传素质的个体在多种内外因素的激发下,诱导免疫功能异常、神经精神异常及内分泌代谢异常等,从而导致酪氨酸酶系统的抑制或黑色素细胞的破坏,最终引起色素脱失[1]。

白癜风多见于青壮年,无明显性别差异。其好发于暴露及摩擦损伤的部位,如额面部、颈部、躯干部和四肢等。表现为皮肤上大小、数目、形态各异的局限性色素脱失斑,白色斑边缘常有色素沉着环[1]。常累及黏膜,有报道29%的病案仅累及黏膜(70/241)[2]。除常见于唇红黏膜,口周皮肤、阴唇、龟头及包皮内侧黏膜也可出现局部色素脱失斑[3]。病程慢性迁延,可持续终身,有时可自行缓解。与其他自身免疫疾病并发的报道不少见,如天疱疮[4]。

组织病理学表现为皮肤病损部位黑色素细胞密度降低或无黑色素细胞,周围黑色素细胞异常增大[1]。

白癜风一般根据脱色斑为后天性、呈乳白色、周边有色素沉着带和无自觉症状即可诊断。

有文献报道局部使用糖皮质激素类药物可引起皮肤色素脱失[5],笔者临床所见的唇黏膜色素脱失也多由于唇部长期过量局部应用糖皮质激素制剂所致。故应注意与白癜风进行鉴别。

该病治疗困难,疗程较长,痊愈机会较少。转入皮肤科治疗,方法多样,如手术、光疗法、口服或局部涂搽药物的使用,但黏膜色素脱失暂无有效疗法[6]。

参 考 文 献

[1] ALIKHAN A,FELSTEN L M,DALY M,et al. Vitiligo: a comprehensive overview Part Ⅰ. Introduction, epidemiology, quality of life, diagnosis, differential diagnosis, associations, histopathology, etiology, and work-up. J Am Acad Dermatol, 2011, 65(3): 473-491.

[2] KANWAR A J,PARSAD D,DE D. Mucosal involvement in vitiligo: a comprehensive review of 241 cases. J Eur Acad Dermatol Venereol, 2011, 25(11): 1361-1363.

[3] MCHEPANGE U O,GAO X H,LIU Y Y,et al. Vitiligo in North-Eastern China: An association between mucosal and acrofacial lesions. Acta Derm Venereol, 2010, 90(2): 136-140.

[4] DE D,KANWAR A J,SAIKIA U N,et al. Colocalization of mucosal vitiligo and oral pemphigus vulgaris. Indian J Dermatol Venereol Leprol, 2012, 78(1): 111-113.

[5] EL MHA,TANCREDE-BOHIN E,BENSUSSAN A,et al. In vivo multiphoton imaging of human skin: assessment of topical corticosteroid-induced epidermis atrophy and depigmentation. J Biomed Opt, 2012, 17(2): 026009.

[6] KOROBKO I V. Review of current clinical studies of vitiligo treatments. Dermatol Ther, 2012, 25(Suppl 1): S17-27.

第十三章

其 他

病案 132 迷脂症

患者，男性，50岁。

主诉 发现唇颊长"白点"2天。

病史 2天前偶然发现唇部和双颊有较多散在或簇集的"白点"，无明显不适。否认系统性疾病史及药物过敏史。

检查 双颊、上下唇唇红黏膜均见大量密集黄白色颗粒（图13-1-132），未见糜烂充血。

图 13-1-132 病案 132 患者的口腔黏膜病损

A. 唇红黏膜见密集黄白色斑点，表面光滑

图 13-1-132（续）　B、C. 双颊黏膜见密集黄白色斑点，表面光滑

诊断　迷脂症。

诊断依据

1. 双颊和唇红黏膜受累。

2. 表现为口腔黏膜上的黄白色颗粒。

疾病管理　解释病情。

【述评】迷脂症

迷脂症（fordyce spots）是皮脂腺的异位和错生。多位于上唇唇红、颊黏膜、磨牙后区黏膜。表现为黏

膜上散在或成簇、针头或粟粒大小、淡黄色或黄白色的斑点或丘疹，表面光滑，触之柔软，常双侧、对称发生。一般无自觉症状[1]。

迷脂症的组织病理学表现为上皮固有层内成熟的正常皮脂腺，腺体小叶包绕着自腺体中央一直伸向黏膜表面的皮脂腺导管。根据典型临床表现即可诊断，一般不须组织病理检查。

迷脂症的皮脂腺和普通的皮脂腺区别在于，前者通过管道直接开口于黏膜表面，与毛囊无关。青春期后多发，可能因为激素水平的改变而刺激皮脂腺增大。也有研究者认为皮脂腺的生成和神经系统有关，某些因子如胰岛素样生长因子（insulinlike growth factors，IGF）、促肾上腺素皮质激素释放激素（corticotrophin-releasing hormone，CRH）等，可能通过促进神经纤维伸长或分支，刺激异位皮脂腺的生成。但尚缺乏较明确的病因研究资料[1-4]。

迷脂症无须治疗。确实有碍美观时，有报道称 CO_2 超脉冲激光治疗是安全有效的治疗方式，可达到良好的美容效果[5]。

参 考 文 献

[1] MANSUR A T, AYDINGOZ I E. Unilateral buccal fordyce spots with ipsilateral facial paralysis: a sign of neuro-sebaceous connection? Acta Derm Venereol, 2012, 92(2): 177-178.

[2] TOYODA M, NAKAMURA M, MOROHASHI M. Neuropeptides and sebaceous glands. Eur J Dermatol, 2002, 12(5): 422-427.

[3] DEPLEWSKI D, ROSENFIELD R L. Growth hormone and insulin-like growth factors have different effects on sebaceous cell growth and differentiation. Endocrinology, 1999, 140(9): 4089-4094.

[4] YUAN H, XU S, WANG Y, et al. Corticotrophin-releasing hormone(CRH)facilitates axon outgrowth. Spinal Cord, 2010, 48(12): 850-856.

[5] OCAMPO-CANDIANI J, VILLARREAL-RODRÍGUEZ A, QUIÑONES-FERNÁNDEZ A G, et al. Treatment of Fordyce spots with CO_2 laser. Dermatol Surg, 2003, 29(8): 869-871.

第2单元　咬唇颊症

病案 133 咬唇颊症

图 13-2-133　病案 133 患者的口腔黏膜病损

A、B. 下唇内侧、左颊黏膜表面呈白色脱屑样改变，表层剥脱处遗留黏膜表面基本正常

图 13-2-133（续） C. 下唇内侧、右颊黏膜表面呈白色脱屑样改变，表层剥脱处遗留黏膜表面基本正常

患者，男性，24 岁。

主诉 双颊及唇内侧粗糙 1 年。

病史 1 年前开始出现双颊、唇内侧脱皮，伴粗糙感。自诉有反复咬唇、咬颊不良习惯。曾自行服用"维生素 B₂、叶酸、螺旋霉素片、华素片、牛黄解毒丸"等无明显疗效。否认系统性疾病史及药物过敏史。

检查 双颊、上下唇内侧部分黏膜表面呈脱屑性改变，拭去剥脱的白色鳞屑样物后黏膜表面呈正常颜色，无充血糜烂（图 13-2-133）。

诊断 咬唇颊症。

诊断依据

1. 唇内侧、颊黏膜表面的脱屑样改变。

2. 反复咬唇颊习惯。

疾病管理

1. 药物治疗

维生素 E 0.1g×60 粒 Sig. 局部涂敷 q.d.

2. 嘱戒除咬唇颊不良习惯。

【述评】咬唇颊症

咬唇颊症（morsicatio buccarum et labiorum）是长期习惯性咬嚼口腔黏膜所致的口腔黏膜慢性自伤性病损，患者因长期习惯性咬嚼黏膜并撕掉，表现为黏膜表面上皮呈脱屑性改变。咬唇颊症易被误诊为口腔扁平苔藓、天疱疮、黏膜类天疱疮、念珠菌病、口腔白斑病、白色海绵状斑痣等口腔黏膜疾病。研究发

现，15～19 岁患者多见，且病损发生于双侧者多于单侧，下唇多于上唇[1]。

咬唇颊症多发生于口腔黏膜与牙齿直接接触的部位，表现为小的上皮浅层不规则剥脱，和白色鳞屑状区域夹杂出现。鳞屑松散，容易撕掉，撕去后局部黏膜表面基本正常，患者可有粗糙感等轻度不适[2]。

咬唇颊症是一种习惯性自伤性损害，被认为与心理因素关系密切。有研究者认为，带有自虐倾向的强迫症或者精神紧张等心理因素可使人有意识或无意识地咬唇颊黏膜。但也有学者认为是口腔上皮不平整，如颊白线的存在致使患者有咬除的想法，从而产生这个习惯。对于某些患者来说，咬唇颊习惯是无意识的，所以家人或朋友关于患者病情的叙述也很重要[3]。

咬唇颊症一般根据典型的临床表现和咬唇颊习惯即可诊断。组织病理学检查显示上皮棘层增厚，表层呈不规则的撕裂状，见细胞碎片和微小菌灶，紧邻其下方有薄的坏死角质细胞层，下层角质形成细胞肿胀[4]。

咬唇颊症的预后较好，戒除不良习惯后病损可完全消失。临床以解释病情、心理疏导为主，可给予患者少量局部用药，如维生素 E 胶丸局部涂搽，以缓解患者的粗糙感。如患者存在明显的抑郁、紧张等心理状态，应建议患者到精神科进一步检查和治疗。口腔医师要尽量避免误诊，防止医疗资源的浪费和对患者身心健康的损害。

参 考 文 献

[1]　SEWERIN I. A clinical and epidemiologic study morsicatio buccarum-labiorum. Scand J Dent Res，1971，79（2）：73-80.

[2]　DAMM D D，FANTASIA J E. Bilateral white lesions of buccal mucosa. Morsicatio buccarum. Gen Dent，2006，54（6）：442，444.

[3]　GLASS L F，MAIZE J C. Morsicatio buccarum et labiorum（excessive cheek and lip biting）. Am J Dermatopathol，1991，13（3）：271-274.

[4]　WANG J Y，LIU W Z，LI X Y，et al. Morsicatio buccarum et labiorum：two cases report. Hua Xi Kou Qiang Yi Xue Za Zhi，2009，27（6）：681-682，685.

第 3 单元　上皮珠

病案 134　上皮珠

【述评】上皮珠

病案 134　上皮珠

图 13-3-134　病案 134 患儿的口腔黏膜病损：右上颌后份颊侧牙龈见边界清楚、表面
光滑、直径 2～3mm 白色半球形突起

患儿，男性，40 天龄。

主诉　发现牙龈长"颗粒"2 天。

病史　2 天前偶然发现婴儿右上牙龈上数个白色"颗粒"，未发现婴儿饮食睡眠等异常。否认系统性疾病史及药物过敏史。

检查　右上颌后份颊侧牙龈见 6 个直径 2～3mm 白色半球形突起，边界清楚，表面光滑，质硬（图 13-3-134）。

诊断　上皮珠（马牙）。

诊断依据

1. 出生年龄为 40 天婴儿。

2. 口腔表现为牙龈上白色突起。

疾病管理

解释病情,建议观察,嘱勿自行刺破或行其他处理。

【述评】上皮珠

婴儿出生后 4～6 周时,偶可见牙龈上出现针头样或小球状白色或黄白色突起,称上皮珠(epithelial pearl),因类似萌出的新牙,故俗称马牙。也可见于硬腭中线两侧。

上皮珠直径 1～3mm,突出于黏膜表面,质硬。对 517 个新生儿的口腔临床观察研究显示,上皮珠的发生率为 43.7%,且发生率与性别、母亲年龄、孕期长短、是否顺产、新生儿体重等因素无明显关系[1]。

牙齿的发育,首先是口腔黏膜上皮细胞增生增厚,形成板状,并按照颌骨牙床的形式弯曲成马蹄形,这就是牙板[2]。在帽状期时,牙板与成釉器有广泛联系。到钟状期末,牙板(包括侧板)被间充质侵入而断裂,并逐渐退化和消失,成釉器与口腔上皮分离。有时,残留的牙板上皮细胞团未能正常退化,以上皮岛或上皮团的形式存在于颌骨或牙龈中。镜下这些上皮细胞团类似于腺体,称为 Serre's 上皮剩余。它逐渐增生角化,在颌骨或牙龈中形成针头样或小球状的白色颗粒,即上皮珠。它们逐渐接近口腔黏膜或突破黏膜之后,经进食、吸吮的摩擦可自行脱落[3]。

上皮珠是由上皮细胞堆积而成的,属于生理现象,而非疾病。一般无症状,对婴儿吮奶和之后乳牙的发育均无影响,且一般在出生后的数月逐渐自行脱落,故无须治疗。此外,应特别嘱咐患儿的父母勿用针刺破,或自行采用其他方式擦破,因为新生儿抵抗力低,口腔黏膜很娇嫩,其下血管丰富,自行刺破可致黏膜损伤而使细菌从破损处侵入,引起炎症,甚至引起新生儿败血症。

上皮珠有时须与诞生牙进行鉴别诊断。婴儿一般 6 月龄前后开始出牙,有的婴儿出生时口腔内即有牙,称为诞生牙;还有的牙齿萌生在出生后第一个月,称为新生牙。新生儿长牙齿的现象并不多见,平均每 2 000～3 500 个正常新生儿中有 1 个会出现诞生牙或新生牙。诞生牙或新生牙最常发生于下颌乳中切牙,其次是上颌乳切牙,还可见于下颌乳尖牙或乳磨牙、上颌乳尖牙或乳磨牙。病因不清,可能为常染色体显性遗传,也可能与内分泌异常相关。

诞生牙或新生牙的形态、大小多种多样。但多数情况下,表现为圆锥形、小而松动,伴牙釉质发育不全(图 127A)。扪诊该类牙齿有时有松软的感觉,也可能类似于正常牙齿。因牙根发育不全,它们常常只附着于口腔黏膜,若牙齿松动脱落,有吞入或吸入的危险。此外,此类早萌牙齿可造成口腔黏膜溃疡(图 127B)和哺乳困难的情况,影响营养摄入。

对于松动牙齿,均建议拔除。如果牙齿无明显松动,则对锐利的牙冠边缘给予磨改,并暂以小匙喂养,或矫正过短的舌系带,以避免摩擦。治疗方案的确定同时须考虑影像学检查结果,以区别过早萌出的乳牙和额外牙。只有 1%～10% 的诞生牙和新生牙是额外牙。额外牙应该拔除,但是否拔除正常成熟的乳牙应当考虑局部或全身并发症和患儿父母意见。若拔除,须从 3 岁左右开始戴义齿,否则会影响恒牙萌出[4]。

图 127 1月龄患儿的新生牙
A. 上下颌均见已萌出的牙齿，形态不规则，松动且质软，伴牙釉质发育不全　B. 牙齿对应舌腹黏膜形成溃疡

参 考 文 献

[1] TONOUCHI K，OHTA K，TOMIZAWA M，et al. A clinical observation of epithelial pearls in newborn babies. 1. Appearances and continuous changes. Shoni Shikagaku Zasshi，1990，28（3）：786-797.

[2] THESLEFF I，TUMMERS M. Tooth organogenesis and regeneration. Cambridge：Harvard Stem Cell Institute，2008.

[3] ARNOLD W H，REZWANI T，BARIC I. Location and distribution of epithelial pearls and tooth buds in human fetuses with cleft lip and palate. Cleft Palate Craniofac J，1998，35（4）：359-365.

[4] MHASKE S，YUWANATI M B，MHASKE A，et al. Natal and neonatal teeth：an overview of the literature. ISRN Pediatr，2013，2013：956269.

第4单元　先天性悬雍垂表皮样囊肿

病案135　先天性悬雍垂表皮样囊肿

【述评】先天性悬雍垂表皮样囊肿

病案135　先天性悬雍垂表皮样囊肿

图 13-4-135　病案 135 患儿就诊各阶段软腭黏膜照片

A. 初诊时软腭左后份近悬雍垂处见一圆形白色增生物，表面光滑

患儿，男性，3月龄。

主诉　发现咽部白色增生物4天。

病史　4天前患儿家长发现患儿咽部出现白色球形增生物，诉患儿近段时间喝奶时哭闹较以往明显。否认系统性疾病史及药物过敏史。

检查　软腭左后份近悬雍垂处见一直径约 6mm 的圆形白色增生物，表面光滑，可见少许血管分布，周缘黏膜未见明显充血发红（图 13-4-135A）。

诊断　先天性悬雍垂表皮样囊肿。

诊断依据

1. 发生于婴儿。

2. 增生物位于软腭左后份近悬雍垂处，呈白色圆形，表面光滑，未见明显充血发红。

疾病管理

1. 解释说明，建议观察，2个月后复诊。若明显增大影响呼吸吞咽，则酌情考虑手术切除治疗。

2. 后续处理 6周后患儿家长觉增生物增大复诊，检查发现增生物直径约10mm，为避免增生物对呼吸及吞咽的影响，建议于口腔外科行手术切除治疗。12周后再次复诊，诉未行手术治疗，且发现患儿该增生物逐渐变小，直至消失。检查发现软腭左后份和悬雍垂处未见明显异常，原增生物消失（图13-4-135B）。遂建议观察，不适随诊。

图13-4-135（续） B. 12周后复诊时软腭及悬雍垂处未见明显异常，原增生物消失

【述评】先天性悬雍垂表皮样囊肿

表皮样囊肿可为获得性或先天性，发生于婴幼儿的表皮样囊肿多为先天性的，多由胚胎发育时期遗留于组织中的上皮细胞发育而成。在口腔中，软腭及悬雍垂的表皮样囊肿多为第一和第二鳃弓融合时遗留上皮组织引起[1]。

表皮样囊肿可发生于身体的任何地方，发生于头颈部的发生率约为7%，眶周区为最常见部位[2]，其在口腔部位的发生率占总发生率的1.6%[3,4]，在口腔所有囊性病变中比例不到0.01%[5]。口腔表皮样囊肿在婴幼儿发病率最高，主要见于口底及口腔其他部位如唇部[4]、腭扁桃体[5]和软腭[3]，发生于悬雍垂部位的病案较为少见。

据文献报道，先天性悬雍垂表皮样囊肿在刚出生至1岁的婴幼儿较为常见，在成人中极为少见。患儿常表现为睡眠时打鼾，家长检查发现患儿悬雍垂异物就诊。也有患儿表现为吞咽异常、呼吸困难、呕吐或哭闹不止等。临床检查可见悬雍垂或悬雍垂与软腭交界处有乳白色或黄白色椭圆形囊性肿块，直径4~10mm不等，表面可见少许血管分布[3]。组织病理学检查可见包含扁平状轻度角化的复层鳞状上皮及角蛋白的囊性结构，未见其他皮肤附件，符合表皮样囊肿病理表现[3]。

虽然表皮样囊肿本质上是良性的，且进展缓慢，但发生于悬雍垂或邻近软腭部位的病变可能会影响言语和吞咽，严重时可能引发呼吸困难甚至窒息。因此对该疾病的早期诊断与处理是十分必要的。有少数悬雍垂表皮样囊肿可自行破裂脱落[6]（同本单元病案 135），对已经影响患儿正常生理活动的病损，可在全身静脉麻醉下进行手术切除[3]。无论是自行脱落还是手术切除，均未见囊肿复发或者残留的病案报道。

参 考 文 献

[1] CAYLAKLI F，YAVUZ H，BOLAT F，et al. Epithelial cyst of the soft palate. Int J Pediatr Otorhinolaryngol，2005，69（4）：545-547.

[2] PRYOR S G，LEWIS J E，WEAVER A L，et al. Pediatric dermoid cysts of the head and neck. Otolaryngol Head Neck Surg，2005，132（6）：938-942.

[3] SUGA K，MURAMATSU K，UCHIYAMA T，et al. Congenital epidermoid cyst arising in soft palate near uvula：a case report. Bull Tokyo Dent Coll，2010，51（4）：207-211.

[4] LEVI B，BRUGMAN S，WONG V W，et al. Palatogenesis：engineering，pathways and pathologies. Organogenesis，2011，7（4）：242-254.

[5] EROL K，ERKAN K M，TOLGA D，et al. Epidermoid cyst localized in the palatine tonsil. J Oral Maxillofac Pathol，2013，17（1）：148.

[6] MU S C，SUNG T C，YEH M L，et al. Solitary epithelial cyst of the uvula in the neonate：case reports and review of the literature. Pediatr Emerg Care，2002，18（2）：93-94.

病案 136 鲜红斑痣

图 13-5-136　病案 136 患者的口腔黏膜病损和皮肤病损

A. 右颊黏膜散在多处大小不等、不规则充血面，平伏　B. 右侧颧部、右上眼睑、右鼻根皮肤见紫红色斑片状病损，部分区域增厚患者,男性,48岁。

主诉　发现右颊及右后牙牙龈发红4年。

病史　4年前,偶然发现右颊及右后牙牙龈发红,范围无明显变化,否认伴有疼痛不适。另述右面部"红斑"48年,颜色逐渐加深,无疼痛不适。否认系统性疾病史及药物过敏史。

检查　右颊及16、17、46、47颊侧牙龈散在多处大小不等、不规则充血面,平伏,未见糜烂,无触痛(图13-5-136A)。余口腔黏膜未见明显异常。右侧颧部、右上眼睑、右鼻根皮肤呈紫红色,部分区域增厚呈结节状,无触痛(图13-5-136B)。余体表皮肤未见明显异常。

初步诊断　鲜红斑痣。

进一步检查　头部CT检查未见明显异常。

诊断　鲜红斑痣。

诊断依据

1. 单侧口腔黏膜无症状充血,病程长。

2. 出生时,单侧皮肤出现红斑,随着年龄增长,颜色逐渐加深。

3. 头部CT检查排除Sturge-Weber综合征。

疾病管理

建议观察,随访。

【述评】鲜红斑痣

鲜红斑痣亦被称为葡萄酒色斑(port-wine stain,PWS),是由真皮中毛细血管和/或小静脉扩张形成的先天性畸形,常在出生时或出生后不久出现,病损多平伏,表现为深浅不一的红色或紫色改变[1],患病率为3‰~5‰,无性别差异。

鲜红斑痣的病因及发病机制尚不明确。其组织学特征为毛细血管扩张及受累皮肤乳头丛神经缺乏。因此,有学者认为,鲜红斑痣的发病机制可能是由于神经纤维缺失引起毛细血管后微静脉功能失调,导致出现进行性血管扩张,从而使受累区域的颜色发生改变[2,3]。

鲜红斑痣好发于面、颈和头皮,病损通常沿三叉神经分支分布,三叉神经第二、三支支配区域尤为多见,大多为单侧性,偶为双侧性。鲜红斑痣在口内可发生于牙龈、唇、舌、颊部、前庭沟、腭部黏膜等(图128),单发或多发。患者出生时,病损通常平伏,红色较浅,随年龄增长,病损可逐渐增厚、颜色加深至深紫红色。晚期病损可呈结节或"鹅卵石"样,相邻的骨和软组织也可增生。病损颜色变暗表明病损处血管扩张增加,提示出血可能性增加[4]。

多数患者无自觉症状,口内病损多为患者自检时偶然发现。也可因相关口腔表现,如唇部增大、牙龈发红或增生、自发性牙龈出血、舌体增大、牙槽骨或颌骨增生、牙齿移位或松动、咬合异常、咬合间隙增加等而就诊[4,5]。

图 128 鲜红斑痣
A. 腭部右份红色病损 B. 右侧舌腹红色病损

　　鲜红斑痣根据病史及典型的临床表现即可诊断，一般无需行组织病理学检查。确诊后，尚需进一步排查 Sturge-Weber 综合征及 Klippel-Trenaunay-Weber 综合征。

　　Sturge-Weber 综合征（Sturge-Weber Syndrome，SWS）又称为脑 - 面血管瘤病，是由面部、眼和脑毛细血管畸形组成的神经皮肤综合征[6]。以面部三叉神经分布区不规则鲜红斑痣（常为一侧，也可为双侧）、对侧偏瘫、偏身萎缩、青光眼、癫痫发作和智能减退为特征。若新生儿出现三叉神经第一分支——眼神经支配任一区域（包括额、颅顶前部皮肤、上眼睑和鼻的部分皮肤）的鲜红斑痣，应行眼科检查和对比增强的 MRI 及颅脑 CT 排除 Sturge-Weber 综合征[7-9]。色斑着色面积大、范围广、累及面部其他区域或累及面部双侧的患者，发生该综合征的风险更高，更应积极进行上述检查以排除 Sturge-Weber 综合征 [8,9]。Klippel-Trenaunay-Weber 综合征（Klippel-Trenaunay-Weber Syndrome，KTWS）是由血管和 / 或淋巴管形成不良导致的罕见的先天性疾病。该疾病的三个主要特征是鲜红斑痣、静脉曲张以及受累肢体肥大 [10]。目前，KTWS 尚无确切的诊断标准，一般来说，满足上述三个主要特征中的两个即可诊断该综合征 [11]。

鲜红斑痣的治疗尚有争议。大多数学者认为，若病损稳定，不影响功能及美观，可不予处理。鲜红斑痣可能导致牙龈等软组织血管增生而出血，颌骨组织过度生长导致畸形，因此，口腔医师需要评估并发症的风险，若局部组织持续增大或有出血风险，可行激光、光动力或手术治疗 [12-15]。

参 考 文 献

[1] KLAPMAN M H, YAO J F. Thickening and nodules in port-wine stains. J Am Acad Dermatol, 2001, 44(2): 300-302.

[2] SMOLLER B R, ROSEN S. Port-wine stains. A disease of altered neural modulation of blood vessels? Arch Dermatol, 1986, 122(2): 177-179.

[3] WANER M, SUEN J. Hemangiomas and vascular malformations of the head and neck. Oncology(Williston Park), 1995, 9(10): 989-994.

[4] DOWLING M B, ZHAO Y Q, DARROW D H. Orodental manifestations of facial port-wine stains. J Am Acad Dermatol, 2012, 67(4): 687-693.

[5] HUANG J S, CHEN C C, WU Y M, et al. Periodontal manifestations and treatments of Sturge-Weber syndrome report of two cases. Kaohsiung J Med Sci, 1997, 13(2): 127-135.

[6] HUSSAIN M S, EMERY D J, LEWIS J R, et al. Sturge-Weber syndrome diagnosed in a 45-year-old man. CMAJ, 2004, 170(11): 1672.

[7] COMI A M. Presentation, diagnosis, pathophysiology, and treatment of the neurological features of Sturge-Weber syndrome. Neurologist, 2011, 17(4): 179-184.

[8] PIRAM M, LORETTE G, SIRINELLI D, et al. Sturge-Weber syndrome in patients with facial port-wine stain. Pediatr Dermatol, 2012, 29(1): 32-37.

[9] HIGUEROS E, ROE E, GRANELL E, et al. Sturge-Weber Syndrome: A Review. Actas dermo-sifiliograficas, 2017, 108(5): 407-417.

[10] MENDIRATTA V, KORANNE R V, SARDANA K, et al. Klippel trenaunay Parkes-Weber syndrome. Indian J Dermatol Venereol Leprol, 2004, 70(2): 119-122.

[11] ASGHAR F, AQEEL R, FAROOQUE U, et al. Presentation and management of Klippel-Trenaunay Syndrome: a review of available data. Cureus, 2020, 12(5): e8023.

[12] ZIDE B M, KANER C. Port-wine gingivo-alveolar enlargement: the solution. Plast Reconstr Surg, 2001, 108(1): 250.

[13] VAN RAATH M I, CHOHAN S, WOLKERSTORFER A, et al. Port wine stain treatment outcomes have not improved over the past three decades. J Eur Acad Dermatol Venereol, 2019, 33(7): 1369-1377.

[14] SHI W H, WANG J L, LIN Y, et al. Treatment of port wine stains with pulsed dye laser: a retrospective study of 848 cases in Shandong Province, People's Republic of China. Drug Des Devel Ther, 2014, 8: 2531-2538.

[15] WANITPHAKDEEDECHA R, JANTARAKOLICA T, NG J N C, et al. The cost-effectiveness of pulsed-dye laser therapy among thai patients with facial port-wine stain: a retrospective study and economic evaluation. Dermatol Ther(Heidelb), 2021, 11(2): 465-473.

第 6 单元 疣状表皮痣

病案 137 疣状表皮痣

【述评】疣状表皮痣

病案 137 疣状表皮痣

图 13-6-137 病案 137 患儿的口腔黏膜病损和皮肤病损

A. 右上颌后牙颊侧牙龈黏膜见颗粒状增生物 B. 右上颌后腭侧牙龈和腭黏膜见颗粒状增生物

图 13-6-137(续) C. 右上颌后腭
侧牙龈和腭黏膜见颗粒状增生物
（反光板镜像） D. 悬雍垂右侧黏
膜见颗粒状增生物 E. 右侧口周
皮肤见月牙形棕褐色丘斑

图 13-6-137（续） F. 右侧口周皮肤见月牙形棕色丘斑

患儿，男性，7岁。

主诉 发现牙龈、腭部增生物4年。

病史 4年前发现右上颌后牙牙龈及腭部增生物，1年前觉右上颌后牙牙龈红肿增生加重。另诉患儿出生即发现悬雍垂处有增生物，否认该处增生物有消长史。否认系统性疾病史、家族史及药物过敏史。

检查 右上颌后牙颊、腭侧牙龈增生，表面粗糙呈颗粒状（图13-6-137A～C）；软腭及悬雍垂散在数个粉红色颗粒状、肉芽状增生物（图13-6-137D）；右侧口周皮肤见月牙形棕褐色丘斑（图13-6-137E、F）。余口腔黏膜及皮肤未见明显异常。

初步诊断 牙龈和腭黏膜增生物待诊（人乳头状瘤病毒感染待排）。

进一步检查

1. 右上颌后牙牙龈黏膜病损组织病理学检查示鳞状上皮乳头瘤状或不规则增生，部分有不典型形态，伴较多淋巴细胞、浆细胞、粒细胞浸润。

2. 取右上颌后牙牙龈病损组织行低危型和高危型（共27型）HPV检测（PCR法），结果均为阴性。

3. 四川大学华西医院皮肤科会诊右侧口周皮肤病损，临床诊断为疣状表皮痣。

修正诊断 疣状表皮痣。

诊断依据

1. 口周皮肤病损为棕褐色丘斑。

2. 口腔黏膜病损呈单侧和中线分布，表现为粉红色乳头瘤状增生。

3. 口腔黏膜组织病理学检查示鳞状上皮乳头瘤状增生，结合HPV检测排除HPV感染及其他疾病。

4. 皮肤病损诊断为疣状表皮痣。

疾病管理

由于患儿无自觉症状且考虑到疣状表皮痣通常在青春期停止进展，故建议观察，待青春期后酌情行激光或光动力等治疗。

【述评】疣状表皮痣

表皮痣（epidermal nevi，EN）是一组具有共同临床及组织学特征，由于体细胞突变或基因嵌合而产生于外胚层的皮肤错构瘤，可包括角质细胞、腺体、滤泡或肌肉的增生[1]。表皮痣病变中通常存在多种成分，但其类型是根据主要组成的细胞组分来定义的。最常见的类型是疣状表皮痣（verrucous epidermal nevus，VEN）和皮脂腺痣（nevus sebaceous，NS）。疣状表皮痣又称角质细胞性表皮痣。其他类型包括炎性线状疣状表皮痣（inflammatory linear verrucous epi-dermal nevus，ILVEN）、贝克痣（Becker nevus，BN）、平滑肌错构瘤（smooth muscle hamartoma，SMH）、角化型表皮痣、圆形天鹅绒表皮痣（rounded and velvety epidermal nevus，RAVEN）和浅表脂肪瘤样痣（nevus lipomatosus superficialis，NLS）等[2]。

疣状表皮痣的发病机制尚不明确，可能与皮肤黏膜屏障功能障碍、皮肤黏膜蛋白因子表达异常、常染色体显性突变、局部体细胞突变等因素相关[3]。多见于出生后不久及儿童期发病，男女发病率未见明显差异[4]。

疣状表皮痣的皮肤病损为淡黄色至棕黑色、边界清晰的乳头状丘疹或合并为斑块，个别病例伴有鳞屑、结痂或红斑，可发生于身体的任何部位，出生后病损面积通常较小，病情较轻，随年龄增长其病损范围及厚度可增加，但通常可在青春期停止进展[5]。口腔黏膜病损呈单侧或中线分布，表现为疣状突起，触之坚硬粗糙[6]。口腔黏膜病损尚未有恶变报道，极少数皮肤病损可发生恶变[7]。疣状表皮痣的组织病理学特征是上皮/表皮增生、乳头状瘤、上皮钉突伸长和棘层增生。目前该病尚无统一的诊断标准，通常根据临床表现进行诊断，并结合组织病理学特征进行诊断。本单元病案 137 是皮肤科医师根据临床表现诊断皮肤损害属于疣状表皮痣，笔者遂查阅文献获知该患儿口腔黏膜病损符合疣状表皮痣的口腔黏膜病损特征，从而作出最终诊断。该病的口腔黏膜病损可能与寻常疣、菜花样乳头瘤病以及局限性真皮发育不全综合征混淆，应注意鉴别。

疣状表皮痣目前尚缺乏有效的治疗措施。已报道的无创性疗法包括糖皮质激素（应用于病损表面或病损内）、维生素 A、阿维 A 酸、钙泊三醇、抗增殖剂（5- 氟尿嘧啶乳膏）等[8]，但均表现出疗效不一和高复发率。亦有局部注射 0.1% 糠酸莫米松，或氟轻松与 0.1% 他克莫司软膏联用缓解皮肤病损的报道[9]。针对皮肤病损的有创性疗法包括液氮冷冻、激光治疗（CO_2、YAG、红宝石等）、光动力治疗、苯酚脱皮和手术切除等，但会遗留瘢痕[10]。有文献指出，口腔黏膜病损亦可采取手术切除或 CO_2 激光治疗等措施[11]。由于该病有创性治疗后瘢痕增生影响美观，临床医师治疗时应充分考虑患者意愿，必要时结合医疗美容指导。本单元病案 137 由于患儿年龄小，且该病常在青春期停止进展，故建议观察，青春期后酌情行激光或光动力等治疗。

参 考 文 献

[1] GUTIÉRREZ-GONZÁLEZ ENRIQUE, MONTERO IRIA, SÁNCHEZ-AGUILAR DOLORES, et al. Adult-onset verrucous nevus lipomatosus cutaneous superficialis. Int J Dermatol, 2014, 53(1): e69-e71.

[2] HAPPLE R. How many epidermal nevus syndromes exist? A clinicogenetic classification. J Am Acad Dermatol, 1991, 25(3): 550-556.

[3] PALLER A S, SYDER A J, CHAN Y M, et al. Genetic and clinical mosaicism in a type of epidermal nevus. N Engl J Med, 1994, 331(21): 1408-1415.

[4] VUJEVICH J J, MANCINI A J. The epidermal nevus syndromes: multisystem disorders. J Am Acad Dermatol, 2004, 50(6): 957-961.

[5] ROGERS M, MCCROSSIN I, COMMENS C. Epidermal nevi and the epidermal nevus syndrome. A review of 131 cases. J Am Acad Dermatol, 1989, 20(3): 476-488.

[6] WALDMAN A R, GARZON M C, MOREL K D. Epidermal nevi: what is new. Dermatol Clin, 2022, 40(1): 61-71.

[7] HAFNER C, LÓPEZ-KNOWLES E, LUIS NUNO M, et al. Oncogenic PIK3CA mutations occur in epidermal nevi and seborrheic keratoses with a characteristic mutation pattern. Proc Natl Acad Sci U S A, 2007, 104(33): 13450-13454.

[8] LAPIDOTH M, ISRAELI H, BEN AMITAI D, et al. Treatment of verrucous epidermal nevus: experience with 71 cases. Dermatology, 2013, 226(4): 342-346.

[9] MUTASIM D F. Successful treatment of inflammatory linear verrucous epidermal nevus with tacrolimus and fluocinonide. J Cutan Med Surg, 2006, 10(1): 45-47.

[10] KHAN W, IBRAHIM A, ALVARO A, et al. Laser treatment of verrucous epidermal naevi: a systematic review. J Cutan Med Surg, 2022, 26(5): 514-515.

[11] ALKHALIFAH A, FRANSEN F, LE DUFF F, et al. Laser treatment of epidermal nevi: A multicenter retrospective study with long-term follow-up. J Am Acad Dermatol, 2020, 83(6): 1606-1615.

第7单元 粟丘疹

病案 138 粟丘疹
【述评】粟丘疹

病案 138 粟丘疹

患者,男性,36岁。

主诉 唇部肿胀 40 余天。

病史 40 余天前无明显诱因出现唇部肿胀,偶有轻微瘙痒感,无疼痛等其他不适。自行挑破后唇部发白变硬,起皮,涂抹维生素 C 及局涂药物(具体不详),效果不明显。否认系统性疾病史及药物过敏史。

检查 下唇唇红肿胀,下唇中份和左份唇红黏膜、邻近的下唇内侧黏膜见大量直径 1～3mm 的白色丘疹密集(图 13-7-138A～C),质地稍韧。

临床印象 唇部肿胀伴颗粒状增生物待诊。

进一步检查

1. 血常规、血糖、肝功能、肾功能、凝血功能、红细胞沉降率均无明显异常。

2. 切取下唇唇红黏膜病损组织活检,结果示唇红黏膜固有层内见数十个大小不等的角化囊肿,固有层内及囊肿周围可见大量炎症细胞浸润,符合粟丘疹。

图 13-7-138 病案 138 患者就诊各阶段口腔黏膜照片

A. 初诊时下唇中份和左份唇红黏膜、邻近的下唇内侧黏膜见大量直径约 1～3mm 的白色丘疹密集成团块状

图 13-7-138（续） B、C. 初诊时下唇中份和左份唇红黏膜、邻近的下唇内侧黏膜见大量白色小丘疹密集成团块状

诊断 唇部斑块型粟丘疹。

诊断依据

1. 口腔病损表现为大量呈团块状聚集的直径 1～3mm 的黄白色丘疹。

2. 组织病理活检证实。

疾病管理

行微波热凝治疗共 12 次，每次间隔时间为 3～7 日，频率为 15～40W，除第一次治疗时长为 20 分钟，其余治疗时长均为 40 分钟。

　　后续　2个月后复诊,唇红大部分病损消失(图13-7-138D、E),未出现明显不良反应。随访1年,未见明显复发。

图 13-7-138(续)　D. 完成治疗复诊时下唇唇红黏膜病损基本消退　E. 完成治疗复诊时下唇内侧黏膜病损消失

【述评】粟丘疹

　　粟丘疹(milia)是一种罕见的发生于皮肤的良性表皮样囊肿,好发于新生儿及年轻人,多见于面部,也可累及上部躯干或手臂,临床上主要表现为单发或者多发的白色或黄色圆顶状丘疹,直径1~3mm,质地较韧,多无明显的主观症状[1]。粟丘疹在镜下表现为由复层鳞状上皮包裹的角化囊肿,其内容物为呈同心圆状排列的角化物[2]。

粟丘疹的病因及发病机制尚不明确,可分为原发性粟丘疹和继发性粟丘疹[1]。原发性粟丘疹大多出生时即有或者后期自发性出现,无明显诱因[1,2]。继发性粟丘疹继发于局部刺激因素,如外伤[2]、烧伤[2]、长期局部应用糖皮质激素[1,3]、局部使用苯恶洛芬[4]或阿维A酸[5]。口服非甾体抗炎药[1]、维罗非尼[6]、环孢素[7]等药物,放射治疗[8],大疱性疾病[2]等也可引起继发性粟丘疹[2]。继发性粟丘疹病损可自行消退,也可能一直存在[2]。

原发性粟丘疹可分为先天性粟丘疹(congenital milia)、儿童及成人原发性良性粟丘疹(benign primary milia of children and adults)、斑块型粟丘疹(milia en plaque,MEP)、多发性发疹性粟丘疹(multiple eruptive milia,MEM)、色素脱失痣粟丘疹(nevus depigmentosus with milia)、与遗传性皮肤病相关的粟丘疹(genodermatosis associated milia)[2]。

先天性粟丘疹常发生于40%~50%的足月新生儿,主要表现为面部、上部躯干、上肢末端皮肤的多发性粟丘疹,无明显主观症状,病损通常持续数周到数月,可自行消退,不会遗留瘢痕[2]。先天性粟丘疹与一些遗传性疾病相关,包括口面部指状综合征-1(oral-facial digital syndrome type 1)[9]、先天性遗传性毛发发育不良(congenital hereditary trichodysplasia)和一些罕见的外胚层发育不良[10]。儿童及成人原发性良性粟丘疹大多也是自发性出现,好发于面部和眼睑,也可发生于前额和生殖器。病损可自行消退,但持续时间较先天性粟丘疹长[2,11]。结节状粟丘疹和色素脱失痣粟丘疹目前仅各见一例病案报道[12,13]。遗传性皮肤病相关的粟丘疹可能是一些遗传性皮肤病的临床体征,包括Bazex-Dupre-Christol综合征、Rombo综合征、Brooke-Spiegler综合征、先天性厚甲症2型、广泛性基底样毛囊错构瘤综合征(generalized basaloid follicular hamartoma syndrome)、维生素D依赖性佝偻病等[2]。

斑块型粟丘疹是原发性粟丘疹较为罕见的亚型,可无明显诱因[2],也可能与阳光或摩擦等外界刺激有关[6],与弹性假黄瘤[14]和盘状红斑狼疮[8]等疾病相关。斑块型粟丘疹在临床上主要表现为在界限清晰的红斑上出现大量团块状聚集的直径约1~3mm的黄白色圆顶状丘疹[2,15]。在一些罕见的病案里,这些丘疹也可呈线状排列[16,17],其病理特征为多个复层鳞状上皮包裹的角化囊肿,周围有大量炎症细胞浸润[2,8,15]。

多发性发疹型粟丘疹也是原发性粟丘疹较为罕见的亚型。临床表现为大量散在排列的黄白色丘疹[2]。它可能发生于下列三种情况中:①常染色体显性疾病[18];②遗传性皮肤病的一个体征[19];③自发性出现,无任何诱因。除此之外,环境因素也会起到一定作用,如摩擦、紫外线[21]。

对于单发的粟丘疹,用手术刀、粉刺器或刮匙简单刮除是最有效的治疗方式,而对于多发性粟丘疹,尚未有公认确切有效的治疗方式[15,22]。在已有病案报道中,有效的治疗方式包括,二氧化碳激光治疗[23,24]、光动力治疗[25]、局部使用糖皮质激素[8,9,26]等。

此前有病案报道1例粟丘疹发生于唇部穿孔处且病损局限于上唇左份近口角处,该病案未提及相应治疗方法[27]。本单元病案138为目前报道的第二例发生于唇部的粟丘疹,累及整个下唇唇红及唇内侧黏膜且病损多达上百个。微波热凝治疗首次应用于多发性粟丘疹且获得较好的疗效。微波热凝治疗已广泛应用于临床各科,包括口腔疾病的治疗,如口腔良性肿瘤、口腔黏膜常见疾病等[28,29]。微波热凝治疗的原理是微波电场使生物体细胞中的带电离子和极性、非极性分子振动和转动，导致组织内温度升高。短时间内，局部组织的温度可高达 70～100℃，利用此高温可使病变组织脱水、凝固、坏死[28]。

参 考 文 献

[1] LANGLEY R G，WALSH N M，ROSS J B. Multiple eruptive milia: report of a case, review of the literature, and a classification. J Am Acad Dermatol, 1997, 37(2 Pt 2): 353-356.

[2] BERK D R，BAYLISS S J. Milia: a review and classification. J Am Acad Dermatol, 2008, 59(6): 1050-1063.

[3] SMITH M A. Localized milia formation on pinna due to topical steroid application. Clin Exp Dermatol, 1977, 2(3): 285-286.

[4] HIDSON C，DAYMOND T，DIFFEY B，et al. Side effects of benoxaprofen. Br Med J(Clin Res Ed), 1982, 284(6326): 1368-1369.

[5] CHANG A，KULIGOWSKI M E，VAN DE KERKHOF P C. Multiple milia during teatment with acitretin for mycosis fungoides. Acta Derm Venereol, 1993, 73(3): 235.

[6] GEBHARDT C，STAUB J，SCHMIEDER A，et al. Multiple white cysts on face and trunk of a melanoma patient treated with vemurafenib. Acta Derm Venereol, 2015, 95(1): 96-97.

[7] STEFANIDOU M P，PANAYOTIDES J G，TOSCA A D. Milia en plaque: a case report and review of the literature. Dermatol Surg, 2002, 28(3): 291-295.

[8] NAMBUDIRI V E，HABIB N，ARNDT K A，et al. Milia en plaque of the nose: report of a case and successful treatment with topical tretinoin. Pediatrics, 2014, 133(5): e1373-e1376.

[9] HINEN H B，GATHINGS R M，SHULER M，et al. Successful treatment of facial milia in an infant with orofaciodigital syndrome type 1. Pediatr Dermatol, 2018, 35(1): e88-e89.

[10] RUTTER K J，JUDGE M R. Profuse congenital milia in a family. Pediatr Dermatol, 2009, 26(1): 62-64.

[11] GALLARDO AVILA P P，MENDEZ M D. Milia. Treasure Island(FL): StatPearls Publishing, 2024.

[12] ZUEHLKE R L，CEILLEY R I. Nodular grouped milia. Cutis, 1977, 19(3): 341-343.

[13] TANIGUCHI S，TSURUTA D，HIGASHI J，et al. Coexistence of generalized milia and naevus depigmentosus. Br J Dermatol, 1995, 132(2): 317-318.

[14] CHO S H，CHO B K，KIM CW. Milia en plaque associated with pseudoxanthoma elasticum. J Cutan Pathol, 1997, 24(1): 61-63.

[15] JUNG S W，PARK I H，LEE W，et al. Multiple eruptive milia and milia en plaque on the hands and feet of a 2-month-old female. J Dermatol, 2015, 42(9): 931-932.

[16] LEE S H，KIM S C. Linear milia en plaque on the central face: an acquired skin rash following Blaschko's lines? J Dermatol, 2012, 39(11): 936-937.

[17] BRIDGES A G，LUCKY A W，HANEY G，et al. Milia en plaque of the eyelids in childhood: case report and review of the literature. Pediatr Dermatol, 1998, 15(4): 282-284.

[18] PRIVAT Y，DEVAUX J，PIZZI M，et al. Un cas de calcinose de Winer dans le cadre d'une dermatose familiale dominante associant keratodermie palmo-plantaire et eruption a type de grains de milium. Ann Dermatol Venereo, 1980, 107(4): 273-277.

[19] HEARD M G，HORTON W H，HAMBRICK G W. The familial occurrence of multiple eruptive milia. Birth Defects Orig Artic Ser, 1971, 7(8): 333-337.

[20] CAIRNS M，KNABLE A L. Multiple eruptive milia in a 15-year-old boy. Pediatr Dermatol, 1999, 16(2): 108-110.

[21] JUNG S W，PARK I H，LEE W，et al. Multiple eruptive milia and milia en plaque on the hands and feet of a 2-month-old

female. J Dermatol, 2015, 42(9): 931-932.

[22] GEORGE D E, WASKO C A, HSU S. Surgical pearl: evacuation of milia with a paper clip. J Am Acad Dermatol, 2006, 54(2): 326.

[23] POZO J D, CASTIÑEIRAS I, FERNÁNDEZ-JORGE B. Variants of milia successfully treated with CO_2 laser vaporization. J Cosmet Laser Ther, 2010, 12(4): 191-194.

[24] TENNA S, FILONI A, PAGLIARELLO C, et al. Eyelid milia en plaque: a treatment challenge with a new CO_2 fractional laser. Dermatol Ther, 2014, 27(2): 65-67.

[25] MUÑOZ-MARTÍNEZ R, SANTAMARINA-ALBERTOS A, SANZ-MUÑOZ C, et al. Milia en Plaque. Actas Dermosifiliogr, 104(7): 638-640.

[26] THOMAS CONNELLY. Eruptive milia and rapid response to topical tretinoin. Arch Dermatol, 2008, 144(6): 816-817.

[27] GANTOIS C, CENDRAS J, GUILLAUDEAU A, et al. Milia en plaque of the mucous surface of the lip: A complication of piercing. Ann Dermatol Venereol, 2010, 137(10): 667-668.

[28] LIANG X H, MAO Z Y. Effect of microwave thermocoagulation on oral benign tumor. West China J Stomatol, 2004, 22(1): 49-51.

[29] ZUYI M, LI H. Treatment of common diseased in oral mucous membrane by microwave tissue thermo-cogulation method. West China J Stomatol, 1994, 12(3): 206-207.

第8单元　疣状黄瘤

病案 139　疣状黄瘤

【述评】疣状黄瘤

病案 139　疣状黄瘤

图 13-8-139　病案 139 患者的口腔黏膜病损：左上颌后牙牙龈黏膜表面见边界清晰、表面粗糙呈细颗粒状、略显增生、稍红的病损，对应前庭沟见少许珠光白纹

患者，女性，49 岁。

主诉　左上颌牙龈进食疼痛 6 个月。

病史　6 个月前出现左上颌牙龈粗糙感，进食时疼痛，否认系统性疾病史及药物过敏史。

检查　24、25、26 颊侧牙龈见 15mm×10mm 区域略显增生，边界清晰，表面粗糙，呈细颗粒状，稍红，对应前庭沟及颊黏膜、左舌腹黏膜见少许珠光白纹（图 13-8-139）。

初步诊断　牙龈增生待诊。

进一步检查

1．血常规、血糖、凝血功能未见明显异常。

2．切取病损组织活检，常规 HE 染色示牙龈疣状黄瘤。

诊断　牙龈疣状黄瘤。

诊断依据

1. 口腔表现为牙龈上微红的密集细小颗粒样损害。

2. 活检证实。

疾病管理

建议于口腔外科切除治疗，随访1年未见复发。

【述评】疣状黄瘤

疣状黄瘤（verruciform xanthomatosis，VX）是比较少见的良性黏膜皮肤乳头状病损。VX好发于口腔黏膜，其中约75%发生于口腔咀嚼黏膜（硬腭、牙龈、牙槽嵴），舌部、颊及口底黏膜罕见（图129～图132）。皮肤和生殖器黏膜病损，如外阴、阴囊、阴茎等亦见报道。40～50岁多见，无性别差异[1,2]。

疣状黄瘤多为孤立性损害，临床也见多灶性损害，生长缓慢，一般无症状或轻微触痛。表现为略突出于黏膜表面、边界清晰且外观粗糙的病损，可呈颗粒状、斑块状、丘疹样、疣状、息肉样、乳头瘤样或菜花状等（图129～图132）。一般无蒂，多为正常黏膜或皮肤颜色，有时呈红色、淡红色、黄色、白色或灰白色。直径一般在2cm以内[3]。病损常与口腔扁平苔藓共存（图133）。

仅通过临床表现，极易将疣状黄瘤误诊为乳头状瘤、寻常疣、疣状癌、鳞状细胞癌、疣状白斑等，但根据其典型的组织病理特点不难鉴别。其组织病理表现为黏膜鳞状上皮疣状或乳头状增生伴过度不全角化，黏膜下结缔组织乳头层大量泡沫细胞聚集，不伴非典型增生[3,4]。

图129 疣状黄瘤：硬腭黏膜的红色丘斑样病损

图 130 疣状黄瘤：硬腭黏膜的黄色
丘斑样病损

图 131 疣状黄瘤：左侧口底黏膜的
菜花状病损

图 132 疣状黄瘤：右舌缘、舌腹黏
膜的斑块状病损

图 133 左颊疣状黄瘤和口腔扁平苔藓共存

　　VX 病因不明，已证实其特征性的泡沫细胞为巨噬细胞大量吞噬脂质后的表现。多数研究者认为，上皮局部炎症或创伤造成组织破坏，导致富含磷脂的细胞膜分解，释放脂质，结缔组织中的巨噬细胞将其吞噬后变为泡沫状 [1]。与正常组织相比，病损区发现大量 T 淋巴细胞浸润，朗格汉斯细胞减少。而且有病案报道，VX 与慢性免疫性疾病如寻常天疱疮、扁平苔藓、盘状红斑狼疮、银屑病、移植物抗宿主病等相关，因此也有学者认为免疫因素占主导地位 [1,3]。还有研究者认为，与局部淋巴水肿（lymphedema）时淋巴回流受阻，富含脂质的组织液得不到及时清理，噬脂细胞迁移受阻有关 [5]。人乳头状瘤病毒（HPV）、EB病毒感染在 VX 的发病机制中发挥重要作用 [6]。新近研究则认为，局部刺激或创伤引起 galecin-7 过表达，从而诱导胆固醇合成和上皮凋亡，继而通过 HMGCS1（HMG-CoA synthase 1）使脂质积聚，巨噬细胞吞噬后形成 VX 典型病理表现 [7]。

　　此病变良性，预后较好，不易复发。一般切除治疗即可。

参 考 文 献

[1] SHAHRABI FARAHANI S, TREISTER N S, KHAN Z, et al. Oral verruciform xanthoma associated with chronic graft-versus-host disease: a report of five cases and a review of the literature. Head Neck Pathol, 2011, 5(2): 193-198.

[2] BHALERAO S, BHAT P, CHHABRA R, et al. Verruciform xanthoma of buccal mucosa: A case report with review of literature. Contemp Clin Dent, 2012, 3(Suppl 2): S257-259.

[3] OLIVEIRA P T, JAEGER R G, CABRAL L A, et al. Verruciform xanthoma of the oral mucosa. Report of four cases and a review of the literature. Oral Oncol, 2001, 37(3): 326-331.

[4] CHENG Y S, WRIGHT J, LUCENTE J, et al. Oral and maxillofacial pathology case of the month. Verruciform xanthoma. Tex Dent J, 2010, 127(1): 126-127, 130-131.

[5] LU S, ROHWEDDER A, MURPHY M, et al. Verruciform xanthoma: localized lymphedema (elephantiasis) is an essential

pathogenic factor. J Cutan Pathol, 2012, 39 (3): 391-394.

[6]　MALDONADO-CID P, NOGUERA-MOREL L, BEATO-MERINO M J, et al. Verruciform xanthoma associated with reactivation of epstein-barr virus. Actas Dermosifiliogr, 2013, 104 (5): 445-446.

[7]　FUJIMOTO N, ASANO C, ONO K, et al. Verruciform Xanthoma results from epidermal apoptosis with galectin-7 overexpression. J Eur Acad Dermatol Venereol, 2013, 27 (7): 922-923.

病案 140 刺激性纤维瘤

图 13-9-140 病案 140 患者就诊各阶段口腔黏膜病损
A. 下颌见较多残根，其唇舌侧牙龈和牙槽嵴黏膜广泛增生，表面粗糙不平，呈桑椹状

患者，男性，56 岁。

主诉 口腔出血半年。

病史 半年前开始出现口腔自发出血，不伴疼痛，10 天前于当地医院查血常规、血糖、肝功能、肾功能、凝血功能均未见异常。下颌义齿已配戴 10 余年，未曾更换。有"脑出血、肺气肿、高血压"病史，否认药物过敏史。

检查 下颌见较多残根，其唇舌侧牙龈和牙槽嵴黏膜广泛多结节样增生，部分结节样增生病损表面光滑，部分表面粗糙不平，呈桑椹状（图 13-9-140A），扪质韧，触之易出血。余口腔黏膜未见明显异常。

初步诊断 刺激性纤维瘤？

进一步检查

切取下颌牙槽嵴病损活检，组织病理学结果示上皮过度角化，结缔组织纤维增生伴慢性炎症，结合临床符合刺激性纤维瘤。

诊断　刺激性纤维瘤。

诊断依据

1. 刺激因素如残根及不良修复体存在。

2. 活检组织病理学证实。

疾病管理

1. 建议心电监护下分次拔除口内残根。

2. 嘱密切观察,待去除全部残根后,若牙槽嵴黏膜增生无好转,酌情于全身状况稳定可耐受手术的情况下,行手术治疗改善牙槽嵴黏膜外形,之后再重新行下颌义齿修复。

3. 后续处理　3个月后复诊,诉拔除全口残根后并未行手术治疗,下颌牙槽嵴黏膜增生已完全消退,黏膜表面光滑(图13-9-140B)。

图13-9-140(续)　B. 3个月后复诊,下颌牙槽嵴黏膜增生已完全消退,黏膜表面光滑

【述评】刺激性纤维瘤

刺激性纤维瘤(irritation fibroma)是一种非肿瘤性的、局部纤维结缔组织的反应性增生。主要继发于慢性的、反复的创伤或刺激,如咀嚼、牙石、残根、残冠、不良充填体和不良修复体等。好发在容易暴露于创伤或刺激的部位,包括牙龈、下颌牙槽嵴、颊部等。40～60岁的中老年多见,无明显性别及种族差异[1]。多项临床回顾性研究发现,其是最常见的口腔良性软组织增生型病损之一,也是中老年人最常见的口腔黏膜病之一[2-4]。

多数病损无明显症状,但继发于咬伤、创伤时会发生疼痛、溃疡、炎症、出血。主要临床表现为质韧、无蒂、色正常的结节状黏膜增生,表面较光滑(图134)。反复刺激导致过角化时,病损表面可见粗糙发白。

确诊需要进行活检,病理表现为上皮过度角化,上皮下结缔组织增生,可伴有轻度慢性炎症。需要与其他软组织良恶性病损、以及唾液腺肿瘤相鉴别[1]。

图134　右舌腹刺激性纤维瘤

　　治疗一般采取手术或激光切除。本单元病案140展示的多发性刺激性纤维瘤,病损广泛、持续时间较长,但在去除残根刺激因素后,仍能够自行恢复正常外观和形态。因此,在活检确诊该病后,找寻和去除各种刺激因素至关重要,后续可根据病损变化酌情选择观察或手术。

参 考 文 献

[1] TRAJTENBERG C,ADIBI S. Removal of an irritation fibroma using an Er,Cr: YSGG laser: a case report. Gen Dent,2008,56(7): 648-651.

[2] RIVERA C,DROGUETT D,ARENAS-MÁRQUEZ M J. Oral mucosal lesions in a Chilean elderly population: A retrospective study with a systematic review from thirteen countries. J Clin Exp Dent,2017,9(2): e276-e283.

[3] KADEH H,SARAVANI S,TAJIK M. Reactive hyperplastic lesions of the oral cavity. Iran J Otorhinolaryngol,2015,27(79): 137-144.

[4] DHANUTHAI K,ROJANAWATSIRIVEJ S,SOMKOTRA T,et al. Geriatric oral lesions: A multicentric study. Geriatr Gerontol Int,2016,16(2): 237-243.

第10单元 浆细胞性口腔黏膜炎

病案 141 浆细胞性龈炎

患者,女性,48岁。

主诉 牙龈发红2年。

病史 2年前无明显诱因发现牙龈发红,逐渐加重。刷牙偶出血。患有慢性咽炎,否认其他系统性疾病史和过敏史。

检查 15—25、34—44唇颊侧牙龈(游离龈和附着龈)广泛充血,呈鲜红色天鹅绒状,14—24腭侧牙龈发红。充血区牙龈明显肿胀,质地松软,探诊易出血。牙龈充血肿胀病损与外观正常组织的分界清楚(图13-10-141)。尼氏征(-)。口腔卫生状况欠佳。

初步诊断 浆细胞性龈炎。

进一步检查

1. 血常规、血糖、凝血功能、肝功能、肾功能、HIV抗体检测均未见明显异常。

图 13-10-141 病案 141 患者就诊各阶段口腔黏膜病损

A. 初诊时全口牙唇颊侧牙龈红肿

图 13-10-141(续) B. 初诊时 15—25 唇颊侧牙龈充血,呈鲜红色天鹅绒状,明显肿胀,质地松软,牙龈充血肿胀病损与外观正常组织的分界清楚 C. 初诊时 34—44 唇颊侧牙龈充血,呈鲜红色天鹅绒状,明显肿胀,质地松软,牙龈充血肿胀病损与外观正常组织的分界清楚

2. 切取上前牙唇侧红肿牙龈组织活检,常规 HE 染色示慢性炎症,固有层及血管周围大量浆细胞浸润,符合浆细胞性龈炎改变。四川大学华西医院病理科会诊活检切片示慢性炎症(浸润炎症细胞主要是浆细胞和淋巴细胞)。同时切取的邻近红肿病损的外观正常牙龈组织行 DIF 检查未见异常。

诊断 浆细胞性龈炎。

诊断依据

1. 牙龈长期充血红肿,质地松软,探诊易出血。

2. 组织病理学检查结果证实。

疾病管理

1. 药物治疗

盐酸西替利嗪片 10mg×12 片 Sig. 10mg q.d. p.o.

维生素 C 片 0.1g×100 片 Sig. 0.1g t.i.d. p.o.

4% 碳酸氢钠溶液 500mL×1 支 Sig. 含漱 t.i.d.

复方倍他米松注射液 1mL×1 支 Sig. 1:30 稀释后局涂于牙龈病损 t.i.d.

2. 建议至牙周科行牙周基础治疗。

3. 嘱 2 周后复诊。

4. 后续处理　2 周后复诊时诉牙周治疗和用药 1 周后病情基本缓解,但患者更换牙膏后病情复发。复诊时将复方倍他米松注射液与等量注射用水混匀后于牙龈病损区域局部注射,并嘱其勿再使用致病情复发的牙膏,注意记录生活日志排查可疑致敏原。4 周后牙龈病损消退(图 13-10-141D)。

图 13-10-141(续)　D. 治疗共 6 周后复诊时牙龈黏膜病损消退

病案142　浆细胞性口腔黏膜炎

患者,女性,26 岁。

主诉　口腔黏膜反复充血发红 1 年。

病史　1 年来牙龈、双颊、腭部等处黏膜反复充血发红,疼痛明显,否认特殊食物、药物接触史,近 1 年行隐形矫治。否认系统性疾病史和药物过敏史。

检查 全口牙唇颊侧牙龈充血肿胀,色鲜红,呈天鹅绒状,界限清楚,尼氏征(-),双颊有局限性充血面、硬腭及舌背黏膜广泛充血,舌背丝状乳头略萎缩(图13-10-142A~D),口腔卫生状况欠佳。

初步诊断 浆细胞性口腔黏膜炎?

进一步检查

1. 血常规、血糖、凝血功能、肝功能、肾功能、感染标志物、体液及细胞免疫、自身抗体谱、大疱性疾病特异性抗体检查、过敏原检查均未见明显异常。

图 13-10-142　病案 142 患者就诊各阶段口腔黏膜病损

A. 全口牙龈唇颊侧牙龈广泛充血,呈鲜红色天鹅绒状,界限清楚　B. 左颊黏膜见局限充血面

图 13-10-142（续）　C. 腭黏膜广泛充血　D. 舌背黏膜丝状乳头略萎缩，广泛充血

2. 行牙龈及颊部病损活检，HE 染色示黏膜固有层内查见密集的浆细胞浸润，建议行免疫组化及基因检测协助分析。免疫组织化学染色示浆细胞 CD138（+）、κ（++）、λ（+）；IgG4 阳性浆细胞 3～5 个 /HPF；CD20（+），CD3ξ（+），Ki67 阳性率 10%。IgH/Igκ 基因重排未查见克隆性扩增峰。DIF 示未见明显异常。

诊断　浆细胞性口腔黏膜炎。

诊断依据

1. 典型的天鹅绒状牙龈病损，伴有颊、舌和腭部黏膜充血。

2. 组织病理学检查结果证实，免疫组织化学染色和 DIF 检查排除了其他疾病。

疾病管理

1. 药物治疗

盐酸西替利嗪片 10mg×10 片 Sig.10mg q.d. p.o.

维生素 C 片 0.1g×100 片 Sig. 0.2g t.i.d. p.o.

醋酸泼尼松片 5mg×35 片 Sig. 25mg q.d. p.o. 晨起顿服

4% 碳酸氢钠溶液 500mL×1 支 Sig. 含漱 t.i.d.

制霉素片 50 万单位×100 片 Sig. 1 片碾细与 15mL 纯净水混匀，局部涂敷 t.i.d.

地塞米松磷酸钠注射液 1mL×5 支 Sig. 1:10 稀释后局部涂敷 t.i.d.

2. 建议至牙周科行牙周基础治疗。

3. 嘱 2 周后复诊。

后续 经上述治疗后症状明显缓解，但是随访过程中发现患者黏膜病损易复发，进行病损基底部小剂量倍他米松局部封闭、先后口服白芍总苷胶囊、沙利度胺片、硫酸羟氯喹片等药物可控制病情，但病损仍反复发作。

鉴于患者口腔病损较易复发，建议患者完善电解质、胸腹部 CT、骨密度检查、PPD 试验、大便常规及隐血后，继续口服糖皮质激素治疗配合局部用药，口服激素用量及疗程为：甲泼尼龙片，20mg/ 日×1 周 + 16mg/ 日×1 周 + 12mg/ 日×1 周 + 8mg/ 日×2 周 + 4mg/ 日×2 周。服用糖皮质激素期间患者觉症状基本缓解，但进食辛辣刺激食物时口腔黏膜有不适感。遂停止口服糖皮质激素，建议患者戒除辛辣刺激食物。后患者赴日本学习生活 2 年，在日本期间，饮食清淡，觉口内病损无明显复发，回国后，每进食火锅等辛辣食物后口黏膜不适，遵医嘱戒除辛辣食物后病损未再复发（图 13-10-142E～H）。

图 13-10-142（续） E. 治疗及戒除辛辣食物后口腔黏膜病损消退

图 13-10-142(续)　F ~ H. 治疗及
戒除辛辣食物后口腔黏膜病损消退

【述评】浆细胞性口腔黏膜炎

浆细胞性口腔黏膜炎（plasma cell oral mucositis）是一种以口腔黏膜固有层大量浆细胞浸润为特征的病变，牙龈是口腔黏膜中最易受累的部位，局限于牙龈的病损又称为浆细胞龈炎（plasma cell gingivitis），亦有局限于唇及腭部的报道，当累及多处口腔黏膜时称为浆细胞性龈口炎或浆细胞性口腔黏膜炎[1,2]。该病的病例报道中，儿童至老人均可发生，女性多于男性[3]。除了口腔黏膜，喉部、会厌、外阴、结膜、鼻黏膜、胃、肺部等处亦可发生类似的浆细胞性黏膜炎[4]。

浆细胞性口腔黏膜炎的病因尚不明确，部分学者认为浆细胞性口腔黏膜炎，尤其是累及牙龈的病损是一种变态反应性疾病，临床报道的可能的致敏原种类多样，如：含有中草药的牙膏、口香糖、恰特草、辣椒、薄荷、肉桂和化疗药物等[2,5-7]。某些患者停止接触可疑的致敏原，不经其他治疗，病损可自行缓解。但部分患者无法找到确切或可疑的致敏原，浆细胞性口腔黏膜炎与变态反应之间的联系还需要进一步研究和探讨。发生在其他器官的浆细胞性炎症可能与某些病原体的感染有关，如肺部的结核分枝杆菌、诺卡氏菌、支原体感染[8]。有文献报道，牙菌斑是浆细胞龈炎的刺激因素[9]，但二者间的关系尚无定论。近年来有病例报道提示，浆细胞性口腔黏膜炎的发生可能与自身免疫性疾病或免疫介导性疾病相关，如舍格伦综合征、系统性红斑狼疮、类风湿关节炎、自身免疫性肝炎和胸腺瘤等[4,10-13]。

浆细胞性口腔黏膜炎的组织病理学表现为：固有层密集的浆细胞呈片状浸润或固有层广泛浆细胞呈带状浸润，浆细胞分化较为成熟、无异型性，可混有淋巴细胞浸润，黏膜上皮可呈增生、萎缩、糜烂或溃疡[3,14]。

浆细胞性口腔黏膜炎的临床表现为黏膜充血、糜烂和溃疡等炎性改变，部分病例可伴有结节样或疣状增生[2,15]。典型的牙龈病损表现为牙龈鲜红肿大，表面似天鹅绒样，病损与邻近正常组织的分界较清楚，外观似可摘义齿的基托，质地松软，探诊易出血，表面可出现糜烂，病变可波及游离龈和附着龈，偶尔伴有牙龈增生，可伴有牙槽骨吸收[9]，既可发生于个别或局部牙龈，也可累及全口牙龈。唇部病损多表现为覆盖痂皮的糜烂和溃疡面[16,17]。

浆细胞性口腔黏膜炎的诊断主要根据典型的临床表现和组织病理学表现，组织活检在其诊断中是必要的。因相似的临床表现，浆细胞龈炎需要与艾滋病的口腔表征、梅毒黏膜炎、糜烂型口腔扁平苔藓、大疱性疾病、浆细胞肉芽肿、浆细胞瘤及 IgG4 相关性疾病等进行鉴别诊断。艾滋病与梅毒的口腔表现可通过活检前血液学检查排除，口腔扁平苔藓可见珠光白色斑纹。

牙龈是浆细胞性口腔黏膜炎最常见的发病部位，由于可表现为红斑、糜烂或溃疡性病变，临床表现类似于寻常型天疱疮和黏膜类天疱疮，必要时须行直接免疫荧光及疱病特异性抗体检查。值得注意的是，近年首次报道了尼氏征阳性的大疱型浆细胞性口腔黏膜炎[3]，在该文献报道的 45 例病例中，4 例活检样本的直接免疫荧光染色显示间质区 IgA 和 IgG 沉积以及细胞间 IgG 沉积，但其大疱性疾病特异性抗体检测均为阴性。

浆细胞性肉芽肿在口腔中是多发生在牙龈的增生病损，呈结节状，可仅累及单个牙龈，也可广泛出现,增生物表面大多是光滑的,也可伴有糜烂,受累牙齿可出现牙槽骨吸收[18]。浆细胞性肉芽肿的组织病理学表现为:除了大量浆细胞浸润、混有淋巴细胞,小血管增生内皮细胞增生明显[19]。浆细胞性肉芽肿虽然名为"肉芽肿",但其病理学上不具有肉芽肿性炎的特点,是一种慢性炎性增生,故非肉芽肿性疾病。根据世界卫生组织头颈部肿瘤分类,浆细胞性肉芽肿被归类为软组织交界性和低恶性潜能肿瘤[20]。

浆细胞瘤是一种起源于骨髓的肿瘤,其中,髓外浆细胞瘤可出现于口腔软组织,牙龈与舌是口腔软组织中较常受累的部位。髓外浆细胞瘤多呈分叶状,表面光滑或呈结节状,质地软或韧[21]。组织病理学特征多呈弥漫的肿瘤浆细胞浸润,浆细胞有异型性,但高分化的髓外浆细胞瘤的肿瘤细胞形态、大小一致,为正常形态至轻度异型性的浆细胞。高分化的髓外浆细胞瘤与浆细胞龈炎的鉴别诊断需要借助免疫组织化学染色,浆细胞龈炎的免疫组化特点为多克隆免疫球蛋白沉积,κ和λ轻链双阳性,而髓外浆细胞瘤为免疫球蛋白染色呈单克隆性[21]。

IgG4相关性疾病是一种纤维炎症性疾病,其特征是一个或多个器官弥漫性或局部肿大。胰腺、唾液腺和甲状腺是最常见的受累器官[22]。有报道IgG4相关性疾病患者出现浆细胞性口腔黏膜炎样的病变,但二者之间的关系仍不确定[11,23]。IgG4相关性疾病引起的口腔黏膜病变包括牙龈、硬腭和口底,最常见的临床表现是受累部位的增生[24]。IgG4相关性疾病的病理特征是浆细胞浸润、席纹状纤维化和闭塞性静脉炎[25]。在临床和病理上,IgG4相关性疾病更容易与浆细胞性肉芽肿混淆[19],鉴别诊断时应进行血清IgG4含量检测和病损组织IgG4⁺浆细胞染色。

浆细胞性口腔黏膜炎的治疗首先是立即停止接触可疑的致敏原,伴有牙周疾病的患者需行牙周基础治疗,去除龈上下的软垢、牙石,治疗牙体疾病、拔除口内无用残根、残冠等治疗都是必要的。

因浆细胞性口腔黏膜炎可能是一种变态反应性疾病,抗组胺类药物常被应用于该病的治疗,如口服西替利嗪片,也有文献报道将马来酸氯苯那敏片碾碎后局部使用[26]。局部使用或口服糖皮质激素能够促进充血、糜烂的好转。局部用药如曲安奈德注射液1:5稀释,或复方倍他米松注射液1:30稀释后局部涂抹于糜烂充血处,糜烂较严重者可使用曲安奈德注射液或复方倍他米松注射液与等量注射用水或2%利多卡因混匀后于糜烂病损基底局部小剂量多点注射,对于病损广泛及严重者,可短期、小剂量口服糖皮质激素。此外,有文献报道当激素治疗效果欠佳时使用吗替麦考酚酯、秋水仙碱及氨苯砜等免疫抑制剂治疗[3,27,28]。

伴有牙龈增生或牙槽骨吸收严重,牙周基础治疗不能使病情缓解者,需要通过牙周手术恢复正常牙周组织的形态和功能。除此之外,某些物理治疗如低能量激光疗法[16,29]和冷冻疗法[30,31]等也被报道在该病治疗中应用,但还需要更多的证据来证实疗效。

浆细胞性口腔黏膜炎较容易复发,患者需长期定期随访,一旦复发需及时治疗。同时,患者应当记录生活日志,排查可疑致敏物质对治疗和防止复发都有重要意义。病案142患者曾经反复复发,回顾生活中的接触史和病情复发关系后发现辣椒是其可能的致敏物质,遂建议避免尽量食用辣椒,之后患者病情显著缓解且未再复发。

参 考 文 献

[1] JANAM P, NAYAR B R, MOHAN R, et al. Plasma cell gingivitis associated with cheilitis: A diagnostic dilemma! J Indian Soc Periodontol, 2012, 16(1): 115-119.

[2] TAILOR A, PEMBERTON M N, MURPHY R, et al. Plasma cell mucositis related to qat chewing: a report of 2 cases and review of the literature. Oral Surg Oral Med Oral Pathol Oral Radiol, 2021, 131(3): e65-e70.

[3] LEUCI S, COPPOLA N, ADAMO N, et al. Clinico-pathological profile and outcomes of 45 cases of plasma cell gingivitis. J Clin Med, 2021, 10(4): 830.

[4] SOLOMON L W, WEIN R O, ROSENWALD I, et al. Plasma cell mucositis of the oral cavity: report of a case and review of the literature. Oral Surg Oral Med Oral Pathol Oral Radiol Endod, 2008, 106(6): 853-860.

[5] AGARWAL S, AJMERA N, CHATTERJEE A, et al. An unusual plasma cell gingivitis case related to use of herbal toothpowder. Clin Adv Periodontics, 2012, 2(2): 107-112.

[6] SERIO F G, SIEGEL M A, SLADE B E. Plasma cell gingivitis of unusual origin. A case report. J Periodontol, 1991, 62(6): 390-393.

[7] KORMAN A M, ZYNIEWICZ K, TINOCO G, et al. Association of programmed cell death 1 inhibitor with circumorificial plasmacytosis. JAMA Dermatol, 2021, 157(2): 237-238.

[8] MELLONI G, CARRETTA A, CIRIACO P, et al. Inflammatory pseudotumor of the lung in adults. Ann Thorac Surg, 2005, 79(2): 426-432.

[9] ARDUINO P G, D'AIUTO F, CAVALLITO C, et al. Professional oral hygiene as a therapeutic option for pediatric patients with plasma cell gingivitis: preliminary results of a prospective case series. J periodontol, 2011, 82(12): 1670-1675.

[10] TIMMS M S, SLOAN P. Association of supraglottic and gingival idiopathic plasmacytosis. Oral Surg Oral Med Oral Pathol, 1991, 71(4): 451-453.

[11] ANDREW N, KEARNEY D, SLADDEN N, et al. Immunoglobulin G4-related disease of the hard palate. J Oral Maxillofac Surg, 2014, 72(4): 717-723.

[12] LEE L A, FANG T J, LI H Y. Solitary plasmacytosis of the larynx in a patient with non-Hodgkin's lymphoma. Am J Otolaryngol, 2002, 23(5): 316-320.

[13] GONG L, ZHANG P, LIU X Y, et al. A rare thymoma case with seven paraneoplastic syndromes. Int J Clin Exp Med, 2015, 8(10): 19517-19523.

[14] BRIX W K, NASSAU S R, PATTERSON J W, et al. Idiopathic lymphoplasmacellular mucositis-dermatitis. J Cutan Pathol, 2010, 37(4): 426-431.

[15] TREHAN P, PANG E, KHIRWADKAR N, et al. A rare cause of mucositis. Clin Exp Dermatol, 2016, 41(8): 951-952.

[16] YOSHIMURA K, NAKANO S, TSURUTA D, et al. Successful treatment with 308-nm monochromatic excimer light and subsequent tacrolimus 0.03% ointment in refractory plasma cell cheilitis. J Dermatol, 2013, 40(6): 471-474.

[17] DOS SANTOS H T, CUNHA J L S, SANTANA L A M, et al. Plasma cell cheilitis: the diagnosis of a disorder mimicking lip cancer. Autops Case Rep, 2019, 9(2): e2018075.

[18] JHINGTA P K, MARDI K, SHARMA D, et al. An enigmatic clinical presentation of plasma cell granuloma of the oral cavity. Contemp Clin Dent, 2018, 9(1): 132-136.

[19] LACO J, KAMARÁDOVÁ K, MOTTL R, et al. Plasma cell granuloma of the oral cavity: a mucosal manifestation of immunoglobulin G4-related disease or a mimic? Virchows Arch, 2015, 466(3): 255-263.

[20] WHO CLASSIFICATION OF TUMOURS EDITORIAL, CHAN JOHN K C, GRANDIS JENNIFER R. WHO classification

of head and neck tumours，4th. Geneva：World Health Organization，2017.

[21] MAJUMDAR S，RAGHAVAN U，JONES N S. Solitary plasmacytoma and extramedullary plasmacytoma of the paranasal sinuses and soft palate. J Laryngol Otol，2002，116（11）：962-965.

[22] MARITATI F，PEYRONEL F，VAGLIO A. IgG4-related disease：a clinical perspective. Rheumatology（Oxford），2020，59（Suppl 3）：ⅲ 123- ⅲ 131.

[23] COTTOM H，MIGHELL A J，HIGH A，et al. Are plasma cell-rich inflammatory conditions of the oral mucosa manifestations of IgG4-related disease? J Clin Pathol，2015，68（10）：802-807.

[24] ZHANG J M，ZHAO L，ZHOU J Y，et al. Immunoglobulin G4-related periodontitis：case report and review of the literature. BMC Oral Health，2021，21（1）：279.

[25] DESHPANDE V，ZEN Y，CHAN J K，et al. Consensus statement on the pathology of IgG4-related disease. Mod pathol，2012，25（9）：1181-1192.

[26] RANGANATHAN A T，CHANDRAN C R，PRABHAKAR P，et al. Plasma cell gingivitis：treatment with chlorpheniramine maleate. Int J Periodontics Restorative Dent，2015，35（3）：411-413.

[27] SHANAHAN D，SHIPLEY D，STAINES K. Plasma cell mucositis. EAR NOSE THROAT J，2020，99（6）：NP64-NP65.

[28] GALVIN S，BOWE C，O REGAN E M，et al. Circumorificial plasmacytosis/plasma cell orificial mucositis：a case series and a review of the literature. Oral surg oral med oral pathol oral radiol，2016，122（3）：e77-e81.

[29] NEGI B S，KUMAR N R，HARIS P S，et al. Plasma-cell gingivitis a challenge to the oral physician. Contemp clin dent，2019，10（3）：565-570.

[30] LEE J Y，KIM K H，HAHM J E，et al. Plasma cell cheilitis：a clinicopathological and immunohistochemical study of 13 cases. Ann Dermatol，2017，29（5）：536-542.

[31] NAJARIAN D J，RAO B K，PAPPERT A S. A case of mucous membrane plasmacytosis successfully treated with cryotherapy. Dermatol Online J，2008，14（2）：6.

第 11 单元 口腔黏膜良性淋巴组织增生病

病案 143 口腔黏膜良性淋巴组织增生病
【述评】口腔黏膜良性淋巴组织增生病

病案 143 口腔黏膜良性淋巴组织增生病

图 13-11-143 病案 143 患者的口腔黏膜病损：左颊由近口角处至翼下颌皱襞处黏膜表面见白色斑片、斑点和条纹混杂的带状损害。

患者，女性，67 岁。

主诉 双颊刺激痛 6 个月。

病史 6 个月前开始出现双颊食辣食或烫食时疼痛，否认系统性疾病史及药物过敏史。

检查 左颊近口角内侧处至翼下颌皱襞处黏膜表面见白色斑片、斑点和条纹混杂的带状病损（图 13-11-143）。左上颌后牙颊侧牙龈近前庭沟处的黏膜见白色斑片伴少许糜烂，质软。右颊未见明显异常。

初步诊断 口腔扁平苔藓？

进一步检查 切取左颊白色病损活检，常规 HE 染色示固有层淋巴组织增生，淋巴滤泡形成，部分上皮棘层肥厚，较符合良性淋巴组织增生病。

修正诊断 口腔黏膜良性淋巴组织增生病。

诊断依据

1. 临床表现类似口腔扁平苔藓。

2. 活检证实。

疾病管理

1. 药物治疗

地塞米松针剂 1mL×10 支 Sig. 1∶10 稀释后局部涂敷 t.i.d.

2. 嘱密切观察，1 个月复诊。

【述评】口腔黏膜良性淋巴组织增生病

口腔黏膜良性淋巴组织增生病（benign lymphadenosis of oral mucosa，BLOM）是一种相对少见的口腔黏膜疾病，好发于唇、颊，也可发生于腭、舌及龈颊沟黏膜，也可多部位发病或伴有皮肤病变。其具有癌变风险，临床上需要密切随访观察[1]。关于该病的文献报道及研究性论文极少，且几乎均为国内学者报道。

该病病因不明，有研究者认为是 B 淋巴细胞介导的增殖性局部体液免疫反应性疾病。主要病理改变为上皮不全角化、棘层增生、基底膜增厚和基底细胞液化变性，并可出现上皮异常增生。固有层炎细胞广泛浸润和淋巴滤泡形成，伴有毛细血管增生和内皮细胞肿胀[2]。

该病主要发生于唇部，称为瘙痒性唇炎、淋巴滤泡性唇炎或良性淋巴组织增生性唇炎。主要临床表现是局部剧烈瘙痒，可出现糜烂结痂，且有淡黄色黏液溢出。良性淋巴组织增生性唇炎的临床病损外观与干燥脱屑性唇炎难以区分。口内其他部位 BLOM 的临床表现则更无典型特征，发生于颊部者临床常常误诊为口腔扁平苔藓，可通过组织活检确诊（图 135）。

图 135　口腔黏膜良性淋巴组织增生病：右颊黏膜表面不规则充血区域伴周缘发白

有文献报道使用局部手术切除或 ^{32}P 局部敷贴治疗有效且预后良好 [2]。临床常采用对症治疗,若病损广泛,可采用类似糜烂型口腔扁平苔藓的治疗,同时嘱患者密切观察,定期复查。

参 考 文 献

[1] 李曙霞,于世凤. 口腔粘膜良性淋巴组织增生病淋巴细胞性质的研究. 现代口腔医学杂志,2007,21(4):340-342.

[2] 程斌,陈小华. 口腔粘膜良性淋巴组织增生症的临床病理和免疫组化分析. 口腔医学纵横,1998,14(2):99-101.

第 12 单元　一侧颜面肥大

病案 144　一侧颜面肥大

【述评】一侧颜面肥大

病案144　一侧颜面肥大

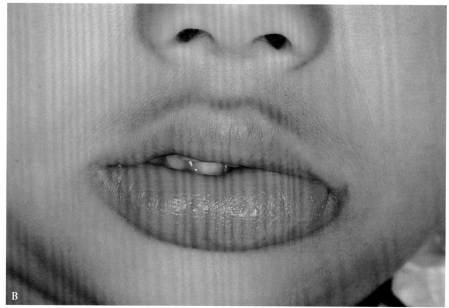

图 13-12-144　病案 144 患儿的口腔颌面部病损
A. 患儿面部基本对称　　B. 唇部左份较右份稍肿大

图 13-12-144（续）　C. 舌尖、左侧舌缘黏膜前份见串珠样增生物　D. 左侧舌腹黏膜见 2 个较大圆形增生物　E. 左舌腹 2 个较大圆形增生物之间亦见串珠样增生物

图 13-12-144(续)　F. 下唇内侧左份黏膜见椭圆形和圆形增生物　G. 左下颌磨牙后垫黏膜见圆形增生物　H. 左侧多颗恒牙早萌,右侧牙列未见明显异常

图 13-12-144（续） I. 左侧多颗恒牙早萌　J. 左侧多颗恒牙早萌

患儿,男性,5岁。

主诉　左下唇及左颊逐渐肿大1年。

病史　1年前开始左下唇及左颊黏膜逐渐肿大,仅于进食辛辣食物时舌尖略感疼痛。2年前曾因左舌长包块于我科就诊,诊断为"舌缘纤维瘤",未予治疗。2年前开始陆续萌出左侧恒牙。患儿既往健康,否认系统性疾病史,否认外伤手术史,否认药物过敏史,父母和妹妹均健康,否认家族史。

检查　面部左右基本对称,左侧无明显肿胀。下唇左份较右份稍肿大。左侧舌尖、左侧舌缘舌腹黏膜见直径1mm串珠样增生物,左侧舌腹中份和后份、左侧下唇内侧、左下磨牙后垫黏膜分别见多个面积为5mm×3mm至10mm×5mm的圆形或椭圆形增生物,均表面光滑,色泽正常,周缘界限较清晰,质软,无触痛。23、24、31、32、33、34、36 萌出（图 13-12-144A～I）。

初步诊断 左侧口腔黏膜多发性软组织增生物伴同侧恒牙早萌待诊（遗传性或先天性疾病？）

进一步检查

1. 血常规 血小板计数 $488 \times 10^9/L$ ↑（正常值 $100 \times 10^9 \sim 300 \times 10^9/L$），红细胞计数 $4.82 \times 10^{12}/L$ ↑（正常值 $4.0 \times 10^{12} \sim 4.5 \times 10^{12}/L$），血红蛋白浓度 141.00g/L ↑（正常值 120～140g/L）。

2. 四川大学华西第二医院会诊 血小板增高，建议观察；患儿生长发育无异常（无早熟情况）。

3. 于口腔颌面外科切取左舌前份串珠状小增生物和左舌腹中份较大圆形增生物活检，HE 染色示左舌尖、左舌腹符合纤维上皮息肉改变（上皮下胶原纤维增生明显，未见明显脂肪细胞浸润）。

4. 影像学检查 全口牙位曲面体层片示 23、24、31、32、33、34、36 萌出。头部螺旋 CT 示双侧颌骨形态对称，骨密质尚连续，23、24、31、32、33、34、36 萌出，左侧剩余乳牙及恒牙较对侧生长较快，左上颌窦窦腔较对侧大，前外侧壁骨质较对侧增厚。

5. 基因检测：全外显子检测（200X）、全基因组测序（25-30X）均阴性；染色体非整倍体检测示受检者染色体组成 46XY，染色体数目正常；染色体微缺失或微重复检测示阴性。

诊断 部分型一侧（左侧）颜面肥大。

诊断依据

1. 临床表现：左侧口腔黏膜多发性软组织增生物伴同侧恒牙早萌。

2. 组织病理学检查：HE 染色示上皮下胶原纤维增生明显，未见脂肪细胞明显增多。该检查结果排除一侧颜面肥大亚型——先天性面部浸润性脂肪瘤[1]，也排除了神经纤维瘤、舌淋巴管畸形等疾病。

3. 基因检测结果阴性，排除遗传性疾病。

疾病管理

1. 正颌 - 正畸多学科门诊会诊，评估是观察至生长发育停止时再酌情行正颌 - 正畸治疗还是早期介入干预，会诊意见为建议观察，2 年后复查。

2. 基于其软组织增生物均位于口腔内，基本未影响美观，建议观察，定期复查。

后续 2 年后患儿复诊，诉下唇内侧左份增生物逐渐增大影响美观，故要求切除。口腔检查示下唇内侧左份增生物与上次就诊相比略增大，余软组织增生病损无明显变化。考虑患儿家长诉求，结合之前活检切除左舌缘、左舌尖黏膜后未见明显复发，建议于口腔外科酌情行下唇内侧左份增生物部分或完整切除并活检。因左侧恒牙早萌，建议再次于正颌 - 正畸多学科门诊会诊。

【述评】一侧颜面肥大

一侧颜面肥大（hemifacial hyperplasia, HH）是一种病因不明、罕见的先天性疾病，以面部单侧发生不对称性的软硬组织过度生长为特征。患侧面部的生长速度快于非患侧，导致面部不对称，这种不对称可能涉及面颅骨和牙齿以及相关软组织的所有组成部分[2]。1822 年 Meckel J F 首次描述先天性半侧肥大（congenital hemihypertrophy）的现象，后来 Wagner 在 1839 年报道了第一个 HH 病例[3]。

HH 是一种罕见的先天性发育畸形，患病率约为 1:86 000，是由先天性原因造成的单侧面部软硬组织进行性增生、肥大，进而导致面部形态不对称。软硬组织增生、肥大程度从轻度到重度不等[3]。Bober 等[4]将 HH 分为完全型（真性）和部分型（局限型）两种。其中，完全型 HH 涉及半侧面部所有软硬（牙齿、面颅骨骼）组织增生，而部分型 HH 仅涉及面部一种或者部分结构的增生，如仅限于髁突或耳郭，且其增生、肥大程度较真性 HH 轻[5]。HH 的病因尚不明确，可能病因包括受精卵不对称分裂，胚胎期中枢神经系统、血管和淋巴系统异常，子宫内发育环境改变和染色体异常，第一鳃弓过度生长，神经嵴细胞数量增加等。然而，尚未发现任何单一因素与 HH 的发生直接相关[2]。

HH 多见于男性，右侧受累更常见，而本单元病案 144 患儿为左侧受累。患侧颅骨、颧骨、上下颌骨等骨骼增生、肥大，可导致中线移位和错𬌗畸形。牙齿异常包括牙冠和牙根的大小、形状、发育速度（牙过早成熟、早萌）和牙齿数量异常。乳牙列异常少见且多被忽视，恒尖牙、前磨牙和第一磨牙最常累及。

软组织受累包括唇、舌、颊黏膜等增厚、肥大，较大的软组织增生物多见于舌背（鹅卵石状）和颊黏膜（脂肪瘤样生长）。舌单侧受累并伴有多处菌状乳头肥大是 HH 的另一典型特征。下唇比上唇更常受累。牙龈增生、肥大少见[6]。

影像学检查显示患侧软硬组织肥大，如牙冠和牙根大小、形状变化，牙槽突肥大。

HH 尚无明确诊断标准，诊断要点包括：①临床表现为单侧面部发生渐进性、不对称性的软组织和硬组织过度生长，所有过度生长的组织均有正常组织学结构[7]；②组织病理学特征为上皮下胶原纤维增生，血管增多，绝大多数病例见广泛脂肪细胞浸润，但亦有无脂肪细胞浸润者；③排除其他可能引起面部不对称的疾病，如神经纤维瘤、骨纤维结构不良、软骨发育异常、半侧颜面萎缩、半侧颜面肌增生、特发性淋巴肿、脉管畸形、恶性病变（骨肉瘤和软骨肉瘤）等[2]。

HH 是一种进行性增生性疾病，造成患侧软硬组织增生。鉴于不同 HH 患者的临床表现差异较大，因此，应根据年龄、畸形程度来制订个性化的综合治疗和管理策略。若面部畸形对患者美观影响较大、软组织增生明显影响器官功能，可酌情考虑手术治疗。牙齿早萌若出现咬合紊乱，建议早期矫治干预，颅面骨等其他硬组织增生须待生长发育停止后（18 岁以后）进行手术干预[8]。

口腔多学科综合诊疗对于无症状 HH 患者至关重要，如口腔黏膜病科、正畸科、口腔颌面外科等。需要注意的是，渐进性生长可能会贯穿患者的一生，因此需要长期随访。迄今为止，尚未有 HH 恶变的病例报道，患者寿命正常，且无 HH 恶性转化的证据。因此，可认为该病预后良好。

与其他 HH 病例对比，本单元病案 144 患儿最突出的特征是：①仅有左侧口腔黏膜软组织增生且无脂肪细胞浸润；②左侧恒牙早萌，患儿 3 岁起左侧恒牙陆续萌出，至 5 岁就诊时 23、24、31、32、33、34、36 早萌，而这些牙齿正常萌出的时间分别为 6~12 岁；③面部软组织和骨组织暂未出现明显增生。

参 考 文 献

[1] BRIAND C，GALMICHE-ROLLAND L，VABRES P，et al. Congenital infiltrating lipomatosis of the face with lingual mucosal neuromas associated with a PIK3CA mutation. Pediatr Dermatol，2020，37（6）：1128-1130.

[2] DATTANI A，HEGGIE A. Hemifacial hyperplasia: a case series and review of the literature. Int J Oral Maxillofac Surg，2021，50（3）：341-348.

[3] SHANMUGASUNDARAM K，VEDAM V K，GANAPATHY S，et al. Congenital hemifacial hyperplasia: clinical presentation and literature review. Case Rep Dent，2016，2016：5260645.

[4] ISLAM N，BOBER K，OJHA J，et al. Hemifacial hypertrophy—comparison between true and partial involvement. Oral Surg Oral Med Oral Pathol Oral Radiol Endod，2005，100（2）：189.

[5] BHUTA B A，YADAV A，DESAI R S，et al. Clinical and imaging findings of true hemifacial hyperplasia. Case Rep Dent，2013，2013：152528.

[6] JAGTAP R R，DESHPANDE G S. Gingival enlargement in partial hemifacial hyperplasia. J Indian Soc Periodontol，2014，18（6）：772-775.

[7] 臧天颖，唐晓军. 半侧颜面肥大的诊断和治疗. 中华医学美学美容杂志，2020，26（4）：263-264.

[8] NANDIMATH S A，RAJKUMAR G C，NAYAK T，et al. Hemifacial hypertrophy: Exploring new avenues of treatment modalities. Natl J Maxillofac Surg，2016，7（1）：100-104.

第13单元　硬化性苔藓与局限性硬皮病

病案 145　硬化性苔藓与局限性硬皮病
【述评】硬化性苔藓与局限性硬皮病

病案 145 硬化性苔藓与局限性硬皮病

图 13-13-145　病案 145 患儿的口腔黏膜病损
A、B. 上唇右份唇红见 6mm×4mm 白色病损

图 13-13-145（续）　C. 上唇内侧黏膜及上颌唇颊侧牙龈见 16mm×6mm 白色带状病损

患儿，女性，9 岁。

主诉　右上唇发白 2 月余。

病史　2 月余前觉右上唇发白，无疼痛等不适。平素体质好，睡眠一般，大小便正常。5 年前在外院经活检确诊患有"阴唇硬化性苔藓"，使用 0.1% 他克莫司软膏治疗病损基本消退。否认其他系统性疾病史、过敏史、传染病史及家族史。

检查　上唇右份唇红黏膜见 6mm×4mm 白色病损，延展至唇内侧、12 和 13 唇侧牙龈，形成共约 20mm×6mm 大小的带状白色病损，边界不清，表面光滑，其间见白色纵向条纹（图 13-13-145），平伏，扪诊质地稍韧。余口腔黏膜未见明显异常。

初步诊断　硬化性苔藓？局限性硬皮病？

诊断依据

1. 慢性起病。

2. 口腔黏膜见带状白色病损，表面光滑。

3. 患有阴唇硬化性苔藓。

进一步检查

建议患者空腹查血常规、血糖、肝功能、肾功能、电解质、凝血功能检查，若无活检禁忌，则行上唇内侧右份黏膜带状白色病损活检。患者拒绝活检，后失访。

【述评】硬化性苔藓与局限性硬皮病

硬化性苔藓（lichen sclerosus，LS）又称为硬化萎缩性苔藓（lichen sclerosis et atrophicus），是一种罕见的、病因不明的慢性炎症性黏膜皮肤疾病[1]。LS 病因不明，研究者发现其发病具有自身免疫特征，但疾病的发生有多种因素共同参与。除了自身免疫因素,遗传、局部因素、创伤、激素和感染可能有促进作用[2]。Epstein-Barr病毒和伯氏疏螺旋体等病原体也被认为是触发因素[3,4]。

LS好发于女性,最常见的年龄段为青春期前和绝经后。本病最常影响肛门、生殖器区域,也可累及背部、肩部、颈部、手腕、大腿和乳房下皮肤,最初表现为白色有光泽的丘疹,后逐渐连接成象牙白色斑块,扪诊质地较硬,偶见大疱、糜烂和出血。皮肤病损无症状或有瘙痒感,外阴病损的症状为瘙痒和灼痛。发生在口腔黏膜较为罕见。口腔黏膜累及部位常为颊、唇、上腭、舌、牙龈、扁桃体[1]。该病口腔黏膜病损典型表现为厚度不等的、不规则的、有光泽的象牙色斑片和/或斑点,触诊质地柔软或较硬[5]。口腔LS患者大多无症状,少部分患者有灼烧、瘙痒和/或疼痛等不适。口腔LS组织病理学表现与口腔扁平苔藓相似,但具有自身的典型特征:①口腔黏膜上皮角化过度、基底细胞萎缩或局灶性液化变性;②上皮下裂隙;③浅表固有层透明化;④弥漫性、斑片状或带状淋巴细胞炎症浸润;⑤血管周围炎症;⑥毛细血管扩张。这些特征中最显著的是浅表固有层的透明化和淋巴细胞浸润[6]。临床表现及组织病理学检查即可确诊口腔LS[7]。

随着疾病进展,最常见的肛门、生殖器黏膜LS可能会逐渐演变为鳞状细胞癌、上皮内瘤变或形成尿道狭窄等[8,9],所以积极治疗和随访是很重要的。外用糖皮质激素是治疗的一线药物,在药物治疗无效的情况下,物理治疗和手术治疗也可取得一定的疗效[10]。

口腔黏膜LS预后更好,目前尚无文献报道发生在口腔黏膜的LS发生癌变,可能与样本例数少和随访时间短有关,所以口腔临床医师应注意监测疾病的进展。口腔黏膜LS的治疗目的主要是缓解症状,防止病变进一步侵害周围组织。经过研究发现,中效和高效外用糖皮质激素如曲安奈德、倍他米松、氯倍他索的副作用更小,在部分或完全缓解疾病方面表现出更好的疗效[5]。此外,维生素A和维生素D、0.1%他克莫司软膏、秋水仙碱、甲氨蝶呤、灰黄霉素等药物治疗也可取得一定疗效[5,11,12]。手术治疗也有一定作用,但一般不作为首选治疗方法[5,12]。对于同时出现皮肤和口腔黏膜病损的患者,可于皮肤科及口腔黏膜病科同时观察治疗。

硬皮病(scleroderma)通常分为系统性硬皮病或局限性硬皮病。系统性硬皮病累及内脏器官,根据其累及的器官种类和数量不同而预后不同。局限性硬皮病(morphea,又称为localized scleroderma)是一种炎症性疾病,主要影响真皮和皮下脂肪。其特征是过多的胶原沉积导致真皮和/或皮下(黏膜下)组织增厚,最终导致瘢痕样硬化[13],通常影响皮肤和/或黏膜,但也可能影响肌肉和骨骼结构[14]。目前应用最广泛的分类方法将局限性硬皮病分为五种类型:斑块型硬皮病、广泛性硬皮病、大疱型硬皮病、线状硬皮病(包括头部和面部的亚型)和深部硬皮病,但这种分类仍然存在争议[15]。

局限性硬皮病较为罕见,每年发病率约为2.7/10万人,其口面部受累率为7%[16,17]。根据Prasada等人的研究,口腔病损好发于女性和儿童(11.5岁)[18]。该病病因不明,可能涉及多种机制,比如自身免疫、感染、药物和辐射等[19]。

颌面部局限性硬皮病可涉及颌面部皮肤、肌肉、颌骨、口腔等部位。仅发生在口腔的类型十分少见。颌面部局限性硬皮病的具体临床表现如下。

（1）皮肤：早期表现为红色和紫色斑片，皮肤增厚。中间阶段表现为白色或黄色斑片，皮肤质地更硬、更光滑，这些病变常被红斑或紫色边缘包围。后期皮肤加剧增厚，出现色素沉着异常（色素沉着过多和色素沉着不足）和萎缩，皮肤更亮或更光滑，可见静脉，毛囊脱落和悬崖状萎缩及凹陷[20]。这种凹陷有时称为"军刀痕"。

（2）口腔黏膜：瘢痕状或白色斑片，扪诊质硬，界限清楚[21]，还可出现牙龈萎缩[19]。

（3）其他：牙冠形态异常、牙根发育缺陷、牙根萎缩；咀嚼肌硬化导致开口受限；牙槽骨吸收，下颌骨病理性骨折；咬合错乱；颞下颌关节病；舌体僵硬[22]。

口腔黏膜局限性硬皮病的组织病理学表现为上皮萎缩和/或上皮过度角化、角化不全，钉突缩短，固有层纤维增生，胶原致密，呈玻璃样改变，固有层散在淋巴细胞浸润，血管管腔狭窄，周围散在淋巴细胞[23]。

局限性硬皮病目前无公认的诊断标准，Yoshihide[24]提出的诊断条件为：①存在明确的硬化性皮肤及黏膜变化；②组织病理学检查显示真皮胶原纤维增厚和增加；③以下疾病可以排除（但不包括同时发生以下疾病的病例）：系统性硬皮病、嗜酸性筋膜炎、硬化性苔藓、瘢痕和硬化性脂膜炎。局限性硬皮病无特异性抗体，患者的抗着丝点抗体（ACA）、抗心磷脂抗体（ACL）检测阳性率为20%～25%，抗Th/To抗体检测的阳性率为2%～5%，可通过上述自身抗体检测辅助诊断。

局部使用糖皮质激素是局限性硬皮病常用的治疗方法，局部使用0.1%他克莫司软膏、0.005%骨化三醇软膏和5%咪喹莫特乳膏也有一定疗效[24]。光化学疗法也能取得不错效果，症状较重者可全身药物治疗，比如糖皮质激素、甲氨蝶呤[25]。局限性硬皮病往往累及口腔多个器官，仅累及口腔黏膜的病例极为罕见，病变一旦侵袭颌骨、肌肉等会造成畸形，严重影响口腔功能，所以及时发现病情，遏制其进展显得十分重要。

口腔LS和局限性硬皮病的口腔黏膜表现极为相似，但其组织病理学表现各有典型特点。口腔LS可见上皮增生伴角化过度，基底细胞局灶性液化变性，上皮下透明化，透明化区下方可见带状淋巴细胞浸润。而局限性硬皮病无基底细胞液化变性和淋巴细胞带状浸润，但有明显的血管周围淋巴细胞浸润及胶原纤维玻璃样变。综上所述，要鉴别这两种疾病，组织病理学检查是必要的诊断手段。本单元病案145患儿家属拒绝给患儿行口腔黏膜白色病损的组织病理学检查，从临床表现无法准确判断其口腔黏膜病损是LS还是局限性硬皮病，结合其阴唇硬化性苔藓的病史，考虑其口腔黏膜病损为LS的可能性更大。

参 考 文 献

[1] ROBLEDO-SIERRA J, BÄCKMAN K, ÖHMAN J, et al. Oral lichen sclerosus: an overview and report of three cases. Int J Oral Maxillofac Surg, 2018, 47（12）: 1550-1556.

[2] MATELA A M, HAGSTRÖM J, RUOKONEN H. Lichen sclerosus of the oral mucosa: clinical and histopathological findings. Review of the literature and a case report. Acta Odontol Scand, 2018, 76（5）: 364-373.

[3] FISTAROL S K, ITIN P H. Diagnosis and treatment of lichen sclerosus: an update. Am J Clin Dermatol, 2013, 14（1）: 27-47.

[4] POWELL J J, WOJNAROWSKA F. Lichen sclerosus. Lancet, 1999, 353（9166）: 1777-1783.

[5] BEVANS S L, KEELEY J M, SAMI N. Oral lichen sclerosus-a review of clinical presentation, treatment, and clinical outcomes. Oral Surg Oral Med Oral Pathol Oral Radiol, 2017, 124（4）: e243-e248.

[6] MARANGON JÚNIOR H, SOUZA P E A, SOARES R V, et al. Oral lichen sclerosus: a rare case report and review of the literature. Head Neck Pathol, 2017, 11（2）: 212-218.

[7] KIRTSCHIG G. Lichen sclerosus-presentation, diagnosis and management. Dtsch Arztebl Int, 2016, 113（19）: 337-343.

[8] ESPERTO F, VERLA W, PLOUMIDIS A, et al. What is the role of single-stage oral mucosa graft urethroplasty in the surgical management of lichen sclerosus-related stricture disease in men? A systematic review. World J Urol, 2022, 40（2）: 393-408.

[9] 张青松, 顾恒. 硬化萎缩性苔藓的研究进展. 国际皮肤性病学杂志, 2006, 32（4）: 225-228.

[10] 胡君, 单学敏, 吴忧, 等. 外阴硬化性苔藓的诊治现状及研究进展. 中国妇产科临床杂志, 2016, 17（1）: 83-85.

[11] TOMO S, SANTOS I S, DE QUEIROZ S A, et al. Uncommon oral manifestation of lichen sclerosus: critical analysis of cases reported from 1957 to 2016. Med Oral Patol Oral Cir Bucal, 2017, 22（4）: e410-e416.

[12] AZEVEDO R S, ROMANACH M J, DE ALMEIDA O P, et al. Lichen sclerosus of the oral mucosa: clinicopathological features of six cases. Int J Oral Maxillofac Surg, 2009, 38（8）: 855-860.

[13] LAXER R M, ZULIAN F. Localized scleroderma. Curr Opin Rheumatol, 2006, 18（6）: 606-613.

[14] PEDOWSKA M, PTASIEWICZ M, SZUMILO J, et al. Morphological and clinical picture of the morphea in the oral cavity. Folia Morphol（Warsz）, 2022, 81（3）: 544-550.

[15] TRATENBERG M, GUTWEIN F, RAO V, et al. Localized scleroderma: a clinical review. Curr Rheumatol Rev, 2017, 13（2）: 86-92.

[16] ARKACHAISRI T, VILAIYUK S, TOROK K S, et al. Development and initial validation of the localized scleroderma skin damage index and physician global assessment of disease damage: a proof-of-concept study. Rheumatology（Oxford）, 2010, 49（2）: 373-381.

[17] MARZANO A V, MENNI S, PARODI A, et al. Localized scleroderma in adults and children. Clinical and laboratory investigations on 239 cases. Eur J Dermatol, 2003, 13（2）: 171-176.

[18] PRASAD S, BLACK S M, ZHU J L, et al. Morphea patients with mucocutaneous involvement: A cross-sectional study from the Morphea in Adults and Children（MAC）cohort. J Am Acad Dermatol, 2021, 85（1）: 114-120.

[19] VAN DER VEKEN D, DE HAES P, HAUBEN E, et al. A rare cause of gingival recession: morphea with intra-oral involvement. Oral Surg Oral Med Oral Pathol Oral Radiol, 2015, 119（5）: e257-e264.

[20] LI S C. Scleroderma in children and adolescents: localized scleroderma and systemic sclerosis. Pediatr Clin North Am, 2018, 65（4）: 757-781.

[21] HIRT P, PAUL S, PHUTHONGKAM W, et al. Morphea with oral mucosa involvement and unilateral nevoid telangiectasia as an early presentation of morphea a case report and review of the literature. J Clin Aesthet Dermatol, 2020, 13（1）: 38-40.

[22] MAINASSARA CHÉKARAOU S, EL GAOUZI R, TALEB B. Oral manifestations of morphea en plaque: Case report. Ann Med Surg（Lond）, 2021, 71: 102891.

[23] TANG M M, BORNSTEIN M M, IRLA N, et al. Oral mucosal morphea: a new variant. Dermatology, 2012, 224（3）: 215-220.

[24] ASANO Y, FUJIMOTO M, ISHIKAWA O, et al. Diagnostic criteria, severity classification and guidelines of localized scleroderma. J Dermatol, 2018, 45（7）: 755-780.

[25] WEIBEL L, THEILER M, HOWELL K J, et al. Prospective evaluation of treatment response and disease reversibility of paediatric localized scleroderma（morphoea）to steroids and methotrexate using multi-modal imaging. J Eur Acad Dermatol Venereol, 2020, 34（7）: 1609-1616.

第 14 单元　颌骨坏死

病案 146　颌骨坏死

【述评】颌骨坏死

病案 146　颌骨坏死

图 13-14-146　病案 146 患者就诊各阶段口腔黏膜病损

A. 初诊时见上颌前牙区牙槽骨广泛暴露，呈黄白色，牙龈充血红肿，11 缺失　　B. 初诊时见右上颌后牙区颊侧牙槽骨部分暴露，呈黄白色，牙龈充血红肿

图 13-14-146(续) C. 初诊时见左上颌后牙区颊侧牙槽骨广泛暴露,呈黄白色,牙龈充血红肿 D. 初诊时见下颌前牙区唇侧牙槽骨部分暴露,呈黄白色,牙龈充血红肿

患者,男性,40 岁。

主诉 牙龈坏死致骨暴露和牙齿脱落 40 天。

病史 40 天前出现牙龈坏死致骨暴露和牙齿脱落。51 天前因"反复头痛 20 余天、牙痛 2 天"于当地医院口腔科就诊,随即突然晕厥入院抢救,诊断为"重症肺部感染、化脓性扁桃体炎、感染性中毒性肝损害、坏死性龈口炎、电解质紊乱、低蛋白血症、获得性凝血功能障碍"等。住院期间(即 40 天前)上颌前牙逐渐松动、自然脱落。5 天前出院,除口腔病损外,全身其他疾病均痊愈。既往及住院期间未使用已知的可导致颌骨坏死的药物。否认放射治疗史。否认其他系统性疾病史和过敏史。

检查 上前牙区牙槽骨广泛暴露,11缺失,双侧上颌后牙区颊侧和下前牙区唇侧牙槽骨部分暴露呈黄白色,暴露的牙槽骨和牙齿未查及松动,牙龈充血红肿(图13-14-146A～D)。

初步诊断 颌骨坏死(原因待排)。

进一步检查

1. 血常规检查、HIV抗体和梅毒血清学检测未见明显异常。

2. 颌骨CBCT检查示上下颌骨局部颊侧骨质吸收溶解、密度降低。

3. 反复梳理患者既往所用药物,未发现有特殊可导致颌骨坏死的药物。

4. 行暴露的牙槽骨邻近的牙龈组织活检2次、细胞免疫及体液免疫检查、牙周微生物PCR检测、真菌拭子培养、颌面部MRI、股骨头X线检查、钙磷代谢检测等,均无特异性发现,最终未查及确切病因。

诊断 颌骨坏死(病因不明)。

诊断依据

口腔表现为颌骨暴露,时间超过8周,并有死骨形成。

疾病管理

1. 药物治疗

复方氯己定含漱液300mL×1支 Sig. 含漱 t.i.d.

3%过氧化氢300mL×2支 Sig. 含漱 t.i.d.

2. 因未查明确切病因,故未对暴露的颌骨贸然采取侵入性治疗,仅予以含漱液并嘱定期复诊。其间坏死颌骨均逐渐松动且部分脱落,初诊后第31个月时,对皆已明显松动的余留死骨进行了手术清创,创面愈合良好(图13-14-146E～J)。随访5年,患者病情稳定。

图13-12-146(续) 初诊后第31个月时复诊

E. 上下颌前牙区牙槽骨死骨明显松动

图 13-12-146(续) F、G. 14—16、24—27 颊侧小块死骨已脱落,牙龈表面未见明显异常 H. 对余留死骨进行手术清创后,创面愈合

图 13-12-146（续）　I. 对余留死骨进行手术清创后，创面愈合　J. 完成活动义齿修复后

【述评】颌骨坏死

　　颌骨坏死（osteonecrosis of the jaws，ONJ）指颌面部骨坏死或暴露，且持续 6～8 周以上不愈合[1]。其病因多样，主要与下列两个因素相关：放射治疗、抗骨吸收或抗血管生成药物治疗等。此外感染、创伤、镰状细胞病、结外型 NK/T 细胞淋巴瘤、朗格汉斯细胞组织细胞增生症、弥散性血管内凝血等也可能造成颌骨坏死（如图 136）。

　　放射性颌骨坏死（osteoradionecrosis，ORN）指在无肿瘤复发的前提下，曾受大于 50Gy 辐射的颌骨暴露，且超过 3 个月不愈合[2]。ORN 的发病机制尚未明确，可能是由于放射引起的纤维萎缩机制，包括自

图 136　颌骨坏死的多种致病因素

由基的形成、内皮功能障碍、炎症、微血管血栓形成、纤维化和组织改建、最终导致软组织和骨组织坏死。放射治疗后，拔牙、放射区域手术、种植牙等都是颌骨坏死的风险因素[3]。

　　药物相关性颌骨坏死（medication-related osteonecrosis of the jaws，MRONJ）的表现是死骨暴露，诊断需同时满足以下三个条件：①目前或既往使用过抗骨吸收药物或抗血管生成药物；②持续 8 周以上的颌面部死骨暴露，或有可深达骨面的口内 / 口外瘘管；③颌骨未接受过放射治疗且不存在明显的肿瘤转移性疾病。除常见的骨暴露，MRONJ 还可表现为疼痛、软组织肿胀、溃疡、脓肿、出现瘘管等症状[4]。患者常因治疗骨质疏松症或预防肿瘤骨转移而使用抗骨吸收和抗血管生成药物，如双膦酸盐类药物、地舒单抗（狄诺塞麦）、贝伐珠单抗、舒尼替尼、伊马替尼、甲氨蝶呤、坦罗莫司、依维莫司等，从而引起严重的并发症，表现为颌面部死骨暴露、疼痛流脓及经久不愈的皮瘘。此外，有研究发现，高剂量糖皮质激素也可能导致颌骨坏死[5]。还有报道用丙硫氧嘧啶（propylthiouracil）治疗甲亢时患者发生了坏死性龈口炎和颌骨坏死[6]。其致病机制可能是在正常骨组织中，成骨细胞的骨形成与破骨细胞的骨吸收之间相互协调维持一种动态平衡，而上述药物可降低骨重塑能力，打破平衡，进而导致骨坏死[2]。此外，血管生成的抑制、持续的微创伤、先天性或获得性免疫的抑制、药物对软组织的毒性、炎症以及感染也可能是其发病的机制，但确切的发病机制有待进一步研究。

　　目前，临床上对于 ONJ 的治疗主要分为药物保守治疗和手术治疗，须根据病损程度采取相应的治疗手段，联合应用更为常见[7]。对于颌骨坏死范围较小的患者可采用保守治疗，通常使用抗菌漱口水、止痛药、抗生素等治疗。对于保守治疗效果不明显以及颌骨坏死面积较大的患者，还需要采取手术治疗，手术时尽量切除坏死的骨组织。此外，高压氧治疗可促进伤口愈合、减轻炎性水肿、活化干细胞、调节骨转化等，被认为是一种辅助治疗手段，但此治疗方法尚存在争议[8,9]。本单元病案 146 虽经反复检查、多学科会诊仍未查明确切病因，故未对暴露的颌骨贸然采取侵入性治疗，仅予以含漱液并嘱患者密切观察和定期复诊，直至死骨自行松动且邻近组织有自我修复迹象，才采取了死骨区域手术清创。

对因疾病需要使用抗骨吸收或抗血管生成药物者,应在使用该类药物前,进行详细的口腔检查,对无法保留的牙完成牙拔除术等所有涉及颌骨的侵袭性治疗,并进行牙周基础治疗和完成必要的充填治疗或根管治疗。在使用该类药物期间和之后,应保持口腔卫生,每6～12个月进行一次口腔检查,在口腔疾病的早期进行处理,预防其诱发药物相关性颌骨坏死[10]。

参 考 文 献

[1] Reid I R，Cornish J. Epidemiology and pathogenesis of osteonecrosis of the jaw. Nat Rev Rheumatol，2011，8（2）：90-96.

[2] McCaul J A. Pharmacologic modalities in the treatment of osteoradionecrosis of the jaw. Oral Maxillofac Surg Clin North Am，2014，26（2）：247-252.

[3] Thorn J J，Hansen H S，Specht L，et al. Osteoradionecrosis of the jaws：clinical characteristics and relation to the field of irradiation. J Oral Maxillofac Surg，2000，58（10）：1088-1093.

[4] Schwartz H C. American association of oral and maxillofacial surgeons position paper on medication-related osteonecrosis of the jaw—2014 update and CTX. J Oral Maxillofac Surg，2015，73（3）：377.

[5] Ribeiro G H，Chrun E S，Dutra K L，et al. Osteonecrosis of the jaws：a review and update in etiology and treatment. Braz J Otorhinolaryngol，2017，84（1）：102-108.

[6] Xing H X，Guan X B. Necrotizing gingivostomatitis and osteonecrosis associated with antithyroid drug propylthiouracil therapy. Oral Surg Oral Med Oral Pathol Oral Radiol，2015，119（2）：e65-e68.

[7] McLeod N M，Bater M C，Brennan P A. Management of patients at risk of osteoradionecrosis：results of survey of dentists and oral & maxillofacial surgery units in the United Kingdom，and suggestions for best practice. Br J Oral Maxillofac Surg，2010，48（4）：301-304.

[8] Alam D S，Nuara M，Christian J. Analysis of outcomes of vascularized flap reconstruction in patients with advanced mandibular osteoradionecrosis. Otolaryngol Head Neck Surg，2009，141（2）：196-201.

[9] Kanatas A N. The influence of hyperbaric oxygen on the outcome of patients treated for osteoradionecrosis：8 year study. Int J Oral Maxillofac Surg，2008，37（4）：404.

[10] 何悦，陈珂，安金刚，等. 药物相关性颌骨坏死临床诊疗专家共识. 中国口腔颌面外科杂志，2023，21（4）：313-325.

第15单元 腭穿孔

病案147 腭穿孔（深部真菌感染相关？）

图13-15-147 病案147患儿的口腔黏膜病损：硬腭中后份见界限清楚的黏膜溃疡坏死区，部分骨面暴露发黑，偏右侧可见直径9mm穿孔

患儿，男性，1岁4月龄。

主诉 上腭溃疡1个月。

病史 1个月前发现腭部溃疡，面积逐渐扩大。2个月前于四川大学华西妇女儿童医院诊断为"急性淋巴细胞白血病L型"，目前仍在住院行"化疗和激素治疗"，"白血病"病情稳定。45天前住院期间血培养发现近平滑假丝酵母菌，提示并发真菌性败血症。梅毒血清学检查、HIV抗体检测均为阴性。胸部X线片和腹部B超均未见明显异常。病损区分泌物微生物培养未见真菌。否认其他系统性疾病史和药物过敏史。

检查 硬腭中后份见约30mm×20mm黏膜溃疡坏死区，界限清楚，部分骨面暴露发黑，偏右侧可见直径9mm穿孔（图13-15-147），有食物残渣填塞。穿孔区周围组织扪诊质软。

初步诊断 腭穿孔（深部真菌感染相关？）。

诊断依据

1. 腭部局限性软硬组织缺损。

2. 急性淋巴细胞白血病病史且并发真菌性败血症,但其最后确诊尚需行溃疡局部组织活检。

疾病管理

1. 药物治疗

2% 碳酸氢钠(小苏打)溶液 250mL×1 瓶 Sig. 局部清洗 t.i.d.

制霉素片 50 万单位×100 片 Sig. 1 片碾细与 15mL 纯净水混匀,局部涂敷 t.i.d.

2. 嘱定期复诊,待白血病化疗疗程结束病情稳定后行腭部溃疡组织活检,再酌情行腭部修补手术。

病案 148　腭部溃疡及穿孔(毛霉菌感染相关)

患者,女性,57 岁。

主诉　上腭右侧溃烂 20 天。

病史　20 天前发现上腭右侧溃烂,初始直径约 2cm,随后面积逐渐扩大。感麻木不适,无明显疼痛,自觉溃烂处有分泌物。38 天前在某诊所一次性拔除右上颌大牙烂根及其他部位烂牙 7 颗。31 天前出现类似"感冒"症状,且右侧眼睑疼痛,视物模糊。26 天前出现口干、右眼眶肿胀、无法睁眼和"低热",于当地医院就诊查空腹血糖为 33.9mmol/L,诊断为"右眼眶蜂窝织炎、2 型糖尿病",予"头孢克肟、左氧氟沙星抗炎和降血糖"治疗后肿胀稍缓,视力无好转。14 天前入住四川大学华西医院感染科,血常规示红细胞和血红蛋白略低,空腹血糖正常,凝血功能、肝功能和肾功能未见明显异常,乙肝标志物、丙肝抗体、梅毒血清学检测、HIV 抗体检测均为阴性。头部 CT 和 MRI 示右侧全鼻副窦炎症,感染累及右侧颌面部、右侧颞部软组织、右乳突蜂窝、右侧额叶内侧脑组织,考虑原因多源于鼻副窦炎症向相邻部位扩散。鼻腔分泌物涂片查见少量 G⁺ 杆菌和 G⁺ 球菌,唾液涂片查见少量似酵母样菌。血 1,3-β-D- 葡聚糖检测结果为 95.99pg/mL,故目前诊断为"右眼眶、面部蜂窝织炎(不排除真菌感染)"并正行抗感染治疗和进一步检查。患者有"高血压及糖尿病"史,否认药物过敏史。

检查　硬腭右侧后份黏膜见直径约 1.8cm 深溃疡,周缘黏膜充血,溃疡表面部分有黄白色假膜覆盖,中心区域骨面暴露,后份骨质缺失,可探及穿孔(图 13-15-148A)。右侧面部微肿,眼眶部肿胀,睁眼困难(图 13-15-148B)。

初步诊断　腭部溃疡及腭穿孔(深部真菌感染相关?)。

进一步检查

1. 于口腔外科切取腭部溃疡边缘与正常交界处,组织活检示右硬腭黏膜慢性炎症,表皮呈假上皮瘤样增生。黏膜下血管和唾液腺周见较多浆细胞、单核细胞和淋巴细胞浸润,局灶区淋巴组织增生,另见少量骨小梁和血凝块。

图 13-15-148 病案 148 患者的口腔黏膜病损和皮肤病损

A. 硬腭右侧后份黏膜见较大面积深溃疡,界限清楚,周缘黏膜充血,溃疡表面部分有黄白假膜覆盖,中心区域骨面暴露,后份骨质缺失可探及穿孔 B. 右侧面部微肿,右眼无法睁开,眼眶部肿胀

2. 于耳鼻咽喉科行鼻腔黏膜活检,结果示鼻腔鼻窦黏膜重度慢性炎症,灶性区域糜烂,间质水肿伴炎性息肉形成,可见大片炎性渗出及坏死,散在碎骨组织伴多灶性脓肿形成,局灶见真菌(可能为毛霉菌)。

3. 鼻窦内分泌物培养见毛霉菌。

修正诊断 腭部溃疡及穿孔(毛霉菌感染相关)。

诊断依据

1. 腭部局限性软硬组织缺损。

2．有高血糖未控制即拔牙的病史。

3．头部 CT 和 MRI 示右侧全鼻副窦炎症且向相邻多部位扩散。

4．深部真菌感染早期诊断检测指标血 1，3-β-D- 葡聚糖的检测结果为 95.99pg/mL（＜60pg/mL 为阴性；60～100pg/mL 则建议动态观察；＞100pg/mL 为阳性），提示不能排除深部真菌感染（此检查方法本身不能提示毛霉菌感染）。

5．鼻腔黏膜活检示鼻腔鼻窦黏膜重度慢性炎症，局灶见真菌（可能为毛霉菌）。

6．鼻窦内分泌物培养见毛霉菌。

7．予以两性霉素 B 治疗后肿胀明显消退。

疾病管理

1．药物治疗

2% 碳酸氢钠（小苏打）溶液 250mL×1 瓶 Sig. 局部清洗 t.i.d.

2．嘱患者于感染科以两性霉素 B 治疗控制感染后复诊，于口腔外科行腭部坏死组织清创术和腭成形术。

【述评】腭穿孔

腭穿孔（palate perforation）是临床较为少见的口腔病损，尚无明确统一的定义和命名，指硬腭或软腭处发生硬组织或软组织坏死，进而发生局限性组织缺损。其病因复杂且常较隐匿。引起腭穿孔的主要原因如下。

1．感染因素

（1）梅毒螺旋体感染：梅毒螺旋体即苍白密螺旋体，是引起梅毒的微生物。三期梅毒常见的口腔表现为发生在硬腭的树胶肿，最初表现为一或多个无痛性肿块，后破溃形成溃疡。最终会导致骨破坏、腭穿孔、口鼻腔贯通[1]。先天性梅毒晚期也可使患儿上腭出现树胶肿，从而引起腭穿孔。此种腭穿孔可根据梅毒接触史、家族史，并结合梅毒血清学检查作出诊断。

（2）细菌感染：麻风分枝杆菌感染（麻风病）、结核分枝杆菌感染（肺结核）、鼻硬结杆菌（鼻硬结病）、放线菌感染（放线菌病）患者出现腭部穿孔的病案均有零星报道[2-9]。

（3）霉菌感染：霉菌是丝状真菌的通称，引发腭穿孔的霉菌包括毛霉菌、曲霉菌、副球孢子菌等。口腔颌面部深部真菌感染在健康人群中少见，但在某些特定人群如免疫抑制、器官移植或骨髓移植、HIV感染者以及糖尿病患者中机会性深部真菌感染呈递增趋势。深部真菌感染即侵袭性真菌感染（invasive fugal infection），其定义至今仍存在争议。有学者认为，所有真菌感染中真菌均存在侵袭性，深部真菌感染应当用于描述系统性的、广泛的、深层的、波及内脏并可能危及生命的真菌感染，以区别于浅层的、局限性的、温和且具自限性的真菌性疾病[10]。幼儿因急性淋巴细胞白血病行化疗，化疗过程中出现腭穿孔，活检证实为毛霉菌或曲霉菌感染的病案均有报道[11-13]。本单元病案 147 即疑属此类型。本单元病案 148 经多项检查及治疗亦证实该糖尿病患者的腭部穿孔与其机会性深部真菌感染相关。

2. 系统性疾病因素

（1）肉芽肿性血管炎：肉芽肿性血管炎（granulomatosis with polyangiitis，GPA），既往称为韦格纳肉芽肿（Wegener granulomatosis，WG）。该病以进行性坏死性肉芽肿和广泛的小血管炎为基本特征，目前多认为属自身免疫性疾病。其主要累及呼吸道、肾脏、皮肤等脏器而产生相应的临床表现。口腔黏膜于软腭或咽部出现坏死性肉芽肿性溃疡，牙龈和其他部位也可发生，其特征性损害为似草莓样牙龈炎[14]。溃疡深大，扩展较快，有特异性口臭，无明显疼痛。溃疡坏死组织脱落后骨面暴露，可继续破坏骨组织致腭穿孔。皮肤可出现瘀点、红斑、坏死性结节、丘疹及溃疡等[15]。

（2）克罗恩病：是一种发生于消化道黏膜的慢性复发性肉芽肿性炎症，以淋巴组织最为丰富的末端回肠发病最多见，后发现该病患者从口腔至肛门各段消化道均可受累，因有病变的肠段与正常的肠段相互间隔，常呈节段性分布，故又名局限性肠炎、节段性回肠炎。口腔黏膜颊、唇、龈、腭、咽等部可受累，形成线状溃疡，线状溃疡如刀切口，边缘高起。口腔黏膜还可出现条索状增生皱襞及颗粒、沙砾状结节样增生。唇部可发生弥漫性的肿胀硬结。牙龈亦可表现为明显发红并表面呈颗粒状。部分患者可伴有反复发作的口腔溃疡，表现为轻型或重型阿弗他溃疡。有报道一位患者患克罗恩病4年后，随肠内病变加重，开始出现鞍鼻塌陷、鼻翼萎缩征和腭部穿孔[16]。

（3）结外NK/T细胞淋巴瘤：是一种罕见的淋巴瘤，与EB病毒感染密切相关。有报道称一位21岁男性以腭部穿孔为主诉就诊，在排除了细菌性骨髓炎、侵袭性真菌感染和肉芽肿性血管炎后，最终通过病损组织的免疫表型分析而确诊[17]。

其他可致腭穿孔的疾病包括腭部鳞状细胞癌、上颌窦癌、黏液表皮样癌等[18,19]。

3. 发育因素　先天性发育畸形而形成的腭穿孔称为先天性腭裂。它是在胚胎发育过程中，继发腭突未能与鼻中隔和前腭突融合而形成。先天性腭裂在儿童中较常见[20]。

4. 滥用药物　随着滥用可卡因在全世界呈上升趋势，因其导致的腭穿孔也逐年增加。原因可能是药物直接刺激造成黏膜局部缺血坏死。有报道一位48岁女性，硬腭见约15mm×17mm的溃疡穿孔区（无感染迹象），后通过询问病史得知，其饮酒数年，曾吸食大麻10年、可卡因1年[21]。有系统评价发现此类腭穿孔女性多于男性、硬腭多于软腭[22]。此外，海洛因、麻醉剂的大量使用也可能引起腭部穿孔。

5. 外伤　被利器（如筷子、铁杆、医源性材料等）戳穿腭部而形成组织缺损，如有病案报道因行口腔气管插管不慎造成腭部穿孔[23,24]。

对于腭穿孔患者，口腔医师应当积极寻找导致腭穿孔的病因，从发育、外伤、感染、系统性疾病、吸食毒品等多方面逐一排查。必须在找到病因后方可采取针对性的治疗措施。对于感染因素所致腭穿孔患者，首先应行抗感染治疗，控制感染后行坏死组织清创术，最后行腭形成术，恢复其结构和功能[25]。对于非感染类患者，就要首先控制好原发灶，如肿瘤、免疫性疾病等的病情，提高患者机体免疫力。待病情稳定后、身体条件许可的情况下，再行相应的手术治疗恢复其结构外形和功能。若有明显的诱发因素（吸食毒品、滥用药物、外伤等），首先应去除这些不良因素，待稳定后行相应手术治疗恢复其结构和功能。

参 考 文 献

[1] BAINS M K, HOSSEINI-ARDEHALI M. Palatal perforations: past and present. Two case reports and a literature review. Br Dent J, 2005, 199(5): 267-269.

[2] BOLDSEN J L. Leprosy in Medieval Denmark--osteological and epidemiological analyses. Anthropol Anz, 2009, 67(4): 407-425.

[3] THOMAS M, EMMANUEL M. A case of advanced lepromatous leprosy with rhino-oro-laryngological involvement in the post-elimination era. Indian J Lepr, 2009, 81(2): 81-82.

[4] DHAWAN A K, VERMA P, SHARMA S. Oral lesions in leprosy revisited: a case report. Am J Dermatopathol, 2012, 34(6): 666-667.

[5] BARUAH B, GOYAL A, SHUNYU N B, et al. Tuberculosis of nose and palate with vanishing uvula. Indian J Med Microbiol, 2011, 29(1): 63-65.

[6] GAAFAR H A, GAAFAR A H, NOUR Y A. Rhinoscleroma: an updated experience through the last 10 years. Acta Otolaryngol, 2011, 131(4): 440-446.

[7] NIMARE K, SHUKLA R K. A rare case of rhinoscleroma. Indian J Otolaryngol Head Neck Surg, 1999, 52(1): 74-75.

[8] DE D, DOGRA S, KANWAR A J, et al. Actinomycosis presenting as a destructive ulcerated plaque on the palate and gingiva. J Am Acad Dermatol, 2011, 65(6): 1235-1236.

[9] GARG R, SCHALCH P, PEPPER J P, et al. Osteomyelitis of the hard palate secondary to actinomycosis: a case report. Ear Nose Throat J, 2011, 90(3): E11-E12.

[10] HOF H. IFI = invasive fungal infections. What is that? A misnomer, because a non-invasive fungal infection does not exist. Int J Infect Dis, 2010, 14(6): e458-e459.

[11] BARRAK H A. Hard palate perforation due to mucormycosis: report of four cases. J Laryngol Otol, 2007, 121(11): 1099-1102.

[12] KARABULUT A B, KABAKAS F, BERKÖZ O, et al. Hard palate perforation due to invasive aspergillosis in a patient with acute lymphoblastic leukemia. Int J Pediatr Otorhinolaryngol, 2005, 69(10): 1395-1398.

[13] CASTRO LG, MÜLLER A P, MIMURA M A, et al. Hard palate perforation: an unusual finding in paracoccidioidomycosis. Int J Dermatol, 2001, 40(4): 281-283.

[14] 田欣, 吴思华, 但红霞, 等. 肉芽肿性多血管炎临床表现及诊断新进展. 口腔医学, 2024, 44(03): 209-213.

[15] KASIFOGLU T, CANSU D, KORKMAZ C. Clinical images: perforation of the nasal septum and palate due to Wegener's granulomatosis. Arthritis Rheum, 2008, 58(8): 2564.

[16] OGHAN F, PEKKAN G, OZVEREN O. Saddle nose deformity, palatal perforation and truncus arteriosus in a patient with Crohn's disease. J Craniomaxillofac Surg, 2012, 40(1): 17-19.

[17] BHATT V R, KOIRALA B, TERJANIAN T. Extranodal natural killer/T cell lymphoma, nasal type presenting as a palatal perforation and naso-oral fistula. BMJ Case Rep, 2011, 2011: bcr1120103511.

[18] NISHIMURA G, SANO D, TANIGAKI Y, et al. Maxillary sinus carcinoma: the only symptom was neck lymph node swelling. Auris Nasus Larynx, 2006, 33(1): 57-61.

[19] KOLUDE B, LAWOYIN J O, AKANG E E. Mucoepidermoid carcinoma of the oral cavity. J Natl Med Assoc, 2001, 93(5): 178-184.

[20] DIXON M J, MARAZITA M L, BEATY T H, et al. Cleft lip and palate: understanding genetic and environmental influences. Nat Rev Genet, 2011, 12(3): 167-178.

[21] PADILLA-ROSAS M, JIMENEZ-SANTOS C I, GARCÍA-GONZÁLEZ C L. Palatine perforation induced by cocaine. Med Oral Patol Oral Cir Bucal, 2006, 11（3）: E239-E242.

[22] SILVESTRE F J, PEREZ-HERBERA A, PUENTE-SANDOVAL A, et al. Hard palate perforation in cocaine abusers: a systematic review. Clin Oral Investig, 2010, 14（6）: 621-628.

[23] BARTLETT E, MAHABIR R C, VERHEYDEN C N. Traumatic palatal perforation after orotracheal intubation: a case report and a review of the literature. Cleft Palate Craniofac J, 2013, 50（5）: 614-617.

[24] VINCENT R D JR, WIMBERLY M P, BROCKWELL R C, et al. Soft palate perforation during orotracheal intubation facilitated by the GlideScope videolaryngoscope. J Clin Anesth, 2007, 19（8）: 619-621.

[25] SAMANTA D R, SENAPATI S N, SHARMA P K, et al. Hard palate perforation in acute lymphoblastic leukemia due to mucormycosis - a case report. Indian J Hematol Blood Transfus, 2009, 25（1）: 36-39.

第16单元　口干症

病案 149　口干症；干燥综合征

【述评】口干症

病案 149　口干症；干燥综合征

图 13-16-149　病案 149 患者的口腔黏膜病损

A. 舌背丝状乳头萎缩，散在浅沟纹，表面干涩粗糙　B. 腭黏膜表面干涩患者,女性,50 岁。

主诉　口干 5 年。

病史　5 年前无明显诱因出现口干,逐渐加重,影响吞咽和进食,伴眼干、眼涩和关节痛。服用多种药物无效。患有胃病(具体不详),否认其他系统性疾病史和药物过敏史。

检查　口腔湿润度差,挤压唾液腺未见明显唾液流出。舌背部分丝状乳头萎缩,散在浅沟纹,表面干涩,腭部、双颊黏膜表面干涩(图 13-16-149)。

初步诊断　口干症;干燥综合征?

进一步检查

1. 全血图、肝功能、肾功能、血糖检查未见明显异常;自身免疫抗体检测示抗核抗体类风湿因子 RF 1 100IU/ml,抗核抗体 ANA++++,抗 SSA 抗体 ++,抗 SSB 抗体 ++。

2. 核医学科放射性核素动态显像唾液腺功能测定示唾液腺功能重度受损。

3. 眼科诊断干眼症。

诊断　口干症;干燥综合征。

诊断依据

1. 主诉有长期口干、眼干及关节痛史。

2. 口腔科、眼科分别诊断口干症、眼干症。

3. 免疫检测结果示抗 SSA++,抗 SSB++。

4. 放射性核素动态显像唾液腺功能测定示唾液腺功能重度受损。

疾病管理

1. 药物治疗

芦笋胶囊 0.3g×81 片 Sig. 0.6g t.i.d. p.o.

环戊硫酮 25mg×48 片 Sig. 25mg t.i.d. p.o.

4% 碳酸氢钠(小苏打)溶液 250mL×1 瓶 Sig. 含漱 t.i.d.

制霉素片 50 万单位×100 片 Sig. 1 片碾细与 15ml 纯净水混匀,局部涂敷 t.i.d.

2. 建议于风湿免疫科进一步检查和治疗。

【述评】口干症

口干症(xerostomia)是由多因素引起的症状,而不是一种独立的疾病。只要患者以口干为主诉,就可以诊断为口干症[1,2]。人群中约 10% 的人患有持续的口干[3,4],并且随着年龄增长,该比例越高,在老龄人群,口干症患者超过 25%[5]。严格意义来说,口干症应属于唾液腺疾病的范畴,但有大量以口干为主诉的患者在口腔黏膜病科就诊,且此类患者呈逐年增多的趋势。

口干症病因复杂多样,与多种因素相关。

药物是引起口干症最常见的病因,64% 的口干症与药物有关。有数百种药物可引起口干症[6]。抗胆碱能药物（如阿托品、东莨菪碱等）会与乙酰胆碱争夺受体，从而抑制唾液腺的分泌功能而导致口干症。抗高血压药物（如利血平、甲基多巴等）通过抑制交感神经，从而干扰唾液腺分泌。抗抑郁药，尤其是三环类抗抑郁药，具有类似阿托品的作用而引起口干症。还有一些其他的药物如抗副交感神经类药物、抗甲亢药物、镇静剂、利尿剂、α 受体和 β 受体阻滞剂，都可能引起口干症。部分中草药甚至食用性植物如辣椒、大蒜、银杏、大荨麻和蒲公英等，也可引起口干症 [7,8]。

很多唾液腺疾病或发育不全会导致功能障碍，从而引发口干症。例如，急性化脓性腮腺炎可导致上皮肿胀，管腔狭窄，部分腺管堵塞，导致唾液分泌下降。当急性炎症转化为慢性时，腺体组织破坏，被纤维化的结缔组织和脂肪组织取代，进一步导致唾液分泌减少。此外，唾液腺肿瘤、涎石、囊性纤维化、唾液腺体积过小、发育不全等都可导致口干症 [9,10]。

由头颈部放疗导致的口干症也很常见 [11]。放疗会导致腺体萎缩甚至死亡，尤其当剂量大于 52Gy 时，会造成唾液腺迅速而显著的损伤 [12,13]。以往认为放疗对唾液腺的损伤是永久、不可逆的，但最近研究发现，当辐射剂量大于 30Gy 时，唾液腺分泌功能难以恢复，而当剂量小于 25Gy 时，唾液腺的分泌功能可逐渐恢复，该观点还有待进一步证实 [14]。

很多系统性疾病会影响唾液腺功能从而导致口干。糖尿病患者血糖高导致血浆渗透压增高，并且因多尿失去大量水分，从而引起口干症。

干燥综合征（Sjögren syndrome，SS）是一种自身免疫性疾病，其特征表现为外分泌腺的进行性破坏，导致黏膜及结膜干燥，并伴有各种自身免疫性病征。临床除有唾液腺和泪腺受损功能下降而出现口干、眼干外，尚有其他外分泌腺及腺体外其他器官受累而出现多系统损害的症状，包括鼻、咽喉、皮肤、外阴等的干燥，以及紫癜、骨关节痛、肌炎、肺间质纤维化、多发性神经炎等 [15]。该病确切病因不明，患者血中可发现多种自身抗体，提示 SS 是一种自身免疫性疾病。SS 症状限于外分泌腺本身者，称为原发性舍格伦综合征。同时伴有其他自身免疫性疾病，如类风湿关节炎等，则称为继发性舍格伦综合征。但目前有学者认为无必要区分原发性和继发性。口干为 SS 早期症状，因唾液腺破坏程度不同而口干程度不一。两侧腮腺导管口极少或无唾液分泌。

艾滋病患者中有 4%～8% 发生唾液腺损害，主要表现为反复的唾液腺增大以及口干症。丙肝患者有 10%～33% 患有唾液腺疾病，唾液流率有明显降低，因此导致口干症。此外，甲亢、鼻窦炎、移植物抗宿主病、神经节病变、中枢疾患等亦可引发口干症 [16-18]。

精神因素如抑郁、焦虑、恐惧等都会引起口干症，尤其是抑郁的患者特别容易产生口干。Bergdahl 等人对 94 例主观口干患者的抑郁状态进行测试，抑郁症状明显高于健康对照组，提示精神因素可能与口干症有关，其机制包括：①肾上腺髓质发生邻苯二酚胺降解，使流入腺体的血液减少，影响唾液流速；②精神因素的应激作用使味觉减退，腺体运动神经活性下降，唾液不能从腺泡中正常排出；③乙酰胆碱能 M 神经受到阻断而引起口干 [19]。

鼻部疾患可引起患者睡眠时张口呼吸，唾液加速蒸发，从而导致口干症，患者常常在夜间因口干而惊醒，或清晨口干明显 [20]。

年龄作为口干症的病因有较大争议，以往认为年龄增大会导致唾液腺增龄性退化从而引起口干症，但有研究发现老年人虽然部分腺泡萎缩，但唾液腺分泌功能与年轻人无显著差异，故认为老年人的口干症多来自老年人的系统性疾病或用药[21]。

口干症的临床表现因人而异。部分主诉口干的患者确实存在口腔湿润度明显下降、口底唾液池消失，挤压唾液腺无清亮唾液溢出，唾液呈泡沫状，黏稠度加大，口腔黏膜表面干涩。此类患者应特别注意排除干燥性综合征等系统性疾病。也有部分患者虽然主诉口干，但无任何临床体征，此类患者应注意对其进行心理疏导。

口干症的治疗首先需要针对病因进行防治。首先应积极治疗可引起口干症的唾液腺疾病、系统性疾病以及精神疾病；调整可引起口干症的药物种类、剂量或剂型。放射性口干症可采用以下方法：①使用细胞保护剂，如氨磷汀，该药已被FDA批准用于临床，可以减少放疗对唾液腺组织的损伤，降低口干症的发生率，但由于其降低肿瘤细胞对放疗的敏感性，因此对其应用存在争议；②采用精确放疗技术，以减少唾液腺（尤其是腮腺）的照射剂量，降低放射性口干症的发生率；③下颌下腺转位术，有报道将下颌下腺移至颏下区，使其免受照射，能明显减少放射性口干症的发生。睡眠相关性口干症的治疗方面，有研究报道使用一种夜间保护装置覆盖牙弓和硬腭，能有效防治夜间性口干症[22]。

在排除可能的病因之后，可对口干症采取药物治疗，常用的药物包括：①毛果芸香碱（pilocarpine）和西维美林（cevimeline），它们属于拟胆碱药，对促进唾液分泌、治疗口干有良好效果。毛果芸香碱的禁忌证包括心动过缓、低血压、冠心病、胃肠道痉挛、腹泻、腹痛、消化道溃疡、尿路梗阻、机械性肠梗阻、输尿管痉挛、胆道疾病、哮喘、甲亢、癫痫、震颤麻痹。因此，心血管疾病、慢性支气管炎、慢性阻塞性肺疾病、肝肾功能异常、视网膜脱落人群，以及孕妇和哺乳期妇女慎用。西维美林的禁忌证包括哮喘及瞳孔缩小（闭角型青光眼、急性虹膜炎）者及哺乳者，而心血管疾病、慢性阻塞性肺疾病、肾结石以及CYP2D6缺乏者慎用。毛果芸香碱的常用剂量是每次5～10mg，3～4次/d。西维美林的常用剂量是每次30mg，3次/d。②环戊硫酮，是一种人工合成的利胆药，对促进唾液分泌也有一定作用。常用剂量是每次25mg，3次/d。③黏痰溶解药盐酸溴己新，每次30mg，3次/d，或盐酸氨溴索片每次8～16mg，3次/d，可降低唾液黏度，缓解口干症状。④一些中药制剂，如知柏地黄丸具有滋阴清热的功效，芦笋胶囊能生津止渴，都对口干症有一定疗效。局部可用2%～4%碳酸氢钠液含漱和局部涂搽制霉素涂剂（或50万单位制霉素片碾细成粉末后兑入15mL纯净水混匀）防治继发的真菌感染。

采取适当的日常护理措施对口干症的缓解也有效果，包括：适当饮水；使用专用的漱口水、凝胶、喷雾剂、人工唾液等可以减轻不适并替代一部分唾液的功能；使用增湿器增加室内湿度，尤其在睡前提高室内湿度；使用不含糖的口香糖或含片刺激唾液腺分泌，改善症状。

对主诉口干但检查无明显口腔湿润度异常表现的患者，在排除系统性疾病和其他导致口干的病因的前提下，应对患者进行心理疏导，结合灼口综合征的治疗方法进行治疗[23]。

值得一提的是，与某些患者主诉口干相反的是，部分患者主诉为口水过多。该部分患者被诊断为流涎症[24]。流涎症是指因唾液腺分泌旺盛或吞咽障碍等造成唾液溢出口角或吞咽、外吐频繁不适的一组症候群。病因较多,如生理性流唾、病理性流唾、感觉障碍、解剖及体位异常、精神因素等。生理性流唾见于乳牙萌出综合征。病理性流唾常由神经性肌肉功能障碍、唾液分泌增多、感觉障碍、解剖结构异常引起。神经性肌肉功能障碍指脑性瘫痪、帕金森病、面瘫、重症肌无力等。唾液分泌增多与口腔炎症、胃食管疾病、药物、中毒等相关。感觉障碍见于智力发育迟缓的儿童或老年痴呆症患者。精神因素对流唾的影响也不容忽视,尤其是癔症性流唾。癔症常表现为各种感觉和运动功能障碍,但缺乏相应的器质性基础,有反复发作的倾向。癔症性流唾为流唾症的特殊情况,患者自觉咽部异味或异物,或感觉唾液不断分泌而难以下咽,因此不断吐出唾液,以试图吐出异物来减轻不适。但经检查发现唾液流速并未加快,口咽部未见异物。流唾症的病因众多,但就诊于口腔科的流唾症患者多为癔症性流唾。此外,由口腔炎症(如牙周炎)所致的流唾症和幼儿生理性流唾也较常见。治疗方法包括消除口腔炎症(如牙周基础治疗)、治疗系统性疾病、抑制唾液分泌、精神心理治疗等。

参 考 文 献

[1] HAY K D, MORTON R P. Optimal nocturnal humidification for xerostomia. Head Neck, 2006, 28(9): 792-796.

[2] FOX P C. Salivary enhancement therapies. Caries Res, 2004, 38(3): 241-246.

[3] GUGGENHEIMER J, MOORE P A. Xerostomia: etiology, recognition and treatment. J Am Dent Assoc, 2003, 134(1): 61-69.

[4] ATKINSON J C, GRISIUS M, MASSEY W. Salivary hypofunction and xerostomia: diagnosis and treatment. Dent Clin North Am, 2005, 49(2): 309-326.

[5] ORELLANA M F, LAGRAVÈRE M O, BOYCHUK D G, et al. Prevalence of xerostomia in population-based samples: a systematic review. J Public Health Dent, 2006, 66(2): 152-158.

[6] CIANCIO S G. Medications' impact on oral health. J Am Dent Assoc, 2004, 135(10): 1440-1448.

[7] ABEBE W. An overview of herbal supplement utilization with particular emphasis on possible interactions with dental drugs and oral manifestations. J Dent Hyg, 2003, 77(1): 37-46.

[8] SREEBNY L M, Schwartz S S. A reference guide to drugs and dry mouth—2nd edition. Gerodontology, 1997, 14(1): 33-47.

[9] ONO K, TANAKA T, INOUE H, et al. Small salivary gland size in patients with xerostomia of unknown etiology. Arch Oral Biol, 2009, 54(4): 369-373.

[10] FOX P C. Xerostomia: recognition and management. Dent Assist, 2008, 77(5): 18, 20, 44-48.

[11] NATHAN C O, ASARKAR A A, ENTEZAMI P, et al. Current management of xerostomia in head and neck cancer patients. Am J Otolaryngol. 2023; 44(4): 103867.

[12] SCIUBBA J J, GOLDENBERG D. Oral complications of radiotherapy. Lancet Oncol, 2006, 7(2): 175-183.

[13] DIRIX P, NUYTS S, VAN DEN BOGAERT W. Radiation-induced xerostomia in patients with head and neck cancer: a literature review. Cancer, 2006, 107(11): 2525-2534.

[14] LI Y, TAYLOR J M, TEN HAKEN R K, et al. The impact of dose on parotid salivary recovery in head and neck cancer patients treated with radiation therapy. Int J Radiat Oncol Biol Phys, 2007, 67(3): 660-669.

[15] KASSAN S S, MOUTSOPOULOS H M. Clinical manifestations and early diagnosis of Sjögren syndrome. Arch Intern Med, 2004, 164(12): 1275-1284.

[16] VON BÜLTZINGSLÖWEN I, SOLLECITO T P, FOX P C, et al. Salivary dysfunction associated with systemic diseases:

systematic review and clinical management recommendations. Oral Surg Oral Med Oral Pathol Oral Radiol Endod，2007，103（Suppl：S57）：e1-e15.

[17] DE VITA S，DAMATO R，DE MARCHI G，et al. True primary Sjogren's syndrome in a subset of patients with hepatitis C infection：a model linking chronic infection to chronic sialadenitis. Isr Med Assoc J，2002，4（12）：1101-1105.

[18] OOI S E，TSAI C Y，CHOU C T. Interstitial lung disease and xerostomia as initial manifestations in a patient with human immunodeficiency virus infection. J Microbiol Immunol Infect，2005，38（2）：145-148.

[19] BERGDAHL M，BERGDAHL J，JOHANSSON I. Depressive symptoms in individuals with idiopathic subjective dry mouth. J Oral Pathol Med，1997，26（10）：448-450.

[20] NAPEÑAS J J，BRENNAN M T，FOX P C. Diagnosis and treatment of xerostomia（dry mouth）. Odontology，2009，97（2）：76-83.

[21] SHIP J A，PILLEMER S R，BAUM B J. Xerostomia and the geriatric patient. J Am Geriatr Soc，2002，50（3）：535-543.

[22] YAMAMOTO K，NAGASHIMA H，YAMACHIKA S，et al. The application of a night guard for sleep-related xerostomia. Oral Surg Oral Med Oral Pathol Oral Radiol Endod，2008，106（3）：e11-e14.

[23] THAKKAR J P，LANE C J. Hyposalivation and Xerostomia and Burning Mouth Syndrome：Medical Management. Oral Maxillofac Surg Clin North Am，2022，34（1）：135-146.

[24] 周瑜，曾昕，陈谦明. 流涎症的病因及治疗研究进展. 中华口腔医学杂志，2007，42（2）：126-128.